AF538085

Haug

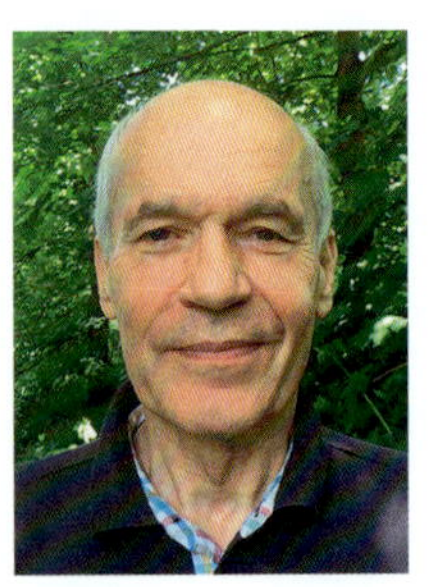

Dr. med. Rainer Schmidt, geboren in Berlin. Studium an der Freien Universität Berlin. Promotion zum Thema „Entwicklung des Plexus peribronchialis" –elektronenmikroskopische Arbeit. Arzt für Pathologie und Kinder- und Jugendmedizin, Weiterbildung in Allergologie, Akupunktur, Naturheilverfahren und Mikrobiologischer Therapie. Seit 1984 in unterschiedlichen Praxisformen kinderärztlich tätig. Von 2007-2016 Vorsitzender des Arbeitskreises für Mikrobiologische Therapie e. V. Vortragstätigkeit im In- und Ausland. Er ist Autor zahlreicher Publikationen, v. a. zum Thema Mikrobiologische Therapie.

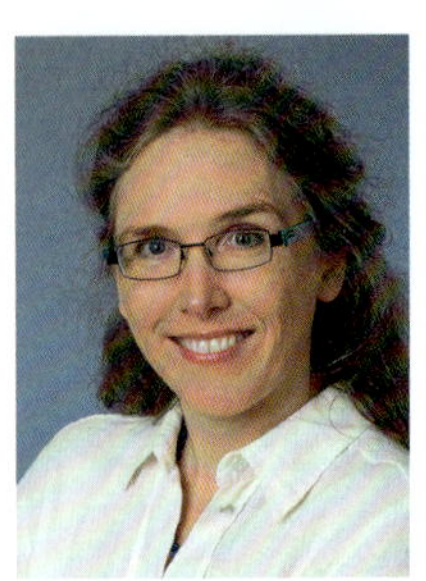

Dr. med. Susanne Schnitzer (Jahrgang 1970), Internistin, studierte 1990 bis 1997 in Erlangen Medizin. Der Facharztausbildung folgten 8 Jahre internistische Praxistätigkeit. Parallel erwarb sie die Schwerpunktbezeichnung „Biologische Medizin" sowie „Universitär geprüfte Scenartherapeutin". Seit 2012 befasst sie sich intensiv mit der menschlichen Mikroökologie und vertritt ein systemisches Krankheitsverständnis. Ab 2013 Niederlassung in eigener Praxis. Sie ist u. a. Dozentin für den Arbeitskreis für Mikrobiologische Therapie e. V. und auch Autorin einiger Veröffentlichungen.

Rainer Schmidt, Susanne Schnitzer

Allergie und Mikrobiota

Systemisches Krankheitsverständnis –
Mikrobiologische Therapie

Zeichnungen von Angéla Ellwanger

122 Abbildungen

Karl F. Haug Verlag · Stuttgart

Bibliografische Information der Deutschen Nationalbibliothek
Die Deutsche Nationalbibliothek verzeichnet diese Publikation in der Deutschen Nationalbibliografie; detaillierte bibliografische Daten sind im Internet über http://dnb.d-nb.de abrufbar.

Anschriften
Dr. med. Rainer Schmidt
Lindenstr. 8
29462 Wustrow
Deutschland
dr.schmidt@schwanenfelder.de

Dr. med. Susanne Schnitzer
Höhenweg 4
91094 Langensendelbach
Deutschland
praxis@schnitzer.email

Ihre Meinung ist uns wichtig! Bitte schreiben Sie uns unter:
www.thieme.de/service/feedback.html

Rüdigerstr. 14
70469 Stuttgart
Deutschland

www.haug-verlag.de

Printed in Germany

Zeichnungen: Angéla Ellwanger, Marburg
Originalbefunde: MVZ Institut für Mikroökologie GmbH, Herborn
Umschlaggestaltung: Thieme Verlagsgruppe
Umschlaggrafik: Angéla Ellwanger, Marburg
Satz: Druckhaus Götz, Ludwigsburg
Druck: Grafisches Centrum Cuno, Calbe

DOI 10.1055/b-004-140 265

ISBN 978-3-13-241087-9 1 2 3 4 5 6

Auch erhältlich als E-Book:
eISBN (PDF) 978-3-13-241088-6
eISBN (epub) 978-3-13-241089-3

Wichtiger Hinweis: Wie jede Wissenschaft ist die Medizin ständigen Entwicklungen unterworfen. Forschung und klinische Erfahrung erweitern unsere Erkenntnisse, insbesondere was Behandlung und medikamentöse Therapie anbelangt. Soweit in diesem Werk eine Dosierung oder eine Applikation erwähnt wird, darf der Leser zwar darauf vertrauen, dass Autoren, Herausgeber und Verlag große Sorgfalt darauf verwandt haben, dass diese Angabe dem Wissensstand bei Fertigstellung des Werkes entspricht.
Für Angaben über Dosierungsanweisungen und Applikationsformen kann vom Verlag jedoch keine Gewähr übernommen werden. Jeder Benutzer ist angehalten, durch sorgfältige Prüfung der Beipackzettel der verwendeten Präparate und gegebenenfalls nach Konsultation eines Spezialisten festzustellen, ob die dort gegebene Empfehlung für Dosierungen oder die Beachtung von Kontraindikationen gegenüber der Angabe in diesem Buch abweicht. Eine solche Prüfung ist besonders wichtig bei selten verwendeten Präparaten oder solchen, die neu auf den Markt gebracht worden sind. Jede Dosierung oder Applikation erfolgt auf eigene Gefahr des Benutzers. Autoren und Verlag appellieren an jeden Benutzer, ihm etwa auffallende Ungenauigkeiten dem Verlag mitzuteilen.

Vorwort: Der eigene Weg

Daran erkenn' ich den gelehrten Herrn!
Was ihr nicht tastet, steht euch fern;
Was ihr nicht fasst, das fehlt euch ganz und gar;
Was ihr nicht rechnet, glaubt ihr, sei nicht wahr;
Was ihr nicht wägt, hat für euch kein Gewicht;
Und was ihr nicht münzt, das meint ihr, gelte nicht.

Goethe: Mephistopheles in Faust II

Die Begleitung und Behandlung vor allem allergisch reagierender Kinder beschäftigt mich nun schon seit über 34 Jahren und noch immer habe ich mehr Fragen, als ich Antworten gefunden habe. Als ich im Jahr 1982 meine Tätigkeit als Kinderarzt und Allergologe an der Universitätskinderklinik in Berlin aufnahm, diente mir als Rüstzeug lediglich das im Studium erworbene Wissen. Es gab mehr oder minder klare diagnostische und therapeutische Vorgaben, die bei jedem allergisch reagierenden Kind angewandt werden mussten. Individuelle Vorgehensweisen waren nicht gefragt. So waren die Betroffenen einem starren Untersuchungsprogramm unterworfen (Allergietests, Bestimmung des Immunglobulin E, Provokationstests, Histaminbestimmung, Erstellung des Blutbildes, Lungenfunktionstests etc.). Die sich anschließende Therapie war überschaubar: Es wurden Antihistaminika oder kortisonhaltige Präparate sowohl für die externe als auch die systemische Anwendung verabreicht. Im Falle des allergischen Asthma bronchiale wurden Bronchospasmolytika und Mukolytika verordnet, später kamen inhalative Kortikoide hinzu. Die spezifische Immuntherapie, damals noch Hyposensibilisierung genannt, galt als das entscheidende Verfahren, die allergische Reaktion zu dämpfen. Zwar ließen sich die Beschwerden der Kinder in den meisten Fällen mit diesen Maßnahmen herabsetzen, Heilung konnte ich in diesen Jahren aber bei keinem Kind beobachten, sodass mehr oder minder starke Beschwerden in die Erwachsenenzeit mitgenommen wurden.

Mit dem Wechsel in die eigene Fachpraxis für Kinderallergologie und -pneumologie änderte sich zwar nicht die Aufgabenfülle, aber es entstand Raum für eine zunehmend individuellere Behandlung. Dazu trug eine Ausbildung in Akupunktur bei. Die Kombination konventioneller Therapieverfahren mit Akupunkturtechniken erwies sich als sehr wirksam. Insbesondere akute Beschwerden ließen sich nun teilweise ohne immunsupprimierende Maßnahmen kupieren. Mit zunehmender Erfahrung und Sicherheit konnte ich die konventionelle Therapie nach und nach reduzieren. Dennoch waren echte Heilungsverläufe noch die Ausnahme, obwohl gerade die im Gegensatz zu Erwachsenen verhältnismäßig kürzeren Krankheitsverläufe von Kleinkindern eine Ausheilung tendenziell begünstigen.

Einem „Zufall" war es zu verdanken, dass ich anlässlich eines Medizinkongresses und der dort üblichen Industrieausstellung mit einem weiteren therapeutischen Verfahren konfrontiert wurde. Ich wurde auf ein Verfahren aufmerksam gemacht, das eine **Immunmodulation** bewirken sollte – gemeint ist die **Autovaccine-Therapie** (Kap. 12.3). Aus körpereigenen (kommensalen oder pathogenen) Bakterien wird bei diesem Verfahren ein individueller Wirkstoff hergestellt (ähnlich einem Impfstoff), der dann oral, nasal, perkutan oder *per iniectionem* dem Patienten verabreicht wird. Ich dachte bei der Vorstellung sofort an Kinder, die immer wieder Scharlachrezidive durchlitten und, gemäß der damaligen Sicht, antibiotisch behandelt werden mussten. Dabei wurden diese Kinder immer kränker und entwickelten eine Vielzahl von Begleitstörungen. Der Zusammenhang zwischen Antibiotikaeinnahme und Induktion einer Enterokolitis war damals noch nicht bekannt. Zu sehr vertraute man (wie auch heute vielfach noch) auf die vermeintlich ungefährliche Wirkung von Antibiotika.

In den vier folgenden Jahren wendete ich die Autovaccine-Therapie bei 46 Kindern mit Scharlachrezidiven an, und keines (!) erkrankte in den folgenden sechs Jahren erneut an Scharlach. Ohne die Prinzipien der Behandlung durchdrungen zu haben, schien es mir plausibel, auch andere Beschwerdebilder, die mit einer Inflammation einhergingen, zu behandeln. Was lag näher, als auch allergisch reagierende Kinder mit einzubeziehen.

Pathophysiologisch liegt diesem Beschwerdebild ja auch eine chronische Entzündung zugrunde. Und nun geschah das „Wunder", dass zahlreiche solchermaßen behandelte Kinder nach zwei bis drei Autovaccine-Behandlungen tatsächlich völlig beschwerdefrei wurden. Das machte mich mutiger, zunehmend aber auch neugieriger. Und so begann ich eine Zusatzausbildung in Naturheilverfahren, bei der ganz verschiedene bewährte Verfahren zum Einsatz kommen. Nun konnte ich eine immer individuellere Therapie bei den betroffenen Kindern vornehmen und v. a. den Einsatz von Kortison und Antibiotika minimieren. Ende der 1980er-Jahre setzte sich zudem die Erkenntnis durch, dass neben rein medizinischen Maßnahmen auch die psychosozialen Gegebenheiten chronisch kranker Kinder mit in Betracht gezogen werden sollten. Daher entwickelten ein Kollege und ich in Zusammenarbeit mit einer systemischen Familientherapeutin, einer Physiotherapeutin sowie einer Musiktherapeutin ein Asthma-Schulungsprogramm mit dem Namen **atemlos** [113]. An jeweils einem Wochenende wurden sechs bis acht Kinder und deren Familienmitglieder von unserem Team geschult – zunächst in Berlin, später auch im Wendland. Diese Kombination von Schulung, komplementärmedizinischen Verfahren und bedarfsangepasster konventioneller Therapie eröffnete ganz neue Sichtweisen des Verständnisses von Krankheit und Gesundheit.

Die erfolgreiche Behandlung mit Autovaccinen, letztendlich mit Bestandteilen von Mikroorganismen, hatte nicht nur eine spürbare Zufriedenheit in mir ausgelöst, sondern erst recht Fragen aufgeworfen:

- Wie kann es sein, dass eine chronische Entzündung mit Bakterien günstig beeinflusst werden kann?
- Welche immunlogischen Wirkprinzipien liegen diesem Geschehen zugrunde?
- Wie steht es mit der Verträglichkeit und mit möglichen Spätfolgen?

Es half nichts, ich musste diesen Fragen nachgehen und habe mich mit der **Mikrobiologischen Therapie** auseinandergesetzt. Zu diesem Zweck wurde ich Mitglied im Arbeitskreis für Mikrobiologische Therapie e. V. (AMT e. V.), der sich bereits 1954 in Herborn konstituiert hatte. Mittlerweile bin ich seit ca. zehn Jahren Vorsitzender dieses Fachverbandes – und meine Fragen sind nicht weniger worden!

In den letzten 15 Jahren wurden zunehmend häufiger Forschungsergebnisse bekannt, die die empirischen Erkenntnisse des AMT e. V. bestätigten. Mehr noch, sogar die lange Jahre bestenfalls als „kühn", oft genug aber als „verrückt" abgetanen Ideen und Gedankengebäude stellen nun die am meisten diskutierten, brandaktuellen „Neuigkeiten" dar, die nun – auf einmal! – in der ganzen Gesellschaft für Aufsehen und Erstaunen sorgen. Nun ist es wichtig, dass beides, nämlich wissenschaftliche Untersuchungen und die bereits jahrzehntelange ärztliche Erfahrung, zusammenfließen, damit dieses Wissen allen Patienten zugutekommen kann. Dieses Buch bündelt die Erfahrungen der letzten 25 Jahre und bietet dem Leser die Möglichkeit, sich in die Gedanken des Autors hineinzuversetzen.

Wustrow, im August 2017 **Dr. Rainer Schmidt**

Vorwort

Die statistischen Zahlen über den Gesundheitszustand der Menschen in den Industrienationen gleichen inzwischen Katastrophenmeldungen. Sie scheinen eine deutliche Sprache zu sprechen: Die „zivilisierte" Menschheit hat in Anbetracht des erschreckenden Anstieges an Morbidität wohl den Zenit ihrer evolutionären Karriere überschritten. Dabei geht es längst nicht mehr nur um die häufig beklagte Zunahme von „Allergien" und anderen Erkrankungen des atopischen Formenkreises: Auch die Zunahme rheumatischer und chronisch-entzündlicher oder aber auch metabolischer, neoplastischer und degenerativer Krankheitsbilder lässt die Kosten im Gesundheitswesen explodieren und die Regierenden sorgenvoll in die Zukunft blicken.

Angesichts der rapiden Entwicklungen sehen sich Medizin und Pharmazie in hektische Betriebsamkeit gezwungen: Immer neue Wunderwaffen werden aus dem Hut gezaubert. Standen vor wenigen Jahren noch „Inhibitoren", „Suppressoren" und „Antagonisten" hoch im Kurs, sind es nun „Biosimilars", „Biologics" oder sonstige ausgeklügelte Wirkstoffprinzipien, die ein schlagkräftiges Arsenal im Kampf gegen die Vielzahl von Krankheitssymptomen bieten sollen.

Es geht um Symptome unterschiedlichster Ausprägung und Gefährlichkeit, die dem zivilisierten Menschen zusetzen und ihn krank machen. Mindestens jedoch hindern sie ihn daran, seine gewohnte, komfortable und in erster Linie von Konsum und Lustgewinn geprägte Lebensweise weiterzuführen. Diese Symptome gilt es zu bekämpfen, zu verhindern, zu unterbinden, denn sind keine Symptome mehr spürbar, ist ja alles in Ordnung und es kann so weitergehen ...

Im Ernst?

Wie kann es sein, dass es nun hierzulande seit kaum mehr als ein, zwei Generationen kaum noch Kinder gibt, die keine „Allergie" gegen irgendetwas haben? Dass chronisch-entzündliche Darmerkrankungen (CED) immer häufiger werden und schwere Erkrankungen bereits bei Kindern keine Seltenheit mehr sind? Oder dass in jeder Schulklasse AD(H)S-Kinder dem Unterricht nur unter Methylphenidat länger als zehn Minuten folgen können? Krankheitsbilder, die vor nicht allzu langer Zeit fast Raritäten waren, scheinen sich, einer Seuche gleich, auszubreiten.

Lange Zeit war alles, was die konventionelle, evidenzbasierte Medizin als Erklärung zu bieten hatte, der entschuldigende Hinweis auf genetische Dispositionen und die somit schicksalsergebene Haltung, dass hier eine „Heilung" sowieso nicht erwartet werden kann. Denn genetische Dispositionen sind ja bekanntlich angeboren ... Und daher muss eine Therapie an einer „anständigen" Unterbindung der Symptome ansetzen.

Kann das wirklich der richtige Weg sein? Wieso gab es Beschwerdebilder wie die chronisch-entzündlichen Darmerkrankungen (CED) oder Diabetes oder „Allergien" nicht früher schon in einem vergleichbaren Ausmaß? „Früher", als es mehr um „Handfestes" ging, wie um Milzbrand und Cholera, Pocken und Pest. Erkrankungen, die dank der medizinischen Fortschritte heutzutage ihren Schrecken fast verloren haben. Was also hat diese Entwicklung hin zu einer immer bedrohlicheren Morbidität ganz anderer Krankheitsformen denn nun eigentlich losgetreten? Was war denn „früher" so anders?

Jeder weiß es: Vieles war anders. An sich fast alles ...

Immer noch möchten wir gerne an all die gesundheitsförderlichen Dinge glauben, die uns die Lebensumstände und die Lebensweise der heutigen Zeit, die „Zivilisation", zum Geschenk macht. Wir schwärmen von der guten medizinischen Versorgung, singen das Hohelied der Hygiene oder streifen an endlosen Regalen mit allen erdenklichen Lebensmitteln entlang, die unseren Gaumen schmeicheln möchten. Die dunklen Seiten der „Zuvielisation" ignorieren wir gerne, sei es im Großen, wenn es um Globalisierung, Ausbeutung, Armut und Artensterben geht, oder im KLeinen, wenn es „nur" um die Gesundheit des Einzelnen geht. Negative Einflüsse, Schadstoffe aus Nahrung und Umwelt, unser *Lifestyle* und alle Effekte des *Convenience Food* – das schöne Leben scheint bedroht, wenn wir uns die Vielzahl von Faktoren bescher Reaktion aus einem anderen Blickwinkel zu verstehen, und zwar als nachvollziehbare Kompensations- und Heilungsversuche eines Systems, dessen Integrität gestört oder in Gefahr ist.

Mit der Betrachtung relevanter immunologischer, ernährungs- und stoffwechselphysiologischer Themen vor dem systemischen Hintergrund werden in diesem Buch die wichtigen Verbindungen und gedanklichen Brücken geschlagen, die ein umfassendes, systemisches Verständnis von „Krankheit" als Ergebnis grundlegender Regulationsprozesse möglich machen.

Dies stellt u. a. die Grundlage für das Verständnis mikrobiologischer Diagnostik- und Therapieansätze dar: Sie erlauben, sich dem individuellen Gesundheitszustand eines Patienten zu nähern und ein für ihn passendes Therapiekonzept zu erarbeiten, das eine Regulation seines Systems hin zum Normalen wieder möglich machen kann.

Bräuningshof,
im August 2017

Dr. Susanne Schnitzer

Inhaltsverzeichnis

Teil 4
Kasuistiken

Teil 5
Anhang

Teil 1
Einführung

1 Einführung

Allergische Reaktionen wird es wohl seit der Frühzeit menschlichen Lebens gegeben haben. Schon von Tiberius Claudius Caesar Germanicus (*Britannicus*, 41–55 n. Chr.), dem Sohn des römischen Kaisers Claudius, wird berichtet, dass er regelmäßig mit Ausschlag und Hautrötungen vom Reitunterricht nach Hause kam. Er hatte offenbar eine „Pferdeallergie". Zu dieser Zeit war vermutlich noch nicht absehbar, dass in der Neuzeit Millionen von Menschen ein gleiches Schicksal erleiden würden.

Laut einer Studie des Robert-Koch-Instituts lassen sich bei nahezu jedem zweiten Kind in Deutschland bereits Antikörper gegen mehr als 20 verschiedene Substanzen im Blut nachweisen. Ob sich im Verlauf des weiteren Lebens tatsächlich eine „Allergie" ausbildet, lässt sich nur vermuten und nicht vorhersagen. Das Allergierisiko der bereits sensibilisierten Kinder und Jugendlichen ist heute jedoch deutlich erhöht im Vergleich zu früheren Erhebungen [160].

Im allgemeinen Sprachgebrauch wird „Allergie" als eine Krankheit verstanden. Der Begriff „Allergie" bezeichnet laut Pschyrembel lediglich eine „angeborene oder erworbene spezifische Änderung der Reaktionsfähigkeit des Immunsystems gegenüber körperfremden, eigentlich unschädlichen Substanzen, die als Antigen erkannt werden". Es ist daher sinnvoll, nicht von einer Krankheitsentität „Allergie", sondern von einer „allergischen Reaktion" zu sprechen, die prinzipiell als eine entzündliche Heilungsreaktion zu verstehen ist. Ob es sich tatsächlich um eine angeborene Änderung der Reaktionsbereitschaft handelt oder ob eher epigenetische Einflüsse wirksam werden, muss kritisch hinterfragt werden.

Bereits hier stellt sich schon die grundlegende Frage: Was könnte dieser Änderung der Reaktionsfähigkeit letztendlich zugrunde liegen? Für gewöhnlich werden eine genetische Disposition sowie Umweltfaktoren und Allergene für die Entstehung einer Allergie verantwortlich gemacht. In der konventionellen Therapie reduzieren Kortikoide und Antihistaminika zwar die Beschwerdesymptomatik, beseitigen aber in keinem Fall die Ursachen einer allergischen Reaktion. Bei Kleinkindern sind diese Therapiestrategien zudem kritisch zu bewerten, da die Entwicklung des Immunsystems in diesem Alter in der Regel noch nicht abgeschlossen ist. Bei seiner Entwicklung können sich diese Arzneimittelgruppen störend auswirken. Muss in dieser Altersgruppe dennoch über einen längeren Zeitraum eine immunsupprimierende Behandlung durchgeführt werden, sind unter anderem auch negative Auswirkungen auf den Stoffwechsel der Kinder zu erwarten.

Insgesamt kann die Therapie der allergischen Reaktion also derzeit kaum als kausal, nachhaltig wirksam und befriedigend betrachtet werden. Die Ursachen werden dabei in keiner Weise berücksichtigt. Dadurch bleibt der Körper weiterhin in der bestehenden Abwehrsituation, die in eine überschießende, chronifizierte Entzündung mündet.

Ganz grundsätzlich soll also in diesem Buch der Frage nachgegangen werden, ob die allergische Reaktion eine Erkrankung darstellt oder eigentlich ursprünglich eher als sinnvolle, ja notwendige Körperreaktion zur Abwehr einer weit größeren Schädigung des Organismus gemeint ist. Darüber hinaus reagieren viele Menschen entzündlich-allergisch, andere wiederum nicht, obwohl ähnliche pathophysiologische Phänomene bestehen. Es ist also sinnvoll, die Begriffe „Krankheit", „Gesundheit" und „Resilienz" unter systemischen Gesichtspunkten zu betrachten und zu erörtern.

Eine allergische Reaktion entwickelt sich klinisch in den überwiegenden Fällen im frühen Kindesalter. Es muss davon ausgegangen werden, dass die Gründe einer allergischen Reaktionsbereitschaft daher oftmals bereits in der Schwangerschaft zu suchen sind. Wir wissen inzwischen, dass auch die Art der Geburt, das Stillen, die (zu) frühe Ernährung mit konventioneller Kost, Impfungen oder die Art und Weise der Behandlung früher Infekte einen viel größeren Einfluss auf die Entwicklung einer chronischen Entzündung haben als allgemein angenommen. Es lohnt sich auch, darüber nachzudenken, inwieweit sich eine schnelle Fiebersenkung oder antibiotische Behandlung eines Infektes störend auf die normale Entwicklung des kindlichen Immunsystems auswirkt. Ebenso wird sie von bestimmten Lebensmitteln beeinflusst. In den Industrienationen sind dies in erster Linie Substanzen, die in Kuhmilch oder glutenhaltigen Getreidesorten enthalten sind. Sie haben verschiedene proinflammatorische Signalwirkungen.

Besonders wichtig ist jedoch der Blick auf den eigentlichen Ort des Geschehens. Eine allergische Reaktion spielt sich ja im Regelfall an der Schleimhaut ab. Es sollte daher besser vom „Schleimhautorgan" gesprochen werden, denn es eröffnet neue Perspektiven, wenn an diesem Punkt umgedacht wird: Nicht die einzelnen Schleimhautabschnitte stehen isoliert im Mittelpunkt der allergischen Reaktion, sondern das „Schleimhautorgan" in seiner Gesamtheit.

Den interzellulären desmosomalen Haftkomplexen der Schleimhautzellen (oft synonym als *Tight Junctions* bezeichnet) kommt hier eine Schlüsselrolle bei sämtlichen schleimhautassoziierten Krankheitsbildern zu. Die Lösung der letztendlich entscheidenden Frage nach einer kausalen Therapie liegt in der Bedeutung der uns Menschen innewohnenden Mikrobiota. Sämtliche Körperoberflächen sind mikrobiell besiedelt, in besonderem Maß jedoch das „Schleimhautorgan". Dabei handelt es sich überwiegend um Bakterien sehr unterschiedlicher Spezies, ohne die wesentliche Körperfunktionen und -regulationsformen nicht stattfinden können. Wir wissen inzwischen, dass eine physiologische humane Mikrobiota das Allergierisiko mindert. Die Verdauung, der Schleimhautschutz, die Entwicklung und das Training des Mukosa-Immunsystems hängen eng mit ihr zusammen. Die Frage lautet daher: Ist es denkbar, eine bereits klinisch relevante allergische Reaktion mit einer Änderung unserer Ernährung, unserer Lebensumstände und mit mikrobiellen Präparaten erfolgreich zu behandeln?

Der Begriff „Mikrobiom" schlägt derzeit große Wellen in der Fach- wie in der Laienpresse. Oftmals werden die Begriffe „Mikrobiom" und „Mikrobiota" synonym gebraucht. Grundsätzlich sollte hier jedoch unterschieden werden, denn bei der Mikrobiota handelt es sich um die Summe der Kleinstlebewesen, deren Zusammenleben mit einem Wirtsorganismus (z. B. Mensch) bestimmten milieugesteuerten Regeln folgt. Die Mikrobiota bestimmt die Eigenschaften des „Milieus". Hier darf nicht nur an bestimmte physikalische und chemische Parameter an unseren Körperoberflächen gedacht werden, die den Grenzraum zur Umwelt darstellen. Die milieuassoziierten, ernährungsbedingten Stoffwechselprodukte, Antigenstrukturen und Botenstoffe der Mikrobiota – und nicht letztendlich allein ihre Präsenz und Kommunikation als verschiedenste lebende Organismen sind vielmehr bestimmende biologische Größen für die Regulation des gesamten Organismus.

Demgegenüber steht der Begriff „Mikrobiom". Er bezeichnet die große Summe der gesamten genetischen Informationen der kommensalen (physiologischen) Mikrobiota eines Organismus. Diese übersteigt die Summe der Informationen des menschlichen Genoms um mindestens das 360-Fache!

Die sich dahinter verbergenden Prinzipien und Gesetzmäßigkeiten führen zu einem seit über 60 Jahren bekannten Therapieprinzip: der Mikrobiologischen Therapie. Sie hat sich besonders bei der Behandlung und Prävention allergischer Reaktionen bewährt. Die Ergebnisse aus Forschung und Wissenschaft lassen nun die begründete Hoffnung zu, dass diese regulativen Einflüsse auch viele weitere Krankheitsbilder positiv beeinflussen oder verhindern können. Mittels schleimhautassoziierter Diagnostik können wichtige Details zur momentanen Situation von Schleimhautorgan, Immunsystem, Mikrobiota und Milieu gewonnen werden, die die Grundlage für ein individuelles Therapiekonzept darstellen. Ausgewählte Kasuistiken zeigen, wie dieses Verfahren angewendet wird und wie hoch das Potenzial ist, den Körper schließlich in einen Heilungsprozess zu führen.

Die „beste" Krankheit jedoch ist diejenige, die erst gar nicht entsteht! Deshalb finden sich in Kap. 15 Empfehlungen, wie im Falle konkreter Hinweise z. B. auf eine allergische Reaktionsbereitschaft des Kindes oder eine drohende Chronifizierung entzündlicher Reaktionen präventiv reagiert werden kann.

1.1 Allergische Reaktionen und atopische Krankheitsbilder neu verstehen

Die bunte Vielfalt an Erscheinungsbildern allergischer oder chronisch entzündlicher Reaktionen führt die Patienten zu Kollegen jeden Fachbereichs. Typische Symptome wie Fließschnupfen, juckende Bindehaut, obstruktive Atembeschwerden oder Hautausschläge sind am häufigsten vertreten – und leiten schnell zur richtigen Diagnose. Schwierig wird es, wenn es beispielsweise um Beschwerden wie unspezifische Magen-Darm-Probleme, chronische Müdigkeit oder Kopfschmerzen geht. Die Vermutung einer hier zugrunde liegenden allergischen Reaktion (bzw. eines chronisch-entzündlichen Prozesses) steht oft erst am Ende einer langen Reihe diagnostischer Maßnahmen. Und selbst wenn eine allergische Reaktion vermutet wird, lässt sich diese bei unauffälligen Laborwerten üblicher klassischer Marker wie Immunglobulin E, Histamin oder eosinophiler Granulozyten im Blut oftmals nicht beweisen.

Legt man der allergischen Reaktion jedoch ein erweitertes Verständnis zugrunde, eröffnen sich sinnvollere diagnostische Strategien: Der weitaus größte Teil der allergischen Reaktion findet am Schleimhautorgan statt, also direkt an der inneren Grenzfläche zur Außenwelt. Was wäre demnach logischer, als in schleimhautassoziierten Untersuchungen (z. B. aus den Faeces) nach Anzeichen für genau dort stattfindende entzündliche Prozesse zu fahnden? Im Gegensatz zur Serologie lassen erhöhte schleimhautassoziierte Entzündungsparameter frühzeitig und zuverlässig auf das Vorliegen und auch den Schweregrad einer entzündlichen Schleimhautreaktion schließen. In diesem Zusammenhang muss auch die immense regulatorische Bedeutung unserer physiologischen Mikrobiota in den diagnostischen Fokus gerückt werden. Auffälligkeiten im Biofilm (Muzin und Mikroorganismen) können bereits auf eine erhöhte Vulnerabilität und Entzündungsbereitschaft der Schleimhaut oder aber unzureichende immunmodulierende Reize für das Immunsystem hinweisen.

Selbst wenn die Symptome eindeutig auf ein entzündliches Geschehen an der Schleimhaut hinweisen, sind immer noch weitere differenzialdiagnostische Überlegungen anzustellen: Neben der allergischen Reaktion liegen den gleichen Symptomen oft Pseudoallergien, Intoleranzen oder Lebensmittelunverträglichkeiten zugrunde, die auf völlig verschiedenen Pathomechanismen beruhen. Diese Begriffe werden fälschlicherweise sogar oft synonym verwendet – diagnostische oder sprachliche Unschärfen, die kausale Therapieansätze erschweren.

1.2 Einteilung der allergischen Reaktionsformen

Hinter dem Begriff „Allergie" verbergen sich nach von Pirquet vier Subtypen, die sich sowohl klinisch als auch immunologisch unterscheiden lassen.

Die Typ-I-Allergie mit ihrer Sofortreaktion auf Stoffe, die der Körper als bedrohlich erkennt, wird im klinischen Alltag am häufigsten diagnostiziert. Typisch sind hier erhöhte Immunglobulin-E-Titer (IgE), die in der konventionellen Medizin als pathognomonisch gelten. Vielen Krankheitsbildern liegt jedoch eine Typ-III-Allergie vom verzögerten Typ zugrunde. Diese Allergieform beruht auf der Bildung von Antigen-Antikörper-Komplexen bei Anwesenheit von Immunglobulinen der Klasse G I–III. Diese Immunglobuline werden als Antwort auf eine gestörte Schleimhautintegrität und anschließendes ungefiltertes Eindringen von Fremdproteinen in die Lamina propria gebildet. Die Immunkomplexbildung bei Antigenkontakt löst in der Schleimhaut entzündliche Folgereaktionen aus. Antigen-Antikörper-Immunkomplexe können dann via Blut- und Lymphsystem in den ganzen Körper gelangen und auch dort zu verschiedenen Entzündungsreaktionen führen.

Die beiden verbleibenden Formen, Typ-II-Allergie und Typ-IV-Allergie, treten deutlich seltener auf und haben in der Transplantationsmedizin und bei Unverträglichkeiten von Medikamenten und Metallen Bedeutung. Die Pathomechanismen sind hier nicht unbedingt antikörper-, sondern zytokinvermittelt. Sie werden ausgelöst durch bestimmte zelluläre Komponenten des Immunsystems. Diese Allergietypen sollen jedoch nicht Inhalt dieses Buches sein.

Diese Betrachtungen verdeutlichen, dass die ursprüngliche Bedeutung einer allergischen Reaktion die Initiierung einer Entzündung zum Schutze des Körpers darstellt: Es sind prinzipiell sinnvolle Formen einer gezielten Abwehr, die vor allem gegen Mikroorganismen, bakterielle Endotoxine oder andere Fremdantigene gerichtet sind. Der Ablauf dieser Entzündungsreaktionen ist normalerweise sehr differenziert reguliert und endet, sobald das auslösende Agens abgewehrt, unschädlich gemacht und wieder ausgeschieden ist.

Eine stetig wachsende Anzahl von Menschen verharrt jedoch in dieser Entzündungssituation. Der normale Verlauf scheint hier unterbrochen und nicht zu seinem Ende zu finden. Man kann von einer „Entzündungsstarre“ sprechen. Damit erfüllt sich die Definition des Allergiebegriffes (griech. αλλεργία, die Fremdreaktion, der andere Mensch). Dieser eher deskriptive, 1906 von Pirquet geprägte Begriff entstand in einer Zeit, als die komplexen Regulationsvorgänge im Menschen noch wenig erforscht waren und bildhaften Erklärungsversuchen folgten. Clemens von Pirquet erkannte damals als Erster, dass Antikörper nicht nur schützende Immunantworten vermitteln, sondern auch Ursache von Überempfindlichkeitsreaktionen sein können. Das Konzept der „Allergie“, das sich hinter diesem Begriff verbirgt, war das Resultat von Forschungen im Bereich von Schutzimpfung und Serumkrankheit. Von Pirquet waren bei wiederholter Impfung schneller auftretende und stärkere Reaktionen an der Injektionsstelle aufgefallen. Für diese „hypererge Frühreaktion“ prägte von Pirquet den Begriff **Allergie** aus griech. *allos* (= anders) und *ergein* (= reagieren).

Von Pirquets Beobachtungen beinhalteten bereits die grundsätzliche Problematik, die für die Veränderung der physiologischen Reaktionsform verantwortlich ist. Eine Injektion hebt die Unversehrtheit der äußeren Körpergrenzfläche (an der Injektionsstelle) auf. Die Integrität des Körpers ist damit verletzt – Mikroorganismen oder mikrobielle Antigene können so unter Umgehung der normalen Abwehrmechanismen von Haut und Schleimhautorgan unmittelbar in den Organismus gelangen – und im Falle der Impfung speziell das Impfserum mit auch hier mikrobiellen Bestandteilen. Eine atypische, zunächst lokale, dann aber systemische Abwehrreaktion mit der möglichen Gefahr einer Erkrankung ist die Folge. Ohne diesen Integritätsverlust (i. e. den Applikationsweg der Injektion) wäre die immunlogische Antwort auf den Antigenkontakt anders verlaufen.

1.3 Integrität und Integritätsverlust

Der Begriff **Unversehrtheit (Integrität)** eines Menschen ist mit den Begriffen „Gesundheit“ und „Krankheit“ eng verbunden und nimmt dennoch im medizinischen Alltag noch wenig Raum ein. Betrachtet man ▶ Abb. 1.1, dann nehmen die meisten Menschen einen weiblichen Körper wahr. Nur wenigen wird dabei bewusst, dass es sich um die Nachbildung eines Menschen handelt, dem beide Arme fehlen und der damit **versehrt** ist, d. h. seine Integrität verloren hat. Es scheint vielen Menschen der heutigen Zeit ähnlich zu ergehen: Sie sind sich insbesondere bei chronischen körperlichen oder psychischen Problemen nicht immer bewusst, dass auch sie ihre Unversehrtheit eingebüßt haben. Krankheit wird sehr häufig als ein von außen

Integrität
Integrität (aus dem Lateinischen: integritas = unversehrt, intakt, vollständig) ist eine ethische Forderung des philosophischen Humanismus.

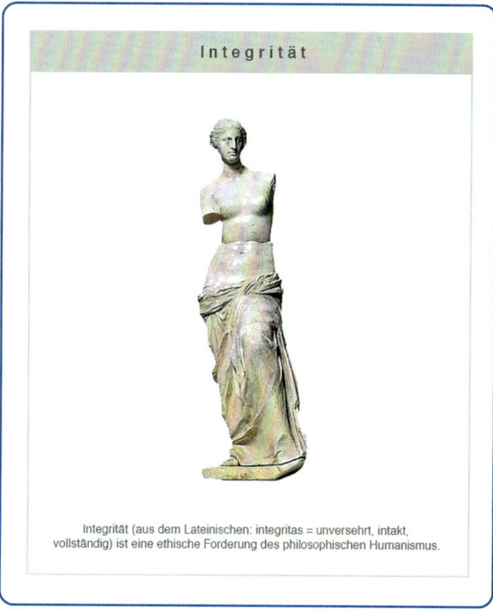

▶ **Abb. 1.1** Venus von Milo (Ende 2. Jh. v. Chr.).

einwirkendes Ereignis betrachtet, das den betroffenen Menschen, quasi ohne eigenes Verschulden, ereilt. Ein Arzt soll dann eine Diagnose stellen und – wiederum „von außen" – ein geeignetes Mittel zur Gesundung verordnen. Man wird „gesund gemacht".

Nüchtern betrachtet verhält es sich in den meisten Fällen anders: Kranksein ist ein Resultat vielfältiger regulatorischer Ausgleichsversuche des Organismus, die durch eine Veränderung der Lebensumstände positiv beeinflusst werden könnten. Oftmals nehmen die Betroffen die schleichende Entwicklung eines Krankheitsprozesses aber kaum wahr – und ändern damit nur selten ihre Lebensgewohnheiten.

Prof. Thomas Kesselring, Dozent für Ethik und Philosophie an der Universität Bern, führte in seinem Beitrag zur Tagung von „Berner Gesundheit" am 04.05.2007 aus, dass der Begriff „Integrität" selbst in Fachkreisen keinen Aufschluss über die Wortbedeutung gibt [155].

Integrität leitet sich von dem lateinischen Wort *integer* ab, das mehrere Bedeutungen hat: unberührt, unangetastet, unversehrt, unverletzt, ungeschwächt, frisch, gesund, unvermindert, ungeschmälert, vollständig, ganz, noch unerledigt, unentschieden, vollständig, ganz, noch freistehend, unverdorben, unbefleckt, lauter, unschuldig, unbestochen, redlich, unparteilich.

Etymologie (Herkunft): Wie das lateinische Wort *intactus*, stammt das ebenfalls lateinische Wort *integer* von *tangere* (berühren). **Integer** kann in erweitertem Sinn aber auch heißen: nicht verletzt (trotz eventueller Berührung).

Der Begriff **Integrität** kann sowohl auf den Körper, die Psyche (Geist) als auch auf den seelischen Aspekt angewendet werden. Eine sichere Abgrenzung unseres Seins von der potenziell schädigenden oder auch tödlichen Umwelt ist die Voraussetzung für einen ungestörten Ablauf aller Körperfunktionen und der seelischen und psychischen Stabilität. Ihr Verlust wirkt sich auf das menschliche Sein in jedem Fall negativ aus. Das oberste Ziel eines jeglichen Organismus ist die Bewahrung oder Wiederherstellung seiner Unversehrtheit auf allen Ebenen. Versuchen wir uns vorzustellen, wie viele schädigende Einflüsse auf die Integrität unserer Grenzflächen, also auf das Haut- und Schleimhautorgan als Ganzes es gibt. Schnell fallen uns Infektionen ein. Doch weitaus wichtiger ist der Blick auf Fehlernährung, chemische Substanzen in Luft, Wasser und Nahrung, Genussgifte, chemisch-pharmazeutische Medikamente und vor allem Disstress. Diese Einflüsse können auch zu Veränderungen in der Zusammensetzung und Anzahl der lebensnotwendigen, physiologischen Mikrobiota und des mikrobiellen Milieus im Schleimhautorgan führen. Die Folgen hier sind vielschichtig und bis jetzt nur im Ansatz verstanden. Sie reichen von der Störung oder dem Zusammenbruch der mikrobiellen Schutzfunktion (Kolonisationsresistenz) bis hin zu gravierenden Beeinträchtigungen der Regulationsfähigkeit unserer Körperfunktionen. Ist diese Funktionalität der Schleimhautgrenzfläche erst einmal aufgehoben, sind, von hier ausgehend, Störungen sämtlicher Organe denkbar, bis hin zu Ausfällen der Organfunktionen z. B. von Leber, Niere, Nerven- und Immunsystem.

Nun wird schnell klar, mit welch immensen Aufgaben – und auch Handicaps! – das menschliche Immunsystem und die übrigen Regulationssysteme des Körpers sich permanent beschäftigen und auseinandersetzen müssen.

Ein „Zuviel" an Störfaktoren, an Belastungen und Schädigungen kann mit Sicherheit irgendwann nicht mehr „weggesteckt" werden. Der berühmte „Tropfen zu viel" führt zwangsläufig zum Überlaufen des Fasses, und zwar zu einer Erschöpfung der körperlichen und psychischen Ressourcen und zum Zusammenbruch der normalen Regulations- und Kompensationsfähigkeit. Damit ist die Voraussetzung für die Entwicklung von **Krankheit** gegeben.

1.4 Gesundheit und Krankheit, ein steter Prozess

Gesundheit gilt den meisten Menschen als höchstes Gut. Sie wird vielen, aber nicht allen Menschen in die Wiege gelegt und daher oft als etwas Selbstverständliches angesehen. Solange der Mensch gesund ist, macht er sich nur selten Gedanken darüber, dass dieses Geschenk auch verloren gehen könnte. Tritt dieser Fall ein, entsteht also Krankheit, dann wird den meisten Menschen oft erstmalig deutlich, welch einen unschätzbaren Wert ein Leben in Gesundheit darstellt. Sucht man nach einer Definition von „Gesundheit", findet man sehr unterschiedliche Aussagen:

Die Weltgesundheitsorganisation (WHO) formuliert:

Gesundheit ist ein Zustand des vollständigen, körperlichen, geistigen und sozialen Wohlbefindens und nicht nur das Fehlen von Krankheit und Gebrechen.

Der Theologe Hans Grewel schreibt:

Wir verstehen Gesundheit als die Bereitschaft und Fähigkeit und Kraft, mit den Begrenzungen oder Störungen oder Schädigungen zu leben, das heißt, den durch sie umgrenzten Horizont an Lebensmöglichkeiten auszuloten, zu erproben und „einzuüben". [99]

Wer jetzt aber glaubt, die Medizin habe einen naturwissenschaftlich klaren Gesundheitsbegriff, der irrt. Wir finden keine Definition des Begriffs „Gesundheit", die nicht gleichzeitig in Bezug zum Krankheitsbegriff steht.

Demgegenüber wird diesem eine erheblich größere Bedeutung zugeschrieben. Ganz allgemein wird formuliert:

Krankheit ist die Störung des statistisch normalen Funktionierens eines Organismus entsprechend den Umweltansprüchen dieser Art.

Insbesondere die Medizin ist seit Jahrhunderten bestrebt, den allgemeinen Begriff „Krankheit" eindeutig zu definieren und abzugrenzen. Dabei hat sie sich mit den unterschiedlichsten **Krankheitsbildern** („Erkrankungen") auseinanderzusetzen. In der täglichen Praxis wird im Allgemeinen eine Zuordnung von konkreten Beschwerdebildern zu ebenso konkreten Krankheitsentitäten (Diagnosen) angestrebt, woraus dann sowohl eine therapeutische Strategie als auch administrative und ökonomische Rahmenbedingungen abgeleitet werden. Besonders deutlich wird das an der Internationalen statistischen Klassifikation der Krankheiten und verwandter Gesundheitsprobleme (ICD10 – SGB V). Der Plural „Krankheiten" ist jedoch irreführend, da es im Gegenzug auch keine „Gesundheiten" gibt! Er ergibt sich aus dem Bemühen, verschiedene Störungen organbezogen zu beschreiben. In der Folge ergibt sich daraus ein allein organbezogener Behandlungsansatz. Damit wird die Komplexität der zusammenhängenden Regulationsprinzipien des Organismus jedoch nicht berücksichtigt. Denn nur selten gibt es isolierte Störungen einer Zelle, eines Zellverbandes oder Organs. Vielmehr führen die unterschiedlichen auslösenden „Schädlichkeiten" (Infektionserreger, Fehlernährung, Disstress, Verletzungen, Vergiftungen etc.) zu Antworten auf verschiedenen Ebenen des Organverbundes eines Menschen.

Mit diesen Definitionen von Gesundheit und Krankheit wird auch die tatsächliche Bedeutung dieser Begriffe für den Einzelnen nicht berücksichtigt. Wenn sich ein Mensch „krank" fühlt oder bereits eine Krankheit diagnostiziert wurde, spricht man von einem Patienten. Die geäußerten Beschwerden werden dann bestimmten Krankheitsbildern zugeordnet. Oft kommt es aber vor, dass eine Diagnose allein auf der Basis von Laborbefunden gestellt wird. Kann man diese Menschen dann auch bereits als „Patienten" bezeichnen? Anders gefragt: Ab wann ist ein Mensch krank? Bereits lange vor dem Auftreten von bewusst wahrgenommenen Krankheitssymptomen finden im Körper Regulations- und Heilungsversuche statt. Sind diese bereits als Krankheit zu werten, obwohl „der Patient" sie nicht bewusst empfindet? Die Übergänge zwischen Gesundheit und Krankheit sind fließend. Daher verwendet man auch Begriffe wie „Befindlichkeitsstörung", womit Einschränkungen des leiblichen und/oder seelischen Wohlbefindens gemeint sind, ohne dass messbare bzw. definierte Krankheitsbilder vorliegen müssen. Hinter dem Begriff „Krankheit" verbirgt sich also ein „Eisberg" an Adaptations- und Regulationsversuchen, der sich einer bewussten Wahrnehmung lange entzieht. Erst wenn die Adaptationsfähigkeit nicht mehr ausreicht und die Regulation zusammenbricht, wird der Symptomenkomplex des Krankheitsbildes als „Spitze des Eisberges" wahrgenommen.

Der Soziologieprofessor Aaron Antonovsky, USA, äußerte sich so:

Jeder Mensch bewegt sich auf einem Kontinuum und ist damit nicht entweder gesund oder krank, sondern immer im Prozess wieder in die Gegenrichtung, also „gesund". Je nachdem, ob diese Regulationen die Bewusstseinsschwelle erreichen oder nicht, nimmt der Patient von diesen Zustandsänderungen seines Organismus eventuell gar nichts wahr. Solange der Körper über genügend regulative Ressourcen und Kompensationsfähigkeit verfügt, scheinen wir uns in einer steten, positiven Fluktuation zu befinden, deren Richtung im Falle einer Störung immer hin zum Normalen gelenkt ist.

1.5 Salutogenese

Wie kann es nun sein, dass manche Menschen auf identische oder ähnliche Störpotenziale mit der Entwicklung von „Krankheit" reagieren, andere aber nicht? Sie scheinen sich im Störfall in ihrem Fließgleichgewicht nicht in Richtung eines Ausgleichs, also einer Normalisierung hin zum „Gesunden", zu bewegen, sondern in die falsche Richtung – oder sie verharren im jeweilig gestörten Zustand –, während ein anderer Organismus hier erfolgreich gegenregulieren und kompensieren kann.

A. Antonovsky beschäftigte sich in den 1970er Jahren mit der Frage, welche Eigenschaften und Ressourcen den Menschen helfen, unter extremen Lebensbedingungen ihre körperliche und psychische Gesundheit zu erhalten [18]. Allgemeiner formuliert interessierte ihn, wie Gesundheit entsteht. Diese Fragestellung sieht er in Ergänzung zu pathogenetischen Erklärungsmustern der traditionellen Medizin. Mit dem Begriff der **Salutogenese** entwickelte er ein Konzept der Entstehung von Gesundheit.

Antonovsky postulierte die Existenz generalisierter Widerstandsressourcen, die in erschwerten Situationen aller Art zur Unterstützung der Bewältigung von Stressoren und das durch sie hervorgerufene Spannungserleben auf allen Ebenen eingesetzt werden können.

Antonovsky folgend, haben wir es offenbar mit individuell verschieden ausgeprägten oder verschieden wirksamen Widerstandsressourcen zu tun, die im einen Fall zur Wiedererlangung unserer Gesundheit, im anderen Fall, z. B. bei gestörter Regulationsfähigkeit, aber zur Entwicklung von Krankheit führen.

1.5.1 Die Bedeutung genetischer und epigenetischer Einflüsse

In diesem Zusammenhang halten die meisten Menschen, insbesondere aber viele Mediziner, die genetischen Veranlagungen der einzelnen Individuen für die entscheidende Größe, die „Leben" steuert und reguliert und damit verantwortlich ist für Gesundheit und Krankheit. Gerade bei der Bewertung möglicher ursächlicher Auslöser der allergischen Reaktion findet man in vielen Abhandlungen immer wieder – neben Umweltfaktoren – die genetische Disposition der Betroffenen an oberster Stelle genannt. Tatsächlich fällt auf, dass allergisch reagierende Kinder, statistisch belegt, zu 52 % aus Familien stammen, in denen mindestens ein Elternteil vergleichbare Beschwerden hat. Es erkranken aber auch 15 % der Kinder, deren Eltern keine Anzeichen einer Reaktionslage erkennen lassen (▶ Abb. 1.2).

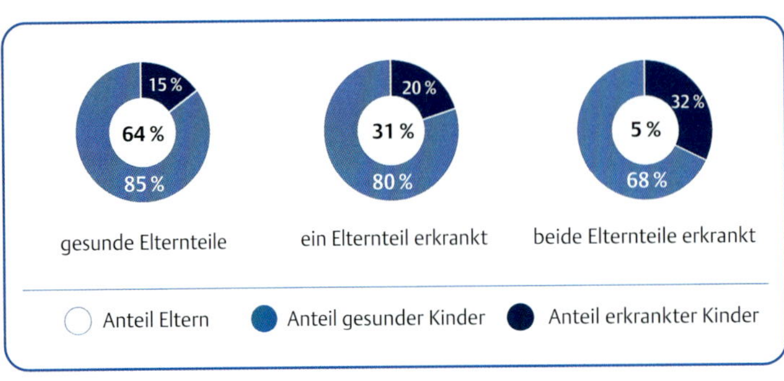

▶ **Abb. 1.2** Prävalenz atopischer Krankheitsbilder bei familiärer Belastung.

Das Leben in seinen unterschiedlichsten Ausdruckformen hinterlässt Spuren, die nicht zu verwischen sind: Die dauerhaftesten sind wohl in den Genen aller Lebewesen gespeichert. Sie enthalten sämtliche Informationen, die nicht nur das Überleben eines Individuums sichern, sondern auch das der gesamten Art. Diese natürliche Speicherung von „Daten" ist zunächst weder gut noch schlecht. Die so festgelegten Informationen beinhalten ebenso Besonderheiten des Phänotyps wie auch seine komplexen Regulationsvorgänge auf allen Ebenen (z. B. Stoffwechsel, Hormonhaushalt, Immunabwehr, Wesenszüge etc.). Unter physiologischen Umständen, d. h. bei einer seiner genetischen Prägung entsprechenden Lebensweise, greifen diese Systeme synergistisch ineinander und gewährleisten ein Leben in Gesundheit und Integrität. Aus der unglaublichen Vielfalt immer neuer Rekombinationen der Gene ergibt sich die enorme Individualität der menschlichen Spezies. Diese Rekombinationen schließen sowohl günstige wie auch ungünstige Konstellationen ein, die auch von Lebensbeginn an dem Einzelnen Handicaps unterschiedlicher Ausprägung auferlegen (können). Diese reichen von leichten Abweichungen des Phänotyps bis zu schweren Regulationsstörungen. Somit sind die Konsequenzen, ein weitgehend unbeschwertes Leben führen zu können, für einen Menschen mit einer Zöliakie andere als für einen Patienten mit einer Hämophilie. Das bedeutet für den Einzelnen, dass die genetische Prägung mit einem Kartenspiel zu vergleichen wäre, mit dem der „Spieler" innerhalb gewisser Regeln seine „Züge" wählen kann. Die Zusammensetzung seiner „Karten" bestimmt die Grenzen seiner „spielerischen Freiheit". Kurz: Hat man nur „gute Karten", wird man stets ein Sieger sein. Ein Spieler mit dem schlechteren Blatt wird verlieren, wenn er schlecht spielt. Doch wenn er gut spielt, kann er ebenso gewinnen! Was dies ausmacht, das „Gutspielen", nämlich andere, bedeutsame Einflüsse in die Überlegungen mit einzubeziehen, ermöglicht uns, die komplexen Zusammenhänge des Lebens besser verstehen zu lernen. Wir brauchen eine erweiterte Sicht auf das Verständnis genetischer und epigenetischer Regulation von Entwicklungs- und Erkrankungsprozessen.

Mit den zunehmend umfassenderen Möglichkeiten der Genforschung hatte man in den letzten zwei Jahrzehnten gehofft, Krankheitsphänomene besser verstehen zu lernen, insbesondere bestimmte Krankheitsbilder den entsprechenden Genorten zuordnen zu können. Das glaubten Wissenschaftler und auch Laien, bis der damalige US-Präsident Bill Clinton am 26. Juni 2000 das erste entzifferte Human-Genom vorstellte.

Die damit verknüpften Erwartungen wichen großer Ernüchterung: Anstatt der erwarteten ca. 300 000 Gene, die für die Vielfalt aller Eigenschaften und Fähigkeiten des menschlichen Organismus verantwortlich sein sollten, fand man lediglich zwischen 22 000 und 28 000 – nicht mehr als z. B. bei einem Fadenwurm! Dieses Ergebnis widerlegte klar die bequeme These des genetischen Determinismus. Man war fest davon überzeugt gewesen, dass mit der Entschlüsselung der genetischen Codierungen, also der postulierten Zuordenbarkeit bestimmter Funktionen und deren Störungen zu bestimmten Genorten für die verschiedensten Krankheitsbilder, der Weg zu einer vollständigen Heilung des kranken Organismus gefunden werde. Die größten Hoffnungen der Mediziner waren wohl auf die Möglichkeit entsprechender genetisch basierter Therapieformen gesetzt worden. Mit der Entschlüsselung des menschlichen Genoms zerschlug sich diese Hoffnung. Man verfügte nun zwar über einen „Text" mit rund drei Milliarden Buchstabenpaaren aus den vier Basen **A**denin, **C**ytosin, **G**uanin und **T**hymin, doch damit waren die Geheimnisse des menschlichen Bauplans nicht entschlüsselt.

Die Ergebnisse weitreichender genetischer Assoziationsstudien zu chronisch-entzündlichen Systemerkrankungen im Jahr 2014 bestätigten, dass wir nicht von monogen kausalen Zusammenhängen ausgehen können [101] [271] [233] [114]. Es zeigte sich vielmehr, dass ein komplexes Zusammenwirken verschiedener identifizierter Krankheitsgene und krankheitsassoziierter Regionen besteht. Dies führt zu mannigfaltigen, nicht vorhersehbaren Effekten, die wiederum zur Entstehung anderer entzündlicher und nicht entzündlicher Erkrankungsbilder führen können. Diese pathophysiologischen „Brücken" zwischen scheinbar völlig verschiedenen Krankheitsbildern wurden im klinischen Alltag der konventionellen Medizin bislang nicht erkannt. Ein Beispiel hierfür wären die

Komorbiditäten im Zusammenhang mit der glutensensitiven Enteropathie (S. 141).

Außerdem ist inzwischen klar geworden: Gene steuern nicht nur, sondern sie werden auch gesteuert! Weitere, schwer kalkulierbare Faktoren für das Auftreten von Krankheit bzw. die Vorhersage bestimmter Krankheitsverläufe sind nämlich die vielfältigen **epigenetischen** Einflüsse, die permanent auf uns Menschen einwirken. Unter **Epigenetik** versteht man die Genaktivität auf zell- und gewebespezifischer Ebene. Durch verschiedene Aktivitätszustände von Steuersequenzen (z. B. Promotor- und Suppressorgene) können große Genomabschnitte „stumm" oder „aktiv" geschaltet werden. Epigenetische Codierungen sind jedoch variabel und können sich situativ, z. B. umwelt- und entwicklungsabhängig, ändern. Mit einem besseren Verständnis dieser Einflussgrößen, die zu Veränderungen epigenetischer Konstellationen führen, öffnen sich andere Wege, Krankheitsentstehung und -verläufe zu beeinflussen.

Fazit

Das bedeutet zusammenfassend, dass die Ausprägung bestimmter Merkmale im individuellen Phänotyp ein Ergebnis hochkomplexer Wechselwirkungen ist, an denen DNS, RNS, Proteine und Zellplasma sowie weitere multiple, schwer berechenbare Größen aus der Umwelt des Individuums beteiligt sind. Die Genetik von Systemerkrankungen ist also entsprechend nur selten monogen kausal, sondern vielmehr hochkomplex systemisch verschaltet und reguliert. Nimmt man die Syndrome chromosaler Defekte beiseite, sind die individuellen genetischen Veranlagungen als Risiko anzusehen, nicht als Schicksal. Das seit Langem etablierte organzentrierte Krankheitsverständnis ist auf der Grundlage dieser Erkenntnisse nicht mehr haltbar.

Diese neuen Erkenntnisse zeigen deutlich, dass anstatt der bislang angenommenen krankheitsspezifischen, genetischen Kausalitäten vielmehr eine Vielzahl sehr unterschiedlicher Größen das Vorhanden- und Verfügbarsein unserer Widerstandsressourcen bestimmt. Dies verdeutlicht der Begriff der individuellen menschlichen Resilienz. Auch dieser Begriff dehnt sich auf alle Ebenen unseres Seins aus. Und hier kommen unweigerlich wieder die Gedanken zur Integrität unseres Menschseins ins Spiel.

1.5.2 Resilienzbestimmende Faktoren

Eine erfolgreiche Abgrenzung unseres Selbst (eigen) gegenüber der Umwelt (fremd) stellt die unbedingte Grundvoraussetzung für die Gesamtheit und volle Funktionsfähigkeit aller Widerstandsressourcen dar. Dabei geht es genauso um die psychische Integrität wie um die Oberflächen des menschlichen Organismus in ihrer Funktion als Grenzfläche. Hier sollte sich das Augenmerk insbesondere auf den größten Bereich richten: die Schleimhaut. Die innere Grenzschicht zur Umwelt hat eine Fläche von ca. 600–800 m^2 und übernimmt vielfältige Aufgaben.

Als zusammenhängender Gewebeschlauch durchzieht das Schleimhautorgan den Menschen von der Mundhöhle bis zum After und kleidet auch die Nasennebenhöhlen, die Lunge und den Urogenitalraum mit einer Schutzschicht aus. Überall muss die Unversehrtheit des Organismus gegenüber der Umwelt geschützt werden. Rein physikalisch wäre diese Aufgabe nicht problematisch, wenn man an evolutionäre Lösungen wie einen Schildkrötenpanzer denkt. Wir dürfen jedoch nicht vergessen, dass die größte Grenzfläche des menschlichen Organismus gleichzeitig auch der Ort des innigsten Kontaktes, des Stoff- und Informationsaustausches mit der Außenwelt ist. Ein und dasselbe Organ scheint hier mit der Bewältigung zweier völlig gegensätzlicher Grundprinzipien die Quadratur des Kreises zu beherrschen. Diese Gedanken über völlig Selbstverständliches wirken in ihrer Einfachheit trivial, doch sie machen deutlich, wie außerordentlich wichtig das zuverlässige Differenzieren von Resorption und Ausscheidung, Toleranz und Abwehr, Durchlässigkeit und Barriere an dieser Stelle ist. Wir haben es mit hochselektiven, komplex regulierten Grenzflächenfunktionen zu tun. Und bei noch genauerer Betrachtung wird schnell klar, dass diese obendrein nur zum Teil „körpereigen" sind. Die lebensnotwendige physiologische Mikrobiota, zwingend zum Menschen gehörend, ist als zweiter Teil unseres biologischen Systems eine weitere, allenfalls ansatzweise verstandene Größe für die oben beschriebene Salutogenese. In Anbetracht dieser Komplexität wird deutlich, wie fragil solch ein System grundsätzlich ist und dass eine unglaubliche Vielzahl potenzieller Störungen hier ihren Ausgang nehmen kann. Bedenken wir allein die bisher bekannten Funktionen und regulativen Prozesse, die mit dem Schleimhautorgan zusammenhängen, kann die Integrität und damit volle Funktionsfähigkeit der riesengroßen, größtenteils nur wenige Mikrometer dünnen Grenzfläche mit Sicherheit als ein ausschlaggebender Faktor für erfolgreiche Resilienz oder eben Entwicklung von Krankheit angesehen werden.

Wir wissen, dass bereits intrauterin die Weichen für die ungestörte Entwicklung all dieser Aufgaben und Fähigkeiten gestellt werden. Schon in diesem Zeitraum innigster Gemeinschaft mit der Mutter – die aber auch hier Eigenschaften auszeichnet, die prinzipiell beide Individuen klar voneinander abgrenzt! – wird in vielen Aspekten über die spätere Konstitution und Fähigkeit zur Resilienz des Kindes entschieden. Die Einflüsse gehen weit über die bekannten Nebenwirkungen von Medikamenten, Alkohol und Drogen hinaus! Die Vermutung, dass das intrauterin heranwachsende Kind z. B. durch die gestörte Immunitätslage einer allergisch reagierenden Mutter bereits gestört wird, konnte durch aktuelle molekularbiologische Untersuchungen bestätigt werden. Daran wird wiederum deutlich, dass nicht nur den genetischen und epigenetischen Einflüssen ein hoher Stellenwert bei der Entstehung atopischer Krankheitsbilder zukommt, sondern gerade auch den besonderen Umstände während der Schwangerschaft. Genauso wichtig ist die Situation der Geburt, die die Basis für eine physiologische Besiedlung mit Mikroorganismen des Neugeborenen darstellt. Dasselbe betrifft die anschließende Neonatal- und Säuglingsphase, in der Organe und Körperfunktionen erst vollständig ausreifen. Das kindliche Immunsystem und die Grenzflächenfunktionen des Schleimhautorgans, allen voran der Darm, sind am Lebensanfang selbstverständlich genauso unreif, wie der gesamte Säugling uns rein äußerlich erscheint! Für die weitere ungestörte Entwicklung ist die ausschließliche Ernährung des Säuglings mit Muttermilch von der Natur vorgesehen. Zu früh verabreichte Lebensmittel nicht humanen Ursprungs führen an der unreifen Grenzfläche mindestens zu Irritationen der Verdauung, wenn nicht zu erheblich weitreichenderen Folgen, auf die später genauer eingegangen wird. Gerade das Stillen ist hier eine entscheidende Größe für den Aufbau der mukosalen/oralen Toleranz. Nur so kann sich das Zusammenspiel der Regulationssysteme entwickeln und können damit optimale Bedingungen für das „Training" des Immunsystems geschaffen werden: die Entwicklung der sog. mukosalen (synonym gebraucht: oralen) Toleranz, des lebenswichtigen Unterscheidens von „fremd" und „eigen", von „gefährlich" und „harmlos, somit tolerabel".

Nicht gestillte Kinder haben damit ein erstes „Handicap". Nicht nur, dass ihnen das in der Muttermilch enthaltene sekretorische Immunglobulin A (sIgA) vorenthalten bleibt, sie müssen sich auch mit artfremder Nahrung auseinandersetzen, die auch nach bester Aufbereitung ungleich schlechter verdaut wird als Muttermilch oder/und zu einer frühzeitigen Sensibilisierung, also Initiierung einer Abwehrreaktion auf artfremde Proteinstrukturen, führt (Kap. 7.2).

Durchschnittlich „normale", reale Situationen am und um den Lebensanfang herum können wir nach diesen Überlegungen nun differenzierter betrachten. Das betrifft u. a.

- Krankheit der Mutter während der Schwangerschaft
- Einnahme von Medikamenten oder Genussgiften (Nikotin, Alkohol, Drogen)
- perinatale Medikationen, z. B. Antibiotika, Wehenhemmer u. a.
- Kaiserschnittentbindung
- Infektionen von Mutter und Kind
- ausbleibendes Stillen und damit zu frühe Gabe von Fremdnahrung

Wenn sich also während der Perinatalperiode eine gravierende oder mehrere solcher Störungen ergeben, wird das für die nachfolgende Zeit Auswirkungen auf den Säugling haben müssen. Der Verlauf der Immunogenese ist damit von vornherein mit einem „Handicap" versehen. Die im weiteren Heranwachsen folgende selbstständige Auseinandersetzung des kindlichen Organismus mit den verschiedensten Störpotenzialen (wie z. B. pathogene Mikroorganismen, Fremdnahrung, potenziell schädigende Luft- und Wasserbestandteile, Medikamente, „passives Rauchen", Arzneimittel etc.) wird dann entsprechend unterschiedlich verlaufen.

Fazit

Die beschriebenen prinzipiellen Überlegungen zur Unversehrtheit körperlicher Grenzflächen und der Entwicklung unterschiedlicher Resilienzfaktoren auf der Grundlage der Salutogenese nach A. Antonowski unterstreichen, dass „Krankheit“ nicht unbedingt auf das subjektive Krankheitsempfinden reduziert werden darf, das die Lebensqualität des jeweiligen Menschen beeinflusst. Bereits längere Zeit vor dem Auftreten wahrnehmbarer Beschwerden kommen, je nach genetischer Prädisposition und epigenetischen Einflüssen, als Reaktion auf nicht physiologische Umwelt- und Lebenseinflüsse, eine Reihe regulatorischer Vorgänge in Gang. Diese können wiederum, je nach genetischer Prädisposition, für eine Zeitspanne kompensiert werden. Bei Weiterbestehen dieser nicht physiologischen Einflüsse (individuelle Fehlernährung, Lifestyle, Disstress, Toxine, Störungen des Milieus etc.) wird es später unweigerlich zu Manifestationen von Krankheit kommen. In den folgenden beiden Kapiteln (Kap. 3, Kap. 4) wird genau auf die anatomischen und physiologischen Grundlagen eingegangen. Damit wird ein Verständnis des komplexen Ineinandergreifens grundsätzlicher Faktoren und verschiedener Effekte möglich, die schließlich zu einer Dekompensation der Regulation und Entwicklung von Krankheit führen können. Diese sind Themen der Kap. 5, Kap. 6, Kap. 7, Kap. 8, Kap. 9 und Kap. 10.

Teil 2
Die allergische Reaktion – systemische Sichtweise

2 Einführende Gedanken

Die intensive Beschäftigung mit den Begriffen „Krankheit" und „Gesundheit" sowie „Salutogenese" und „Resilienz" ändern den Blickwinkel: Anders als mit dem konventionellen, organzentrierten Krankheitsbegriff ermöglichen sie uns, den Menschen als regulatives Ganzes zu erfassen. Das bedeutet jedoch weit mehr, als allgemein angenommen wird.

Die bisherigen, ständig wachsenden Erkenntnisse über das Zusammenleben des Menschen mit der individuell geprägten Mikrobiota werden noch lange Zeit viele Rätsel aufgeben. Immense Wechselwirkungen mit Hilfe wichtiger mikrobieller Signale beeinflussen zunächst unsere Entwicklung und später unser ganzes Sein. Es wird immer wahrscheinlicher, dass die Mikrobiota den alles dominierenden Einfluss auch auf die Funktionen des menschlichen Immunsystems darstellt. Vor diesem Hintergrund ergibt sich eine neue, systemische Sichtweise auf den Organismus Mensch: auf seine Integrität und seine Regulationsfähigkeit, die damit ein neues Verständnis von Entzündung und allergischer Reaktion ermöglicht: Der Mensch ist ein biologisches System, eine symbiontische Lebensgemeinschaft mit Billionen von Mikroorganismen, die maßgeblich direkt oder indirekt wohl an jeder Reaktion seines Organismus beteiligt sind. Wir haben es mit einem diffizilen Zusammenspiel komplex regulierender Faktoren zu tun, die seinen beiden Teilbereichen entstammen. Der Gesamtorganismus, der Holobiont, reagiert stets als Ganzes.

Trotz aller empirischen Erfahrungen, die seit Langem in diese Richtung weisen, wurde diese enorm wichtige Tatsache bisher in keinem der Modelle zur Pathophysiologie entzündlicher und allergischer Reaktionen berücksichtigt.

Dazu werden zunächst einige der bisher bekannten, vielfältigen, komplex regulierten anatomischen und immunologischen Besonderheiten betrachtet, die Entzündungsreaktionen nach dem gängigen Verständnis steuern. Bereits diese lassen schon erahnen, welche Komplexität wohl wirklich dahinterstecken mag, bevor man im Weiteren einen Einblick in die bisherigen Erkenntnisse zur Bedeutung der humanen physiologischen Mikrobiota nimmt.

Von größter Bedeutung für das holobiontische System ist die Funktionalität der menschlichen Oberfläche, der Haut und insbesondere der weitaus größeren inneren Schleimhautgrenzfläche. Für den Grenzraum unseres Organismus mit all seinen darin vorkommenden histologischen Strukturen, Mikroben und verschiedensten Substanzen stellt sie die maßgebliche trennende und damit schützende, aber auf der anderen Seite auch verbindende kommunikative Größe dar.

Das Zusammenspiel dieser bedeutsamen Größen ist fragil und reagiert sensibel auf vielerlei Störfaktoren. Auch wenn die Erforschung der unzählbaren Einflussfaktoren und ihrer wechselseitigen Effekte auf die Interaktionen im Grenzraum und bezüglich des Immunsystems erst in ihren Anfängen steckt, beginnen wir zu begreifen, welche enorme Tragweite sie für die Regulations- und Kompensationsfähigkeit des gesamten Organismus haben. Das Hauptaugenmerk soll hier nun nicht auf die Vielzahl von Toxinen und Schadstoffen gelegt werden, die bereits anderorts vielfach diskutiert sind, sondern eher auf viel grundsätzlichere Problematiken, nämlich diejenigen, die unserer Ernährung und Lebensweise entstammen.

Das universitär akzeptierte Erklärungsmodell zur Pathophysiologie und Klinik der entzündlich-allergischen Reaktion wird bereits durch diese Erkenntnisse schlüssig erweitert, sodass sich daraus auch kausale Therapieoptionen ableiten lassen. Es ist mittlerweile auch Inhalt der aktuellen universitären Forschung, die Grundlagen unserer Regulationsfähigkeit und Resilienz als holobiontisches biologisches System besser verstehen zu lernen.

3 Ein Ganzes – das Schleimhautorgan

3.1 Blastogenese – Embryogenese – Ontogenese

Der Hauptschauplatz einer allergischen Reaktion ist in den allermeisten Fällen die Schleimhaut. Ungleich seltener ist die Haut primär betroffen, beispielsweise bei kontaktallergischen Reaktionen. Die schleimhautassoziierten allergischen Reaktionen betreffen zumeist mehrere Schleimhautabschnitte (z. B. atopische Rhinitis, Konjunktivitis, obstruktive Bronchitis). Die traditionelle, organzentrierte Herangehensweise der konventionellen Therapieansätze zur Behandlung von allergischen oder chronisch-entzündlichen Reaktionen wendet sich stets an die immunologischen Reaktionen an diesen einzelnen Schleimhautbereichen, die durch ihre jeweilige Symptomatik auffallen. Dieses Vorgehen kann niemals einen grundsätzlichen Lösungsansatz darstellen: Wir müssen also umdenken!

Es ist anatomische Tradition, die einzelnen Schleimhautabschnitte bei ihren zugehörigen Organen „abzuhandeln". Im Lehrbuch oder Atlas der Anatomie stehen so die Schleimhautabschnitte der Nasennebenhöhlen eben an einer ganz anderen Stelle oder gar in einem anderen Band als die enterale Schleimhaut, diese wieder woanders als die Bronchialschleimhaut oder wiederum die urogenitalen Bereiche. Dies ist aus einer systemischen funktionellen Sicht jedoch fatal!

Sämtliche Schleimhautabschnitte des Körpers sind als ein gesamtes Organ zu betrachten. Ihre Herkunft, ihr Aufbau, ist grundsätzlich gleich, sie sind via Lymphsystem, Blutversorgung sowie über die Elemente des Immunsystems und die Innervation eng miteinander verknüpft. Betrachtet man diese Gemeinsamkeiten genau, wird schnell deutlich, dass es sehr viel Verbindendes und nur wenig Trennendes gibt.

Die Entwicklung des Menschen während der Schwangerschaft wird in drei Phasen unterteilt. Die ersten zwei Wochen nach der Befruchtung werden als Phase der **Blastogenese** bezeichnet. In dieser ersten Periode der menschlichen Frühentwicklung erfolgt der Transport der menschlichen Keimanlage durch den Eileiter und seine Einnistung in die Gebärmutterschleimhaut. Es folgen viele Zellteilungen, die in das Stadium der kugelähnlichen Blastozyste führen. An einem Pol entsteht eine Zellverdichtung, aus der u. a. das Fruchtwasserbläschen (Amnionhöhle), die embryonale Plazenta und die Keimscheibe hervorgehen. Die Keimscheibe repräsentiert die erste Anlage des embryonalen Körpers des Menschen.

Die nachfolgende Embryonalperiode dauert von der dritten bis zur achten Schwangerschaftswoche. Das ist die Phase der Organogenese. Der Mensch wird jetzt Embryo genannt (▸ **Abb. 3.1**). In dieser Zeitspanne entwickelt sich auch die Plazenta, die für die weitere Entwicklung lebensnotwendige Funktionen wie Ernährung, Atmung, Hormonbildung usw. sicherstellt. Es folgt von der neunten bis zur 40. Schwangerschaftswoche die Fetalperiode. Sie ist durch Ausdifferenzierung, Wachstum und funktionelle Reifung der einzelnen Organanlagen und Körperteile des Fötus gekennzeichnet und wird mit der Geburt abgeschlossen. Dieser sehr komplexe Vorgang ist nur dann möglich, wenn die Wechselbeziehungen zwischen genetischen und epigenetischen Prägungen einer-

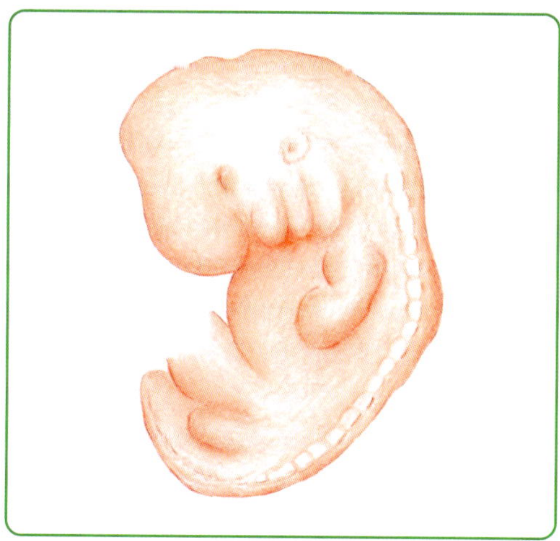

▸ **Abb. 3.1** Der Embryo – die kleinste funktionelle Einheit (6. Woche, ca. 8 mm groß).

seits und den zeitlich und örtlich aufeinander abgestimmten Entwicklungsschritten auf der zellulären, geweblichen und organischen Ebene andererseits gewährleistet werden. Sog. *Multiprotein Complexes* steuern vielfältige Zellaktivitäten, wie den Stoffwechsel, die Kontrolle der Transkription, intrazelluläre Signalwirkungen und das Zusammenwirken der Elemente des Zytoskeletts (▶ **Abb. 3.5**). Sie können auch unterschiedlichste Signale mechanischer oder biochemischer Natur des Kindes oder der Mutter speichern, aufnehmen oder abgeben. Die zeitliche Abfolge sämtlicher Regulationsprozesse und der daraus resultierenden einzelnen Entwicklungsschritte während der Ontogenese sind exakt aufeinander abgestimmt. Bei der Beobachtung dieser Entwicklungsstadien wird auch besonders deutlich, dass die einzelnen Schleimhautabschnitte nicht isoliert voneinander entstehen und reifen, sondern dass diese als „Gewebeschlauch" ein anatomisches Kontinuum darstellen. Jeder einzelne Schritt im ontogenetischen Entwicklungsprozess ist zugleich Resultat vorangegangener Prozesse und dann wiederum Grundlage nachfolgender Entwicklungen. Insbesondere ist die Bildung der morphologisch dreidimensionalen, funktionell ausgereiften Lebensform eine elementare Grundvoraussetzung, Leben zu gewährleisten. Bereits hier wird deutlich, wie wichtig es ist, gerade im Krankheitsfall die übliche organzentrierte, monokausale Sichtweise zugunsten einer umfassenden Betrachtung möglicher Zusammenhänge aufzugeben.

3.2 Gemeinsamkeiten der einzelnen Schleimhautabschnitte

Die pathophysiologischen Zusammenhänge atopischer Krankheitsbilder (wie allergische Reaktionen oder chronisch-entzündliche Krankheitsbilder), die zu großen Anteilen an den unterschiedlichen Schleimhautabschnitten stattfinden, können besser verstanden werden, wenn wir uns einmal ganz bewusst ihre Gemeinsamkeiten vor Augen führen. Entwicklungsgeschichtlich erfolgt eine erste Differenzierung des Embryos in verschiedene Zellschichten, die als Keimblätter bezeichnet werden. Man unterscheidet Entoderm/Endoderm, Mesoderm, Ektoderm. Aus diesen drei Schichten gehen sämtliche Zellformationen für das Lebewesen Mensch hervor, die während des gesamten Lebens fortwährenden Kontakt untereinander behalten:

1. Ektoderm (äußeres Keimblatt): Haut und Hautanhangsgebilde, Nervengewebe, Sinnesorgane
2. Mesoderm (mittleres Keimblatt): Muskulatur, Bindegewebe, Gefäßsystem
3. Entoderm/Endoderm (inneres Keimblatt): Gastrointestinaltrakt, Respirationstrakt, Verdauungsdrüsen (Leber, Pankreas), Harnblase und Harnröhre

Mit ihrer gemeinsamen Abstammung wird deutlich, dass diese Gewebe eng miteinander verbunden sind. Diese Zusammengehörigkeit zeigt sich klinisch in vielerlei Beispielen, wie etwa daran, dass Patienten mit chronischen Darmerkrankungen fast immer auch Beschwerden mit den Nasennebenhöhlen haben und umgekehrt. Funktionell lässt sich das mit den Gemeinsamkeiten in der Blut- und Lymphgefäßversorgung und an den verbindenden Nervenbahnen gut erklären.

Betrachtet man beispielsweise den Transport der Nahrung durch den Oro-Gastro-Intestinaltrakt, so kann dieser nur dann ungestört ablaufen, wenn das Zusammenwirken sämtlicher daran beteiligter Schleimhautabschnitte sowie der dazugehörigen Regulationssysteme (z. B. Peristaltik) optimal miteinander verknüpft und aufeinander abgestimmt ist. Damit wird aber auch deutlich, dass beispielsweise die erwünschten, aber auch unerwünschten Wirkungen von Arzneimitteln in unterschiedlicher Intensität an allen Schleimhautabschnitten zum Tragen kommen können.

Die Auseinandersetzung des Menschen mit seiner Umwelt auf der körperlichen Ebene findet an seinen Körperoberflächen statt. Damit sind Haut und Schleimhaut gemeint. Während die Haut aus einem mehrschichtigen, verhornenden Plattenepithel aufgebaut ist und damit relativ robust den verschiedenen Störpotenzialen entgegenwirken kann, besteht die Auskleidung innerer Hohlräume (Tunica mucosa) fast ubiquitär aus einer unverhornten, ein- oder mehrschichtigen, flach- bis hochprismatischen Zellschicht. Aufgrund der Entwicklungsgeschichte und ihrer komplex miteinan-

► **Tab. 3.1** Das Schleimhautorgan.

Oro-Gastro-Intestinaltrakt	Atemwegssystem	Uro-Genital-Trakt
Mundhöhle (Cavitas oris)	Nasenhöhle (Cavitas nasi)	ableitende Harnwege
Speiseröhre (Ösophagus)	Luftröhre (Trachea)	Harnblase
Magen (Ventriculus)	Bronchien	Sexualorgane
Dünndarm (Duodenum, Jejunum, Ileum)	Alveolen	
Dickdarm (Zäkum, Kolon, Rektum)		

der verbundenen Funktionalität ist es sinnvoll, die Summe aller Schleimhautabschnitte in Anlehnung an Kumpf [157] im Folgenden als das **Schleimhautorgan** (► Tab. 3.1) zu bezeichnen.

Diese „Schleimhautstraße" durchzieht den menschlichen Körper. Sie beginnt, der Anatomie folgend, mit der Mund- (Cavitas oris) und der Nasenhöhle (Cavitas nasi) und endet mit dem Mastdarm (Rectum). Zwischen diesen beiden Eckpunkten befinden sich die Speiseröhre (Ösophagus), der Magen (Ventriculus), der Dünndarm (Duodenum, Jejunum, Ileum) sowie der Dickdarm (Colon ascendens, transversum, descendens, sigmoideum). In Höhe des Kehlkopfes zweigt sich die ebenfalls mit einer Schleimhaut ausgekleidete Luftröhre (Trachea) ab, die sich anschließend dichotom in den Bronchialbaum aufteilt und mit der epithelialen Auskleidung der Alveolen endet. Gerade die strikte Abgrenzung des Oro-Gastro-Intestinaltraktes vom Atemwegssystem ergibt funktionell schon deshalb keinen Sinn, weil Letzteres embryologisch eine Ausstülpung aus dem Vorderdarm darstellt und beide Anteile somit vom inneren Keimblatt (Entoderm) abstammen. Die Abspaltung der beiden Einzelteile findet zwar beim Menschen in einem sehr frühen Entwicklungsstadium statt (3. Lebenswoche), die arteriellen und venösen Versorgungssysteme, das Lymph- sowie das Nervensystem bleiben jedoch weiterhin miteinander verbunden. Dies wird besonders deutlich, wenn man das Hineinwachsen des Plexus peribronchialis in die Lungenanlage während der ersten Lebenswochen betrachtet. Er zweigt mit seinen Ästen vom N. vagus ab (X. Hirnnerv), der zugleich in wesentlichen Anteilen an der Innervation des Magen-Darm-Traktes beteiligt ist [252].

Ohne eine unmittelbare anatomische Verbindung zum Schleimhautorgan zu haben, können aber auch die mit einer schützenden Zellschicht (Epithel s. u.) ausgekleideten Harnwege (Harnleiter, Harnblase, Harnröhre) sowie die Sexualorgane der Frau (Scheide, Gebärmutter) dem Schleimhautorgan zugerechnet werden: Über die Blut- und Lymphgefäße sowie die Nervenbahnen sind diese Organe mit dem übrigen Schleimhautorgan auf das Engste verbunden.

Zusammenfassend ist also aus der funktionellen Sichtweise die wohl aus historischen und didaktischen Gründen stets übliche, gesonderte Betrachtung der einzelnen Schleimhautabschnitte in den einschlägig bekannten anatomischen Lehrbüchern nicht sinnvoll, da deren Versorgung, Funktion und Regulation komplex miteinander verbunden sind (Blutgefäß-, Lymphgefäß-, Nerven-, Hormon- und Immunsystem).

3.3 Wandaufbau des Schleimhautorgans

Der Verdauungskanal umfasst die Mundhöhle, den Ösophagus und den Magen-Darm-Trakt. Der Darm wird unterteilt in Dünn- (Duodenum, Jejunum, Ileum) und Dickdarm (Zäkum, Colon, Rektum). Die Wand zeigt in sämtlichen Abschnitten einen nahezu identischen Aufbau. Von außen nach innen findet man folgende Schichten:

- Serosa (Tunica serosa) mit Subserosa (Tela subserosa) oder Adventitia (Tunica adventitia), wenn der Subserosa der Peritonealüberzug fehlt
- Muscularis (Tunica muscularis) mit Ringmuskelschicht (Stratum circulare) und Längsmuskelschicht (Stratum longitudinale)
- Submukosa (Tela submucosa)
- Mukosa (Schleimhaut, Tunica mucosa) mit
  - Lamina muscularis mucosae
  - Lamina propria
  - Epithel (Lamina epithelialis)

Die subepithelial angrenzende Gewebeschicht besteht meist aus zellreichem, lockerem Bindegewebe. Zwischen den retikulären Bindegewebsfasern verlaufen venöse und arterielle Blutgefäße, Lymphgefäße und Nervenfasern. Dazwischen „eingestreut" sieht man zudem zahlreiche freie Zellen des Mukosa-Immunsystems (Kap. 6.3.3). Hier, im subepithelialen Bindegewebe, findet über Botenstoffe oder aber über direkte Membrankontakte ein intensiver Informationsaustausch statt. Es ist ein zentraler Schauplatz wichtiger systemischer Regulationsprozesse. Ihr physiologisches Zusammenspiel sichert eine ungestörte Funktion des Schleimhautorgans, die eine der basalen Stellgrößen für den Gesamtorganismus ist.

Die Lamina muscularis mucosae ist eine schmale Gewebeschicht aus glatten Muskelzellen, die einen Teil der Tunica mucosa darstellt. Sie besteht aus glatten Muskelfasern, die der Schleimhaut eine eigenständige Motilität gestattet. Im Bereich des Ösophagus liegen die Muskelfasern längsorientiert. In den nachfolgenden Darmabschnitten ist die Lamina muscularis mucosae schwächer vertreten und weist sowohl längs als auch quer verlaufende Muskelzellverbände auf. Ihre Aufgabe ist es, die Durchmischung des Nahrungsbreis und den Weitertransport (Peristaltik) zu gewährleisten.

Die Submukosa besteht wiederum aus Bindegewebe. Hier verlaufen die größeren Blut- und Lymphgefäße sowie ein dichtes Nervengeflecht (Plexus submucosus). Ihre lockere Beschaffenheit ermöglicht der Mukosa hier eine gewisse Verschieblichkeit gegenüber der Muskelschicht (Muscularis).

Die Serosa schließlich begrenzt in weiten Abschnitten das Schleimhautorgan gegenüber den übrigen Körpergeweben. Im Bauchraum ist das Peritoneum (Bauchfell) zu nennen, von dem die meisten Abschnitte des Magen-Darm-Traktes überzogen sind. Die Lunge ist von der Pleura (Lungenfell) überzogen.

Diejenigen Abschnitte, die extraperitoneal (Teile von Ösophagus und Rektum) oder retroperitoneal (Duodenum und Teile des Kolons) liegen, haben keinen Serosaüberzug. Sie werden durch lockeres Bindegewebe mit ihrer Umgebung verankert.

3.4 Charakteristika der einzelnen Schleimhautabschnitte

Im Folgenden sind die anatomischen und histologischen Merkmale der einzelnen Schleimhautabschnitte kurz aufgelistet, um dem Leser die Möglichkeit zu geben, Details aufzufrischen. An dieser Auflistung wird deutlich, wie viele anatomische Gemeinsamkeiten die einzelnen Schleimhautabschnitte tatsächlich haben. In den nachfolgenden Kapiteln wird dann wieder die Synthese zugrundegelegt und die grundlegenden Gemeinsamkeiten und Reaktionsformen des **Schleimhautorgans** werden hervorgehoben und beschrieben.

3.4.1 Oro-Gastro-Intestinaltrakt

Mundhöhle Die Mundhöhle wird begrenzt durch den Mundboden, den Gaumen, die Wangen und die Lippen sowie durch das Zäpfchen (Uvula) und die seitlich des Zäpfchens verlaufenden Gaumenbögen. Dieser anatomische Binnenraum wird von einem mehrschichtigen, unverhornten Plattenepithel ausgekleidet. Muköse Drüsen befinden sich in der Lamina propria und sorgen für ein gleitfähiges, feuchtes Milieu.

Dem Mundboden aufliegend befindet sich die Zunge, deren Schleimhaut zu verschiedenen Papillen differenziert ist, wobei es eine mechanische und drei Geschmackspapillen-Arten gibt.

Hinter den Gaumenbögen beginnt der Rachenraum. Er wird in drei Etagen untergliedert. Der obere Bereich, hinter der Nase gelegen, ist der Nasenrachen (Epipharynx), auf Höhe der Mundhöhle hinter den Gaumenbögen beginnt der Mundrachen (Oropharynx) und unterhalb des Zungengrundes bis zum Speiseröhreneingang der Schlund (Hypopharynx).

Die arterielle Versorgung der Mundhöhle mit Zähnen und Zahnfleisch erfolgt über Äste der A. maxillaris und der A. lingualis. Der venöse Abfluss geschieht über die gleichnamigen Venen.

Die motorische Innervation übernehmen der N. glossopharyngeus (IX. Hirnnerv) sowie der N. vagus (X. Hirnnerv). Die sensible Innervation des Unterkiefers erfolgt über Äste des N. mandibularis, die des Oberkiefers über Anteile des N. maxillaris und die des Gaumens über den N. glossopharyngeus.

Speiseröhre Ausgehend vom Hypopharynx verläuft die Speiseröhre nach unten und mündet am oberen Magenpförtner (Kardia) in den Magen.

Am Wandaufbau des Ösophagus lässt sich der Schichtenaufbau des Verdauungskanals sehr deutlich erkennen.

Die Mukosa ist von einem mehrschichtigen, unverhornten Plattenepithel bedeckt. Es besteht eine enge Verzahnung mit der Lamina propria durch Bindegewebspapillen; darin eingebettet liegt die breite, längs verlaufende Lamina muscularis mucosae (gute mechanische Beanspruchbarkeit), die im oberen Drittel Skelettmuskulatur, im unteren glatte Muskulatur aufweist; muköse Drüsen in der Submucosa (Glandulae oesophageae); die äußere Begrenzung wird durch die Adventitia (thorakaler Teil) und Serosa (abdominaler Teil) gebildet.

Am Mageneingang geht die Schleimhaut des Ösophagus unmittelbar in die des Magens über.

Die arterielle Versorgung der Speiseröhre erfolgt überwiegend aus Ästen der rechten und linken A. thyroidea inferior. In Zwerchfellnähe nimmt der Gefäßreichtum deutlich ab und variiert: Äste der A. bronchialis dextra und sinistra und Seitenäste der 5. oder 6. rechtsseitigen Interkostalarterien. In 20 % erfolgt eine inkonstante Blutversorgung durch zwei Aa. oesophageae propriae.

Die venöse Drainage erfolgt in die V. portae durch die Vv. thyreoideae inferiores, Vv. azygos und hemiazygos, V. gastrica sinistra.

Der Lymphabfluss wird über den Truncus mediastinalis anterior in den Venenwinkel gewährleistet.

Die parasympathische Innervation übernehmen Fasern des Plexus oesophageus (Anteile des N. vagus), die sich am Ösophagus zum Truncus vagalis anterior und posterior vereinen. Sympathisch erfolgt die Versorgung durch Fasern aus dem Ganglion stellatum. In den drei Wandschichten des Ösophagus liegt der Plexus entericus, der für die Peristaltik der Speiseröhre zuständig ist.

Magen Der Magen wird unterteilt in die Pars cardiaca, in Korpus und Fundus sowie Pars pylorica. Ausgekleidet ist dieses Hohlorgan mit einem schleimbildenden Oberflächenepithel über tubulöse Magendrüsen. Es liegt intraperitoneal.

Die arterielle Versorgung erfolgt aus der Bauchaorta. Daran beteiligt sind Äste des Truncus coeliacus: A. gastrica sinistra, A. gastrica brevis, A. gastrica posterior, A. gastroepiploica sinistra und A. gastrica dextra.

Die venöse Drainage in die Vena portae geschieht über die V. gastrica dextra und sinistra, V. omentalis dextra und sinistra, V. splenia, V. mesenterica superior.

Der Lymphabfluss verläuft in umgekehrter Richtung wie die arterielle Blutzufuhr: Die Lymphe der Curvatura minor fließt parallel zu den Aa. gastricae sinistra und dextra in die Noduli coeliaci → Truncus intestinalis; die Lymphe der Curvatura major fließt parallel zu den Aa. splenica und hepatica communis ebenfalls in die Nodi coeliaci → Truncus intestinalis.

Der Magen wird sympathisch (Fasern aus dem Ganglion coeliacum) und parasympathisch (N. vagus) innerviert. Der N. vagus tritt in Form zweier Trunci vagales durch den Hiatus oesophageus in den Bauchraum ein und verteilt sich an der Magenvorder- und -hinterfläche nach Abgabe der Rr. hepatici und der Rr. antrales (N. Latarjet).

Funktionen:

- Speicherung, mechanische und chemische Aufbereitung und Portionierung des Nahrungsbreis (Chymus) mittels Pepsinogen (Hauptzellen) und Salzsäure (Belegzellen)
- Synthese von Hormonen z. B. Gastrin (in G-Zellen); Ghrelin (Auslösung von Hungergefühlen) und Intrinsic-Faktor (Resorption von Vitamin B_{12}) in Belegzellen

Dünndarm (Unterteilung in Duodenum, Jejunum, Ileum) Der Dünndarm beginnt am Magenausgang und geht an der Bauhin-Klappe in den Dickdarm über. Er liegt, bis auf Teile des Duodenums, intraperitoneal und hat beim Erwachsenen eine Länge von fünf bis sechs Metern.

Durch seine besonders gestaltete Oberfläche (Falten, Zotten, Mikrovilli) verfügt der Dünndarm über eine enorme Oberfläche (geschätzte 400–600 m^2; ► **Abb. 3.2**). Lumenseitig wird er begrenzt von einschichtigem Zylinderepithel mit Bürstensaum, den Enterozyten, Becherzellen, M-Zellen (*Microfolded Cells*) und enterochromaffinen Zellen (EC-Zellen; Kap. 3.5.1).

Arterielle Versorgung: Die A. mesenterica superior versorgt den gesamten Dünndarm bis zum mittleren Drittel des Colon transversum.

Innervation: Die motorische, sensible und vegetative Versorgung übernehmen der N. laryngeus recurrens, der Stamm des N. vagus und die Äste des Truncus sympathicus.

3.4.3 Harnableitendes System

Nierenbecken, Harnleiter Entwicklungsgeschichtlich entstammen Nieren, Harnleiter und innere Geschlechtsorgane dem Mesoderm, während die Harnblase, die Harnröhre und der Scheidenvorhof dem Entoderm zugerechnet werden.

Der linke und rechte Harnleiter (= Ureter) verbinden die jeweilige Niere mit der Harnblase. Sie stellen dünnwandige, etwa 30 cm lange Muskelschläuche dar, die innen mit Schleimhaut ausgekleidet sind und einen Durchmesser von etwa 5 mm aufweisen.

Der von den Nieren gebildete Urin wird am Nierenausgang, dem Nierenbeckensystem, gesammelt und über die Harnleiter zur Blase befördert. Mithilfe der wandständigen Harnleitermuskulatur wird der Urin in Richtung Harnblase vorangetrieben.

Arterielle Blutversorgung: Folgende Arterien geben variabel Äste an den Harnleiter ab: A. renalis, Aorta, Gonadalarterie, A. iliaca communis und interna, A. vesicalis superior und bei der Frau A. uterina.

Der venöse Abfluss erfolgt über V. renalis, Gonadalvene, V. iliaca interna und Plexus vesicalis.

Lymphdrainage: Der linke obere Harnleiter drainiert in die paraaortalen, der rechte in die parakavalen und interaortokavalen Lymphknoten. Der kaudale Ureter drainiert in die Beckenlymphknoten (Nodi lymphatici iliacae et obturatoriae).

Innervation: Parasympathische Anteile wirken aktivierend auf die Ureterperistaltik. Sympathische Fasern entstammen dem Truncus sympathicus (Grenzstrang) und regulieren den Gefäßtonus.

Harnblase, Harnröhre Die unmittelbar hinter dem Schambein gelegene Harnblase stellt ein muskulöses Hohlorgan dar. In ihrem Inneren ist sie von einer zweischichtigen Schleimhaut ausgekleidet (flaches bis kubisches Epithel) und im Wandaufbau durch mehrere Schichten glatter Muskulatur gekennzeichnet. Am Blasenausgang zur Harnröhre hin liegt eine ringförmige Verdickung der Muskulatur, die dem Verschluss bzw. Entleerungsvorgang dient und als innerer Schließmuskel (Sphincter internus) bezeichnet wird.

Arterielle Blutversorgung: Der arterielle Zufluss erfolgt durch die Aa. vesicales superiores, eine Fortführung der A. umbilicalis, die ihrerseits aus der A. iliaca interna entspringt. Zudem ist die Blutversorgung durch die A. vesicalis inferior, einen Ast der A. iliaca interna, gewährleistet. Bei Frauen erfolgt eine weitere Versorgung der Harnblase über die A. vaginalis, einen Ast der A. uterina.

Der venöse Blutabfluss erfolgt durch den Plexus venosus vesicalis und bei Männern auch durch den Plexus venosus prostaticus, die in die V. iliaca interna münden.

Der Lymphabfluss wird über die Noduli iliaci interni und externi gewährleistet.

Innervation: Die Blase erfährt ihre Innervation durch Äste des Sympathikus aus den Segmenten TH 12–L 2 und von Fasern des Parasympathikus aus den Segmenten S 2–S 4. In der Gesamtheit bilden diese Fasern in der Blasenwand einen eigenständigen Nervenplexus, den Plexus vesicalis.

Harnröhre Die unterschiedliche Länge der männlichen und weiblichen Urethra führt keimblattbedingt auch zu einer unterschiedlichen epithelialen Auskleidung der Schleimhaut. Während sich der hintere Anteil aus dem Entoderm entwickelt und durch ein Übergangsepithel (Urothel) ausgekleidet ist, entstammt der bulbäre und penile Anteil der Urethra (Mann) aus dem Ektoderm. Hier findet man ein mehrschichtiges Zylinderepithel.

Die Blutversorgung, der Lymphabfluss sowie die Innervation erfolgen analog zur Harnblase.

3.4.4 Sexualorgane der Frau

Die Sexualorgane der Frau sind mesodermalen Ursprungs und in Teilen ebenfalls mit Schleimhaut ausgekleidet. Das betrifft den Scheidenvorhof, die Scheide sowie die Gebärmutter. Während Scheidenvorhof, Vagina, Uterushals und -mund von einem mehrschichtigen Plattenepithel überzogen sind (drüsenlos), ist der Uteruskörper von einem Zylinderepithel ausgekleidet. In der Scheidenwand befindet sich glatte Muskulatur.

Der gelegentlich zu hörende Einwand, die Vaginalschleimhaut sei keine originäre Schleimhaut, weil sie keine Schleimdrüsen beherberge, ist sachlich nicht korrekt, auch wenn der Begriff „kutane Schleimhaut" Verwendung findet. Tatsächlich übernehmen die vaginalen Epithelzellen die Ausscheidung von Sekret, das dann einen oberflächlichen Flüssigkeitsfilm ausbildet. Das Vaginalsekret setzt sich unter anderem aus Wasser, Elektrolyten, Harnstoff, organischen Säuren (z. B. Fettsäuren, Essig-, Milchsäure) und Proteinen (u. a. Immunglobuline) zusammen. Ferner enthält das Vaginalsekret abgeschilferte Epithelzellen, vereinzelte Leukozyten und Erythrozyten (vermehrt während der Menstruation) und Bakterien der Scheidenflora. Der pH-Wert liegt im sauren Bereich zwischen 4 und 5.

Die arterielle Versorgung erfolgt über die A. vaginalis aus der A. iliaca interna. Zusätzlich strömt arterielles Blut aus den Ästen der A. vesicalis interna und der A. pudenda interna in das Organ.

Venös wird die Vagina über den Plexus venosus vaginalis drainiert mit Abfluss über die V. uterina und weiter in die Vv. iliacae internae.

Der Lymphabfluss des oberen Teils der Vagina geschieht über die Nodi lymphatici iliaci interni, der untere Abschnitt über die Nodi lymphatici inguinales superficiales.

Die nervale Versorgung übernehmen Fasern des Plexus uterovaginalis sowie des N. pudendus.

3.5 Histologischer Aufbau des Schleimhautorgans

Nähert man sich den unterschiedlichen Schleimhautabschnitten von der luminalen Seite, trifft man zuerst auf eine begrenzende Zellschicht, die Lamina propria mucosae (= Epithelschicht).

Epithel (von griech. ἐπί [*epí*]: auf, über und θάλλω [*thállo*]: sprießen, reichlich vorhanden sein) ist eine biologisch-medizinische Bezeichnung für das Deck- und Drüsengewebe. Das Epithel ist neben Muskel-, Nerven- und Bindegewebe eine der vier Grundgewebearten.

Neben ihrer physikalischen Funktion als von der Außenwelt abgrenzende Deckschicht zeichnen sich Epithelien durch eine Vielzahl weiterer Funktionen aus. Zum einen regeln sie den Transport von Wasser, Nährstoffen, Vitaminen und Spurenelementen von außen nach innen und gleichzeitig werden auf umgekehrtem Wege ausscheidungspflichtige Substanzen, die beim Stoffwechsel anfallen, nach außen transportiert. Darüber hinaus synthetisieren Epithelzellen u. a. Enzyme (z. B. Laktase, Diaminooxidase, Dipeptidylpeptidase IV), die für die Verdauung unverzichtbar sind, aber auch eine Anzahl von Schutzfaktoren, die diese sensible Grenzschicht zwischen innen und außen, zwischen „eigen" und „fremd" vor Schäden bewahren. Ihre histologischen Merkmale (▶ **Abb. 3.3**) lassen auch ihre unterschiedlichen Aufgabenstellungen erahnen.

3.5.1 Intestinale Schleimhautzellen mit Sonderaufgaben

Die beschriebenen Schleimhautabschnitte lassen, bei aller Gemeinsamkeit, typische Unterschiede erkennen. Diese haben sich entsprechend ihrer jeweiligen Funktionalität differenziert.

Sie unterscheiden sich am deutlichsten in ihrer epithelialen Auskleidung an den „Eintrittspforten" des Körpers. Dazu zählen die Mundhöhle, gefolgt von der Speiseröhre, sowie die Vagina (unverhorntes Plattenepithel). Lebensmittel, Getränke, Genussmittel, Zahnwerkstoffe, Umwelteinflüsse, Mikroorganismen etc. entfalten dort am ehesten ihre (Neben-)Wirkungen. Im weiteren Abstieg – auch in den Lungen – wechselt das Bild der epithelialen Auskleidung zumeist dahingehend, dass in zunehmendem Maße schleimbildende Zellen und solche mit speziellen Aufgaben hinzutreten. Das zeigt sich am Beispiel der Magenschleimhaut (S. 85) besonders deutlich. Aber auch die nachfolgenden Darmabschnitte sind charakterisiert – je nach ihrer Funktion – durch ein abwechslungsreiches Kontinuum (Enterozyten, Becherzellen (S. 40), M-Zellen (S. 40), enterochromaffine Zellenenterochromaffine Zellen (EC-Zellen) (S. 40), Paneth-Zellen (S. 40). Somit bestehen durchaus unterschiedliche histologische Besonderheiten der einzelnen Schleimhautabschnitte. Schaut man aber tiefer in die nachfolgenden Wandschichten (Submukosa), dann kommen die gemeinsamen, verbindenden Strukturen zum Vorschein. Dies trifft insbesondere auf die sog. Regulationssysteme (S. 27) zu.

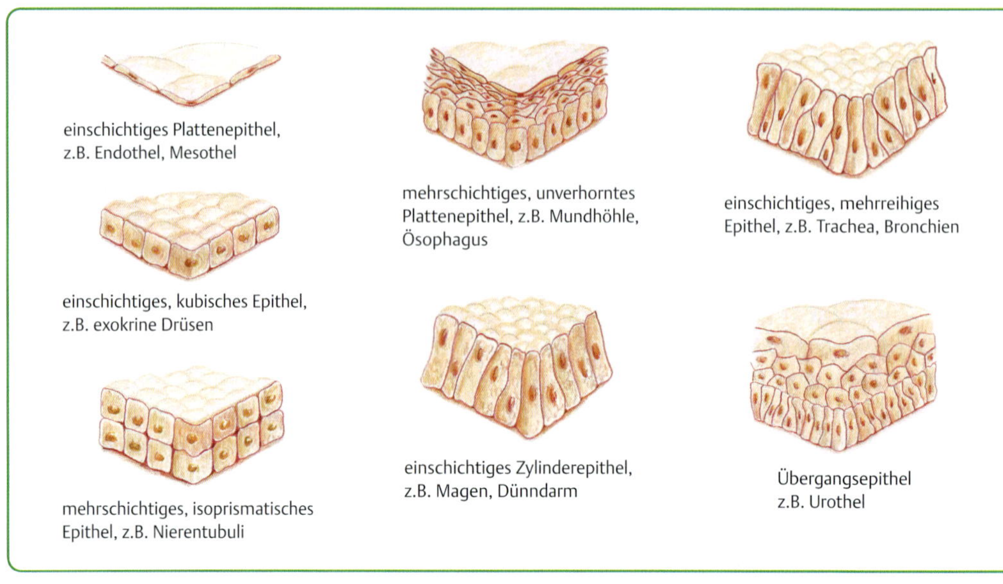

▸ **Abb. 3.3** Epithelarten.

Becherzellen (*Goblet Cells*) sind einzellige Drüsen, die sich in unregelmäßigen Abständen intraepithelial zwischen den normalen Epithelzellen befinden. Im mikroskopischen Präparat erscheinen sie im Querschnitt becherförmig. Ihre Aufgabe besteht in der Produktion von Muzinen (Schleimstoffen). Zahlreiche Zellgranula enthalten ein saures oder neutrales Sekret, das durch Exozytose bzw. merokrine Exkretion an die Epitheloberfläche abgegeben wird. Hier bilden die Muzine einen zusammenhängenden, fest anhaftenden Schleimfilm, der von unzähligen Mikroorganismen durchsetzt ist und als Biofilm (S. 69) bezeichnet wird.

M-Zellen (Mikroplicae oder *Microfold Cells*) sind speziell modifizierte Epithelzellen, die an ihrer apikalen Seite für die Aufnahme von Antigenen eingerichtet sind. Dies geschieht durch Endozytose. M-Zellen befinden sich an der Oberfläche von Tonsillen sowie im Epithelium des Ileum. Nach erfolgter Aufnahme von Viren, Bakterien, Pilzen, kleinen Parasiten und anderen Makromolekülen werden diese Partikel durch den Zellkörper hindurchgeschleust und auf der basalen Seite an nachgeschaltete Zellen des adaptiven Immunsystems weitergegeben. Auf diese Weise ist eine kontrollierte Auseinandersetzung des Organismus mit seiner Umwelt möglich.

Paneth-Zellen sind merokrine Drüsenzellen, die apikal eosinophile Granula enthalten und im Epithel am Grund der Dünndarmkrypten, aber auch im Magen und im Mastdarm auftreten. Dieser besondere Zelltyp wird auch den ekkrinen Drüsenzellen zugeordnet, bei denen es zu keinem histologisch nachweisbaren Verlust struktureller Zellbestandteile kommt. Ihre Aufgabe ist die Sekretion von Lysozymen, Peptidasen, Laktoferrin und Defensinen. In der jüngsten Forschung zur Genese und zum Verlauf chronisch-entzündlicher Darmerkrankungen zeigt sich hier immer mehr eine zentrale Bedeutung der Paneth-Zellen. Weisen diese, z. B. infolge einer eingeschränkten zellulären Versorgung oder Dysbiose, eine herabgesetzte Funktion auf, führt dies auch zu einer Verminderung der Sekretion antimikrobieller Substanzen und damit zu einer Einschränkung der Schleimhautabwehr und Kolonisationsresistenz [245] [315]. Einem Integritätsverlust und folgender vermehrter entzündlicher Immunreaktion ist so der Weg bereitet (Kap. 9.1).

Enterochromaffine Zellen (EC) Die vielfältigen Signalfunktionen von Hormonen, Peptiden oder Transmitterstoffen wie Noradrenalin, Adenosintriphosphat (ATP) und Acetylcholin erweitern den intensiven Informationsaustausch entlang der Darm-Hirn-Achse auf alle Funktionssysteme des

Körpers. Hierfür stehen u. a. spezialisierte Zellen, die enterochromaffinen Zellen (EC-Zellen oder APUD-Zellen = ***A**mine and **P**recusor **U**ptake and **D**ecarboxylation Cells*).

Dieser besondere Zelltyp liegt eingestreut im Epithel des gesamten Gastrointestinaltraktes und der Lunge. EC-Zellen gehören zu der Gruppe der chromaffinen Zellen und wurden bereits 1870 von R. Heidenhain beschrieben. Die in der Zelle befindlichen Sekretgranula lassen sich mit Chrom- und Silbersalzen anfärben. Sie enthalten überwiegend Serotonin (S. 98), das einen wesentlichen Einfluss auf zentralnervös gesteuerte Funktionen des Organismus ausübt. Daneben bilden einzelne EC-Zellen auch Peptide wie Motilin (fördert die interdigestive Motilität von Magen und Darm), Enkephalin (ähnliche Wirkung wie Endorphine) und die Substanz P, ein Neurotransmitter aus der Familie der Tachykinine. Dieses aus elf Aminosäuren bestehende Neuropeptid wird von Nervenzellen und Leukozyten gebildet. Der Buchstabe P steht für das englische Wort *pain*. Substanz P bewirkt eine ausgeprägte Gefäßdilatation und steigert zugleich auch die Gefäßpermeabilität. Im Rückenmark bewirkt sie eine Steigerung der Sensitivität der Schmerzneurone. Dieses Neuropeptid bewirkt auch eine zielgerichtete Einwanderung von Leukozyten z. B. in die Schleimhaut.

Die Synthese des Serotonins findet zu 95 % im Darm statt. Davon wiederum bilden die EC-Zellen 90 %, die verbleibenden 10 % bilden enterische Neurone. Die bevorzugte Lage der EC-Zellen im Darm sind die Schleimhautkrypten. Apikal, dem Lumen zugewandt, zeigen diese Zellen (▸ **Abb. 3.4**) Mikrovilli, die auf intraluminale Druckveränderungen reagieren. Die serotoninhaltigen Sekretgranula liegen dagegen basolateral, also in Kapillarnähe. Die Ausschleusung des Hormons erfolgt durch Exozytose.

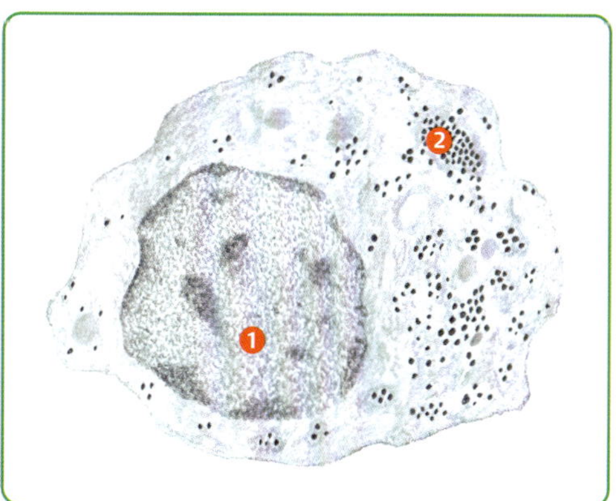

▸ **Abb. 3.4** Querschnitt einer enterochromaffinen Zelle (EC-Zelle) des Kolons (Elektronenmikroskopie). 1 Zellkern, 2 Sekretgranula.

3.6 Zytoskelett und desmosomale Haftkomplexe

Das Zytosklett jeder Epithelzelle (▸ **Abb. 3.5**) wird von einem komplexen, beweglichen Gerüst aus korrespondierenden Filamenten und Röhrchen gebildet, das vom Zellkern (Nucleus) ausgeht und bis zur Zellmembran reicht.

Es besteht aus drei grundlegenden Elementen:

- Aktinfilamente (auch: Mikrofilamente)
- Intermediärfilamente
- Mikrotubuli

Unterstützt wird diese Zellstabilisierung durch Membranproteine (= Zonulae occludentes = Schlussleisten). Sie sind sowohl an den lateralen Zellwänden als auch an der Zellbasis zu lokalisieren. Als laterale Zellwandstabilisatoren fungieren: *Tight Junctions, Gap Junctions,* Desmosomen und *Adherence Junctions* (▸ **Abb. 3.6**).

Der stabile Kontakt zur Basalmembran wird durch **Hemidesmosomen** und Focal Contacts gewährleistet.

3.6.1 Charakteristika der Membranproteine, Basalmembran

Tight Junctions (Zonulae occludentes) Bereits in der Betrachtung ihrer Histologie wird die besondere Stellung dieser Membranproteine deutlich. Bei diesen interzellulären Haftkomplexen handelt es sich um Zell-Zell-Verbindungen, die sich im apikalen Bereich epithelialer und endothelialer Zellen befinden (z. B. Schleimhaut, Blut-Hirn-Schranke). Nur im Bereich der *Tight Junctions* (▸ **Abb. 3.7**) kommt es zu einem direkten Kontakt zwischen zwei benachbarten Epithel-/Endothelzellen (*Kissing Points;* Kap. 6).

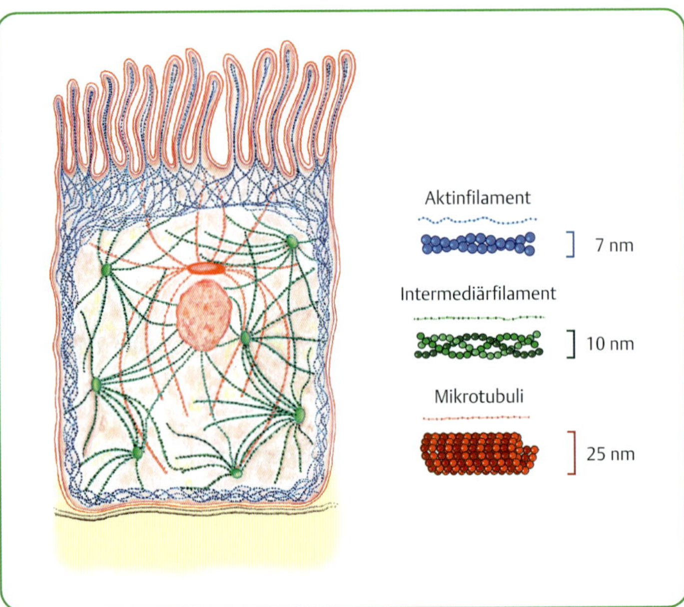

▸ **Abb. 3.5** Zytoskelett mit zentral liegendem Zellkern (rot), von dem Filamente und Tubuli bis zur Zellwand und bis in die Schleimhautzotten reichen.

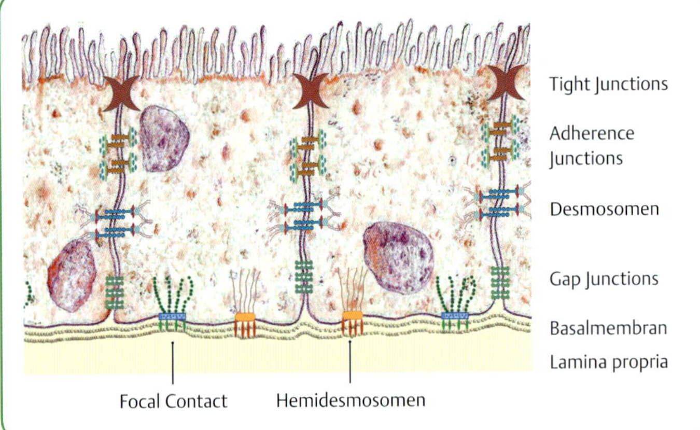

▸ **Abb. 3.6** Stilisierte Schleimhautzellen (Enterozyten) mit den unterschiedlichen Membranproteinen im Bereich des Interzellularspaltes und der Basalmembran.

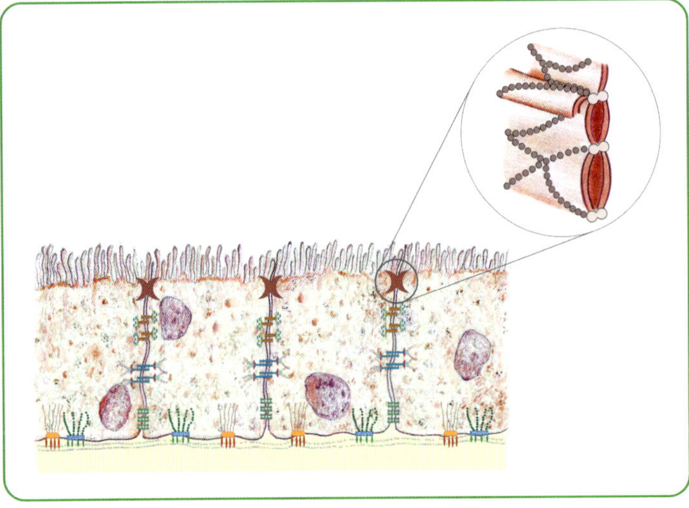

▸ **Abb. 3.7** Epithelzellen und *Tight Junctions* in unmittelbarer Nähe der Schleimhautlichtung.

Ihre unmittelbare Nähe zur luminalen Lichtung – und damit zur Umwelt – gibt ihnen die beiden folgenden charakteristischen Funktionen:

- Kontrolle des parazellulären Transports von Ionen, gelösten Molekülen und Wasser zwischen den Epithelzellen hindurch, indem sie den Interzellularraum abdichten. Molekülgröße: 4–10 kDa (Molekularmasse). Zum Vergleich: NaCl 56,5 Da.
- Aufrechterhaltung der Zellpolarität, indem die apikale und basolaterale intramembranöse Diffusionsbarriere und andere Membrankomponenten voneinander separiert werden.

Diese Funktionen sind gezielt regulierbar.

Gap Junctions Gap Junctions sind Zell-Zell-Verbindungen, die hauptsächlich in Epithel- und Gliazellen lokalisiert sind, aber auch im Herzmuskelgewebe und in der Retina.

Diese Strukturen stellen eine direkte Verbindung zwischen dem Cytosol zweier benachbarter Zellen her. Jede Zelle bildet dabei einen Halbkanal aus Transmembranproteinen, den Connexinen, wobei jeweils 6 Connexine zu einem Connexon werden. Die beiden Halbkanäle zweier benachbarter Zellen verbinden sich im Interzellularraum zu einer durchgehenden Pore.

Desmosomen Diese Art der Haftkomplexe gehören neben *Adherence Junctions* und *Tight Junctions* zu den lateralen Zell-Zell-Kontakten und kommen in Epithelien und einigen nicht epithelialen Geweben vor, z. B. im Herzmuskel. Sie dienen vor allem dem mechanischen Zusammenhalt des Gewebes und damit der Stabilisierung des Zellverbundes gegen Zug- und Scherkräfte. Zudem tragen sie zum Formerhalt der Zellen bei. Desmosomen sind aus verschiedenen Komponenten aufgebaut. Sie sind mit dem Zytoskelett fest verankert.

AdherenceJunctions Diese Haftkomplexe dienen ebenfalls der mechanischen Stabilisierung von Zellen. In Epithelzellen befindet sich der Adhäsionsgürtel direkt unterhalb der *Tight Junctions*. Am Aufbau der Adhärenzverbindungen sind ebenfalls Transmembranproteine, z. B. Cadherine, beteiligt, die, kalziumabhängig, bevorzugt homophile Interaktionen mit Cadherinen auf der Oberfläche benachbarter Zellen eingehen.

Focal Contacts und Hemidesmosomen *Focal Contacts* und Hemidesmosomen verankern die Epithelzelle auf der Basalmembran, die als Grenzschicht zum angrenzenden Gewebe dient (Lamina propria). Sie wird von den Epithelzellen aufgebaut. Es ist eine extrazelluläre Matrix, deren Hauptfunktion der Stabilisation der auf ihr fußenden Epithelien dient.

Basalmembran Die Basalmembran ist die trennende Schicht zwischen Epithel und Submukosa. Elektronenmikroskopisch lassen sich vier Schichten der Basalmembran unterscheiden: Lamina rara externa, Lamina densa, Lamina rara interna, Lamina fibroreticularis.

Merke

Die Basalmembran wird nicht von Blut- und Lymphgefäßen durchdrungen! Die hämatogene Versorgung des darüberliegenden Epithels per diffusionem durch die Basalmembran beträgt nur etwa fünf Prozent. Ca. 95 % der epithelialen Energieversorgung wird durch mikrobielle Substrate aus dem Lumen gewährleistet.

Im Umkehrschluss können serologische Untersuchungen Funktionszustände des Epithels nicht repräsentativ abbilden. Entsprechende Parameter lassen sich erst bei ausgeprägten Dysfunktionen im Blut finden, während in den Faeces schon in frühen Krankheitsphasen pathologische schleimhautassoziierte Laborwerte nachgewiesen werden können.

3.7 Kommunikationsfaktor Enterisches Nervensystem (ENS) und Darm-Hirn-Achse

In der Wand des Ösophagus und des Magen-Darm-Traktes befindet sich ein eigenständiges Nervensystem. Im Wesentlichen besteht es aus zwei Anteilen:

- Plexus submucosus mit zwei unterschiedlichen Anteilen: innerer submuköser Plexus (Meissner-Plexus) und äußerer submuköser Plexus
- Plexus myentericus (Auerbach-Plexus)

4 Grundzüge immunologischer Reaktionsprinzipien

Diesen Gedanken über das große „Effektororgan" Schleimhaut, an dem sich die Mehrheit allergischer und entzündlicher Reaktionen abspielt, schließen sich Überlegungen zu ihren immunologischen Ursachen [126] an. Das wissenschaftliche Verständnis dieser Reaktionsformen baut auf ein umfangreiches Detailwissen aus den Ergebnissen umfassender, intensiver Forschungsarbeit zur Funktionsweise der menschlichen Abwehr auf.

Doch was bedeutet eigentlich „das Immunsystem"?

Dieser Ausdruck flößt Respekt ein, schließlich steht er für eine dieser mächtigen und einflussreichen Größen in unserem Körper, deren Zusammenwirken sich einer bewussten Wahrnehmung entzieht. Man weiß, dass das Leben letztendlich von seiner einwandfreien Funktion abhängt, dass es einen maßgeblichen Teil unserer Widerstandsressourcen gegen Stressoren jeglicher Art bereitstellt und damit die Fähigkeit zur Salutogenese, zur Resilienz maßgeblich beeinflusst. Viele beschwören seine heilenden, abwehrenden Kräfte, die Fähigkeit, uns zu schützen, eben an jener so wichtigen, riesigen, in den weitesten Teilen hauchdünnen Grenze zur Außenwelt – und suchen es auf unterschiedliche Weise zu unterstützen und zu stärken. Der Einnahme von Vitaminen und Spurenelementen wird hier genauso vertraut wie der Anwendung physikalischer Maßnahmen, wie Saunieren oder Barfußgang. Von therapeutischer Seite gehört die Behandlung mit antioxidativen, immunstimulierenden Substanzen oder auch die Nutzung ausleitender Verfahren zum Repertoire des komplementärmedizinisch arbeitenden Arztes.

Dazu aber ganz im Gegensatz ist bei anderen gerade diese Arbeit des Immunsystems ein „Zuviel" des Guten. Sie müssen alles dafür tun, ihr Immunsystem zu unterdrücken, abzuschwächen, denn hier ist es offenbar außer Kontrolle geraten. Es entwickelt selbstzerstörerische, entzündliche „Autoimmunreaktionen", macht ernsthaft krank oder führt in fulminanten Reaktionen zum Tode. Bei diesen immunologischen Über- und Fehlreaktionen würde jede „Stärkung" oder Stimulation des Immunsystems ein Aufflammen der entsprechenden fehlgeleiteten Reaktion bedeuten und eben nicht eine Entwicklung hin zu einer „Heilung".

In diesem Gegensatz sind bereits die beiden völlig unterschiedlichen Aufgaben zu erkennen, die „das Immunsystem" beherrschen muss: Ein und dasselbe Immunsystem, dieselben Zellen, müssen auf der einen Seite in der Lage sein, im Extremfall eine sofortige und tödliche Abwehrreaktion z. B. gegenüber pathogenen Mikroorganismen zu initiieren – und auf der anderen Seite aber auch „wissen", wann und was sie tolerieren müssen, oder auch, wann eine Reaktion beendet werden kann. Das Immunsystem muss also in der Lage sein, auf verschiedene Reize aus der Umwelt immer genau angemessen zu reagieren.

4.1 Elemente des Immunsystems

Eine unglaubliche Vielzahl verschiedener, hochspezialisierter Zellen, Zytokine, Antikörper und Enzymsysteme bildet die Grundlage für das komplizierte Zusammenspiel regulativer Reaktionen, die sich gegenseitig in der genau passenden Weise beeinflussen und regulieren, sodass am Ende eine angemessene, zeitlich genau regulierte immunologische Reaktion stattfindet und auch wieder beendet wird (▶ **Tab. 4.1**). Entscheidend für ein optimal funktionierendes Immunsystem ist also ein genau abgestimmtes Vorgehen aller Zellen und Botenstoffe.

Eine Vielzahl von Einzelkomponenten ist heute bekannt. Diese werden, ihrer Herkunft und Funktionsweise entsprechend, in Elemente des angeborenen, unspezifischen Immunsystems (größtenteils myeloischer Herkunft) oder des adaptiven, also lernfähigen, spezifischen Immunsystems (lymphatischer Herkunft) eingeteilt. Ihr komplexes Zusammenwirken stellt eine wichtige Voraussetz-

▸ **Tab. 4.1** Das zelluläre Immunsystem (Abkömmling der humanen Kernstammzelle CD 34).

Elemente des Immunsystems	Zelluläres Immunsystem	Humorales Immunsystem
Myelopoese (unspezifisch, angeboren)	• Monozyten – Gewebsmakrophagen • Langerhans-Zellen (dendritische Zellen) • Granulozyten – neutrophile – eosinophile – basophile • Mastzellen • natürliche Killerzellen	• Komplementsystem • Defensine • Opsonine
Lymphopoese (spezifisch, erworben, lernfähig)	• Lymphozyten – T-Lymphozyten – B-Lymphozyten	• Antikörper

zung zur Wahrung der mukosalen Integrität dar. Bei Eintreten eines Integritätsverlusts werden sowohl pro- als auch antiinflammatorische Impulse gesetzt.

Solange die Schleimhautintegrität intakt ist, befinden sich die entsprechenden Immunzellen und deren Botenstoffe (Zytokine) in einem Gleichgewicht, wobei sich aktivierende und hemmende Einflüsse (pro- und antiinflammatorisch) die Waage halten. Werden Immunreaktionen aktiviert, wie z. B. im Entzündungsprozess, müssen rechtzeitig auch Signale folgen, die eine Inflammation begrenzen und auch eine Rückregulation in Gang setzen.

4.1.1 Unspezifische Immunabwehr

Treffen Mikroorganismen auf die Grenzflächen eines Menschen, führt dies nur gelegentlich zu einem erkennbaren Kranksein. Die meisten werden bereits innerhalb von Minuten oder Stunden erkannt und durch verschiedene Abwehrmechanismen unschädlich gemacht. Dabei steht die Epithelzelle an vorderster Stelle. Diese Abwehrmechanismen sind Bestandteil der angeborenen Immunität. Insbesondere antimikrobielle Peptide und Proteine (Lysozym, β-Defensine, Cryptidine, Komplementsystem etc.) sowie die Verteidigung der Körpergewebe durch neutrophile Zellen und Makrophagen sind die wichtigsten Elemente dieser ersten Abwehrlinie. Dies führt im Normalfall nicht zur Aktivierung des adaptiven Schenkels des Immunsystems: Es kommt also auch nicht zur klonalen Vermehrung antigenspezifischer Lymphozyten und damit nicht zur Entwicklung einer dauerhaften Immunität gegen die Erreger.

Anders verhält es sich, wenn aggressive Krankheitserreger die Oberflächenepithelien schädigen bzw. zerstören oder wenn sie auf bereits verletzte Grenzflächen gelangen (Integritätsverlust). In solchen Fällen mobilisieren Entzündungsreaktionen weitere Effektormoleküle und Zellen des angeborenen Immunsystems aus lokalen Blutgefäßen. Im Blutkreislauf „stromabwärts“ abgegebene Gerinnungsfaktoren verhindern zugleich, dass sich Pathogene über das Blut im Körper ausbreiten. Gelangen solche Pathogene dann in das lymphatische Gewebe, wird zusätzlich die adaptive Immunantwort aktiviert.

4.1.2 Spezifisch-adaptive Immunabwehr

Dem großen Spektrum pathogener Mikroorganismen, die dem Menschen gefährlich werden können, begegnet die Evolution in unserem Körper mit einem ausgeklügelten, hochspezifisch reagierenden Erkennungs- und Abwehrsystem. Die Hauptrolle spielen dabei Lymphozyten, die hochgradig differenzierungsfähigen Zellen des adaptiven Immunsystems, die sich in T-Lymphozyten und B-Lymphozyten aufteilen. Sie sind in der Lage, mit Hilfe antigenerkennender Oberflächenmoleküle Krankheitserreger und andere Pathogene zu erkennen und dann entweder abzuwehren, in Schach zu halten oder gar zu tolerieren. Während die Zellen des angeborenen Immunsystems unspezifisch jede Art von Antigen attackieren und phagozytieren können, findet bei den T-Zellen als Teil des erworbenen Immunsystems ein gezielter Aktivierungsvorgang statt: An der Schleimhaut werden Pathogene nach erstem Kontakt von den Zellen des angeborenen Immunsystems (z. B. Makrophagen, dendritische Zellen) phagozytiert. Diese Zellen sind zur Antigenpräsentation fähig. Sie exprimieren kurze Peptidfragmente von Antigenen eines Pathogens an ihrer Oberfläche. Mit Hilfe hochselektiver, also für genau dieses jeweilige Pathogenfragment passender Oberflächenmoleküle auf ihren Zellmembranen können (naive) T-Zellen (Th 0) diese dann als gefährlich erkennen. Es kommt zur Aktivierung dieser spezifischen T-Helferzelle, die zu ihrer klonalen Vermehrung und Reifung führt (▸ **Abb. 4.1**).

Für diesen komplexen Aktivierungsvorgang ist immer Voraussetzung, dass ein naiver T-Lymphozyt „sein“ passendes Antigen über seinen antigenspezifischen T-Zell-Rezeptor erkennt. Das adaptive Immunsystem verfügt dafür über T-Lymphozyten mit ca. 10^{10} unterschiedlichen Spezifitäten (also 10^{10} bereits angelegte, verschieden spezifische T-Zell-Rezeptoren!), die nach dem Schlüssel-Schloss-Prinzip zu den entsprechenden räumlichen Strukturen der jeweiligen „zugehörigen“ Antigene passen!

Die stabile Bindung der passenden T-Helferzelle an die antigenpräsentierende Zelle geschieht über bestimmte Oberflächenmoleküle, sog. Auxiliärproteine. Sie kommen in einer großen Vielfalt und verschiedenster Spezifität vor. Hervorzuheben sind hier CD4 und CD8 (CD: *Cluster of Differentiation*). Diese sind maßgeblich an der Unterscheidung „körpereigen – tolerieren“ und „körperfremd – attackieren“ beteiligt. Ihre Anwesenheit auf den T-Zellen (CD4- oder CD8-positive T-Helferzellen) moduliert die folgende Zytokinausschüttung und damit Aktivierungs- und Differenzierungsrichtung und ist daher mitbestimmend für den weiteren Verlauf der Abwehrreaktion.

Wanted: passende T-Zelle Wie geht es nun weiter? Nach Präsentation des Antigens durch eine

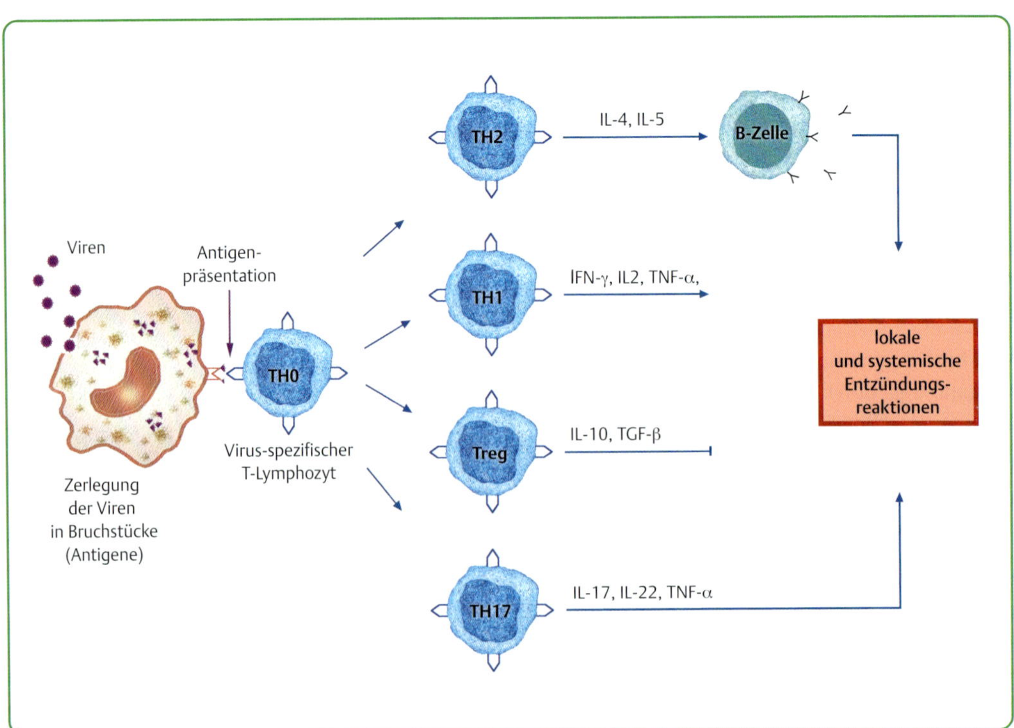

▸ **Abb. 4.1** Ablauf der T-zellulären (lymphozytären) Immunantwort.

antigenpräsentierende Zelle ist die genau passende T-Zelle aktiviert (Priming). Die folgende Zytokinfreisetzung bewirkt die Initiierung der lokalen und systemischen Entzündungsreaktion sowie die Differenzierung und Reifung verschiedener T-Helferzell-Klone und damit auch die Involvierung des adaptiven Schenkels des Immunsystems in den entzündlichen Prozess: spezifische Gewebshormone führen zur Ausbildung verschiedener T-(Helfer-)Zell-Populationen (aus naiven CD4- oder CD8-positiven Zellen: z. B. TH 1, TH 2, TH 17, regulatorische T-Helferzellen). Diese erfüllen verschiedene, spezifische Aufgaben: Sie produzieren Gewebshormone, die auf der einen Seite zu direkten proinflammatorischen Effekten in Richtung des angeborenen oder des erworbenen Immunsystems führen (z. B. Interferon-Gamma, die Interleukine-2, -4, -17, Tumornekrosefaktor-alpha, *Granulocyte Macrophage Colony-stimulating Factor* [GM-CSF]). Auf der anderen Seite aber wird im Sinne einer Gegenregulation die Entzündung über die komplexen Informationsmuster der regulatorischen T-Zellen und anderer Zytokine (z. B. IL 10, *Transforming Growth Factor-ß*) abgeschwächt (▶ **Abb. 4.2**).

Durch TH 2-Helferzell-CD4 + -spezifische Zytokinmuster (IL-4, IL-5, IL-6, IL-10, IL-13 und Lymphotoxin-α) werden B-Lymphozyten aktiviert und damit ihre Ausreifung initiiert. B-Zellen sind nach Ausreifung zur Plasmazelle zur Bildung hochspezifischer Antikörper fähig. Auch hier kommt wieder die hohe Spezifität des adaptiven Immunsystems zur Geltung: Jede Plasmazelle kann nur Immunglobuline mit jeweils einer einzigen Spezifität produzieren! Je nach Stadium der Erkrankung bzw. immunologischer Reaktionslage werden die spezifischen Antikörper dabei in Form der verschiedenen Subklassen (z. B. IgA, IgD, IgE, IgG mit den Subklassen 1–4, IgM) synthetisiert und sezerniert (Kap. 4.1.3). Wiederum nach dem Schlüssel-Schloss-Prinzip markieren bzw. binden sie die zugehörigen Pathogene, die dann durch Phagozyten und Komplement zerstört werden.

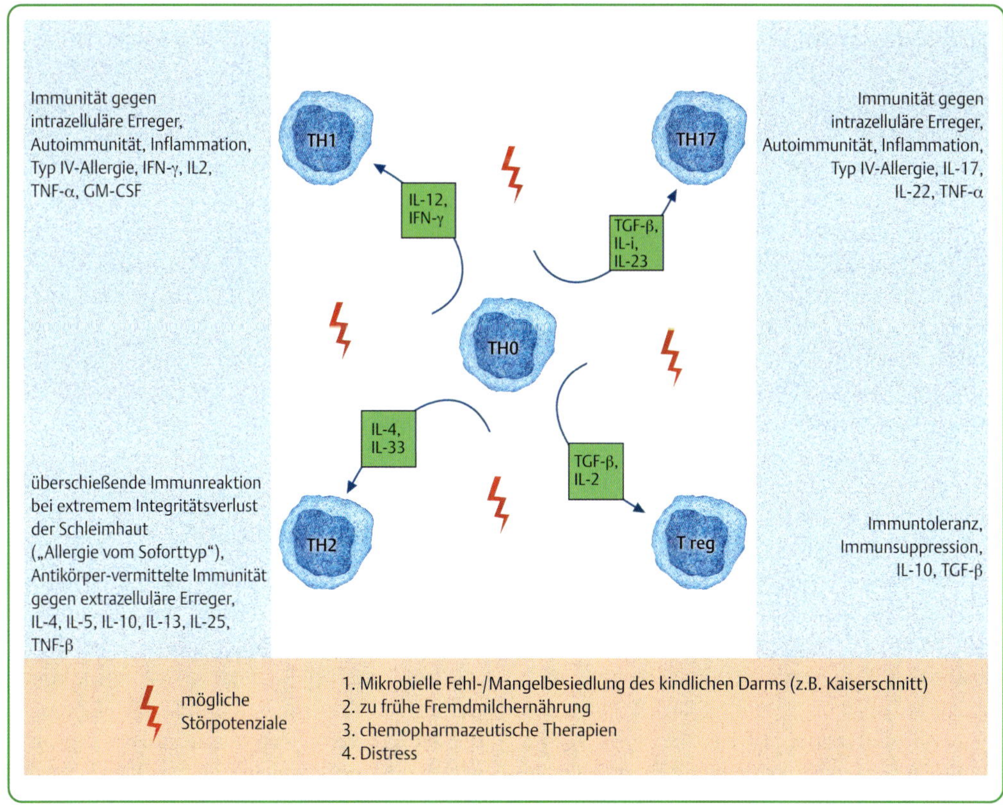

▶ **Abb. 4.2** Spezifische Immunregulation.

Gleichzeitig werden über die Zytokinmuster dieses TH 2-Reaktionsweges zusätzlich Mastzellen, eosinophile und basophile Granulozyten aktiviert, was schließlich zur Ausschüttung von Histamin und den anderen Gewebshormonen mit den typischen klinischen Zeichen einer TH 2-vermittelten Entzündungsreaktion führt. Aber erst das „Aus-dem-Ruder-Laufen" und Verbleiben des Körpers in diesem Reaktionsschritt begründet die vorherrschenden Symptome der typischen allergischen Sofortreaktion oder auch der atopischen Erscheinungsbilder mit ihrer letztendlich mastzell- und histaminvermittelten Klinik.

Die Rolle der Mastzelle darf aber nicht auf die alleinige Synthese und Ausschüttung von Histamin im Fall der allergischen Reaktion reduziert werden. Es handelt sich vielmehr um einen Zelltyp mit vielfältigen Syntheseprodukten und Funktionen, auf die an anderer Stelle näher eingegangen wird (Kap. 6.4).

Neue immunologische Forschungsergebnisse unterstreichen die Schlüsselrolle der regulatorischen T-Zellen bei der Prävention atopischer Erkrankungsbilder. Die Expression bestimmter Oberflächenantigene (CD4, CD25) und Funktionszonen (FoxP3r) bestimmt dabei maßgeblich deren immunologische Aktivität. CD4 + CD25 + FoxP3 + T-reg sind in der Lage, die Differenzierung proentzündlicher TH 2-Zellen zu blockieren, und unterdrücken die Ausschüttung von Il4 sowie die IgE-Produktion. Sie können die Migration von entzündungsfördernden TH 2-Zellen in entzündetes Gewebe verhindern und begrenzen Il17-mediierte Entzündungsreaktionen. Im Gegenzug können sie die Produktion von IgG_4 in Plasmazellen induzieren.

Diese geschilderten komplexen regulativen Zusammenhänge machen deutlich, wie differenziert und individuell das Immunsystem in der jeweiligen Situation des Patienten reagieren kann: immer mit dem Ziel des gezielten, genau abgestimmten Aufflammens, aber auch Begrenzens und schließlich wieder Herunterfahrens einer Entzündungsreaktion. Eine fein abgestimmte Balance der pro- und antiinflammatorischen Effekte ist die Voraussetzung für eine gezielte, hocheffektive, auch zeitlich genau an die jeweiligen Bedürfnisse angepasste Abwehrreaktion, die z. B. eben nicht in eine allergische Reaktion oder chronisch schwelende *Silent Inflammation* (Kap. 6.4.1, Kap. 7.6) mündet.

Therapieansatz Regulation Diese Erkenntnisse sind auch die Grundlage für eine Reihe immunmodulatorischer Therapieansätze (z. B. Mikrobiologische Therapie, Kap. 12). Solche Therapieverfahren sollen z. B. im Falle chronisch-entzündlicher Prozesse zu einer gezielten Verstärkung antiinflammatorischer Einflüsse führen oder aber im umgekehrten Fall zu einer Verstärkung proinflammatorischer Impulse. Auch bei diesen immunmodulatorischen therapeutischen Ansätzen erfolgt die Vermittlung über signalerkennende Zellen des Haut- und Schleimhautorgans (Langerhans-Zellen, M-Zellen und intraepitheliale Lymphozyten).

Trotz der beeindruckenden Erkenntnisse über die Komplexität des Immunsystems und seiner Einzelfaktoren sollte jedoch stets auch bedacht werden, dass der menschliche Körper im gesunden und stärker noch im erkrankten Zustand so mannigfaltigen Einflüssen ausgesetzt ist. Ein regelhafter Ablauf immunologischer Reaktionen, wie in den Lehrbüchern beschrieben, stellt wohl eher eine Ausnahme dar. Die oftmals zu Hilfe gezogenen serologischen Immunprofile beschreiben letztendlich nur eine Momentaufnahme des aktuellen Reaktionsmusters. Bereits wenige Stunden später, unter den Einflüssen von z. B. Stressoren, Medikamenten, sportlicher Betätigung und Veränderungen der Stimmungslage, können völlig andere Ergebnisse in den Immunprofilen zutage treten.

Die sezernierten spezifischen Antikörper der Plasmazellen sind in diesen Prozessen gleichermaßen relevant, sodass hier nun kurz näher auf einige Antikörper, die an allergischen Reaktionen beteiligt sind, eingegangen werden soll. Auch die grundsätzlichen Eigenschaften dieser Effektormoleküle des adaptiven Immunsystems sollen besprochen werden.

4.1.3 Gezielte Immunantwort: Antikörperbildung

Als Endresultat einer Induktion der adaptiven Immunität wird hochspezifische „Abwehrmunition" in verschiedenen, der Situation genau angepassten „Kalibern" gebildet. Die Bildung von antigenspezifischen Antikörpern, den Immunglobulinen, ist Teil der sog. humoralen Immunabwehr, der nicht zellgebundenen Immunabwehr durch lösliche Stoffe. Diese Antikörper stellen die sezernierte

Form des entsprechenden spezifischen Rezeptors auf der Oberfläche der B-Zelle dar. Bislang sind fünf humane Antikörperklassen bekannt (Immunglobuline A, D, E, G, M).

Dem Schlüssel-Schloss-Prinzip folgend, opsonieren (griech.: würzen), d. h. binden sie an die zugehörigen Pathogenen (Fremdproteine), die dann, so markiert, durch die Elemente des angeborenen Immunsystems (Phagozyten, Monozyten, Makrophagen etc.) erkannt und zerstört werden können. Viele Bakterien können den Organismus krank machen, indem sie Proteine sezernieren, die die Funktionen der Wirtszellen stören oder sogar ganz ausschalten. Auch solche Toxine müssen spezifisch mit einem Molekül interagieren, das auf der Oberfläche der Zielzelle als Rezeptor dient. Hochaffine IgG- und IgA-Antikörper sind in der Lage, diese Toxine zu neutralisieren, indem sie schnell durch die extrazelluläre Flüssigkeit des infizierten Gewebes diffundieren und dort an das bakterielle Toxin binden können. IgA-Antikörper arbeiten nach ähnlichem Prinzip auf der Schleimhaut. Derselbe Mechanismus führt zu einer Behinderung der viralen Adhäsionsfähigkeit. Wenn durch eine bakterielle Infektion die Integrität der Schleimhaut aufgehoben wird (z. B. Zerstörung der *Tight Junctions*), dann besteht die Möglichkeit, dass bereits zirkulierende Antikörper auch gegen andere Stoffe des Darminhalts „zu Felde ziehen".

Antikörpermoleküle besitzen ungefähr die Form eines Y und setzen sich aus drei gleich großen Abschnitten zusammen, die durch ein flexibles Band locker miteinander verbunden sind. Sämtliche Antikörper sind identisch aus vier gepaarten schweren und leichten Polypeptidketten aufgebaut (▶ Abb. 4.3).

Bei den immunologischen Vorgängen der allergischen Reaktion spielen IgG- und IgE-Antikörper eine besondere Rolle. Darüber hinaus ist das sekretorische Immunglobulin A zum Schutz der Schleimhautintegrität von großer Bedeutung. Auf diese soll hier näher eingegangen werden.

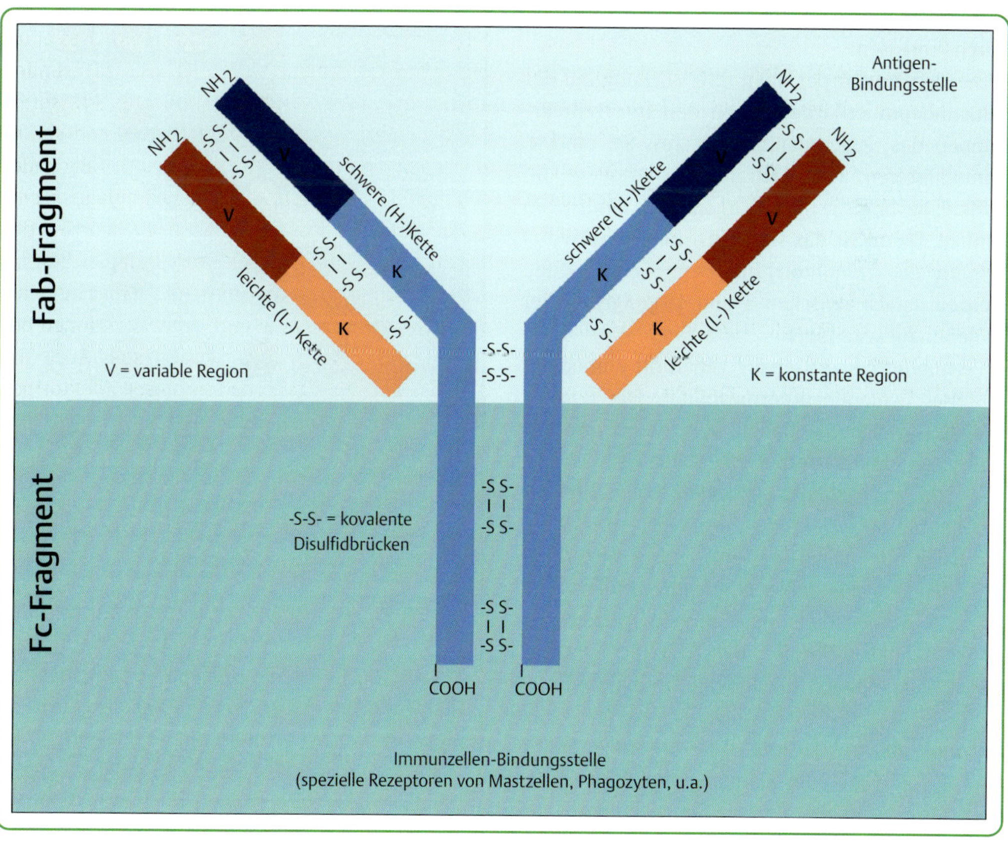

▶ **Abb. 4.3** Grundstruktur eines Immunglobulinmoleküls.

Immunglobulin A, sekretorisches Immunglobulin A Das Immunglobulin A (IgA) besteht aus zwei IgA-Monomeren, die durch eine J-Kette miteinander verbunden sind. Es wird von in der Lamina propria der Schleimhaut gelegenen Plasmazellen gebildet und kommt in seiner sekretorischen Form als „sekretorisches IgA“ (sIgA) auch in Körpersekreten wie Speichel, Tränenflüssigkeit, Nasen- und Trachealbronchialschleim, gastrointestinalen Sekreten, Kolostrum und Muttermilch vor. Es gibt zwei Unterklassen, IgA_1 und IgA_2. Sie unterscheiden sich in der Molekülmasse der H-Kette. (IgA_1: 56 kDa, IgA_2: 52 kDa). Die gesamte Molekülmasse beträgt aber bei beiden 160 kDa. Die Serumkonzentration liegt für IgA_1 bei 3 mg/ml, für IgA_2 bei 0,5 mg/ml.

Das von basal an IgA-Rezeptoren bindende Immunglobulin A wird durch Phagozytose in die Zelle aufgenommen. Danach erfolgt durch spezifische Proteasen die Trennung von IgA-Rezeptor und IgA-Antikörper. Ein kleiner Teil des Rezeptormoleküls bleibt jedoch am IgA und schützt es nach Sekretion in das apikale Lumen vor einer Zersetzung durch Proteasen.

Die sIgA-Antikörper üben ihre Wirkung auf der Schleimhautoberfläche und in den Interzellularräumen des Schleimhautorgans aus. Sie binden, immobilisieren und neutralisieren Antigene im Vorfeld, bevor diese in den Organismus eindringen können. Damit ist das sIgA auch mit verantwortlich für die Immuntoleranz. Beim Erwachsenen werden täglich zwischen 5 und 15 g sIgA an der Schleimhaut sezerniert.

Verminderte sIgA-Gehalte gehen oft einher mit erhöhter Schleimhautpermeabilität. Die Bildung des sIgA erfolgt unabhängig von der Serum-IgA-Synthese. Somit bedeutet ein Mangel an Serum-IgA nicht zwangsläufig ein Fehlen von sekretorischem Immunglobulin A. Umgekehrt spricht ein normaler IgA-Spiegel im Serum nicht unbedingt für eine ausreichende Versorgung der Mukosa mit sIgA. Die Anwesenheit von Mikroben, insbesondere Enterokokken-Spezies, induziert die Synthese dieses schleimhautschützenden Immunglobulins.

Immunglobulin G (IgG) Die Immunglobuline vom Typ G (IgG oder Gammaglobulin) sind die wichtigste Antikörperklasse. Sie zirkulieren im Plasma und sind in Körpersekreten vorhanden. Circa 75 % der im Serum nachweisbaren Gesamt-Immunglobuline (IgA, IgD, IgE, IgG, IgM) werden vom IgG gestellt. Das Blut des Menschen enthält etwa acht Gramm Immunglobulin G pro Liter. Damit macht das Immunglobulin G etwa 11 bis 18 Prozent des Gesamteiweißes im Blut aus. Die wichtigsten Aufgaben sind die Agglutination, Opsonierung und Neutralisation von Antigenen. Dabei bindet an jede leichte Kette des Immunglobulin G ein Antigen gleichen Typs. IgG aktiviert das Komplementsystem und ist im Rahmen der Immunantwort des menschlichen Organismus die Antikörperklasse der Sekundärantwort: Es entsteht verzögert und bleibt im Körper lange aktiv.

Die schweren Ketten des Immunglobulin G werden in vier verschiedenen Formen synthetisiert. Ihnen folgend unterscheidet man die Subklassen

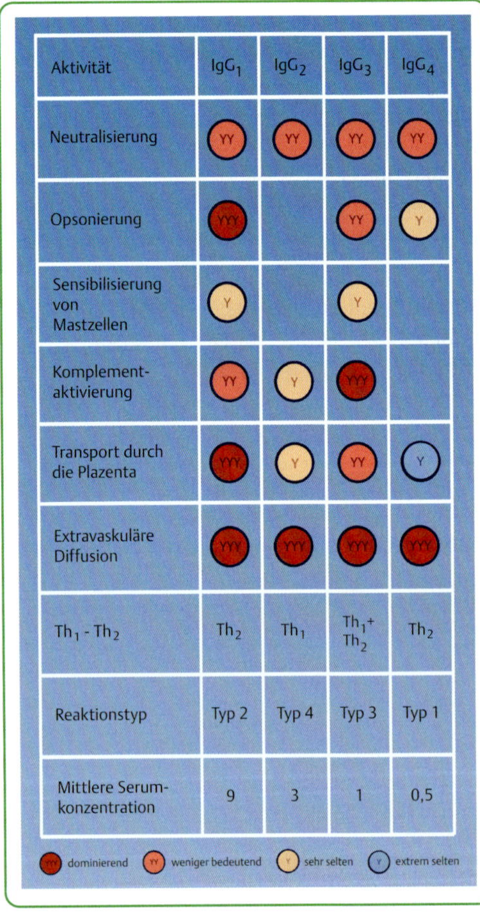

Aktivität	IgG_1	IgG_2	IgG_3	IgG_4
Neutralisierung	YY	YY	YY	YY
Opsonierung	YYY		YY	Y
Sensibilisierung von Mastzellen	Y		Y	
Komplement-aktivierung	YY	Y	YYY	
Transport durch die Plazenta	YYY	Y	YY	Y
Extravaskuläre Diffusion	YYY	YYY	YYY	YYY
Th_1 - Th_2	Th_2	Th_1	Th_1+ Th_2	Th_2
Reaktionstyp	Typ 2	Typ 4	Typ 3	Typ 1
Mittlere Serum-konzentration	9	3	1	0,5

YYY dominierend · YY weniger bedeutend · Y sehr selten · Y extrem selten

▸ **Abb. 4.4** Eigenschaften der IgG-Subtypen.

IgG 1 bis 4. Die Immunglobuline G_{1-3} bilden den Hauptanteil, dabei kommt das Immunglobulin G_1 am häufigsten vor.

In Abhängigkeit von der jeweiligen Situation, in der sich ein Patient befindet, also je nach Gewichtung von TH 1- (angeborenes Immunsystem) oder TH 2- (adaptives Immunsystem) Zytokinmustern, werden von der Plasmazelle die verschiedenen Subklassen des IgG gebildet (▶ **Abb. 4.4**). Sie sind maßgeblich am klinischen Erscheinungsbild der entzündlichen Abwehrreaktion beteiligt und bestimmen damit im Falle der Ausbildung einer allergischen Reaktion die Art der klinischen Symptomatik.

Immunglobulin E Als Letztes der Immunglobuline wurde 1966 das Immunglobulin E (IgE) als diejenige körpereigene Substanz entdeckt und beschrieben, die bei der allergischen Immunantwort eine entscheidende Rolle spielen soll (Kimishige und Teruko Ishizaka). Immunglobulin E wird bevorzugt in der Schleimhaut der Atemwege, des Magen-Darm-Traktes und den Lymphknoten gebildet. Es sind die einzigen Antikörper, die überwiegend zellgebunden vorliegen: Es bindet über hochaffine Fc-Rezeptoren z. B. auf den Zellmembranen von Mastzellen und basophilen Granulozyten und kann dort über Jahre hinweg im Körper bleiben. Der Nachweis kann im Serum geführt werden (0,02 % der gesamten Immunglobuline, ca. 30 ng/ml). Es bestehen im Normalfall altersspezifische Bereichsgrenzen (▶ **Tab. 4.2**), Geschlechtsunterschiede werden nicht beschrieben.

▶ **Tab. 4.2** Immunglobulin-E-Werte.

Alter in Jahren	Referenzbereiche total-IgE (IU/ml)
Neugeb.	< 2
1	< 40
2	< 100
3–4	< 150
5	< 190
6–15	< 150
> 16	< 120

Dieses sowohl in der Menge als auch in seiner Halbwertszeit (2,5 Tage) eher unbedeutende Immunglobulin wird für die überschießende Immunantwort (Sofortreaktion) eines allergisch reagierenden Menschen als **das** Schlüsselmolekül dargestellt. Darüber hinaus ist es an der Abwehr von Endoparasiten beteiligt (Kap. 4.4).

4.2 IgG_{1-3}-immunkomplexvermittelte allergische Reaktion Typ III

Bei der Typ-III-Allergie spielen von den vier verschiedenen IgG-Subklassen vor allem die Immunglobuline G_{1-3} eine Rolle. Im Falle einer allergischen Reaktion vom Typ III wenden sich diese Antikörper gegen lösliche Antigene. In der konventionellen Allergologie sind solche Reaktionen z. B. bei Kontakt mit schimmeligem Heu oder bei der Abstoßung eines Transplantats anerkannte immunologische Mechanismen. Auch beim Kontakt mit unterschiedlichen Lebensmitteln wird unter bestimmten Voraussetzungen die Bildung von IgG_{1-3} beobachtet. Voraussetzung dafür ist immer ein Integritätsverlust des Schleimhautorgans (Kap. 9.1). Binden die gebildeten Antikörper an die entsprechenden löslichen Antigene, können sich größere Immunkomplexe ausbilden. Eine Besonderheit begünstigt solche Reaktionen: IgG_{1-3}-Antikörper und Antigene sind multivalent und können damit gleichzeitig an verschiedene Stellen binden. Solche Antigen-Antikörper-Komplexe werden normalerweise durch Aktivierung der Phagozytoseaktivität unschädlich gemacht. Wird die Phagozytosekapazität aber überschritten, dann können die entstandenen Immunkomplexe über die Lymphbahnen oder Kapillaren abtransportiert werden und sich wegen der zunehmend verengenden Gefäßlumina am Endothel ablagern. Durch proentzündliche Reize (z. B. Ausschüttung von Gewebshormonen, Aktivierung von Komplement) kommt es zu schwelenden oder schleichend entzündlichen Reaktionen an der Gefäßwand, aber auch perivaskulär. Es entstehen somit multiple Entzündungsherde, die weitere Beschwerdebilder auslösen können. Werden die Immunkomplexe abgebaut, können dabei Schäden am umliegenden Gewebe entstehen. Insbesondere Proteasen und freie Radikale können Gewebeschäden verstärken, da sie auf den lipophilen Teil der Zellmembran einwirken.

Während dieser Reaktionstyp bei Kontakt mit Schimmelpilzen, Heu oder Vogelexkrementen in der klassischen Allergologie anerkannt ist, besteht ein Dissens bei der Akzeptanz einer Typ-III-Allergie als Zeichen einer Reaktion auf Lebensmittel. Befürworter sehen einen klinischen Zusammenhang zwischen unterschiedlichen Beschwerdebildern einer IgG_{1-3}-vermittelten Allergie vom Immunkomplextyp. Sie beobachten bei ihren Patienten immer häufiger Symptome, die von Verdauungsstörungen, Kopfschmerzen, Urtikaria, atopischer Dermatitis bis zu chronischer Müdigkeit reichen.

Demgegenüber herrscht bei den Gegnern verbreitet die Annahme, dass ein Anstieg bzw. die Ausbildung nachweisbarer IgG_{1-3}-Titer nach dem Verzehr eines Lebensmittels ein normaler, physiologischer Vorgang sei, der lediglich anzeige, dass sich der Organismus mit diesem Antigen „beschäftige". Dies wird als „Toleranzreaktion" bezeichnet. Bei diesem zentralen, oft zitierten Diskussionspunkt wird die für eine Sensibilisierung und Bildung von Antikörpern der Klasse IgG_{1-3} ausschlaggebende und grundlegende Tatsache, dass nämlich eine Einschränkung der Schleimhautintegrität besteht, von den Kritikern nicht in die Überlegungen mit einbezogen.

Die Befürworter hingegen sehen eine Sensibilisierung für Nahrungsmittelantigene in engem Zusammenhang mit einem Integritätsverlust und dem Vorliegen von Milieustörungen mit allen Folgen. Damit ergibt sich deren eindeutig pathologische klinische Relevanz. Auch aus evolutionärer Sicht würde die Ausbildung eines „Antikörpers" ohne die Notwendigkeit und Absicht einer Abwehrreaktion keinen Sinn ergeben – es ist unwahrscheinlich, dass die Natur in aufwendiger Art und Weise Energie für die Synthese zweckfreier Antikörper aufwendet.

Befürworter und Gegner können sich derzeit nur auf wenige wissenschaftliche Studien berufen, um ihre Standpunkte zu untermauern. Eine Untersuchung aus dem Jahr 2009, an der der Autor selbst beteiligt war, unterstreicht die Annahme, dass es bei Vorliegen physiologischer Bedingungen im Grenzraum zu keiner nennenswerten IgG-Antikörperbildung gegen Lebensmittel kommt. Diese Anwendungsbeobachtung soll hier stellvertretend für andere vorgestellt werden:

Um die Frage der klinischen Bedeutung von IgG_{1-3}-AK-Bestimmungen zu klären, hatte das Institut für Mikroökologie in Herborn mit 25 Probanden eine Provokationstestreihe über drei Wochen durchgeführt. Eingeschlossen wurden Probanden, die die entsprechenden Lebensmittel vorher nur selten oder maximal ein- bis zweimal pro Woche gegessen hatten. Vor der Testphase wurde jeweils eine Bestimmung der IgG_{1-3}-Antikörper durchgeführt, die keine Sensibilisierungen für die zu testenden Lebensmittel zeigten. Es gab folgende Gruppen:

- Gruppe 1 (n = 10): Die Probanden nahmen zusätzlich zu ihrer normalen Ernährung täglich jeweils zwei Eier zu sich.
- Gruppe 2 (n = 9): Zusätzlich zu der gewohnten Nahrung wurden täglich 0,75 l Kuhmilch getrunken.
- Gruppe 3 (n = 6): Neben der gewohnten Nahrung wurden täglich zusätzlich 0,75 l Sojamilch oder die entsprechende Menge anderer Sojaprodukte zugeführt.

Unmittelbar nach der dreiwöchigen Testphase und nochmals vier Wochen später wurden erneut IgG_{1-3}-Antikörper (KyberAllergoPlex 44®) im Serum bestimmt.

Ergebnisse:

- Selbst nach dieser extremen Provokation ließ sich in keiner Gruppe ein Anstieg der IgG-Werte feststellen. Die als physiologisch eingestufte Toleranzreaktion, also IgG_{1-3}-Titeranstiege, wie durch die Allergologenverbände postuliert, fand bei den gesunden 25 Probanden nicht statt!
- Bei Patienten dagegen, die an unterschiedlichen intestinalen, aber auch anderen internistischen Problemen leiden, werden häufig IgG_{1-3}-Antikörper positiv gemessen.
- Ebenfalls im Jahr 2009 wurden 31 Ärzte zu insgesamt 360 Patienten retrospektiv zum Erfolg der therapeutischen Maßnahmen nach einer KyberAllergoPlex44®-Diagnostik (Bestimmung von IgG_{1-3}-AK gegenüber 44 der gängigen Lebensmittel) befragt. Das Ergebnis: 67,1 % der Probanden waren nach einer Nahrungsmittelkarenz entweder beschwerdefrei oder die Symptome hatten sich deutlich gebessert.

4.3 Immunologische Bedeutung der IgG_4-Antikörper

Die Einschätzung der Bedeutung von IgG_4-Antikörpern wird immer noch kontrovers diskutiert. Während eine Fraktion nach wie vor davon ausgeht, dass im Falle einer chronischen Allergenkonfrontation spezifische IgG_4-AK exprimiert werden, die hinsichtlich ihrer Allergenspezifität den jeweiligen IgE-Antikörpern entsprechen und in der Lage sind, an freie Antigene zu binden, postuliert eine andere Fraktion, dass die IgG_4-Titer nicht mit dem entsprechenden IgE-Titer korrelieren. Die Komplexbildung von Antigenen mit IgG_4-Antikörpern führt nicht zur Aktivierung von Komplement. Die Komplexbildung scheint lediglich zu einer Bindung der Antigene zu führen, die damit unschädlich gemacht werden. IgG_4 gelten in dieser Gruppe somit als Biomarker für eine Immuntoleranz gegenüber dem jeweiligen Antigen. Das bedeutet, dass der einzelne Patient durchaus in der Lage sein könnte, sich gegen die auf Dauer schädigende allergische Reaktion zur Wehr zu setzen. Für diese Einschätzung spricht, dass im Serum von Imkern, die im Rahmen ihrer Berufsausübung häufig von Bienen gestochen werden, erhöhte Titer an IgG_4-Antikörpern gegen Bienengift festgestellt werden, ohne dass sie unter einer allergischen Reaktion leiden [144].

Eine Histaminausschüttung (nach der herkömmlichen allergologischen Betrachtungsweise) durch Immunglobuline der Klasse G_4 wurde erstmals vor 40 Jahren beschrieben, allerdings berichtet die derzeitige wissenschaftliche Literatur nur über einen einzigen Sonderfall, bei dem IgG_4-Antikörper die Ausschüttung von Histamin anregten. In einigen Spezialfällen erweist es sich trotzdem als sinnvoll, einen spezifischen IgG_4-Titer zu bestimmen: Diagnostischen Wert besitzen IgG_4-Antikörper zum Beispiel bei der Diagnose der Zöliakie, einer Autoimmunerkrankung, ausgelöst durch das Getreideprotein Gluten. Aufgrund der höheren Sensitivität/Spezifität von IgA-Tests wird dieser IgG_4-Test nur bei einer IgA-Defizienz eingesetzt. Auch im Rahmen einer Immuntherapie spielt IgG_4 eine Rolle in der IgE-unterstützten Antigenpräsentation. Eine Zunahme der IgG_4-Sekretion, einhergehend mit einer Abnahme der IgE-Produktion, ist hier sogar ein zu erwartender Effekt.

Übernimmt man diese Erkenntnisse und Einschätzungen auch für Patienten mit einer Lebensmittelallergie vom verzögerten Typ (IgG_{1-3}), dann ist die Empfehlung sinnvoll, eine entsprechende serologische Untersuchung der IgG_{1-3}-Antikörper an den Anfang einer Behandlung zu setzen. Nach einer gewissen Karenzzeit kann zur Überprüfung der Ausbildung einer immunologischen Toleranz gegenüber den zuvor nicht vertragenen Lebensmitteln das spezifische IgG_4 bestimmt werden. Auch neueste Forschungsergebnisse zur Ausbildung einer oralen Toleranz (S. 181) im Kindesalter bestätigen diese Einschätzung.

4.4 Immunglobulin E in der Abwehr von Parasiten

Parasiten können den menschlichen Organismus nicht nur durch ihre bloße Anwesenheit stören (Irritationen und entzündliche Gegenregulationen der Haut und Schleimhaut, Nahrungskonkurrenz), sondern sie übertragen auch Viren (z. B. FSME), Bakterien (z. B. Borrelien, Rickettsien), Protozoen und andere Erreger. Über die Haut wirken beispielsweise Zecken oder auch Milben. An der Schleimhaut dagegen ist es vor allem die Gruppe der Darmwürmer (Leishmania, Maden-, Band- und Spulwürmer etc.). Zu den Parasiten werden aber auch Einzeller wie Amöben, Neospora, Toxoplasmen, Sarkozystix und Giardien gerechnet.

An der Vielzahl möglicher Parasiten, die dem Menschen zusetzen konnen, wird deutlich, dass – je nach geografischen Besonderheiten und den hygienischen Gegebenheiten eines Landes – das Immunsystem vor einer großen Herausforderung stehen kann. Mit Sicherheit waren die Urmenschen noch mehr einer gehäuften Aufnahme von Parasiten ausgesetzt, die in der Nahrung enthalten waren, die ihnen zur Verfügung stand (z. B. rohes Fleisch, ungewaschene, nicht gekochte Pflanzen und Früchte etc.). Evolutionär entwickelte sich eine Abwehrlinie, die dem Menschen aufgrund genetischer Prägungen auch noch heute zur Verfügung steht. Dabei spielt das Immunglobulin E als Teil einer komplexen Abwehrstrategie gegen Parasiten durch seine Interaktion mit Mastzellen sowie eosinophilen und basophilen Granulozyten im Zusammenspiel der verschiedenen Elemente des Im-

		Keimzahl in KBE/g Stuhl		
			aktuell	
			570246	
Anerobe Indikatorflora				Normwert
S	*Bifidobacterium sp.*		<4 x10^7 ↓↓↓	10^9 - 10^{11}
S	*Bacteroides sp.*		<4 x10^7 ↓↓↓	10^9 - 10^{11}
S	*Lactobacillus sp.*		<2 x10^4 ↓↓↓	≥10^7
S	*H_2O_2-Lactobacillus*		<2 x10^4 ↓↓↓	≥10^7
P	*Clostridium sp.*		<2 x10^4 ✓	≤10^5
Hefepilzdiagnostik quantitativ		Pathogenität / 25°C / 37°C		
	nicht angefordert			<10^3
Gesamtkeimzahl			8 x10^9 ↓↓	10^{11} - 10^{12}
Stuhl-Eigenschaften				
	Stuhl-pH		7,0 ↑	4,5 - 5,5
	Stuhlkonsistenz		zähbreiig	

▸ **Abb. 5.3** Bakteriologischer Status im Mekonium eines Neugeborenen (Tag 1). Wegen bislang noch fehlender Validierung für Neugeborene und Kleinkinder werden die Normwerte für Erwachsene zugrundegelegt. **S** Protektivmikrobiota; **P** Proteolytische Mikrobiota.

Stattdessen zeigte sich ein anderer Zusammenhang – und der hat Konsequenzen für die spätere Gesundheit. Kinder, deren Mütter an Ekzemen litten, hatten meist eine Typ-A-Darmflora (E.-coli-dominiert) und entwickelten selbst Ekzeme. Typ-B-Kinder (Milchsäure-dominiert) bekamen dagegen später häufiger Bronchitis und asthmaartige Atembeschwerden. Lebensstil und soziale Faktoren der Mutter wirken sich ebenfalls auf Babys mikrobiologische „Grundausstattung" aus. Frauen, deren Kinder zu Typ A gehörten, hatten zum Beispiel öfter während der Schwangerschaft geraucht.
(GEO vom 18.05.2012)

Fast zeitgleich mit dem Nachweis einer plazentaren Mikrobiota wurde publiziert, dass auch in der Lunge eine eigenständige mikrobielle Community ortsansässig ist [185]. Wie fragil die mikrobiellen Verhältnisse sind, zeigen die Ergebnisse einer Untersuchung von Einarsson, der in Abhängigkeit von Rauchen und COPD unterschiedliche mikrobielle Zusammensetzungen der pulmonalen Mikrobiota vorfand [68].

Auch der Schweizer Forscher Benjamin Marsland, Lausanne [185], kam 2014 zu dem Schluss,

dass es im frühen Leben des Menschen ein Zeitfenster zu geben scheint, in dem sich entscheidet, ob er an Asthma bronchiale erkrankt oder nicht. Dabei könnten, wie tierexperimentelle Untersuchungen zeigten, Mikroorganismen in der Lunge eine besondere Bedeutung einnehmen.

Inzwischen konnten diese Annahmen durch prospektive Studien mit Kindern bestätigt und weiter differenziert werden (s. Kap. 7.1.2, [5], [202], [151], [88]).

Der Nachweis von über 600 verschiedenen Laktobazillen- und Bifidobakterienspezies, die sich in der Muttermilch befinden, spricht ebenso für diese Annahme. Mehr noch: Mit dem Nachweis des plazentaren Mikrobioms sind also entsprechende Zeitfenster für solche mikrobiellen Einflüsse vermutlich noch früher anzusetzen, nämlich in der Zeit der Schwangerschaft.

Die Deutsche Apotheker-Zeitung titelte im Mai 2014: „Urin doch nicht steril!" Im Artikel heißt es dann: „Im Urin befinden sich verschiedene nichtpathogene Bakterien, die bisher übersehen wurden, weil sie sich nicht mit den etablierten Methoden kultivieren lassen. Sie hinterlassen jedoch genetische Spuren, die ihre Anwesenheit verraten."

Die US-Forscher hatten immerhin in 80 % der Urinproben von gesunden Frauen Bakterien gefunden, wobei in 92 % dieser positiven Proben im Standardtest kein Bakterienwachstum möglich war. Sie hätten also fälschlich als negativ gegolten. Unter den nachgewiesenen Bakterien befanden sich u. a. Laktobazillen 15 %, Corynebakterium 14,2 %, Actinomyces und Staphylococcus je 6,9 %. Seltener waren Aerococcus, Gardnerella, Bifidobakterium und Actinobaculum nachgewiesen worden [110].

Diese Entdeckungen bergen eine unerhörte Brisanz. Sämtliche Dogmen der Medizin und Hygiene scheinen hier nicht nur erschüttert, sondern fast ad absurdum geführt: Der Nachweis von Mikroorganismen im Fruchtwasser galt bisher gleichbedeutend mit höchster Gefahr für Mutter und Kind. Die empirisch empfohlene inhalative Applikation von Enterococcus faecalis, z. B. im Rahmen eines allergischen Asthma bronchiale, wurde als gefährliche Körperverletzung bezeichnet. Bakterien im Urin waren, selbst bei fehlender Klinik und als Zufallsbefund, stets ein Dorn im Auge umsichtiger Kollegen. Wie ist das nun mit diesen neuen Erkenntnissen zu vereinbaren?

Natürlich steht außer Frage, dass beispielsweise eine manifeste bakterielle Fruchtwasserinfektion mit einem normalen weiteren Verlauf der Schwangerschaft nicht vereinbar ist. Zunächst vermutete man also, insbesondere wegen des erfolgten Nachweises bakterieller Gene mit DNA-Sequenzierungmethoden bzw. der nun praktizierten „Next Generation Sequencing" PCR und Gensonden – und nicht durch kulturelle Methoden –, dass es sich bei dem festgestellten mikrobiellen Material um das Vorkommen avitaler Lebensformen der Bakterien oder aber ausschließlich um deren genetisches Material handeln könnte. Weitere Untersuchungsergebnisse um die Forschungsgruppe von Dr. Aagaard zeigten jedoch, dass es sich doch um Mikroorganismen handelt, die sich unter bestimmten Bedingungen kultivieren ließen.

Es ist an sich unbegreiflich, dass diese Zusammenhänge einer ubiquitären mikrobiellen menschlichen Besiedlung erst jetzt bekannt werden. All die Inhalte jahrzehntelanger, hochdifferenzierter, modernster medizinischer Forschung setzten die selbstverständliche Sterilität menschlicher Innenräume wie in Stein gemeißelte Urfesten medizinischen Wissens als Basis allen therapeutischen Denkens voraus: dass die Muttermilch steril sei, dass ein Baby steril auf die Welt komme, Blase, Plazenta, Lunge etc.: alles von Natur aus keimfrei. Nun aber kann es in Anbetracht dieser Menge aktueller wissenschaftlicher Erkenntnisse als gesichert betrachtet werden, dass nicht nur das gesamte Schleimhautorgan, nämlich die Grenze des Menschen zu seiner Umwelt, von Mikroorganismen besiedelt ist, sondern dass diese offenbar ubiquitär in unserem Organismus vermutet werden müssen. Noch interessanter und wichtiger aber erscheinen die nun folgenden Fragen: Wie kommen Mikroorganismen dorthin? Warum sind sie dort? Was tun sie? Die logische Überlegung, phygozytierende Immunzellen könnten hier als entsprechende „Vehikel" von der Schleimhautoberfläche ins Körperinnere fungieren, erscheint nicht nur plausibel, sondern konnte mittlerweile schon bestätigt werden: Dendritische Zellen können mit ihren Fortsätzen durch die Verbindungen epithelialer Zellverbände greifen und dadurch nicht nur alle möglichen Antigene „nach drinnen" holen und dem Immunsystem präsentieren, sondern eben auch Bakterien. Entsprechend können Mikroorganismen, deren Gene und Zellwandbestandteile dann per MIS und Lymphsystem in den ganzen Körper gelangen.

Mütterliche Fürsorge im letzten Detail Interessanterweise wird der „Transport" vom Immunsystem offenbar „intelligent" reguliert: Während der Schwangerschaft werden die Mikroorganismen vermehrt zur Plazenta, damit ins Fruchtwasser und zum Fötus, und während der Stillphase in die Brustdrüse geschleust. Damit wäre die Herkunft der später im Mekonium nachzuweisenden Mikrobiota des Neugeborenen sowie die zur weiteren Besiedlung und Reifung des Kindes notwendigen Bakterien in der Muttermilch erklärbar [48].

Es ist auch denkbar, dass sich avitale Bakterien (-bestandteile) oder deren genetisches Material durch bestimmte Signale im Milieu des fetalen Darms wieder entwickeln, wenn damit „beladene" Makrophagen mit dem Fruchtwasser geschluckt werden.

Das mütterliche Immunsystem übernimmt hier unter physiologischen Bedingungen möglicherweise eine Filterfunktion dergestalt, dass dem Kind im Normalfall nur apathogene Mikroorganismen bzw. deren genetisches Material und deren Oberflächenantigene sowie Stoffwechselprodukte angeboten werden, die entsprechende Stimuli zur Entwicklung des fetalen Immunsystems bieten. Je nach Ausprägung und Kompetenz der mütterlichen Immunitätslage und auch mikrobieller Ausstattung könnte es sein, dass der Fötus hier bereits intrauterin möglicherweise Schaden nimmt bzw. nicht die optimalen Signale erhält.

Die Anwesenheit von Mikroorganismen bzw. von genetischem Material mikrobiellen Ursprungs bei stehender Fruchtblase stützt jedenfalls die Annahme, dass die Entwicklung des Immunsystems im heranwachsenden Kind schon über einen längeren Zeitraum stattgefunden haben muss.

So notwendig der Einfluss von Mikroorganismen auf den menschlichen Organismus offenbar also ist, ihr unkontrolliertes Eindringen in den Körper muss auf jeden Fall verhindert werden. Demzufolge wird die kindliche Schleimhaut mit ihren sämtlichen Kompartimenten bereits intrauterin zur Bildung von Schutzfaktoren veranlasst. Dabei spielen vor allen Dingen die Stimulierung des sekretorischen Immunglobulin A (sIgA) sowie das humane Betadefensin 2 eine bedeutende Rolle.

Sowohl die Bedeutung der im Schleimhautorgan ansässigen Mikrobiota als auch die komplex ineinandergreifenden Regulationssysteme des Menschen (Blut-, Lymph-, Immun-, Hormon- und Nervensystem) dienen letztendlich dem Organismus zur Erhaltung seiner Integrität. Liegen hier Defizite vor, drohen weit mehr Probleme, als „nur" eine Infektionsgefahr!

In der letzten Zeit rückt der Fokus der Forschung immer mehr auf die *Silent Inflammation*. Darunter versteht man die immunologische Reaktion auf den schleichenden, unkontrollierten Übertritt von Exotoxinen bakterieller Herkunft aus dem Darmlumen in die Submukosa. Diese chronisch-schwelende Entzündungssituation stellt für den Organismus eine permanente Belastung dar und ist damit Wegbereiter und Mitursache für eine Vielzahl von Symptomenkomplexen. Zusammenhänge mit der Genese der chronischen Zivilisationskrankheiten wie Arteriosklerose, metabolisches Syndrom, Typ-II-Diabetes, chronische Lungen- und Darmerkrankungen sind mittlerweile Inhalte vieler Forschungsbemühungen (Kap. 6.4.1, Kap. 9.1).

All diese und weitere Erkenntnisse, insbesondere auch die immunologische Regulation entzündlicher Reaktionen betreffend, scheinen nun bereits einen Paradigmenwechsel einzuläuten. Das Umdenken zur therapeutischen Vorgehensweise bei chronisch rezidivierenden Harnwegsinfekten (Kap. 6.4.1) spielt dabei auch für das Management anderer infektiöser Krankheitsbilder eine (in Anbetracht der Antibiotikaresistenzen dringend notwendige) Vorreiterrolle.

5.2 Mensch und Mikrobe – ein Erfolgskonzept

Dr. rer. nat. Elke Jaspers

Was sehen wir, wenn wir morgens in den Spiegel schauen? Die genaue Beurteilung dessen hängt sicherlich davon ab, was wir am Abend zuvor getan haben, aber in der Mehrzahl der Fälle werden wir uns zunächst selbst erkennen. Wir erblicken ein Wesen mit hochentwickelten Gehirnstrukturen, das aufgrund seiner hohen Intelligenz in der Lage ist, sein Leben in die Hand zu nehmen, autark zu sein und zu bestimmen, wo es „langgeht". Wir sehen uns – einen Menschen.

Wir Menschen nutzen unsere Fähigkeiten dazu, die Umwelt mit den Mitteln zu erforschen, die uns zur Verfügung stehen und die wir dank unserer Intelligenz immer weiterentwickeln können. Vor über 300 Jahren fand Antonie van Leeuwenhoek in seinem Zahnbelag Leben, das uns besiedelt – wie wir heute wissen: bakterielles Leben. Die Entdeckung der Bakterien erfolgte also an uns – dem Menschen. Dieser Entdeckung, die dank der Erfindung des Mikroskops möglich war, sind viele weitere gefolgt. Wir gingen in die Umwelt, suchten nach Bakterien und fanden sie, indem wir sie mit ins Labor nahmen und auf festen und flüssigen Nährmedien kultivierten. Diese Form der wissenschaftlichen Arbeit mit Bakterien ist die Wissenschaft der mikrobiellen Ökologie. Sie beschäftigt sich u. a. damit, herauszufinden, was Bakterien an ihrem Standort tun, warum sie es tun und wie sie mit ihrem System, in dem sie leben, wechselwirken. Auch beim Menschen wurden damals einige Bakterien gefunden und im medizinischen Kontext näher betrachtet. Dabei galt das Augenmerk aber gerade im Hinblick auf die medizinische Mikrobiologie immer eher dem, was wir sofort mit unseren Sinnen bemerkten: dem, was uns potenziell krank macht – den pathogenen Mikroorganismen. Und es folgten viele Jahre, in denen die mikrobielle Ökologie weiterhin Mikroorganismen aus der Umwelt, auch aus dem Menschen, isolierte und beschrieb, während die medizinische Mikrobiologie das Leben pathogener Mikroorganismen erforschte. Und wie so oft gab es wenig Austausch. Es etablierte sich ein Bild: das Bild von den schädlichen Bakterien, gegen die der Mensch ankämpfen muss. Die Bakterien hatten ihren Stempel bekommen: Sie waren „schlecht".

Evolutionsforscher teilten die Welt nach bestehendem Wissen ein und fanden uns, den Menschen, als hochintelligentes, selbstbestimmtes Individuum am Ende, einige sagen: am Höhepunkt der Evolution. Und die Bakterien fanden anhand der Untersuchung fossiler Strukturen, z. B. in sog. Stromatolithen am Great Barrier Reef in Australien, ihren Platz am Anfang unserer Evolution.

Bakterien gehören zu den Prokaryonten, also Organismen, die zwar Erbmaterial aus DNA haben, denen aber ein organisierter Zellkern fehlt. Sie standen als Einzeller am Anfang der Evolution und werden in der Regel als wenig organisierte, primitive Lebensformen betrachtet. Ihnen steht der Mensch gegenüber, bestehend aus eukaryontischen Zellen, die einen „echten" Zellkern besitzen. Der Mensch wird allgemein als hochentwickelte, komplexe Lebensform betrachtet, der in seiner Existenz unseren Planeten beherrscht. Wozu sollte er sich um Bakterien kümmern? Nun, allein die Tatsache, dass Bakterien grundlegende Stoffkreisläufe katalysieren, die das Leben auf diesem Planeten erst ermöglichen, wäre Grund genug. Doch dass der Mensch in zehnmal größerer Zahl von Bakterien bewohnt ist, als er Körperzellen besitzt, und dass seine grundlegendsten Lebensfunktionen von Bakterien abhängig sind – das hätte sich die Menschheit lange Zeit nicht träumen lassen. Erst vor wenigen Jahren erschienen in den anerkannten und trendgebenden wissenschaftlichen Zeitschriften *Nature* und *Science* Artikelsammlungen, die diese Erkenntnis für die wissenschaftliche Welt „salonfähig" machten [326] [198].

5.2.1 Wer lebt denn da?

Die Entwicklung der Lebenswissenschaften schritt weiter voran und mit der Entwicklung kulturunabhängiger, molekularbiologischer Methoden machten wir eine verblüffende Entdeckung: nämlich die, dass wir den größten Teil der Bakterien auf unserem Planeten – in der Umwelt, im Menschen – schlicht übersehen hatten. Warum? Betrachten wir dies am Beispiel einer Wasserprobe, z. B. aus einem See. Der optimistische Mikrobiologe bringt die darin enthaltenen Bakterien im Labor auf ein nährstoffreiches Kulturmedium auf, oftmals sog. Nähragarplatten, und erwartet, dass alle bakteriellen Zellen diesen brutalen Wechsel der Lebensbedingungen widerspruchslos mitmachen und sich wie vorgesehen auf Labormedien vermehren. Doch weit gefehlt. Mit dieser Methodik, die auch heute noch für Routineuntersuchungen von Wasserproben (allerdings mit selektiven Medien, was die Genauigkeit deutlich verbessert) durchgeführt wird, wachsen z. B. nur ca. 0,03 % der chemoheterotrophen Bakterien eines Sees an [128]. Der Rest bleibt mit dieser Methodik unentdeckt.

So blieb auch lange unbeachtet, dass das Trinkwasser zwischen 104 und 106 (in der Regel unschädliche) Bakterien pro Milliliter enthält [30] [106], die übrigens in unseren Trinkwasserrohren Biofilme mit verblüffender Dicke bilden.

Der Grund: Lange Zeit konnten all diese Bakterien nicht kultiviert werden, können es immer noch nicht, und wir werden dazu wahrscheinlich auch niemals in der Lage sein. Die Ursache liegt vermutlich in der hohen genetischen Variabilität der Bakterien, die ihnen ihr langes erfolgreiches Überleben auf diesem Planeten sicherte. Diese Variabilität, die ggf. über genetische Rearrangements mit Hilfe sich wiederholender Sequenzen mit gleicher Basenpaarabfolge im Bakteriengenom funktionieren könnte, verleiht den Bakterien eine bedeutende Fähigkeit: quasi für jede geänderte Umweltbedingung an diesem Standort bereit zur Anpassung zu sein. Es werden kurzzeitig eine Menge genetisch leicht unterschiedlicher Bakterien „produziert" (dieses Phänomen wird als Mikrodiversität, also genomische Diversität innerhalb einer Bakterienart, beschrieben), von denen einige schon zu sich ändernden Umweltbedingungen passen werden [129]). Aber es werden eben nicht alle Bakterien unter dieser einen Bedingung leben können, die wir uns im Labor gerade in den Kopf gesetzt haben. Die medizinische Mikrobiologie kennt ähnliche Phänomene übrigens bereits: Das pathogene Bakterium Neisseria gonorrhoeae verschafft sich höhere Überlebenschancen durch sog. Phasenverschiebungen in sich wiederholenden Mikrosatellitensequenzen, die seine Eigenschaften zur Anheftung an menschliches Gewebe sowie seine Erkennung durch das Immunsystem des Menschen beeinflussen. Ähnliche Vorteile genießt auch Haemophilus influenzae, der Erreger der lebensbedrohlichen Hirnhautentzündung, durch Phasenverschiebungen in sich wiederholenden DNA-Sequenzen [197].

Das Fazit dieser schlechten Kultivierungsergebnisse war einfach: Es wurden mindestens 99 % der Bakterien auf der Erde, der Mensch als attraktives Habitat für Bakterien eingeschlossen, einfach übersehen. Und so wurde z. B. angenommen, dass E. coli ein numerisch relevantes Bakterium im menschlichen Darm sei. Diesem Irrtum waren wir lange aufgesessen, da sich dieses Bakterium so wunderbar leicht kultivieren lässt. Die Entwicklung molekularbiologischer Methoden zeigte ganze Galaxien, die unbemerkt um und in uns existiert hatten. Diese wurden jetzt erkennbar, da wir die Bakterien nicht mehr zu kultivieren brauchten. Wir brauchten nur ihr Erbmaterial DNA oder ihre RNA, um sie zu finden.

Es folgte eine Explosion der Erkenntnisse. Vor 15 Jahren z. B. wurde eine solche molekularbiologische Analyse auf die „Bewohner" des menschlichen Darms angewendet und man stellte fest, dass 76 % der vorkommenden Arten im Darm gar nicht bekannt waren [289]. Darüber hinaus gehörten diese bislang unbekannten Bakterien zur Gruppe der Clostridien (Phylum Firmicutes) und der Bacteroides (Phylum Bacteroidetes). Diese beiden Phyla (Stämme) stellen zahlenmäßig die häufigsten Bakterien im menschlichen Kolon. Allein die Bakterien der Gattung Bacteroides/Prevotella (Phylum Bacteroidetes) haben einen Anteil von bis zu 27,7 % an der humanen Darmmikrobiota. E. coli (Phylum Proteobacteria) macht dabei nur 0,1 bis 0,2 % unserer Darmmikrobiota im Kolon aus [26]. Der Begriff „Darmmikrobiota" ersetzt heute den Begriff „Darmflora", der zwar umgangssprachlich verständlich und lang etabliert ist, wissenschaftlich aber eher Richtung Botanik weist.

Diese Erkenntnisse über neue mikrobielle Welten galten nicht nur für den Darm, sondern auch für weitere menschliche Habitate wie die Mundhöhle und die subgingivale Plaque, die uns mit bislang unentdeckter bakterieller Diversität überraschten. Heute können wir über die damaligen Erkenntnisse lächeln. Denn mittlerweile wurde das gesamte humane Mikrobiom im Rahmen des Human Microbiome Project komplett sequenziert [201]. Während der Mensch ca. 22.000 proteinkodierende Gene trägt, schätzen die Wissenschaftler, dass das humane Mikrobiom über ca. 8 Millionen Gene verfügt. In und auf unserem Körper existieren also 360-mal mehr bakterielle Gene als unsere eigenen menschlichen. Diese bakteriellen Gene sind notwendig für das menschliche Überleben. Zum Beispiel können so im Gastrointestinaltrakt Nahrungskomponenten verdaut werden, die der Mensch sonst nicht verwerten könnte. Bezüglich der bakteriellen Diversität des menschlichen Mikrobioms wissen wir inzwischen, dass sich im gesunden Erwachsenen mehr als 10.000 Bakterienarten befinden. Charakteristischerweise finden sich diese Bakterien auf Grenzflächen des Menschen zur Umwelt, also auf der Oberfläche der Epithelien. Dies betrifft sowohl die Epidermis unserer Haut als auch die feuchten Epithelien, die die Augen und die inneren Körperoberflächen bedecken, die in Kontakt mit der äußeren Umgebung sind. Das umfasst den Atemtrakt, den Gastrointestinaltrakt sowie den Urogenitaltrakt [322]. Der Gastrointestinaltrakt weist dabei mit 500–600 Quadratmetern die größte Oberfläche und mit einer bakteriellen Gesamtzellzahl von 10^{14} Bakterien die höchste Bakteriendichte im Körper auf [249]. Allein im Darm befinden sich, wie bereits erwähnt, zehnmal mehr Bakterien, als wir menschliche Körperzellen besitzen.

Dieser Umstand war Grund genug, dem humanen Mikrobiom ein eigenes Sequenzierprojekt – MetaHIT – zu widmen. Die Analyse der dabei gewonnenen Daten zeigt, dass sich im menschlichen Ökosystem Darm insgesamt ca. 10.000 Bakterienspezies befinden, von denen jedes Individuum ca. 160 im Darm beherbergt [194]. Diese Zahlen werden durch andere sequenzierungsbasierte Untersuchungen noch übertroffen. Diese erlauben

Schätzungen auf bis zu 1.800 Gattungen mit 15.000 bis 36.000 Arten [220]. Die großen Unterschiede hinsichtlich der Anzahl bakterieller Spezies im Darm sind vermutlich auf methodische Unterschiede in den jeweiligen wissenschaftlichen Arbeiten zurückzuführen.

Die Verteilung der Bakterien hinsichtlich Menge, Organisation und Zusammensetzung variiert in den verschiedenen ökologischen Nischen des Darms, also dem Darmlumen, der Muzinschicht und in den mukosalen Oberflächen [182] [276]. Zusätzlich zu dieser Variabilität finden sich auch in den verschiedenen Darmabschnitten unterschiedliche Bakterienzahlen und Diversitätsgrade [67]. Der am besten untersuchte intestinale Abschnitt ist das Kolon, das mit 10^{11} bis 10^{12} koloniebildenden Einheiten (KBE) pro Gramm die höchste Komplexität und Diversität aufweist [323].

Die im Kolon vorhandenen Bakterien werden durch zwei große phylogenetische Gruppen (Phyla) charakterisiert [322]:

- Bacteroidetes (u. a. Bakterien der Gattung Bacteroides und Prevotella, bis zu 27,7 %)
- Firmicutes (u. a. Bakterien verschiedener Clostridiengruppen, Faecalibacterium Prausnitzii, die Gattungen Lactobacillus und Enterococcus)

Diese beiden Phyla machen zusammen mehr als 95 % der bakteriellen Sequenzen aus [67].

Bakterien weiterer Phyla ergänzen in verminderter Zahl die mikrobielle Gemeinschaft [322]:

- Actinobacteria (u. a. Bakterien der Gattung Bifidobakterium bis zu 4,9 %)
- Proteobacteria (u. a. E. coli bis 0,2 %)

Weiterhin werden in sehr geringer Konzentration Archaebacteria, insbesondere die Art Methanobrevibacter smithii, im menschlichen Darm gefunden [182] [226].

Diese sachlichen Daten können leicht darüber hinwegtäuschen, dass die Darmmikrobiota jedes Menschen hochindividuell ist. Jeder Mensch hat sozusagen einen eigenen mikrobiologischen „Fingerabdruck" im Darm. Zwar lassen viele Untersuchungen eine bei allen Menschen übereinstimmende, numerisch dominierende Gemeinschaft bestimmter Bakterien vermuten, die vor allem auf ihren funktionellen Eigenschaften beruht. Jeder Mensch benötigt z. B. bestimmte Enzyme für die Verdauung der Nahrung durch die Darmmikrobiota und auch die Funktion des menschlichen Immunsystems muss sichergestellt werden. Die für diese beispielhaft genannten Funktionen wichtigen Bakterien sollten in allen Menschen vorhanden sein, was die Existenz einer „Kernmikrobiota" logisch erscheinen lässt [294] [305]. Doch diese „Kernmikrobiota" wird ergänzt durch eine komplexe und einzigartige individuelle Mikrobiota [231].

Die Ursachen dieser Individualität sind vielfältig. Dazu zählen u. a. die geographische Herkunft, die Ernährungsweise, das Alter und der Gesundheitszustand des Menschen sowie seine genetische Ausstattung [203] [326].

Die Ernährung, die kulturell bedingt unterschiedlich ist, spielt dabei eine entscheidende Rolle [268] [230] [326]. Ihr Einfluss hat u. a. zur Definition dreier verschiedener sog. Enterotypen geführt. Dahinter verbirgt sich die These, dass trotz der bestehenden Individualität der Darmmikrobiota eine Kategorisierung der Menschen in drei Gruppen anhand ihres bakteriellen Darmprofils möglich ist und dass diese Gruppierungen im Wesentlichen auf unterschiedliche Ernährungsweisen zurückzuführen sind. Die sog. Enterotypen werden dabei nach den jeweils dominierenden Bakteriengattungen benannt: Bacteroides (Enterotyp I), Prevotella (Enterotyp II) und Ruminococcus in Koexistenz mit Akkermansia muciniphila (Enterotyp III) [7].

5.2.2 Gut organisiert

Wie leben die Bakterien im menschlichen Darm? Vor allem nicht alleine. Wir müssen uns von der Vorstellung verabschieden, dass überwiegend einzelne Bakterienzellen im Darm „herumliegen" und ein Leben als Einzelkämpfer führen. Insbesondere auf den mukosalen Oberflächen des Darms finden wir komplexe Biofilme [177].

Und das gilt nicht nur für den Darm. Der größte Teil mikrobiellen Lebens auf diesem Planeten ist in Form von Biofilmen organisiert. Ein Biofilm ist eine aus Mikroorganismen gebildete, an einem Ort lebende Gemeinschaft, charakterisiert durch Zellen, die 1. irreversibel an ein Substrat, eine Oberfläche oder an andere Zellen angeheftet sind, und 2. in eine Matrix aus extrazellulären polymeren

Substanzen (EPS) eingebettet sind, die sie selbst produziert haben. Im Vergleich zu freien Bakterienzellen haben sie einen anderen Phänotyp im Bezug auf Wachstumsrate und Gentranskription [63].

Das Leben im Biofilm hat für die Bakterien einige Vorteile – die allerdings für uns, den Menschen, auch Nachteile bedeuten können. Bakterien im Biofilm lassen sich beispielsweise durch Desinfektionsmittel und durch Antibiotika nur sehr schwer abtöten. Dies liegt nicht nur daran, dass die extrazelluläre polymere Substanz (EPS), in die die Bakterien eingebettet sind, eine Diffusions- bzw. Reaktionsbarriere darstellt, sondern auch daran, dass die Bakterien in einem Biofilm unterschiedliche physiologische Zustände haben können. Sie können so stark reduzierte Stoffwechselaktivitäten haben, dass sie keine Substanzen und damit auch keine oder fast keine Antibiotika aufnehmen [292]. Dies erklärt z. B. die mögliche Therapieresistenz bakterieller Vaginose (BV) [9]. Hier heißt es:

Dem Vaginalepithel haftet im Fall einer BV ein adhärenter polymikrobieller Biofilm an, der hauptsächlich aus G. vaginalis und A. vaginae, aber zu einem kleineren Teil auch aus Laktobazillen besteht (50). Bakterielle Biofilme sind typisch für chronische und/oder für fremdkörperassoziierte Infektionen. Dieser Biofilm wird durch leitliniengerechte Therapie der BV nicht beseitigt.
Mit der seit 1978 empfohlenen Standardtherapie (42) mit Metronidazol wird er nicht zuverlässig eliminiert, obwohl klinischer Eindruck, pH-Wert und Nativpräparat Heilung suggerieren.

Des Weiteren werden über die Therapieoptionen des bakteriellen Biofilms klare Worte in Kap. 7.1 gefunden:

Der adhärente bakterielle Biofilm wird bei allen bisher empfohlenen Therapien nicht beseitigt (51). Deshalb gibt es auch derzeit keine evidenzgeprüfte Möglichkeit, dieses Chronifizierungs- und Rezidivrisiko zu minimieren.
Der bakterielle Biofilm und sein Vorkommen im oberen Genitaltrakt und bei Partnern von Frauen mit BV scheint die Erklärung dafür zu sein, dass die Heilungsquote nach drei Monaten nur bei 60–70 % und nach sechs Monaten weit darunter liegt (30, 57).
Neue Erkenntnisse bei der Untersuchung bestimmter probiotischer Laktobazillusstämme und klinische Studien zur Reduktion von Rezidiven der BV nach leitliniengerechter Behandlung mit Probiotika oder mit den vaginalen pH-Wert herabsetzenden Azida rechtfertigen deren Einsatz und reduzieren die Rezidivquote der BV um etwa die Hälfte (24, 44, 62).

Ein darmbezogenes Beispiel für die durch Biofilme hervorgerufene Problematik ist die Infektion mit Clostridium difficile, die insbesondere im Bereich der Pflege ein großes Problem darstellt. Diese Infektionen treten bevorzugt auf, wenn die normale intestinale Mikrobiota durch Antibiotika gestört wurde. Eine aufgetretene Infektion wird häufig mit Vancomycin behandelt. Die Bakterien weisen jedoch eine hohe Widerstandsfähigkeit gegen dieses Antibiotikum auf. Vor kurzer Zeit konnte gezeigt werden, dass klinisch relevante Clostridienstämme strukturierte Biofilme bilden, was einen Erklärungsansatz für die Widerstandsfähigkeit gegen Antibiotika und die damit verbundene schwierige Therapie von Clostridium-difficile-Infektionen bieten könnte [54].

Der neueste Ansatz zur Behandlung therapierefraktärer Clostridium-difficile-Infektionen besteht faszinierenderweise darin, Stuhl gesunder Personen auf den erkrankten Menschen zu transplantieren. Dieser Ansatz zeigt im angloamerikanischen Raum Heilungsraten von ca. 87 %, kann zu einer dauerhaften Remission führen und stellt damit nach derzeitigem Wissensstand eine sichere und hocheffiziente Therapiealternative bei Rezidiven einer Clostridium-difficile-Infektion dar [143].

5.2.3 Unsere Mikrobiota: Was tut sie?

Ein weiteres Ergebnis der Anwendung neuartiger molekularbiologischer Methoden war, dass wir das Leben auf der Welt neu einteilen mussten, um die entdeckte Vielfalt erfassen zu können. Daraus resultierte in den 1980er Jahren der neue phylogenetische Stammbaum des Lebens. Er beschreibt auf Basis molekularbiologischer Analysen der ribosomalen RNA die Einteilung in drei sog. Domänen: Eukarya, Bacteria (früher: Eubakterien) und Archaea (früher Archaebakterien). Zwei dieser drei Domänen sind damit prokaryotisch; nur eine Do-

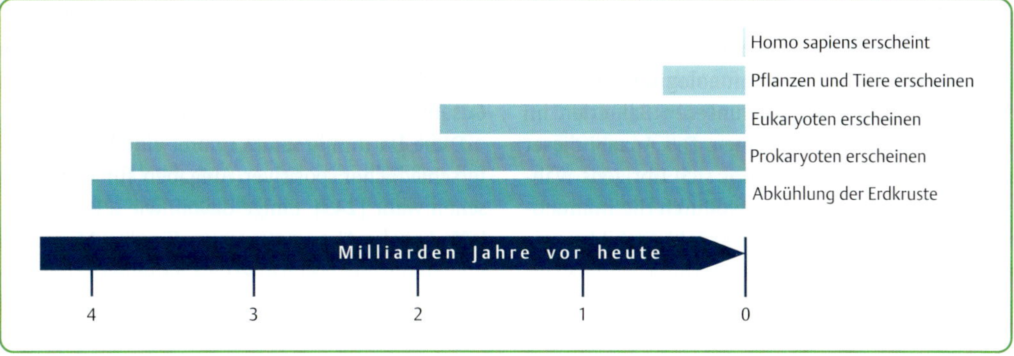

▶ **Abb. 5.4** Zeitschiene der Evolution.

mäne wird den höheren Zellen und Lebewesen zugeschrieben, den Eukaryoten.

Diese Dominanz der Prokaryoten impliziert in hohem Maße, dass wir Menschen auf diesem Planeten in unserer Organismenerscheinung von Prokaryoten beeinflusst sein müssen. Allein die Tatsache, dass jede menschliche Körperzelle bakterielle DNA in Form mitochondrialer DNA enthält und bei jeder Zellteilung mitvermehrt wird, zeigt unsere enge Verflechtung mit der bakteriellen Welt. Doch es gibt noch einen weiteren Grund für eine positive Wechselwirkung zwischen Mensch und Mikrobe: Die Prokaryoten waren die ersten Lebewesen, die unseren Planeten besiedelten (▶ **Abb. 5.4**), und sie tun es jetzt noch mit überragendem evolutionärem Erfolg.

Kann ein so nährstoffhaltiger Organismus wie der Mensch, der darüber hinaus über so große Oberflächen verfügt, sich in eine solche Umwelt hineinentwickeln, ohne dabei von dieser Übermacht beeinflusst zu sein? Ist es wahrscheinlich, dass wir mit Hilfe des Immunsystems gegen alle diese Bakterien kämpfen müssen und dass Bakterien für unseren Körper ausschließlich eine feindliche Stellung haben, wie es die medizinische Betrachtung der Mikrobiologie lange implizierte? Selbst ohne Kenntnis der neuen wissenschaftlichen Entdeckungen ist dieser Gedanke einfach unsinnig und wäre mit einem solch hohen Energieverbrauch verbunden, dass unser Körper bei dieser bakteriellen Übermacht schon längst untergegangen wäre, wenn er sich dem ständigen Kampf verschrieben hätte.

Das Gegenteil ist der Fall. Statt sich die Bakterien zu Feinden zu machen, hat sich, teleologisch gesprochen, die Evolution für eine Kooperation des Menschen mit den Bakterien entschieden. Sie hat uns Menschen als Standort für Bakterien angeboten, viele Bakterien haben dankbar angenommen und arbeiten mit uns zusammen, erhalten ihren Standort Mensch und halten uns direkt und indirekt gesund. Indirekt dadurch, dass sie z. B. „nur" da sind, wie beispielsweise in Form der Kolonisationsresistenz u. a. durch Laktobazillen und Bifidobakterien im Darm. Direkt dadurch, dass sie direkten Einfluss auf menschliche Körperzellen nehmen. Wir wissen z. B., dass die Präsenz von Darmbakterien im Körper wichtig ist, damit wesentliche Komponenten des komplexen Immunsystems korrekt funktionieren können.

Diese Erkenntnis stammt aus der Untersuchung gnotobiotischer, steriler Mäuse. Bei diesen waren beispielsweise als Folge der fehlenden mikrobiellen Darmbesiedlung Immunstrukturen im Vergleich zu konventionellen, mikroflorassoziierten Tieren unterentwickelt oder funktionierten gar nicht oder eingeschränkt. Das darmassoziierte Lymphgewebe ist besonders betroffen; intraepitheliale T-Lymphozyten sind stark reduziert. Die Effektivität von Immunzellen ist stark vermindert oder nicht gegeben. Serumimmunglobuline sind extrem erniedrigt. Als Konsequenz endet der Kontakt mit pathogenen Mikroorganismen in den gnotobiotischen Tieren letal [239].

Der menschliche Körper „weiß das", und deshalb hat er ein komplexes System von Immunzellen entwickelt, die für die Toleranz dieser Darm-

Auch das symbiontische Darmbakterium E. coli zeigt, wie in einer offenen klinischen Studie mit E.-coli-Autovaccinen nachgewiesen wurde, immunmodulierende Wirkung. Autovaccinen sind Individualarzneimittel, die aus ausgewählten körpereigenen Bakterien, oft E. coli (und ggf. aus Pilzen), hergestellt werden. Sie enthalten diese Mikroorganismen in speziell aufbereiteter und inaktivierter Form. Die Ausschüttung verschiedener Zytokine wurde nach Verabreichung der E.-coli-Autovaccinen deutlich beeinflusst (▸ **Abb. 12.3**, [238]).

5.2.4 Einflüsse auf das Mukosa-Immunsystem

Das den Menschen durchziehende Schleimhautorgan ist durch eine auffällige Dichte lymphatischer Strukturen gekennzeichnet. Dieses Mukosa-Immunsystem (MIS) macht beispielsweise 25 % der Darmschleimhaut aus. Dabei handelt es sich um die sog. M-Zellen (mikrogefaltete Zellen), Plasmazellen, Lymphozyten, Peyer-Plaques, Mesenteriallymphknoten. Jeder Meter Darm beherbergt circa 10^{10} Lymphozyten. Unter Mitwirkung dieser Zellsysteme wird das Schleimhautorgan einerseits zu einer wirksamen Grenzfläche ausgestaltet, andererseits werden aber auch Nährstofftransport (Toleranz) und kontrollierte Immunreaktionen ermöglicht. Die Existenz eines schleimhautassoziierten Immunsystems wurde bereits Ende des 19. Jahrhunderts verbreitet und durch Tomasi, Bienenstock und Cebra in den 70er Jahren des letzten Jahrhunderts bestätigt. Es besteht darüber hinaus eine enge Vernetzung mit dem systemischen Abwehrsystem und den immunassoziierten Elementen der Haut (SALT: *Skin-Associated Lymphoid-Tissue*). Der Informationsaustausch erfolgt über eine Freisetzung von Zytokinen und die situativ angepassten Expression von Membranproteinen der Immunzellen. Dabei zeigen verschiedene Bakterien der Protektiv- und Immunflora unterschiedliche Reaktionsprofile, gemessen an der Expression von CD69-Rezeptoren humaner Immunzellen (▸ **Abb. 5.5**). So aktivieren Bifidobakterien und Laktobazillen Natürliche-Killer-Zellen (NK-Zellen), während Enterococcus faecalis und E. coli außerdem CD4-T-Zellen, CD8-T-Zellen und B-Zellen beeinflussen. (CD, *Cluster of Differentiation*: Differenzierung spezifischer Proteine an der Zelloberfläche mittels monoklonaler Antikörper).

Darüber hinaus beeinflusst die kommensale E. coli Mastzellen, indem sie deren Degranulation und damit Freisetzung von Entzündungsmediatoren wie Histamin vermindert [178]. Damit werden Entzündungsreaktionen herunterreguliert, was eine positive Wirkung z. B. bei der allergischen Reaktion und auch dem Reizdarmsyndrom ausüben kann.

Die Darmmikrobiota induziert auch die Bildung von humanem β-Defensin-2. Defensine sind Bestandteil der unspezifischen Immunabwehr. Es handelt sich um antimikrobielle Peptide, die mikrobielle Zellmembranen zerstören können. Für

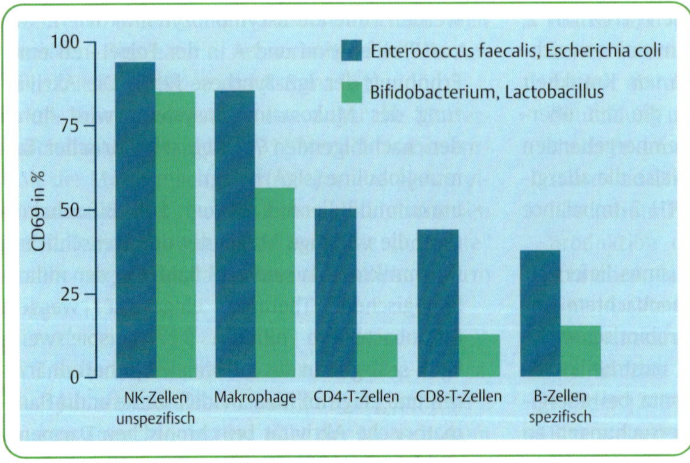

▸ **Abb. 5.5** Unterschiedliche Expressionsmuster von CD69 bei verschiedenen Immunzellen nach Behandlung mit Probiotika der Protektiv- und Immunmikrobiota (Enterococcus faecalis, Escherichia coli, Bifidobacterium Lactobacillus).

die Produktion von Defensinen sind Epithelzellen und insbesondere die Paneth'schen Körnerzellen in den Krypten der Darmschleimhaut verantwortlich [27].

Eine reduzierte Defensinproduktion wird mit entzündlichen Darmerkrankungen sowie mit einer Prädisposition Neugeborener für nekrotisierende Enterokolitis in Verbindung gebracht. Veränderungen der Zusammensetzung der intestinalen Mikrobiota könnten diese pathogenen Mechanismen über eine Änderung der Defensinbildung mit auslösen [241]. Auch hier finden Probiotika gezielt Einsatz, um die Defensinbildung im menschlichen Darm anzuregen.

Bestimmte E.-coli-Stämme und auch Laktobazillen sind hinsichtlich ihrer Induktion der Defensinbildung untersucht und werden als Probiotika eingesetzt [196] [316].

- Eine weitere Aufgabe der menschlichen Darmmikrobiota besteht in der Abwehr pathogener Mikroorganismen und Viren. Dies kann durch ihre bloße Anwesenheit bzw. Stoffwechselaktivität und damit kompetitive Verdrängung pathogener Mikroorganismen erfolgen (sog. Kolonisationsresistenz). Weitere Mechanismen sind z. B. die direkte Produktion antibakterieller Peptide und Bakteriozine. Bestimmte Arten bzw. Stämme von Laktobazillen und Bifidobakterien sowie von E. coli sind dazu in der Lage. Diese Eigenschaften werden bei der Behandlung mit Probiotika genutzt. So ist beispielsweise Lactobacillus reuteri in der Lage, Reuterin zu bilden. Reuterin (3-Hydroxypropionaldehyd) inhibiert das Wachstum einiger pathogener gramnegativer und grampositiver Bakterien sowie einiger Pilze und Protozoen. Symbiontische Bakterien der humanen Darmmikrobiota werden nicht angegriffen. Damit ist Reuterin in der Lage, pathogene Darmmikroorganismen zu eliminieren, ohne die normale Darmmikrobiota zu schädigen [41] [293].
  Darüber hinaus inhibieren viele Stoffwechselprodukte von Laktobazillen und einigen Bifidobakterien „natürlicherweise" das Wachstum unerwünschter Bakterien. Dazu gehören Milchsäure und Essigsäure sowie Wasserstoffperoxid und dekonjugierte Gallensäuren.
  Der E.-coli-Stamm G3/10 ist in der Lage, ein antibakterielles Peptid namens Microcin S (MccS) zu synthetisieren, das die Anheftung enteropathogener Escherichia coli an intestinale epitheliale Zellen verhindern kann. Dieser Stamm wird als Probiotikum eingesetzt [331].
  Nicht nur pathogene Bakterien, sondern auch Pilze und Viren können effektiv durch bakterielle Produkte inhibiert werden. Von Laktobazillen ist beispielsweise bekannt, dass sie Pilze durch die Produktion von Phenyllaktat inhibieren können [164].
  Das von Lactobacillus paracasei produzierte Bacteriocin bacST284BZ entfaltet eine Anti-Herpes-Typ-1-Aktivität [303].
  Die hier aufgelisteten Eigenschaften einzelner Bakterienarten machen ihren Einsatz in der Therapie sinnvoll.
  Eine weitere Funktion der Darmmikrobiota liegt in der **Verbesserung der Darmintegrität** und damit dem Schutz vor einem *Leaky-Gut*-Syndrom, d. h. einer Permeabilitätsstörung. Dabei kommt es u. a. zu einem unkontrollierten Einstrom von Darminhalt in subepitheliale Schichten. Häufige Folge ist eine immunologische Reaktion, die zu einer Entzündung führt, um solche Fremdsubstanzen zu eliminieren [249]. Auf diesem Wege können z. B. Lebensmittelunverträglichkeiten getriggert werden. Auch in diesen Fällen kann durch die Gabe von Probiotika die Darmintegrität wieder verbessert werden. Auf diese Weise kann die mukosale Toleranz gegen Lebensmittel wieder erhöht werden [27]. Es ist beispielsweise bekannt, dass E. coli Nissle die Integrität der *Tight Junctions* verbessert [307].

Tight Junctions

Tight Junctions sind Haftkomplexe zwischen Epithelzellen (hier Darmepithelzellen), die das Epithel „abdichten" und somit unkontrollierten Durchtritt von Noxen wie pathogenen Mikroorganismen, Allergenen, aber auch sonst harmlosen Substanzen wie Nahrungsbestandteilen in subepitheliale Schichten verhindern. Auch einigen Laktobazillen wird diese Fähigkeit zugeschrieben, z. B. L. casei [210].

- Des Weiteren ist die intestinale Mikrobiota eines gesunden Menschen an einer ausgeglichenen Darmmotilität beteiligt, da das von vielen Bakterien produzierte Acetat von Muskelzellen der Darmwand verstoffwechselt werden kann.

5.3
Der Mensch – ein Holobiont

„Wer bin ich – und wenn ja, wie viele?" Muss der Titel des Bestsellers des Philosophen Richard David Precht nicht unwillkürlich jedem einfallen, dem angesichts des immer größer werdenden Wissens die immense Bedeutung bewusst wird, die die symbiontische Mikrobiota und ihre unzähligen Interaktionen für den menschlichen Organismus hat – bzw. für das, was wir bisher dafür hielten? Nicht nur die Forschungsergebnisse aus der Gnotobiologie machen uns klar, dass ein „normales" Leben ohne die in engster Symbiose lebenden Mikroorganismen für „den Menschen" nicht möglich ist. Eine immer größer werdende Menge von Einflussfaktoren aus der Mikrobiota und ihrem Mikrobiom werden bekannt. Die Auswirkungen auf den Menschen als Wirt muten zum Teil beinahe phantastisch an. Ihr zwingendes Vorhandensein wird als Voraussetzung für die physiologische Funktionsfähigkeit sämtlicher Organe und aller Regelkreise immer wahrscheinlicher. Und hier tauchen wir im nächsten Gedanken eigentlich schon ab in philosophisches Hoheitsgebiet: „Wer bin ich – und wenn ja, wie viele?" Allein eine einzige, geradezu unerhörte Tatsache wirft doch schon eine ganz grundlegende Frage auf: Die epitheliale Grenzfläche der Darmmukosa, diese wichtigste, 500–600 m^2 große und nur 5 ηm dicke, einzellige Epithelschicht, um deren Integrität sich alles dreht, wird nur zu ca. 5 % von „uns", also hämatogen, versorgt. Die restlichen 95 % der Energieversorgung werden von den Stoffwechselprodukten bestimmter, unbedingt notwendiger Mikroorganismen im daraufliegenden Biofilm bereitgestellt. Man hört nun förmlich die Grundfesten unseres autarken Selbstverständnisses erzittern: Kann man in Kenntnis dieser Information die äußere Zellmembran der Epithelzelle noch als Grenze unseres Organismus ansehen? Wo genau also „endet" der Mensch? Die Antwort könnte demnach lauten: „Hinter dem Biofilm!" Damit stehen wir also vor der unerhörten Tatsache, dass „der Mensch" – und zwar genau wie offenbar alle Lebewesen! – ein biologisches System aus (mindestens?!) zwei eng zusammengehörenden, artspezifisch zusammengesetzten, physiologischen Teilsystemen ist, die einander bedingen. Wir sind also nie allein!

So neu ist dies nicht. Diesen Gedanken zugrunde liegt das Prinzip der „Symbiose", das das Zusammenleben verschiedener Organismen zum gegenseitigen Nutzen (syn: Mutualismus) beschreibt. Der Ausdruck wirkt bescheiden, er hat bereits einen gewissen angestaubten Touch. Wir verbinden ihn mit bereits lange bekannten, fast als Kuriositäten gehandelten biologischen Zusammenhängen, die seine wirkliche Bedeutung nicht erahnen lassen: wie beispielsweise der Symbiose von Pilzmyzel und bestimmten Bäumen oder bestimmten Knöllchenbakterien und Hülsenfrüchten, die ein Gedeihen der Pflanze auf nährstoffarmen Böden erst möglich machen. Doch seine Bedeutung für die Evolution ist fundamental! Die neuen Sequenziermethoden der Genetik machen nun endgültig klar, dass es nicht nur offenbar kein Lebewesen gibt, das nicht in engster Zusammenarbeit mit einer bestimmten, ihm zugehörigen Mikrobiota existiert, sondern dass bereits der Ursprung der ersten eukaryotischen Zelle im engen Zusammenleben und schließlich der Fusion – mindestens – zweier prokaryotischer Zellen zu suchen ist: Eine heute unangefochtene Tatsache, deren Idee bereits lange Zeit immer wieder durch die Wissenschaft geisterte und 1967 als „Endosymbiontentheorie" von der Amerikanerin Lynn Margulis formuliert wurde – von der Akzeptanz durch die wissenschaftliche Öffentlichkeit war man damals jedoch noch weit entfernt.

Wie schwindelerregend erscheint uns nun die Komplexität der Verhältnisse im Organismus „Mensch" bei Betrachtung unter dieser verstörend anderen, neuen, systemischen Sichtweise! Im Vergleich zu den Knöllchenbakterien handelt es sich hier nicht um einzelne Protagonisten, die sich freundschaftlich symbiontisch zusammenschließen, sondern um Tausende verschiedener Arten von Organismen und Abermillionen Einzelindividuen auf der einen und um einen Wirtsorganismus mit unzähligen biologischen, chemischen, biochemischen, physikalischen, physiologischen, genetischen und sonstigen Regulativen, die sich gegenseitig beeinflussen, auf der anderen Seite. Es handelt sich also um riesige biologische Systeme, die nach genau austarierten Regeln zusammenarbeiten und so erst das optimale „Funktionieren" eines nun völlig neu definierten „Gesamtorganismus", des „Holobionten", ermöglichen.

Dieser Ausdruck, zusammengesetzt aus dem griechischen ὅλος (*hólos:* ganz, gesamt,) und *βιο* (*bio:* lebend) bezeichnet wohl am besten das biologische System, den Gesamtorganismus, der sich aus dem Wirtsorganismus und der jeweiligen artspezifischen Mikrobiota zusammensetzt. Und wieder ist es Lynn Margulis, die 1991 im Kapitel „Symbiogenesis and Symbionticism" in ihrem Buch *Symbiosis as a Source of Evolutionary Innovation* [183] erstmals diesen Ausdruck verwendet.

Diesen Gedanken logisch folgend, sind die Genome der beteiligten Systeme, also Wirtsorganismus und mikrobielles System, somit als funktionelle Einheit zu betrachten, als Hologenom.

Den Menschen allein aufgrund dieser Erkenntnisse als „Superorganismus" zu bezeichnen (wie man manchmal lesen kann), würde unserem wackelnden Selbstbewusstsein als Krone der Schöpfung zwar schmeicheln, ist aber nicht zutreffend: Bei genauem Hinsehen entpuppt sich jeder noch so einfache Organismus als ebensolches biologisches System, als Holobiont, der ohne den jeweils anderen Teil und seine genetisch fixierten Überlebensstrategien nicht als solcher existieren kann. Alle Lebewesen sind als „Holobionten" zu verstehen.

Dieses untrennbare, unbedingt notwendige Miteinander von biologischen Systemen in der Evolution wurde 2007 von Eugene Rosenberg in seiner „Hologenome Theory" formuliert. Die Thesen (s. u.) basieren auf Untersuchungen an Korallen [235]. Schon länger ist bekannt, dass diese Tiere in engster Symbiose mit bestimmten winzigen, photosynthesefähigen Einzellern leben: Symbiodinium, einer Dinoflagellatenart. Sie sind in den Korallen intrazellulär zu finden, haben aber ihr „autarkes" Dasein noch nicht ganz aufgegeben: Sie leben und vermehren sich innerhalb der Korallenzellen noch immer selbstständig durch Zellteilung und können, „befreit" man sie aus ihren „Behausungen", auch normal kultiviert werden. Die Einzeller versorgen den Korallenpolypen mit Sauerstoff und Energie in Form von Kohlenhydraten aus der Photosynthese und ermöglichen der Koralle so erst die Abscheidung von Kalk – und damit die Entstehung von Korallenriffen von manchmal monumentalen Ausmaßen [147].

Erst vor Kurzem verdichteten sich aber immer mehr Hinweise darauf, dass sich Korallen eine weitere Form symbiontischer Beziehungen zunutze machen: Ihre Stickstoffversorgung zur Aufrechterhaltung ihrer Stoffwechsel- und Lebensvorgänge scheint zu großen Teilen von Cyanobakterien unterstützt zu werden, die zur Fixierung von atomarem Stickstoff fähig sind [167]. Doch damit nicht genug: Bei Forschungen, der Ursache des weltweit auftretenden *Coral Bleaching*, des Absterbens ganzer, großer Korallenriffe, auf dem Grund zu gehen, stieß man auf unzählige verschiedene Mikrobenarten, die, wie üblich in artspezifischer Zusammensetzung, in der Schleimschicht des Korallenpolypen leben. Man kann annehmen, dass jede von ihnen eine bestimmte Aufgabe in ihrem symbiontischen Dasein mit ihrem Wirtsorganismus erfüllt. Offenbar handelt es sich bei der Mikrobiota in ihrer Gesamtheit um das schlagkräftige, „ausgelagerte Immunsystem" der Koralle, die „pur", als reiner Wirtsorganismus betrachtet, über kein eigenes adaptives Immunsystem verfügt. (Man sollte sich an dieser Stelle fragen, ob die Mikrobiota nicht vielleicht eine fundamentale Rolle bei der Ausbildung des adaptiven Immunsystems „höherer Lebewesen" gespielt hat?)

Im Gesamtorganismus „Koralle" bietet sich damit die Möglichkeit, das Zusammenwirken symbiontisch lebender Systeme wohl in seiner Urform zu erleben – und uns werden auch die Folgen im Falle einer Störung vor Augen geführt: Nicht nur die steigende Wassertemperatur und Versauerung der Ozeane macht dem empfindlichen, an enge physikalische Bedingungen geknüpften Zusammenwirken von Dinoflagellaten, Cyanobakterien und ihrem Wirt zu schaffen. Die zunehmende Verschmutzung und Verschlechterung der Wasserqualität hat mittlerweile auch zu einer erheblichen Dezimierung der mikrobiellen Artenvielfalt im Falle der gesamten Korallen-symbiontischen Mikrobiota geführt. Für den Wirtsorganismus „Koralle" ist dies gleichbedeutend mit einer „Immundefizienz": Zu ihrem Schutze steht nun nicht mehr die volle Funktionsfähigkeit ihrer assoziierten biologischen „Abwehr" zur Verfügung, die sich nur aus der dazu notwendigen Gesamtheit ihrer physiologischen Mikrobiota ergibt. Die Koralle ist pathogenen Mikroorganismen somit wehrlos ausgesetzt und ein Erkranken und Absterben an Infektionskrankheiten ist unweigerlich die Folge.

Wie bereits vermutet, stehen wir hier der wohl ältesten Überlebensstrategie aller Lebewesen gegenüber, die sich stets gegen widrige Umstände und gefährliche Einflüsse wappnen mussten. Wir sollten uns stets darüber im Klaren sein, dass Mikroben sich bereits über einen Zeitraum von ca. 3 Milliarden Jahren auf der Erde entwickeln konnten, bevor „endlich", vor ca. 700–800 Millionen Jahren, die ersten tierischen Lebensformen entstanden. Sie hatten genügend Zeit, herauszufinden, dass ein Zusammenleben in Form mutualistischer Symbiosen ein „Mehr" an Adaptationsmöglichkeiten im Falle lebensfeindlicher Umstände bedeutet. Das Prinzip „Gemeinsam sind wir stark" wurde als ausbaufähiges systemisches Grundprinzip entdeckt und in unzähliger, verschiedener Ausführung zur Perfektion gebracht. Es ist naheliegend, dass diese Strategie auch in der weiteren Evolutionsgeschichte nicht wieder verworfen wurde, sodass sich auch das symbiontische Zusammenleben von mehrzelligen Lebensformen mit ihrer spezifischen Mikrobiota über die nächsten Jahrmillionen hinweg als evolutionäres Erfolgskonzept bewährt und wohl bei allen Lebewesen durchgesetzt hat. (NB: Parallel zur Entstehung dieses Buches wurde 2015 ein weiteres Buch des Biologen, Chemikers und Wissenschaftspublizisten Bernhard Kegel veröffentlicht. In *Die Herrscher der Welt* [138] beschreibt er die mikrobielle Omnipräsenz und die unvorstellbare Fülle der Einflüsse von Bakterien in ihrer Rolle als mikrobielle Lebenspartner so lebendig und fesselnd wie kein anderer.)

Eugene Rosenberg: The Hologenome Theory of Evolution (2007)

1. Alle Tiere und Pflanzen entwickeln symbiontische Beziehungen zu Mikroorganismen.
2. Die (artspezifischen) symbiontischen Mikroorganismen werden über die Generationen weitergegeben.
3. Der Verbindung des Wirtsorganismus und seiner Symbionten beeinflusst die Fähigkeit des Gesamtorganismus zum Widerstand gegen seine Lebensbedingungen und zur Anpassung daran.
4. Eine Veränderung des Hologenoms kann durch Änderung entweder im Genom des Wirtes oder im Genom seines Mikrobioms entstehen.

E. Rosenberg postulierte in seinen Thesen, der „Hologenome Theory", unter anderem, dass evolutionäre Entwicklung als Ergebnis von Änderungen entweder im Mikrobiom oder im Genom des Wirtsorganismus anzusehen ist. Die natürliche Selektion betrifft somit den Holobionten als Ganzes, nämlich sein als funktionelle Einheit zu betrachtendes Holobiom. Aufgrund der Fähigkeit des mikrobiellen Genoms zur schnelleren Anpassung an Änderungen der Lebensbedingungen im Vergleich zum ungleich trägeren, da zwar langlebigeren, jedoch viel weniger reproduktionsfreudigeren Genom des Wirtes haben Organismen aus holobiontischen Systemen erhebliche Selektionsvorteile.

Auch der Mensch bzw. das, was wir bisher dafür hielten – und damit sein Genom –, ist nur ein Teil des Holobionten, sein Genom nur ein Teil des Hologenoms, das aus der Summe (und damit dem Zusammenwirken!) seiner eigenen Gene und der Gene seiner Mikrobiota, also seinem Mikrobiom, besteht. Auch hier ist davon auszugehen, dass beide Elemente einander bedingen.

Denken wir hier hypothetisch weiter in Richtung der heutigen Situation des Holobionten „Mensch", dessen Gesamtorganismus zivilisationsbedingt mit Sicherheit nicht mehr über sein gesamtes, ursprünglich vorhandenes Holobiom verfügt. Eine Folgerung daraus könnte lauten, dass „Krankheit" bereits als eine Form evolutionärer Entwicklung zu verstehen ist: Es ist der Versuch des Organismus, einen nicht anders zu behebenden Missstand auszugleichen oder eine Störung zu kompensieren. Das geschieht immer dann, wenn der Organismus nicht auf die volle Funktionalität und Adaptationsfähigkeit seines Holobioms zurückgreifen und somit nicht mehr souverän auf Probleme reagieren kann – oder aber wenn aufgrund von Änderungen in der Zusammensetzung der Mikrobiota spezifische regulatorische Faktoren für bestimmte Reaktionsmuster fehlen. Im Falle der allergischen Reaktion würde das dann bedeuten, dass die bekannten Symptome den Versuch darstellen, größeren Schaden vom menschlichen Organismus abzuwehren, solange die eigentlichen Ursachen nicht identifiziert und beseitigt worden sind, oder aber dass die Möglichkeiten fehlen, auf geänderte Umweltbedingungen adäquat, gerichtet und zeitgerecht limitiert zu reagieren. Entsprechend muss auch bei anderen Krankheitsbildern an eine solche reaktive Ausgleichsgenese oder fehlende Kompensationsmöglichkeit gedacht werden. Das gilt insbesondere in Anbetracht der steigenden Häufigkeit für viele „Zivilisationskrankheiten", insbesondere beispielsweise chronisch-entzündlicher Krankheitsbilder wie Morbus Crohn oder Multiple Sklerose, aber auch für Diabetes mellitus, rheumatische Beschwerdebilder und arterielle Hypertonie, bei denen die humane Mikrobiota ebenso eine große Rolle spielt. Für diese Gedanken sprechen auch die Forschungsergebnisse von Jeff D. Leach [222], der die Lebensweise der Hadza, einer Volksgruppe in Tansania, untersucht hat [309] [165]. Die Hadza leben immer noch entsprechend ihrer ursprünglichen Lebensweise, die mit der nun üblichen, westlich geprägten Lebens- und insbesondere Ernährungsweise keinerlei Vergleiche zulässt. Zivilisationskrankheiten wie Diabetes mellitus, Adipositas, allergische Reaktionen u. a. sind bei diesen Menschen nicht bekannt. Stuhluntersuchungen der Hadza zeigen, dass diese Volksgruppe über eine Mikrobiota und ein Mikrobiom verfügt, das dem der Menschen westlicher Zivilisationen weit überlegen ist.

All diese Überlegungen machen deutlich, dass unser Weltbild tatsächlich erschüttert ist. Dass viele traditionell für grundlegend gehaltene Begrifflichkeiten, Sicht- und Denkweisen an sich neu, nämlich nochmals ganz von vorn, gedacht werden müssen. Was ist ein Lebewesen? Was ist ein Organismus? Wer sind „wir"?

6 Der biologische Limes: intakte Grenzflächen als Voraussetzung für das Leben

Diese Ausführungen zur speziellen Anatomie und Histologie in Verbindung mit den Anforderungen und Eigenarten des Schleimhautorgans auf der einen und der immensen Bedeutung der humanen physiologischen Mikrobiota auf der anderen Seite lassen ein hochkomplexes Zusammenwirken der verschiedensten regulativen Faktoren und speziellen anatomischen Besonderheiten vermuten. Als innere Grenzfläche verfügt das Schleimhautorgan über effektive Mechanismen, die für die Wahrung seiner Integrität verantwortlich sind, aber gleichzeitig einen hochselektiven Stoffaustausch zwischen Innen und Außen ermöglichen. Die ausgeklügelte Eigenart des anatomischen Aufbaus ergibt im Darm eine unglaubliche Vergrößerung der Austauschfläche, auf der eingelagerte Transportmoleküle Sekrete und Moleküle in beide Richtungen bewegen können. Darüber hinaus bilden die in der Epithelschicht eingelagerten mukösen Drüsen einen durchgehenden, mehrschichtigen Schleimfilm, der, je nach Schleimhautbereich, spezifische Aufgaben erfüllt. Diese reichen von der Befeuchtung der Atemluft bis zur Bildung einer nährstoffreichen Matrix mit mikrobieller Besiedlung. In den Enterozyten gebildete Enzyme spalten die Lebensmittel in resorbierbare Nährstoffbestandteile auf. Ein Heer von symbiontischen Mikroorganismen ernährt die Mukosazellen und hilft dabei, im Intestinum wichtige Vitalstoffe und Vitamine in verwertbare Formen und Verbindungen zu transformieren.

Eine charakteristische Rolle spielt dabei die „Schleusenfunktion" der Schleimhaut. Mit Ausnahme der passiven Diffusion (▸ **Abb. 6.1**), die dem chemischen Gradienten kleinmolekularer Stoffe folgt, wird sie durch die oben beschriebenen, durch Botenstoffe gezielt regulierbaren Membranproteine gesteuert. *Tight Junctions, Gap Junctions, Adherence Junctions,* Desmosomen, *Focal Contacts* und Hemidesmosomen haben unterschiedliche Anordnungen, Funktionseigenschaften und Steuermechanismen, die einer Vielzahl von exogenen und endogenen Einflussfaktoren unterliegen. Sie sind bandförmig um die Zelle angeordnet und haften wie Klettbänder an der entsprechenden Region der benachbarten Zelle. Damit wird

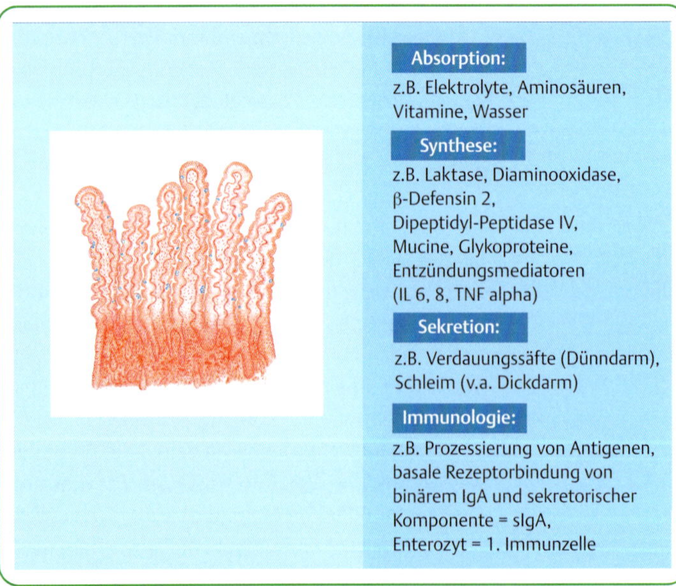

▸ **Abb. 6.1** Die vielfältigen Aufgaben der Darmschleimhaut.

der Epithelialraum vom Lumen des Schleimhautschlauches, also der Umwelt, getrennt, was ein ungerichtetes Auslaufen des Körpers oder aber das unkontrollierte Eindringen unerwünschter Stoffe von außen verhindert.

Die verschiedenen Membranproteine reagieren empfindlich auf zahlreiche schädigende Einflüsse. Forschungsergebnisse der jüngeren Zeit zeigen, dass ihre Funktionsfähigkeit und Integrität erhebliche Auswirkungen auf Entwicklung und Verlauf entzündlicher, chronisch-entzündlicher und allergischer Krankheitsbilder hat [232] [31] [193].

Für den Körper ist die Wahrung der Integrität seiner Grenzflächen damit oberstes Gebot. Ein Integritätsverlust stellt einen ernst zu nehmenden „Unfall" dar. Er wird nur selten im Anfangsstadium vom Patienten bemerkt. In der Folge muss mit komplexeren Folgereaktionen gerechnet werden. Aufgrund der Komplexität der Verhältnisse im Grenzraum sowie auch der mannigfaltigen enterozytären Funktionen, die im „Schadensfall" nicht mehr gewährleistet werden können, zeigen die entstehenden Krankheitsbilder eine bunte Vielfalt an Symptomen. Es wird jedoch immer klarer, dass nicht „nur" die mannigfaltigen, bisher allgemein geläufigen Aufgaben der Enterozyten (wie Enzymsynthese, Absorption, Ausscheidung etc.) an deren Genese maßgeblich beteiligt sind: Vielmehr rückt ihre Funktion als wichtigste „Schnittstelle", als „Interface" zwischen zwei schwindelerregend komplexen Teilen des holobiontischen Systems „Mensch" immer mehr in den Mittelpunkt. Die bidirektionale Übertragung von Information, in welcher Art auch immer, kristallisiert sich als wichtige regulative Größe für alle Bereiche heraus. Grundsätzlich wird aber der täglichen Flut von potenziellen Noxen wie Allergenen, Schadstoffen und potenziell pathogenen Mikroorganismen, die an dieser Stelle verheerende Schäden mit weitreichenden Folgen für den ganzen Organismus verursachen können, ein potentes, vielschichtiges und flexibles Schutzsystem gegenübergestellt.

6.1 Transepitheliale und parazelluläre Permeabilität

Die Passage von kleinen Molekülen wie Wasser, Ionen oder Nährstoffen durch ein Epithel kann auf zwei möglichen Transportwegen erfolgen: dem transzellulären und dem parazellulären Weg. Während der transzelluläre Transport aktiv (energieabhängig) und passiv durch spezifische Membranpumpen, Transporter und Ionenkanäle ermöglicht wird, erfolgt der parazelluläre Transport rein passiv durch den Interzellularspalt zweier benachbarter Epithelzellen hindurch. Er wird ermöglicht durch elektro-osmotische Gradienten. Diese werden entweder durch den transzellulären Transport selbst, wie zum Beispiel im distalen Nierentubulus durch die Rückresorption von Natriumchlorid, erzeugt. Oder sie entstehen dem Konzentrationsgefälle folgend, beispielsweise durch den Anstieg bestimmter Nährstoffe, wie Kohlenhydrate im Darmlumen nach einer Mahlzeit [47]. Der parazelluläre Transport kann – je nach Erfordernis – sowohl nach luminal wie auch nach subepithelial erfolgen. Dabei müssen die sehr unterschiedlichen desmosomalen Haftkomplexe (syn.: Membranproteine, Zonula occludens, Schlussleisten) passiert werden. Zusätzlich zur Barrierefunktion wirken *Tight Junctions* quasi als „Zaun" zwischen den apikalen und den basolateralen Proteinen der Zellmembran. Die strikte Trennung der Proteine von Zellober- und Unterseite gewährleistet die Polarität der Epithelzellen. Um diese Funktionen sicherzustellen, bedarf es weiterer spezialisierter Proteine, der sog. Transmembranproteine (▶ **Abb. 6.2**).

Bisher sind über 40 verschiedene solcher „Funktionsproteine" bekannt.

Sie sind nicht nur mit strukturellen Aufgaben betreut, sondern stellen eine „Multiprotein-Plattform" dar, die mit Signalkaskaden in das Zellwachstum und in die Zelldifferenzierung eingebunden ist.

Transmembranproteine, zu denen die Occludine, die Familie der Claudine sowie die Proteine JAM (*Junctional Adhesion Molecules*), CAR (*Coxsackievirus and Adenovirus Receptor*) und Tricellulin gehören, sind die Hauptbestandteile der *Tight Junctions*.

ven Einfluss auf das Krankheitsgeschehen. Wo könnte man das deutlicher beobachten als bei einem Kind mit atopischer Dermatitis? In Belastungssituationen kommt es zu einer Verstärkung der histaminbedingten Juckreizsymptomatik. Der typische stressinduzierte Asthmaanfall basiert auf demselben Pathomechanismus.

Die Zusammenhänge zwischen Psyche und Immunsystem wurden in der Vergangenheit unter der Überschrift „Psychosomatik" zusammengefasst und lange Zeit wenig ernst genommen. Mittlerweile werden diese Zusammenhänge differenzierter betrachtet. Je nach den zugrunde liegenden Reaktionsmechanismen wird nun zwischen Neuro-Psycho-Immunologie und Neuro-Psycho-Endokrino-Immunologie unterschieden und gezielt geforscht.

Auch eine Schädigung des Gehirns, wie beispielsweise bei einem schweren Hirntrauma, führt entweder zur funktionellen Beeinträchtigung oder zum kompletten Verlust der *Tight Junctions* zwischen den Enterozyten. Massive Darmbeschwerden sind die Folge [107]. Mit einer gestörten Funktionsfähigkeit des Darmepithels ist der Weg für eine Reihe von anderen Krankheitsbildern geebnet. Allergene, Schadstoffe und pathogene Mikroorganismen oder deren Endotoxine gelangen ungehindert in den interstitiellen Raum.

Pathogene Mikroorganismen, wie z. B. Listeria monocytogenes, der Erreger der Listeriose, können nun aus dem interstitiellen Raum in die Wirtszelle eindringen. Im gesunden Gewebe sind Listerien auf solche Stellen im Gewebe angewiesen, in denen gealterte oder kranke Zellen aus dem Zellverband ausgeschnitten werden (Apoptose) und so die Barriere der *Tight Junctions* für kurze Zeit außer Kraft gesetzt ist. Haben die Haftkomplexe jedoch ohnehin ihre Struktur verloren, kann z. B. Listeria monocytogenes ungehindert in den interstitiellen Raum und damit in die Wirtszelle vordringen.

Psychischer Stress und Hirntraumata sind allerdings nicht die einzigen Störfaktoren, die die Funktionsfähigkeit der *Tight Junctions* beeinflussen. Medikamente, Alkohol, Nikotin, freie Sauerstoffradikale oder Allergene können die *Tight Junctions* ebenfalls schädigen (▶ **Tab. 6.1**). Darüber hinaus gibt es Mikroorganismen, die Strategien zum Öffnen dieser Haftkomplexe entwickelt haben (▶ **Tab. 6.2**).

▶ **Tab. 6.1** Potenziell schädigende Einflüsse auf desmosomale Haftkomplexe.

Medikamente	Adverse Agenzien	Erkrankungen
Chemotherapeutika	Allergene (z. B. Gluten), Histamin	rheumatoide Arthritis
Aminoglycosid-Antibiotikum	freie Sauerstoffradikale	Zöliakie
Acetylsalicylsäure (Aspirin)	Lebensmittel-Tenside	Epilepsie
nicht steroidale Antirheumatika	$Eisen^{3+}$	Disstress
HIV-Protease-Inhibitoren (Saquinavir, Ritonavir, Nelfinavir)	Nikotin	Neoplasien
Anthracyclin	Desoxycholsäure	Verbrennung der Haut
nicht steroidale Entzündungshemmer	Cadmium	hämorrhagischer Schock

▶ **Tab. 6.2** Auswahl potenziell pathogener Mikroorganismen und Parasiten, die *Tight Junctions* schädigen und/oder als Portal zum Körper nutzen können.

Bakterien	Viren	Parasiten
Clostridium difficile	Adenoviren	Dermatophagoides pteronyssinus (Hausmilbe)
EHEC	HI-Virus	
EPEC	Reoviren	
Helicobacter pylori	Rotaviren	
Klebsiella pneumoniae		
Salmonella typhimurium		

Enteropathogene E. coli (EPEC) beispielsweise besitzen ein sekretorisches System, das in seinem Aufbau einer Spritze ähnelt. Mithilfe dieses Systems „injizieren" sie Proteine in die Epithelzellen des Darms. Ein Teil der Proteine führt dort zu einer Umverteilung von Occludin und dadurch zu einer funktionellen Störung der *Tight Junctions*. Die enteropathogenen E. coli können nun in das Darmepithel eindringen [187]. Clostridium perfringens verfolgt eine andere Strategie. Das Bakterium bildet ein bifunktionelles Toxin, das die Epithelzellen des Darms nachhaltig schädigt, um sich Zugang zu den *Tight Junctions* zu verschaffen. Dort bindet das gleiche Toxin und löst Veränderungen in Struktur und Funktion der *Tight Junctions* aus. Das HI-Virus-1 dagegen manipuliert die Haftkomplexe der endothelialen Blut-Hirn-Schranke. Bei der durch HIV-1 verursachten Enzephalitis dringen virusinfizierte Monozyten und Makrophagen in das Gehirn ein. Die infizierten Zellen scheiden virale Proteine wie das HIV-1-Hüllprotein gp120 aus. Dieses Protein verändert die Expression der Strukturproteine der *Tight Junctions* in den Endothelzellen des menschlichen Gehirns. Auf diese Weise werden die Permeabilität der Blut-Hirn-Schranke und damit die Migration von Monozyten verstärkt. Die Entwicklung von HIV-1-assoziierter Dementia ist die Folge [136]. Verschiedene Krankheitserreger der Lunge wie Klebsiella pneumoniae, Escherichia coli und Pseudomonas aeruginosa sind ebenfalls in der Lage, die Migration polymorphkerniger Zellen zu induzieren [119].

Ein Verlust der körperlichen und/oder psychischen Integrität stellt für den Menschen somit ein häufig unterschätztes Problemfeld dar. Insbesondere die physiologischen Regeln für das Zusammenspiel der Systeme – Mensch und Mikrobe – werden mit dem Wegfall der Grenzflächenfunktionen außer Kraft gesetzt. Erstes Gebot des menschlichen Organismus ist es also, seine Integrität wiederherzustellen. Dies ist die unverzichtbare Voraussetzung für ein ungestörtes Zusammenwirken der körperlichen Regulationssysteme. Wenn dies aus eigener Kraft nicht gelingt und auch „Krankheit" als Heilungsversuch nicht zum Erfolg führt, sollte von therapeutischer Seite in erster Linie daran gedacht werden, den Körper bei der Wiedererlangung seiner Integrität zu unterstützen. In schleimhautassoziierten Untersuchungen aus der Matrix „Stuhl" lassen sich beispielsweise wertvolle Informationen gewinnen, um das Ausmaß der Schleimhautdysfunktion durch geschädigte oder gestörte epitheliale Haftkomplexe abschätzen zu können. Ebenso können auch wichtige Hinweise über die Art und das Ausmaß einer Erkrankung (Infektion, Entzündung etc.) gefunden werden (Kap. 11).

6.3 Schutzsysteme des Schleimhautorgans

Das enge, komplex regulierte Zusammenspiel beider Systeme – Mensch und Mikroorganismen – ist die Voraussetzung für den Erhalt der menschlichen Integrität. Der Grenzbereich zwischen beiden Systemen – die Funktion der mukosalen Grenzfläche – wird charakterisiert durch eine Vielzahl regulativer Elemente und Schutzfaktoren. Sie sind nur teilweise menschlicher Herkunft, wie z. B. die epithelial exprimierten Schutzfaktoren wie sIgA oder Defensine, oder die Elemente des Mukosa-Immunsystems. Dieser am besten als „Grenzraum"zu bezeichnende Teil des menschlichen Organismus ist stets als funktionell zusammengehörendes Ganzes zu betrachten. Er bezeichnet die interaktive Kapazität der Summe aller Schleimhautschutzsysteme. Dennoch kann man die vielfältigen Schutzfunktionen des Schleimhautorgans mehreren Ebenen zuordnen (▶ **Abb. 5.1**). Dazu zählen die Mukusschicht, das Schleimhautepithel und das Mukosa-Immunsystem (MIS) mit dem daran angeschlossenen darmassoziierten lymphatischen Gewebe (GALT).

Die wichtigsten Details seiner Kompartimente sollen im Folgenden kurz charakterisiert werden.

6.3.1 Mukusschicht: der unterschätzte, überlebenswichtige Biofilm

Die Oberfläche der Schleimhaut ist überzogen von einer schützenden Schleimschicht aus komplexen extrazellulären polymeren Substanzen. Diese werden von spezialisierten Zellen, den Becherzellen, synthetisiert. Zusammen mit den Populationen von organisierten, kommensalen Mikroorganismen bilden sie einen komplexen Biofilm. Die große Bedeutung dieser physiologischen Schleimschicht auf der Mukosa wird erst in den letzten Jahren zunehmend verstanden. Sie übernimmt nicht nur eine schützende Funktion, sondern ist ein maßgeblicher, milieubestimmender Faktor und damit an verschiedenen enzymatischen Prozessen mindestens passiv beteiligt. Die Tatsache, dass ein Großteil der in und von ihr lebenden Mikroorganismen den Löwenanteil bei der Ernährung der Oberflächenepithelien beisteuert, rückt immer mehr in den Fokus neuester Forschungen. Menge und Eigenschaften des Mukus scheinen die Barrierefunktion unserer Schleimhautgrenzfläche erheblich zu beeinflussen und z. B. auch den Verlauf von chronisch-entzündlichen Darmerkrankungen (CED) oder allergisch-entzündlichen Geschehen mitzubestimmen.

Als wesentliche Vertreter der mukonutritiven Bakterien konnten für die enteralen Schleimhautabschnitte zwei Bakterienarten isoliert werden:

- Akkermansia muciniphila verstoffwechselt den Mukus, wodurch die Becherzellen dazu angeregt werden, stets für Nachschub zu sorgen.
- Faecalibacterium Prausnitzii wandelt die aus der Nahrung stammenden Oligosaccharide in Buttersäure um. Diese wiederum stellt die Hauptenergiequelle für die Enterozyten dar.

Beide Bakterienspezies finden sich im Mukus in großer Zahl (> 10^8 bzw. > 10^9/g Stuhl). Bei einer Erniedrigung dieser Populationen kommt es zur Einschränkung der enterozytären Energieversorgung oder/und zu einer geringeren Stimulation der Schleimproduktion. Die Folge sind eine reduzierte Mukusproduktion sowie auch eine Veränderung seiner Zusammensetzung und Eigenschaften.

Schleim: raus aus der Schmuddelecke! Jüngere Forschungsergebnisse beleuchten die hohe Bedeutung physiologischer, optimaler Funktionseigenschaften dieser ersten, schützenden Muzinschicht auf der Schleimhaut. Eine nicht ausreichende Mukusproduktion und damit Verschmälerung der Muzinschicht beeinträchtigt die gastrointestinale Barriere und kann einer der Gründe für ein verstärktes Eindringen von Mikroorganismen in die Mukosa sein. Ein verminderter Gehalt an Phosphatidylcholin (Phospholipide, die sich aus Fettsäuren, Glycerin, Phosphorsäure und Cholin zusammensetzen) hat eine Einschränkung der schützenden Mukuseigenschaften zur Folge. Phosphatidylcholin ist als wichtiger Faktor i. S. einer „Fettüberzugsschicht" am Schutz des Epithels beteiligt. Es wird im Ileum aktiv von Enterozyten sezerniert. Der zunächst locker aufliegende, Phosphatidylcholin enthaltende Schleim wird, parallel zur Rückresorption der Gallensäuren, im Ileum fest an die Oberfläche des Darms gebunden und wandert langsam und kontinuierlich als Schutzfilm im Dickdarm abwärts bis zum Enddarm.

Diese Zusammenhänge könnten ein wesentlicher pathogenetischer Faktor bei der Entstehung von chronisch-entzündlichen Darmerkrankungen wie einer Colitis ulcerosa oder von Morbus Crohn sein (vorgestellt auf dem Internistenkongress Anfang 2015 in Mannheim).

Bei Patienten mit CED, insbesondere der Colitis ulcerosa, ist die Phosphatidylcholin-Konzentration im Schleim des Dickdarms deutlich vermindert. Es ist sehr wahrscheinlich, dass es aufgrund einer intestinalen Dysbiose zu einer Verschlechterung der Versorgungssituation sowie einer veränderten Informationshomöostase an der Epithelschicht kommt, was zu einer Einschränkung der Funktionen von Enterozyten, Becherzellen, und Paneth-Zellen führt. Die Schleimproduktion ist herabgesetzt und in ihrer Zusammensetzung nicht optimal. Ohne die fettige Schutzschicht und damit unzureichende muzine Bedeckung der Mukosa kann der (wasserlösliche) Darminhalt mit seinen Bakterien, Fremdproteinen und Giftstoffen, besonders aber Endotoxinen, direkt in Kontakt mit der Schleimhaut kommen. Zusätzlich schränken eine verminderte Funktion der Paneth-Zellen und die Barrierestörung des Darmepithels die Schutzfunktionen des Epithels ein. Entsprechende entzündliche Abwehrreaktionen im Falle eines Integritätsverlustes sind unweigerlich die Folge (▶ **Abb. 6.4**, ▶ **Abb. 6.5**, ▶ **Abb. 6.6**). Kommt es zur Perpetuierung dieses Vorgangs, ist die Entwicklung einer chronisch-entzündlichen Darmerkrankung eine logische, mögliche Folge: je nach Reaktionsart TH 1-gesteuert – eher Morbus Crohn-, TH 2-gesteuert – eher Colitis-ulcerosa-assoziiert. Die mit CEDs assoziierten Erkrankungsbilder sprechen für die grundlegend systemische Bedeutung dieser Vorgänge, die sicherlich dem klinischen Erscheinungszeitpunkt schon lange vorangehen (Kap. 1.4, Kap. 1.5).

	Aerobe Indikatorflora	Einheit	Resultat	Bewertung	Referenzbereich
I	*Escherichia coli*	KBE/g	5 x10⁸	✓	≥10⁶
P	*E. coli Biovare*	KBE/g	<1 x10⁴	✓	<10⁴
P	*Proteus mirabilis*	KBE/g	3 x10⁷	↑↑↑	<10⁴
P	*Klebsiella pneumoniae*	KBE/g	5 x10⁸	↑↑↑	<10⁴
P	*Pseudomonas spp.*	KBE/g	<1 x10⁴	✓	<10⁴
P	*Enterobacter spp.*	KBE/g	<1 x10⁴	✓	<10⁴
P	*Citrobacter spp.*	KBE/g	<1 x10⁴	✓	<10⁴
I	*Enterococcus spp.*	KBE/g	<1 x10⁴	↓↓↓	≥10⁶

▸ **Abb. 6.4** Befund eines 12-jährigen Jungen im akuten Schub einer Colitis ulcerosa. Deutliche Reduzierung der protektiven und mukonutritiven Mikrobiota (Faecalibacterium Praussnitzii und Akkermansia muciniphila), Vermehrung der Clostridienfraktion sowie vermehrter Candidanachweis als Hinweis auf die stark herabgesetzte Kolonisationsresistenz, pH-Wert im Neutralbereich. **I** Immunflora; **P** proteolytische Flora.

	Anaerobe Indikatorflora				
S	*Bifidobacterium spp.*	Kopien/g	7 x10⁷	↓	≥1x10⁸
S	*Bacteroides spp.*	Kopien/g	2 x10¹⁰	✓	≥10⁹
S	*Lactobacillus spp.*	KBE/g	<2 x10⁴	↓↓↓	≥10⁵
S	*H_2O_2-Lactobacillus*	KBE/g	<2 x10⁴	↓↓↓	≥10⁵
P	*Clostridium spp.*	KBE/g	2 x10⁶	↑↑	≤10⁵
M	*Faecalibacterium prausnitzii*	Kopien/g	7 x10⁵	↓↓↓	≥1x10⁹
M	*Akkermansia muciniphila*	Kopien/g	<1 x10⁴	↓↓↓	>1x10⁸
	Hefepilzdiagnostik quantitativ				
	Candida sp.	KBE/g	3 x10⁴	↑	<10³
	Schimmelpilzdiagnostik semiquant.				
	Schimmel		kein Wachstum		kein Wachstum
	Gesamtkeimzahl	Kopien/g	1 x10¹¹	✓	≥10¹¹
	Stuhl-Eigenschaften				
	Stuhl-pH		7,0	↑	5,8 - 6,5
	Stuhlkonsistenz		breiig		

▸ **Abb. 6.5** Dasselbe Kind. Deutliche Vermehrung der aeroben Proteolytenfraktion, Reduktion der Immunflora. **S** luminale Protektivflora; **P** proteolytische Flora; **M** mukonutritive Flora.

Welchen Entzündungsweg das Mukosa-Immunsystem letztendlich einschlagen wird, hängt von den individuellen, v. a. immunologischen „Eingangsvoraussetzungen" des jeweiligen Patienten und weiteren Einflussgrößen aus der Umwelt ab.

Ähnliches kann auch bei Patienten mit einer allergischen Reaktion oder anderen chronisch entzündlichen Krankheitsbildern erwartet werden (▸ Abb. 6.7).

Bei Stuhlanalysen findet man im Rahmen chronisch entzündlicher Krankheitsbilder regelmäßig eine reduzierte Gesamtkeimzahl und Diversivität (quantitative und qualitative Dysbiose), dabei insbesondere auch stark reduzierte Zahlen mukonutritiver und protektiver Mikroorganismen Neben einer eingeschränkten Mukusqualität ist eine unzureichende Bereitstellung kurzkettiger Fettsäuren (SCFS) sowie weiterer, antiinflammatorischer Substanzen die Folge. SCFS sind nicht nur als Energie-

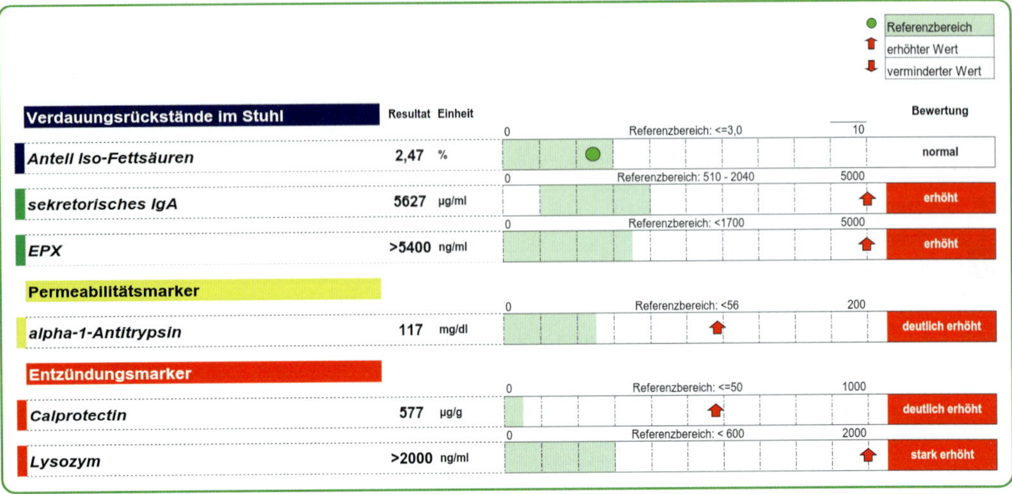

Verdauungsrückstände im Stuhl	Resultat	Einheit	Referenzbereich	Bewertung
Anteil Iso-Fettsäuren	2,47	%	<=3,0 (Skala 0–10)	normal
sekretorisches IgA	5627	µg/ml	510 - 2040 (Skala 0–5000)	erhöht
EPX	>5400	ng/ml	<1700 (Skala 0–5000)	erhöht
Permeabilitätsmarker				
alpha-1-Antitrypsin	117	mg/dl	<56 (Skala 0–200)	deutlich erhöht
Entzündungsmarker				
Calprotectin	577	µg/g	<=50 (Skala 0–1000)	deutlich erhöht
Lysozym	>2000	ng/ml	< 600 (Skala 0–2000)	stark erhöht

▸ **Abb. 6.6** Zugehörige ausgeprägte Entzündungszeichen (Calprotectin, Lysozym), Integritätsverlust der Schleimhaut (Alpha-1-Antitrypsin).

	Anaerobe Indikatorflora	Einheit	Resultat	Bewertung	Referenzbereich
S	Bifidobacterium spp.	Kopien/g	5×10^7	↓	$\geq 1 \times 10^8$
S	Bacteroides spp.	Kopien/g	3×10^9	✓	$\geq 10^9$
S	Lactobacillus spp.	KBE/g	3×10^5	✓	$\geq 10^5$
S	H_2O_2-Lactobacillus	KBE/g	3×10^5	✓	$\geq 10^5$
P	Clostridium spp.	KBE/g	5×10^4	✓	$\leq 10^5$
M	Faecalibacterium Prausnitzii	Kopien/g	1×10^7	↓↓	$\geq 1 \times 10^9$
M	Akkermansia muciniphila	Kopien/g	2×10^4	↓↓↓	$>1 \times 10^8$
	Hefepilzdiagnostik quantitativ				
	Candida krusei	KBE/g	7×10^3	↑	$<10^3$
	Candida albicans	KBE/g	3×10^3	↑	$<10^3$
	Schimmelpilzdiagnostik semiquant.				
	Schimmel		kein Wachstum		kein Wachstum
	Gesamtkeimzahl	Kopien/g	3×10^{10}	↓	$\geq 10^{11}$
	Stuhl-Eigenschaften				
	Stuhl-pH		7,0	↑	5,8 - 6,5
	Stuhlkonsistenz		breiig		

▸ **Abb. 6.7** Mikrobieller Befund eines 28-jährigen Patienten mit atopischer Dermatitis und Verdauungsstörungen. Quantitative und qualitative Dysbiose (Candida spp.). **S** Luminale Protektivflora; **P** Proteolytische Flora; **M** Mukonutritive Flora.

lieferanten für den menschlichen Organismus von großer Bedeutung – nach neuesten Forschungsergebnissen stellen diese Substanzen zugleich immens wichtige immunologische Botenstoffe dar. Insbesondere werden zunehmend Zusammenhänge mit neruoinflammativen oder neurodegenerativen Krankheitsbildern erkannt: SCFS tragen maßgeblich zur Ausbildung, zur Reifung und zum Verhalten der Mikroglia-Zellen im Gehirn bei. Dabei scheint sich die Mikroglia umso besser zu entwickeln, je größer die Diversivität der Mikrobiota ist [73] [97].

Zudem profitieren wir von weiteren Qualitäten der mutualistischen Symbiose der in Dünn- und Dickdarm überwiegenden „Protektivmikrobiota" aus Milchsäure- und Bifidobakterien: Sie reguliert z. B. den intraluminalen pH-Wert zwischen 5,5 und 6,5. Damit entstehen ungünstige Lebensbedingungen für fakultativ pathogene Mikroorganismen, die eher basische Verhältnisse bevorzugen. Gleichzeitig wird durch die Nahrungskonkurrenz und die Besetzung der Schleimhautrezeptoren den potenziell pathogenen Mikroben die Lebensgrundlage entzogen (= Kolonisationsresistenz). Daneben werden auch mikrobiozide Substanzen wie Wasserstoffperoxid produziert und damit wiederum die menschlichen Abwehrmechanismen (wie Defensine, Peptidasen, Lysozym, sIgA etc.) gegen pathogene Organismen (neben pathogenen Bakterien auch Viren, Pilze, Hefen etc.) verstärkt.

Eine weitere wichtige Gruppe stellen die sog. Immunbakterien (oder „immunmodulierende Mikrobiota") dar, auch die frühere Bezeichnung „Immunflora" wird noch oft verwendet. In dieser Gruppe sind E. coli und Enterokokken bisher am besten erforscht. Deren immunmodulierende Funktionen sind – bezogen auf den Wirt – eine wesentliche Voraussetzung für die Entwicklung und Differenzierung des Mukosa-Immunsystems sowie für sein lebenslanges Training.

Bei Ablauf dieser „regulatorischen Kaskaden" kommt den Interaktionen der menschlichen Immunzellen mit den Mikroorganismen im Biofilm somit besondere Bedeutung zu. Die mikrobiellen Informationen, die bereits während der Schwangerschaft auf das Kind übertragen wurden, werden mit Aufnahme der mütterlichen Mikroorganismen während der Geburt wohl in unvorstellbarem Maß verstärkt. Bisher haben wir nur geringe Einblicke in diese Mechanismen (► **Abb. 6.8**) und Einflüsse, ohne die keine physiologische Immunogenese und später normale Funktion des Immunsystems stattfinden kann.

Und dennoch: Auch wenn es sich vorwiegend um apathogene Mikroorganismen handelt, die die den Körper durchziehende Schleimhautstraße bilionenfach besiedeln (10^{14} koloniebildende Einheiten), muss ein unkontrolliertes Eindringen in den Körper durch das Zusammenspiel der unterschiedlichen, menschlichen Schutzsysteme unbedingt verhindert werden.

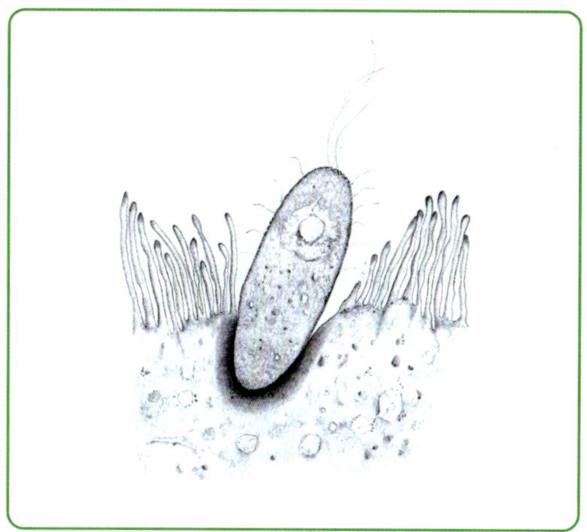

► **Abb. 6.8** Ausschnitt aus der Grenzschicht zwischen Enterozyt (E) und Biofilm (Darmlichtung). Interaktion zwischen Bakterium und immunaktivem Enterozyten.

Wie kann es dann aber geschehen, dass das Neugeborene und der ältere Säugling von den aus seiner Umwelt auf ihn einwirkenden Mikroorganismen nicht „überflutet" und eine massive, ungerichtete Abwehrreaktion initiiert wird? Wie bereits oben ausgeführt, hält die Natur hierfür einen ganz besonderen „Trick" bereit, der zumindest im Tierreich nachgewiesen werden konnte. Forscher haben einen Mechanismus der Immuntoleranz bei Neugeborenen entdeckt: ein speziell angepasster Funktionszustand eines kleinen Signalmoleküls namens Interleukin-1 receptor-associated Kinase 1(IRAK 1) ist dafür zuständig. Es ist normalerweise für die Erkennung von bakteriellen Antigenen und die Aktivierung von Abwehrmechanismen verantwortlich. Die Wissenschaftler konnten den dazugehörigen molekularen Mechanismus aufklären, der in einer verminderten Aktivität dieses Enzyms mündet und damit die Induktion einer entzündlichen Aktivität verhindert.

Spätestens nach abgeschlossener Entwicklung des Immunsystems, was normalerweise zum Zeitpunkt des Einschulungsalters eines Kindes erfolgt ist, haben beide Systeme – der Mensch und seine individuelle Mikrobiota – sich so aufeinander abgestimmt, dass es an der sensiblen Schleimhautgrenze keine schwerwiegenden Störungen gibt. Kommt es jedoch zu einem Integritätsverlust des

Schleimhautorgans, tritt eine Schwächung der Immunitätslage ein und/oder wird die Mikrobiota durch Pathogene dominiert, dann muss wieder darauf hingearbeitet werden, den Status quo neu zu gestalten.

6.3.2 Schutzfaktoren der epithelialen Ebene

Als zweite „Organisationsebene" der intestinalen Schleimhaut kann man die oberflächliche Epithellage betrachten. Hinsichtlich ihrer Schutzfunktion für den Organismus ist sie durch ihre gezielt steuerbare Durchlässigkeit und eine Anzahl von epithelial exprimierten Schutzfaktoren (z. B. sekretorisches Immunglobulin A, β-Defensin 2, Zonulin u. a.) charakterisiert. Eine Vielzahl von Enzymen (Laktase, Dipeptidylpeptidase IV, Aldolase B, GLUT 5 u. a.), die der Enterozyt synthetisiert, sorgt ihrerseits für eine Entlastung der Darmwand, speziell eben der Enterozyten. Was aber zusätzlich kaum Beachtung findet, ist die Tatsache, dass Enterozyten die ersten Immunzellen an der Grenze zwischen innen und außen, zwischen „eigen" und „fremd" darstellen. Mit ihrer Bereitstellung von Immunmediatoren sind sie in der Lage, gezielte Informationen an das Mukosa-Immunsystem weiterzugeben und die weiteren Reaktionen damit bereits in die richtige Richtung zu lenken. Sie stellen u. a. Interleukin-6, Il-8 und den Tumornekrosefaktor-alpha (TNFα) bereit. Dadurch sind sowohl pro- als auch antiinflammatorische Impulse durch den Enterozyten möglich. „Kleinere Grenzverletzungen" durch Mikroorganismen werden vermutlich dadurch fokal begrenzt und abgewehrt, großflächige dagegen lösen über persistierende proinflammatorische Signale eine Aktivierung des subepithelial befindlichen Mukosa-Immunsystems aus.

Merke
Die Epithelzelle, speziell der Enterozyt, fungiert als erste Immunzelle des Menschen!

Unter der Vielzahl der bereits bekannten Faktoren, die im Zusammenspiel beider Systeme zum Tragen kommen, spielen einige hinsichtlich der Diagnostik und Therapie schleimhautassoziierter Krankheitsbilder bereits eine zunehmend wichtige Rolle. Diese werden im Folgenden beschrieben.

Sekretorisches Immunglobulin A Unter den oben beschriebenen Immunglobulinen übernimmt die sekretorische Form des Immunglobulin A (sIgA) im gesamten Bereich des Schleimhautorgans eine wichtige Sonderrolle. Durch die Anpassung und robuste Ausstattung des sIgA in den Schleimhautzellen kann es auf die mukosale Oberflächen sezerniert werden und dort, im Mukus und bei intakten Schleimhautverhältnissen, bereits mit potenziell gefährlichen Antigenen reagieren. Die Triggerung zur IgA-Produktion erfolgt über die gezielte Aufnahme der Antigene über M-Zellen und Weitergabe an das MIS.

Bereits im Jahr 1990 publizierte Thrane, dass die sekretorischen Komponenten des IgA-Dimers – die eigens vom Embryo synthetisiert und nicht von der Mutter übertragen werden – bereits in der 20. Schwangerschaftswoche (SSW) im Embryo nachzuweisen sind [300]. Andere Autoren machten das Protein bereits in der vierten SSW mittels Immunhistochemie sichtbar. Zum Zeitpunkt der Geburt ist die Schleimhaut bei einer Mehrzahl der Kinder durch einen erhöhten Spiegel dieses Immunglobulins geschützt. Dieser passt sich in den folgenden Lebenswochen den normalen Werten im Erwachsenenalter an. Schon im Säuglingsalter lässt sich eine bedarfsgerechte Steigerung der sIgA-Produktion nachweisen (▸ **Abb. 6.9**, ▸ **Abb. 15.1**).

Humanes β-Defensin 2 (HBD2) β-Defensine sind Peptide mit antimikrobieller Wirkung gegen unterschiedliche Mikroorganismen (Bakterien, Pilze, einige Viren). Zusätzlich wirken sie chemotaktisch auf einige Zellen des Immunsystems, d. h., sie wirken immunmodulatorisch. Epithelzellen und Leukozyten sind in der Lage, Defensine zu sezernieren. Sie sind ein Bestandteil der angeborenen Immunität und können im Zusammenspiel der verschiedenen Schleimhautschutzsysteme der ersten körpereigenen Abwehrlinie zugerechnet werden.

King et al. beschreiben, dass humane β-Defensine während der Schwangerschaft von der Plazenta, dem Chorion des Trophoblasten, dem Amnion-Epithel und der Dezidua exprimiert werden [142]. Sie bilden auf diese Weise eine entscheidende Barriere als Vorbeugung gegen Infektionen im Uterus. Soto et al. publizierten 2007, dass amniotische Flüssigkeit HBD2 enthält [284]. Dieser Schutzfak-

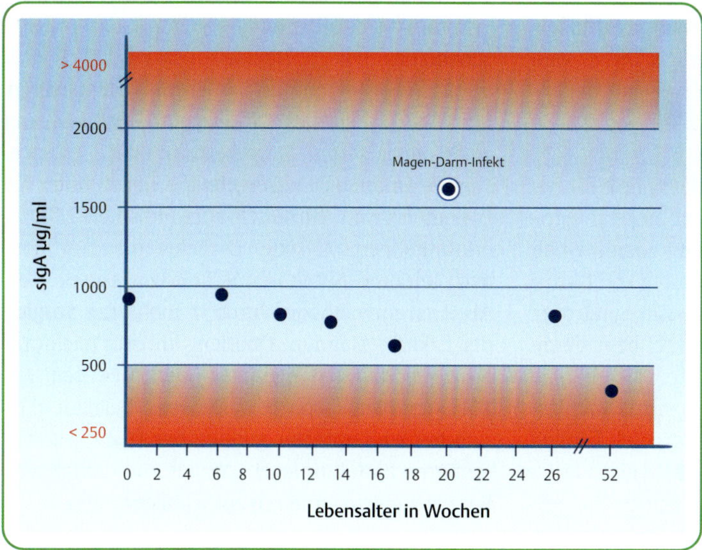

▸ **Abb. 6.9** Regulationsfähigkeit der sIgA-Produktion eines Neugeborenen im Verlauf von 52 Wochen (roter Bereich: außerhalb der Normwertgrenzen von Erwachsenen). Bemerkenswert ist der Anstieg des sIgA in der 20. Lebenswoche anlässlich eines akuten Magen-Darm-Infektes. Dies stellt die eigene Syntheseleistung des Säuglings unter Beweis.

tor kann ebenfalls in der Matrix Stuhl nachgewiesen werden.

Therapeutisch bedeutend ist, dass die Synthese des β-Defensins 2 durch probiotische Mikroorganismen und proinflammatorische Zytokine stimuliert werden kann [161] [36]. Die Induktion der Synthese von β-Defensin 2 ist insbesondere für E. coli nachgewiesen. Ein Mangel an β-Defensin 2 kann somit durch orale Gabe apathogener Escherichia coli ausgeglichen werden (▸ **Abb. 6.10**).

Der Normwert bei Erwachsenen liegt bei 8–60 ng/ml. In einer Untersuchung des AMT e. V. aus dem Jahr 2012 lagen die gemessenen Werte bei Neugeborenen deutlich höher (> 180 ng/ml) und waren auch nach vier Wochen noch nicht rückläufig (▸ **Abb. 6.11**, [254]). Ähnliches berichteten Campeotto et al. 2010 [38].

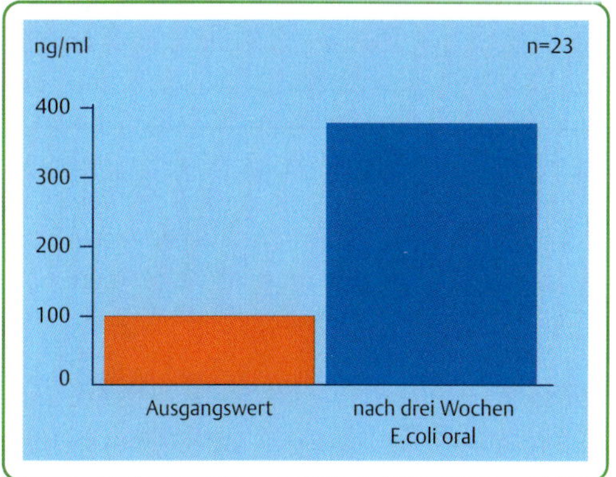

▸ **Abb. 6.10** Gemittelte Werte der β-Defensine in Faeces vor und nach 3-wöchiger Behandlung mit apathogenen E. coli (SymbioFlor 2®; Quelle: IFM Herborn 2007).

Zonulin Zonulin ist ein 47-kD-Protein, das im Jahr 2000 erstmals beschrieben wurde [80]. Dieses Regulatorprotein ist für die Steuerung der *Tight Junctions* innerhalb der Schleimhautoberfläche, u. a. der Darmwand, verantwortlich. Es wird bei unterschiedlichen Reizen von der Darmschleimhaut abgegeben und bindet an spezifische Rezeptoren auf den Epithelzellen. In der Folge werden biochemische Prozesse in Gang gesetzt, die zu einer Kontraktion von Proteinen des Zytoskeletts führen (▸ **Abb. 6.2**, ▸ **Abb. 6.3**). Dadurch kommt es zu einer Öffnung interepithelialer Kanäle – die interzellulären Haftkomplexe, wie z. B. *Tight Junctions*, öffnen sich. Dieser Funktionsablauf stellt einen fein abstimmbaren Regulationsmechanismus des Körpers dar. Mit diesem werden z. B. immunologische Vorgänge und Signale koordiniert, wie z. B. das „Durchgreifen" von Fortsätzen dendritischer Zellen zur Aufnahme antigener Strukturen aus dem Lumen, oder es wird, je nach Bedarf, die Durchlässigkeit der Darmschleimhaut verändert und damit die Barrierefunktion der Darmschleimhaut der jeweiligen Situation angepasst (s. auch Kap. 5.1, [193]).

Zonulin kann sowohl in der Matrix Stuhl als auch im Serum nachgewiesen werden. Dieser vom Körper gezielt regelbare Vorgang steht im Gegensatz zu einer Vielzahl äußerer Einflüsse oder auch entzündlicher Situationen (▶ **Tab. 6.1**, ▶ **Tab. 6.2**), die zu einer Schädigung der Haftkomplexe führen können. Dies bedeutet dann immer einen Integritätsverlust am Schleimhautorgan und damit einen vermehrten, unkontrollierten Einstrom von Darminhalt in die Lamina propria (*Leaky-Gut*-Syndrom). Zudem gibt es z. B. auch Lebensmittel bzw. deren Bestandteile (z. B. Gliadin, Kasein etc.), die über die Freisetzung von Zonulin eine vermehrte Durchlässigkeit der Darmschleimhaut hervorrufen können (▶ **Abb. 6.12**, Kap. 11; [64] [78] [159] [311]).

Kommt es darüber hinaus auch zu ausgeprägten Schädigungen der Epithelzellen, ist zusätzlich auch ein Anstieg des Zonulins im Serum zu beobachten. Erhöhte Zonulinspiegel im Serum korrelieren mit einer gesteigerten Darmpermeabilität. Entsprechende Untersuchungsergebnisse liegen auch bei Patienten mit chronisch-entzündlichen Darmerkrankungen, Zöliakie, Diabetes mellitus, aber auch anderen Autoimmunerkrankungen vor [78]. Als Referenzmethode wurde in mehreren Studien der Laktose/Mannitol-Quotient im Urin nach oraler Belastung herangezogen. Bei Patienten mit Zöliakie konnte man beispielsweise belegen, dass sich bei konsequenter glutenfreier Diät ein initial erhöhter Zonulinspiegel parallel zum Abfall von Entzündungsparametern zurückbildet.

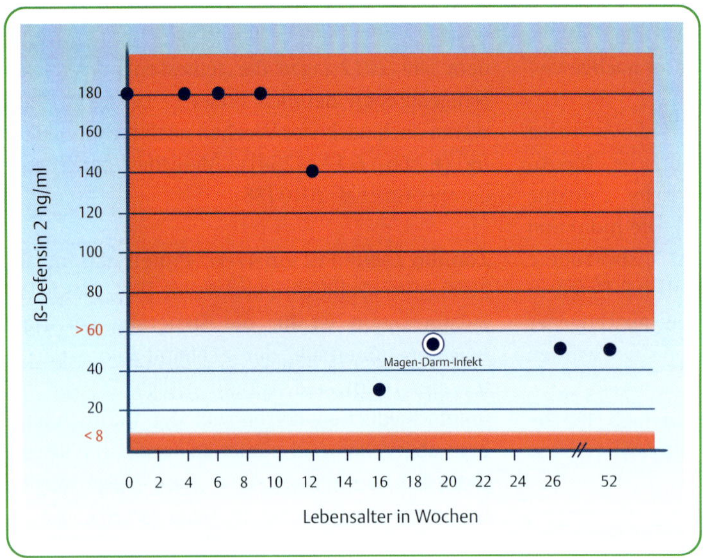

▶ **Abb. 6.11** Lineare Darstellung der β-Defensin-2-Werte eines Neugeborenen im 1. Lebensjahr. Die während der ersten 12 Wochen signifikant über den Erwachsenenwerten liegenden Ergebnisse machen deutlich, dass die Kinder bereits intrauterin diesen Schutzfaktor exprimieren, vermutlich um auf die bevorstehende Auseinandersetzung gegenüber Mikroorganismen der Außenwelt vorbereitet zu sein (Kap. 15.1.1).

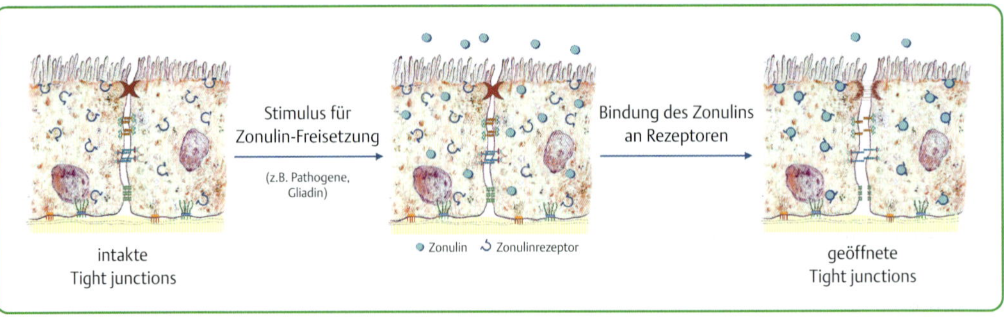

▶ **Abb. 6.12** *Tight Junctions* (desmosomale Haftkomplexe) verschließen die Zellzwischenräume im Bereich der Tunica mucosa. Ihre Integrität wird von Zonulin reguliert. Es bewirkt durch Bindung an spezifische Rezeptoren die Kontraktion des Zytoskeletts und somit die Öffnung der interepithelialen Kanäle.

6.3.3 Mukosa-Immunsystem (MIS) und darmassoziiertes lymphatisches Gewebe (GALT)

Unter physiologischen Bedingungen ist die Integrität des Schleimhautorgans durch die Vielzahl der oben beschriebenen Schutzfaktoren geschützt. Weniger ausgeprägte Störungen können normalerweise auf der Schleimhautoberfläche (Mukus, Protektivmikrobiota) und auf der epithelialen Ebene korrigiert werden. Treten wiederholt Störungen auf, beispielsweise bei akuten Infektionen der Schleimhaut, die Einflüsse von Fehlernährung, Genuss- und Umweltgifte, chronischer Disstress, Dauereinnahme von Medikamenten mit entsprechenden unerwünschten Arzneimittelwirkungen u.v.m., wächst die Gefahr, dass die Unversehrtheit des Grenzorgans beeinträchtigt wird. Es droht ein unkontrollierter, nicht mehr kompensierbarer Einstrom von Darminhalt in den subepithelialen Raum. Das ist der Moment, in dem ein weiteres komplexes Schutzsystem zum Einsatz kommt, das sich direkt im subepithelialen Geweberaum befindet: das Mukosa-Immunsystem mit dem Mukosa-assoziierten lymphatischen Gewebe (*Mucosa-associated lymphoid Tissue*, MALT). Dieses findet sich in sämtlichen Schleimhautabschnitten und wird mit den entsprechenden Abkürzungen eingeteilt in:

- NALT: *Nasal-associated lymphoid Tissue* (Nasen-assoziiertes lymphatisches Gewebe)
- BALT: *Bronchus-associated lymphoid Tissue* (Bronchus-assoziiertes lymphatisches Gewebe)
- GALT: *Gut-associated lymphoid Tissue* (Darm-assoziiertes lymphatisches Gewebe)
- VALT: *Vulvovaginal-associated lymphoid Tissue* (Vagina-assoziiertes lymphatisches Gewebe)

Diese unterschiedlich beschriebenen Anteile des MALT sind regulativ miteinander verschaltet und bei anhaltenden Störungen des Funktionsablaufes kommt es dann auch zu einer Aktivierung sämtlicher Abschnitte. Man geht davon aus, dass ca. 80 % der erworbenen Immunität des menschlichen Organismus in der Darmschleimhaut erworben werden. Das hat zum einen seinen Grund darin, dass die Darmschleimhaut zunächst einmal die größte Kontaktfläche des Körpers zur Umwelt darstellt. Darüber hinaus dient sie als Reservoir, in dem Lebensmittel und andere Substanzen über Stunden gespeichert sind und damit länger einwirken können als andernorts. Im Gegensatz dazu ist die Verweildauer dieser unterschiedlichen Substanzgruppen in der Mundhöhle oder dem Ösophagus nur von kurzer Dauer.

Beim GALT handelt es sich um das größte Arsenal immunkompetenter Zellen wie Mastzellen, Makrophagen, dendritische Zellen, T- und B-Lymphozyten, über das der Mensch verfügt. Kein anderes Immunorgan des Körpers ist in der Lage, eine ähnlich große Menge an Antikörpern gegen Mikroorganismen, Toxine, Parasiten und Allergene zu produzieren.

Die in der frühen Kindheit erworbene mukosale (orale) Toleranz gegenüber den meisten harmlosen, vom Darm resorbierten Antigenen versetzt die Immunzellen des GALT in die Lage, Immunreaktionen gegen diese aktiv zu unterdrücken oder aber nach der Erkennung des Antigens in einen Ruhezustand zu verfallen. Es werden also keine spezifischen Immunantworten ausgelöst, eine Antikörperbildung bleibt aus.

Die der Submukosa vorgelagerten Schutzsysteme begrenzen das unkontrollierte Eindringen von unterschiedlichsten Mikroorganismen bei uneingeschränkter Funktionalität effizient. Die Antigene und mikrobiellen Bestandteile werden gezielt durch spezialisierte Zellen (M-Zellen) aufgenommen, prozessiert und zu den Lymphfollikeln des MALT transportiert (► **Abb. 6.13**). Daran sind auch Makrophagen und antigenpräsentierende Zellen in den Peyer-Plaques beteiligt. Die auf diese Weise gewonnenen Informationen werden an naive T- und B-Lymphozyten weitergereicht. Solchermaßen geprägte T-Lymphozyten wandern daraufhin in die intestinalen Lymphknoten, wo das Processing fortgesetzt wird. Von hier aus gelangen sie über das Blutgefäßsystem in alle anderen Schleimhautabschnitte sowie auch in die Haut, wo sie dann für eine gezielte Abwehr von Mikroorganismen bzw. deren Zellwandbestandteile bereitstehen. Dieser immerwährende Prozess beginnt in der immunologisch prägendsten Lebensphase, der frühen Kindheit, vermutlich aber bereits intrauterin. Die vielen „banalen", vor allem HNO-Infekte, die gerade die Kleinkinder durchlaufen (müssen), entscheiden wesentlich darüber, ob der erwachsene Mensch später über eine gute Immunitätslage verfügt oder nicht.

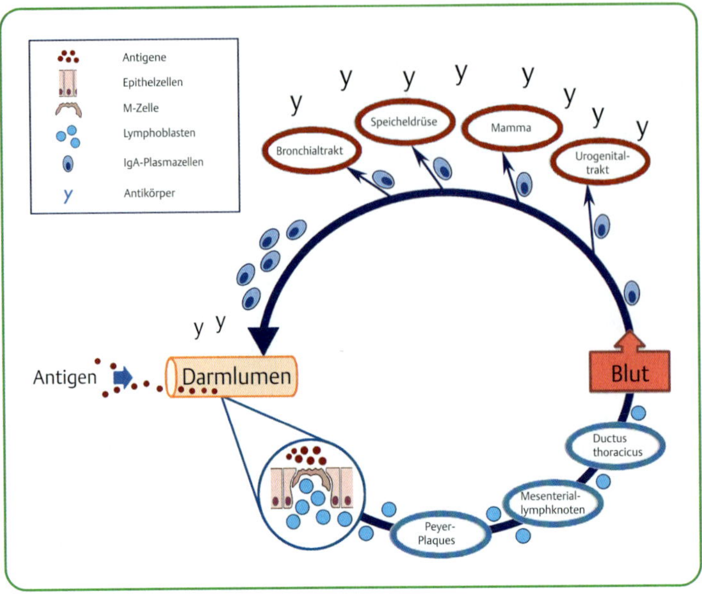

▶ **Abb. 6.13** Mukosa-Immunsystem: Aufnahme und Processing von Mikroorganismen oder/und ihrer Bestandteile durch spezialisierte Schleimhautzellen. Konzertiertes Zusammenspiel unterschiedlichster Immunzellen und Weiterleitung der gewonnenen Informationen an sämtliche Elemente des MALT.

6.4 Die Mastzelle und ihre Mediatorfunktion

Direkt subepithelial befinden sich in hoher Zelldichte Mastzellen, deren Syntheseprodukte (S. 97) vielfältige Aufgaben übernehmen. Als Effektorzellen des Immunsystems reagieren sie auf verschiedene Einflüsse wie Antigene oder Milieufaktoren, aber auch auf immunologische Signale. Durch die Ausschüttung verschiedener Mediatoren bestimmen sie maßgeblich Art und Ausmaß der jeweiligen Reaktion – die in ihrer ursprünglichen Zielsetzung immer den Schutz des Schleimhautorgans und damit den Schutz des Organismus zum Ziel hat. In tieferen Schichten ist das darmassoziierte lymphatische Gewebe (GALT) einschließlich des Mukosa-assoziierten Immunsystems (MIS) mit seinen vielfältigen Zellkompartimenten angesiedelt (Kap. 6.3.3).

Als mutmaßlicher „Hauptschuldiger" an den Symptomen der allergischen Reaktion kam in der Vergangenheit die Mastzelle mittlerweile zu einem eher „schlechten Ruf". In ihrer Funktion als hocheffiziente immunologische Effektorzelle findet sie sich in enormer Dichte direkt subepithelial. Sie wurde erstmals von Paul Ehrlich 1879 beschrieben und steht bei konventioneller Betrachtungsweise neben der Plasmazelle stets im Mittelpunkt der Diskussion um die Reaktion und Auslösung der allergischen Reaktion.

Ihr Name geht auf die Vorstellung zurück, ihre metachromatischen Granulae entsprächen gespeicherten Nährstoffen (= gemästete Zelle). Mastzellen sind integraler Bestandteil des Bindegewebes und in allen Körperoberflächen zu finden (Dermis, seröse und muköse Schleimhaut). Man findet sie aber auch unmittelbar in der Nähe von Blutgefäßen, Kapillaren und Venolen.

Die Tatsache, dass es bei der Degranulation der Mastzellen zur Freisetzung großer Mengen an Histamin kommt, begründet letztendlich das klinische Geschehen der allergischen Reaktion. In diesem Falle – so die konventionelle Sichtweise – exprimiert die Plasmazelle das atypische Immunglobulin E, das nach Allergenkontakt an zwei Rezeptoren der Mastzelle bindet. Diese wiederum exprimiert daraufhin Histamin, mit der Folge typischer Symptome (▶ **Abb. 6.14**, ▶ **Abb. 6.15**).

Die Degranulation der Mastzellen geschieht jedoch keinesfalls nur im Zusammenhang mit der allergischen Reaktion. Vielerlei Triggerfaktoren und/oder das Zusammenspiel verschiedener Einflussgrößen können Situationen hervorrufen, die in ihrer Form einer allergischen Reaktion ähneln, da sie ebenso histaminvermittelt sind. Insbesondere bei einer bestehenden Histaminintoleranz oder

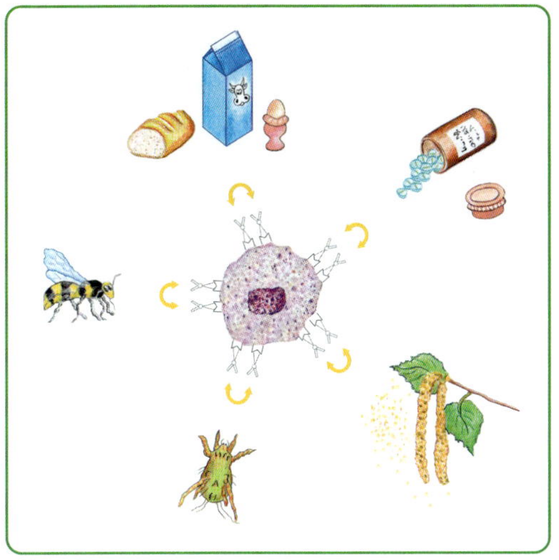

▶ **Abb. 6.14** Schematische Darstellung der allergischen Reaktion (konventionelle Betrachtungsweise). Unterschiedliche Allergene binden an den Mastzellrezeptoren.

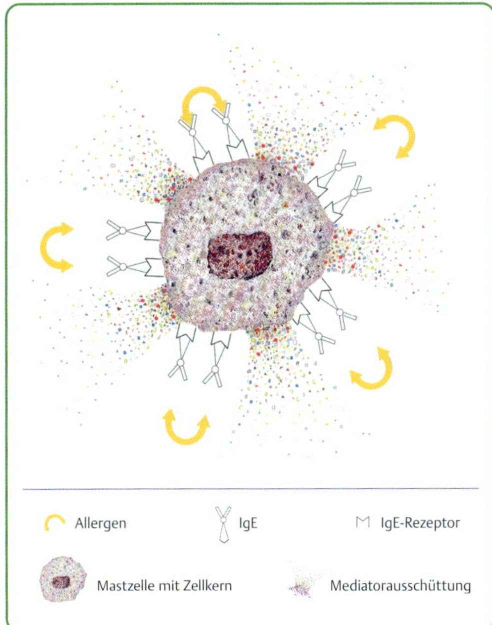

▶ **Abb. 6.15** Mastzelle mit IgE-Rezeptoren und IgE-Molekülen, die eine Degranulation zur Folge haben.

aber einem Missverhältnis zwischen Histaminanfall und -abbaukapazität können mannigfaltige, sehr unterschiedliche Symptome (▶ **Tab. 6.3**) auftreten. Dabei fällt auf, dass nahezu alle Organsysteme betroffen sein können. Reflexartig wird in

▶ **Tab. 6.3** Symptome der Histaminintoleranz.

Organ	Symptome
Gastrointestinaltrakt	• Übelkeit/Erbrechen (z. B. Schwangerschaftserbrechen) • Meteorismus • Bauchschmerzen • Diarrhöen
zentrales Nervensystem	• Kopfschmerzen • Schwindel
Haut	• Urtikaria • Juckreiz • Flush
Atemwege	• nasale Obstruktion • Fließschnupfen
kardiovaskuläres System	• Herzrhythmusstörungen • Hypotonie • Tachykardie

solchen Fällen eine „Allergie“ vermutet und diesbezügliche Diagnostik veranlasst, die dann oftmals ins Leere geht.

Auch bei nicht so „typischen“ Symptomen wie Atembeschwerden, Erschöpfung, Müdigkeit, Schlafstörungen, Regelbeschwerden muss an eine mögliche Assoziation mit einem Überschuss von Histamin gedacht werden.

An der Vielzahl der daraus resultierenden möglichen Symptome wird deutlich, dass dieser Substanz eine übergeordnete Bedeutung zugestanden werden muss. Allein schon deshalb müssen die Charakteristika von Mastzellen und deren Syntheseleistungen in einem größeren Kontext betrachtet werden.

Mastzellen sind durch Pseudopodienbildung fähig, innerhalb des Organismus zu wandern. Somit kann diese Zelle ihre Botenstoffe, je nach Notwendigkeit, an jeden anderen Ort des Körpers transportieren. Aufgrund der Omnipräsenz histaminabhängiger Reaktionen wird nur selten daran gedacht, dass Mastzellen neben dem Histamin noch eine lange Reihe weiterer Mediatoren synthetisieren und exprimieren können (▶ **Abb. 6.16**).

Histamin ist ein biogenes Amin, das zu den sog. Gewebshormonen gerechnet wird. Die Substanz spielt bei vielen physiologischen und pathophysiologischen Vorgängen eine zentrale Rolle und ist unter anderem ein wichtiger Mediator bei Entzündungsreaktionen. Histamin entsteht durch Decar-

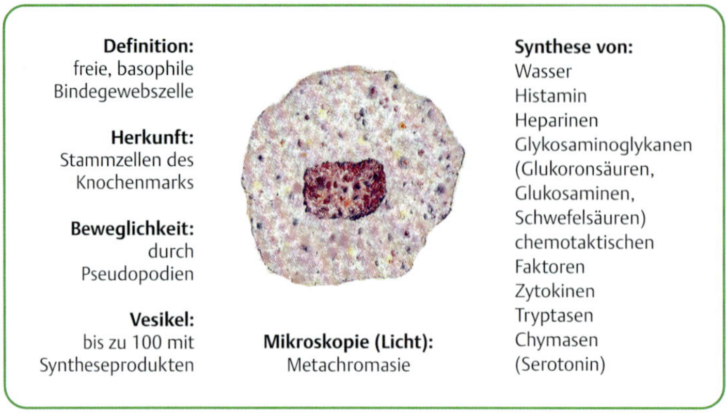

Definition:
freie, basophile Bindegewebszelle

Herkunft:
Stammzellen des Knochenmarks

Beweglichkeit:
durch Pseudopodien

Vesikel:
bis zu 100 mit Syntheseprodukten

Mikroskopie (Licht):
Metachromasie

Synthese von:
Wasser
Histamin
Heparinen
Glykosaminoglykanen (Glukoronsäuren, Glukosaminen, Schwefelsäuren)
chemotaktischen Faktoren
Zytokinen
Tryptasen
Chymasen
(Serotonin)

▶ **Abb. 6.16** Charakteristika und Syntheseleistungen der Mastzelle.

boxylierung der Aminosäure Histidin und findet sich auch in basophilen Granulozyten und ECL-Zellen der Magenschleimhaut (ECL: Enterochromaffin-ähnliche Zellen). Es entfaltet seine Wirkung an membrangebundenen Histaminrezeptoren. Man unterscheidet H1-, H2-, H3- und H4-Rezeptoren.

Die Reaktionen erfolgen

- an Blutgefäßen (Vasodilatation und Erhöhung der Gefäßpermeabilität);
- an den Lymphgefäßen, im Sinne einer verstärkenden Wirkung auf den Lymphabfluss, z. B. im Bereich einer Wunde oder im Rahmen von Entzündungen;
- an den Bronchien (Bronchokonstriktion);
- an der Magenschleimhaut (Stimulation der H2-Rezeptoren der Parietalzellen mit Erhöhung der Magensäuresekretion);
- im ZNS (Neurotransmitterfunktion mit Wirkung auf noradrenerge, serotinerge, cholinerge, dopaminerge, glutaminerge Neuronen);
- an der Gebärmutter (Kap. 7.1).

Heparin gehört zur Gruppe der Glykosaminoglykane, die hemmend auf die Gerinnungskaskade einwirken.

Chemotaktische Faktoren sind Gruppen von Peptiden, deren sezernierte Faktoren anziehend auf andere Zellen wirken. Die Zellen wandern entlang des Konzentrationsgradienten (in Richtung höherer Konzentration), z. B. *Eosinophil chemotactic Factor of Anaphylaxis*. Ihr Ursprung sind Mastzellen oder basophile Granulozyten.

Zytokine sind regulatorische Eiweiße, die der Steuerung der Immunantwort dienen. Sie werden von Killerzellen, Makrophagen, B-Lymphozyten, T-Lymphozyten, Fibroblasten, Mastzellen, aber auch von Epithelzellen gebildet (z. B. Enterozyten). Es sind sowohl pro- als auch antiinflammatorische Zytokine bekannt.

Tryptasen wird eine zunehmende Vielzahl entzündungsauslösender und -modulierender Funktionen zugesprochen: Stimulation der Mastzellen, Aktivierung von neutrophilen und eosinophilen Granulozyten, Anregung der Proliferation und Kollagensynthese von Mastzellen, Aktivierung von Matrixmetallo-Proteinasen.

Chymasen aktivieren verschiedene Metalloproteasen der Bindegewebsmatrix. Diese bauen dann Matrixproteine ab und verursachen auf diese Weise Gewebeschäden. Ihre eigentlichen physiologischen Funktionen sind bisher nicht bekannt.

Serotonin wird zu etwa 90 % in den enterochromaffinen Zellen der Darmmukosa nachgewiesen (▶ **Abb. 3.4**). Die restlichen 10 % findet man im Gehirn, in Thrombozyten und Mastzellen. Serotonin wirkt somit als peripherer und zentraler Transmitter. In seiner peripheren Funktion beeinflusst Serotonin z. B. die Thermoregulation, die Vasokonstriktion, die Thrombozytenaggregation sowie die Darmmotilität.

Beta-Interferon wird nur bei viralen, nicht bei bakteriellen Infektionen gebildet. Der Grund hierfür: Während das Molekül einerseits hilft, Viren zu bekämpfen, hemmt es andererseits wichtige Abwehrzellen, die Bakterien abtöten. Auf diese Weise wird eine zielgerichtete Abwehr initiiert.

Da die innere Körperoberfläche (= das Schleimhautorgan) die natürliche Grenze zur Umwelt darstellt, müssen diese „Multitalente“ (Mastzellen) erstens in einer hohen Zelldichte innerhalb der Mukosa vertreten sein und zweitens über eine ganz spezielle Steuerung der Freisetzung ihrer unterschiedlichen Regulationsfaktoren verfügen!

Bezüglich der mukosalen Zelldichte gehen Spezialisten von 6 000–8 000 Mastzellen/mm^3 aus [130]!

Allein diese Größenordnung und die vielen regulierenden Syntheseprodukte machen deutlich, dass die hauptsächlichen Funktionen der Mastzelle eher in einer konzertierten Gefahrenabwehr zu sehen sind, als den Menschen primär allergisch reagieren zu lassen.

6.4.1 Mikrobiota und Mastzellaktivität: Motor der Chronic Silent Inflammation und Trigger allergischer Reaktion

Mastzellen sind auf verschiedenste Art aktivierbar. Sie reagieren auf Zytokine, Komplement, endogene Peptide oder auch Toxine (▶ Abb. 6.17). Als Immunzellen besitzen sie (wie auch Monozyten, Makrophagen, Enterozyten oder dendritische Zellen) spezifische Oberflächenstrukturen (z. B. CD48, CR3), die in der Lage sind, bestimmte Strukturen zu differenzieren und entsprechende Reaktionen der Mastzelle hervorzurufen. Gleiches geschieht auch über *Toll-like*-Rezeptoren (z. B. TLR 2, TLR 4). Diese sind in der Lage, verschiedene mikrobielle Strukturen zu erkennen. Bisher sind 14 TLR bekannt, die verschiedene Spezifitäten haben. Ihre Aktivierung führt zur nachfolgenden Expression definierter Zytokinmuster (▶ Tab. 6.4).

▶ **Tab. 6.4** Bekannte *Toll-like*-Rezeptoren (TLR) und ihre Funktion.

Toll like- **Rezeptor**	**Funktion**
TLR 1 TLR 6	Korezeptoren für TLR 2
TLR 2	erkennt u. a. Lipoproteine und Lipopeptide
TLR 3	erkennt doppelsträngige RNA
TLR 4	erkennt u. a. Lipopolysaccharide von gramnegativen und Lipoteichonsäure von grampositiven Bakterien
TLR 5	erkennt Flagellin
TLR 6	erkennt CpG-Motive (nicht methylierte, einzelsträngige DNA-Sequenzen) in bakterieller DNA

Methode total-IgE: EAST (Enzym-Allergo-Sorbent-Test)

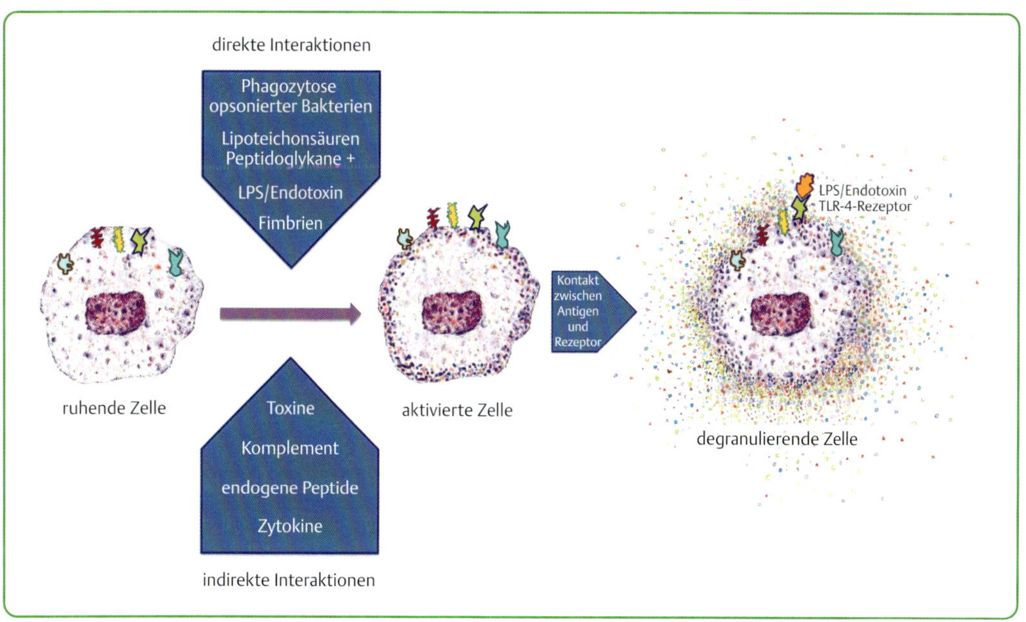

▶ **Abb. 6.17** Direkte und indirekte immunologische Interaktionen der Mastzelle.

Verkrampfung des Uterus kommen kann, wenn beispielsweise das endogen synthetisierte Histamin nicht abgebaut wird oder/und die exogene Zufuhr das verträgliche Maß übersteigt. Dafür spricht auch, dass neben den dysmenorrhoischen Beschwerden auch von Kopfschmerzen, Diarrhö, Erbrechen und einer lähmenden Müdigkeit berichtet wird. Reinhard Jarisch beschreibt in seinem Buch *Histaminintoleranz – Histamin und Seekrankheit* [127], „dass im menschlichen Harn eine erhöhte Exkretion von Histaminmetaboliten zur Zeit der Ovulation festgestellt werden konnte, wobei man hier eine Wirkung von Östrogenen (im speziellen Östradiol) auf Histaminliberation oder -synthese vermutet".

Um die Hypothese zu untermauern, dass die Symptome der Dysmenorrhö letztendlich histaminbedingt sein könnten, untersuchten Jarisch et al. Histaminspiegel und Diaminooxidase (DAO) direkt vor, während und nach der Regelblutung. Zu Beginn der Regel kam es zu einem Abfall der DAO und damit zu einer verstärkten Wirkung von Histamin. So muss vermutet werden, dass bei bereits bestehender Imbalance des Histaminhaushaltes auch bei Schwangeren die Gefahr von Uteruskontraktionen – und damit von vorzeitigen Wehen – besteht.

6.4.5 Einflüsse von Histamin in der Schwangerschaft

Übelkeit und Erbrechen während der ersten Monate der Schwangerschaft treten bei einer Vielzahl von Frauen auf und werden als besonders belastend empfunden. Klassische Behandlungsweisen bringen nur selten Linderung.

Früher vertraten Autoren die Ansicht, dass das humane Chorion-Gonadotropin (hCG) das auslösende Hormon für diese Schwangerschaftsbeschwerden ist. Als wirksames Therapeutikum wurden Antihistaminika empfohlen, obwohl diese kaum einen Einfluss auf das hCG haben dürften. Viel wahrscheinlicher ist dagegen, dass es zu einem Überschuss an Histamin gekommen ist, der physiologischerweise nicht mehr adäquat kompensiert werden kann. Dieser Zusammenhang zwischen Übelkeit und Erbrechen sowie der entlastenden Gabe von Antihistaminika ist schon vor längerer Zeit im Zusammenhang mit der Seekrankheit beschrieben worden. Es ist also naheliegend, dass bei dem Schwangerschaftserbrechen ähnliche beziehungsweise identische Mechanismen beteiligt sind. Antihistaminika können durch Blockade der Histaminrezeptoren – und übrigens in gewissem Maße auch durch eine Stabilisierung der Mastzellen und damit Reduktion der Mastzelldegranulation – die histaminvermittelte Symptomatik verhindern.

Viele Schwangere, die schon vor Beginn der Schwangerschaft allergisch, d. h. überschießend entzündlich reagierten, berichten übereinstimmend, dass sie während der Schwangerschaft deutlich weniger bzw. überhaupt keine Beschwerden hatten. Erst mit der Geburt, bei manchen Frauen auch erst nach dem Abstillen, traten bei vielen, aber nicht bei allen Betroffenen die bekannten Beschwerdebilder, wie „allergisches Asthma bronchiale" oder „allergische Rhinitis und Konjunktivitis", erneut auf. Dahinter verbirgt sich, dass die Plazenta zur Erhaltung der Schwangerschaft neben Hormonen auch in hohen Konzentrationen DAO synthetisiert, um histaminbedingte Uteruskontraktionen – und damit einen möglichen Abort – zu unterbinden. Es wird von einer gegenüber der Norm ca. 100-fach erhöhten Konzentration berichtet! Bei einer normalerweise allergisch reagierenden Schwangeren kann der Histaminüberschuss nun durch die erhöhten Konzentrationen der plazentaren DAO abgebaut werden. Damit reduziert sich dann auch die Symptomatik der allergisch reagierenden schwangeren Frau.

Das ist ein indirekter Hinweis darauf, dass außerhalb einer Schwangerschaft, aufgrund unterschiedlicher Pathomechanismen, ein erhebliches Missverhältnis zwischen dem Anfall von Histamin und der Abbaukapazität dafür besteht.

Ausgeprägtes Schwangerschaftserbrechen – nicht nur lästig! Jarisch et al. haben bei 83 allergisch reagierenden Schwangeren Plasmahistaminspiegel und Serum-DAO zu verschiedenen Zeiten der Schwangerschaft untersucht [127]. Dabei konnten sie nachweisen, dass der Histaminspiegel im Verlauf der Schwangerschaft kontinuierlich abnahm und ab der 17. SSW im Normalbereich lag, während die DAO-Konzentrationen ab der 12. SSW entsprechend anstiegen. Mit Abstoßung der

Plazenta erreicht die DAO schnell wieder normale Werte im Serum.

Wenn diese sensiblen Regulationsprinzipien durch weitere Störungen im Schwangerschaftsverlauf gestört werden, sind auch für das intrauterin heranwachsende Kind negative Folgen wahrscheinlich. Wird beispielsweise der mütterliche Histaminspiegel nicht ausreichend abgesenkt, könnte es auch im kindlichen Körper zu einem Anstieg des Histamins kommen. Die Natur jedoch hat für solch einen Fall durch die situativ enorme Steigerung der Diaminoxidasesynthese der Plazenta bestens vorgesorgt: Dadurch ist das heranwachsende Baby vor den negativen Auswirkungen des mütterlichen Histamins geschützt, auch (histaminvermittelte) Kontraktionen des Uterus werden abgeschwächt oder verhindert. Wie oben bereits erwähnt, profitieren auch die Mütter davon: Viele allergisch reagierende Mütter berichten, dass die histamininduzierten Symptome während ihrer Schwangerschaft deutlich geringer waren oder überhaupt nicht auftraten. Da die unreifen kindlichen Schleimhautzellen höchstens geringe Mengen an DAO und Histamin-N-Methyltransferase synthetisieren können, hat die Natur auf diese Weise für eine sinnvolle Kompensation gesorgt.

Besteht andererseits eine relative Plazentainsuffizienz, ist es denkbar, dass hier, in Verbindung mit weiteren transplazentar vermittelten proentzündlichen Signalen, eine sich verselbstständigende Inflammation und Disposition zur allergischen Reaktion beim Fötus ihren Anfang nimmt. Anhand von Analysen des Mekoniums (Faeces von Neugeborenen) konnte der Nachweis von extrem erhöhten granulozytären Entzündungsmarkern nachgewiesen werden (Lysozym, Calprotectin, Histamin), die ein Indiz für eine ausgeprägte Enterokolitis darstellten. Die Mütter dieser Kinder sind Atopikerinnen und hatten an mehrere Monate andauerndem, ausgeprägten Schwangerschaftserbrechen gelitten (Kap. 17). Mit Blick auf das Kernthema dieses Buches könnten solchermaßen beeinträchtigte Kinder in einer chronischen, perpetuierenden Entzündung verharren. Insbesondere das Schleimhautorgan wäre davon besonders betroffen, da der Fötus den mütterlichen Überschuss an Histamin mit dem Fruchtwasser aufnimmt. Damit wäre die Schleimhaut als Ort der Absorption und der Ausscheidung zum Zeitpunkt der Geburt bereits überfordert. Zudem verhindern eine Geburt per Kaiserschnitt und die damit verbundenen Maßnahmen die natürliche Schleimhautbesiedlung durch mütterliche Mikroorganismen. Diese aber sind Voraussetzung für den normalen Immunisierungsprozess des Kindes.

Bei einigen der oben beschriebenen Neugeborenen mit enterokolitischen Entzündungszeichen wurden weitere Kontrollen der Faeces bis zum Ende des zweiten Lebensjahres durchgeführt. Zwei der Kinder zeigten nur eine zögerliche Abnahme der Entzündung und entwickelten während dieser Zeitspanne eine IgG_{1-3}-vermittelte Typ-III-Lebensmittelreaktion (Kap. 17).

Treten weitere Störfaktoren während der Schwangerschaft oder peripartal hinzu (Erkrankung der Mutter, Einnahme von chemisch-pharmazeutischen Medikamenten, Sectio caesarea und die damit verbundene Anästhesie, Einnahme von Antibiotika etc.) ist es unter Berücksichtigung der derzeitigen Erkenntnislage sehr wahrscheinlich, dass diese Kinder erhebliche Folgeprobleme entwickeln. Der Weg in eine „Allergikerkarriere“ ist gebahnt!

Insbesondere in der Schwangerschaft kann also auch über die Nahrung zugeführtes Histamin, zusätzlich zum möglicherweise erhöhten mütterlichen körpereigenen, die Kontraktionsbereitschaft des Uterus verstärken. Es resultieren bei einem Überschuss an Histamin für das heranwachsende Kind zwei gravierende Risiken:

1. eine drohende partielle Plazentainsuffizienz oder gar eine Abstoßung der Plazenta und
2. eine entzündliche Mitreaktion des Säuglings.

Eine bereits allergisch reagierende Schwangere – oder aber im Falle einer bereits bestehenden anderen Symptomatik (z. B. Hyperemesis gravidarum, vorzeitige Wehentätigkeit) muss also über die möglichen Konsequenzen eines Überschusses an Histamin aufgeklärt werden. Zur weiteren Abschätzung der Situation sollte eine Messung dieses biogenen Amins im Stuhl (!) erfolgen, da so eine unmittelbare Einschätzung der „Ist-Situation“ am Schleimhautorgan möglich wird.

Therapeutisch muss dann die exogene Zufuhr von Histamin vermindert und zugleich versucht werden, die Ursache der histaminbedingten Entzündung, zumeist des Schleimhautorgans, abzu-

wachsenden Embryo eine Zeitspanne der ungestörten Entwicklung und Reifung beginnen. Dieses wahrhaftige „Wunder der Schöpfung" wird von der Natur völlig selbstverständlich reguliert und nicht nur von werdenden Eltern mit Staunen und Dankbarkeit verfolgt. In Anbetracht immer häufiger werdender, vermeintlich „angeborener" oder bereits im frühesten Säuglingsalter beginnender Erkrankungssymptome wird die Vulnerabilität dieser Entwicklungsphase immer offensichtlicher. Die von ihr abhängigen Eingangsvoraussetzungen scheinen für eine stetig wachsende Anzahl von Kindern immer ungünstiger zu werden. Neue wissenschaftliche Erkenntnisse zur Grundlagenforschung, z. B. der Immunologie oder Molekularbiologie, rücken die individuellen Besonderheiten der Schwangeren in den Fokus und bestätigen, dass diese, ganz abgesehen von den hinreichend bekannten toxischen Einflüssen von Genussgiften oder Medikamenten, natürlicherweise einen nicht unerheblichen Einfluss auf das heranwachsende Kind haben. Krankheit der Mutter, stressbetonte Lebensformen und Umwelteinflüsse bergen potenzielle Störfaktoren für das heranwachsende Kind. Insbesondere immunologisch-allergische Prozesse, bzw. die generelle Situation des mütterlichen Immunsystems trägt maßgeblich zur pränatalen „Programmierung" des Ungeborenen bei. So unglaublich es klingt, aber bereits intrauterin kann es zur Sensibilisierung des Fötus für Nahrungsmittelantigene kommen: Ein Fallbericht zeigte bereits im Nabelschnurblut eines Neugeborenen eine kuhmilchprotein- und weizenabhängige TNF-alpha-Produktion! Unter Karenz dieser Lebensmittel (weizen- und kuhmilchfreie Ernährung der Mutter) konnte ein Abfall der TNF-alpha-Produktion beobachtet werden. [312]

Im Allgemeinen werden Beschwerden der Schwangerschaft wie die Hyperemesis gravidarum oder mütterliche Infektionen, die, sicherlich aus gutgemeinter „Vorsicht", sehr häufig antibiotisch behandelt werden, als Bagatellen oder „Befindlichkeitsstörungen" verstanden. Mit dem Wissen um ihre pathophysiologischen Besonderheiten aber wird nun klar, dass sie ungeahnte Probleme für den Embryo bzw. Fötus bergen (können).

Auch die Gefahr eines Abortes ist prinzipiell in jedem Schwangerschaftsabschnitt gegeben und stellt für alle Beteiligten (Schwangere, Kind, medizinisches Personal) naturgemäß eine große Herausforderung dar. Oft gelingt es dann, mit Medikamenten das Abortrisiko zu beheben. Die Hintergründe für solche Situationen – und damit auch möglicherweise weitere Folgen – bleiben in den allermeisten Fällen im Unklaren.

Erst in den letzten Jahren werden die empirischen Beobachtungen zur Bedeutung der Mikrobiota für die Entwicklung von allergischen Reaktionen und chronisch-entzündlichen Krankheitsbildern zunehmend wissenschaftlich untermauert. Die neuen Erkenntnisse zur bereits pränatalen mikrobiellen Besiedlung und Immunogenese des Ungeborenen unterstreichen auch hier die immense Bedeutung unserer zugehörigen symbiontischen Mikrobiota für eine ungestörte physiologische Entwicklung bereits in der Pränatalzeit.

Um diese Auswirkungen der mütterlichen Situation während der Schwangerschaft besser abschätzen zu können, ist es wichtig, in der Anamneseerhebung nach Besonderheiten, Beschwerden und eventuellen Medikamenteneinnahmen zu fragen (Kap. 11). Entsprechend könnte durch geeignete Maßnahmen, wie z. B. eine histaminarme Ernährung oder Mikrobiologische Therapie, frühzeitig ein positiver Einfluss auch auf die Entwicklung des Kindes genommen werden.

7.1.1 Normale Geburt oder Kaiserschnittentbindung: Bedeutung der Mikrobiota

Empirisch wurden bereits seit Langem Zusammenhänge zwischen der Art der Geburt, der Entwicklung der Mikrobiota und der späteren Ausprägung atopischer Erkrankungsbilder vermutet. Eine der ersten diesbezüglichen Veröffentlichungen erfolgte bereits im Jahr 1999 durch einen der Autoren in der Zeitschrift *Erfahrungsheilkunde*, die damals jedoch im Fachpublikum noch wenig Aufmerksamkeit erfuhr [257] [258]. Erst nachdem das Augenmerk der Grundlagenforschung vermehrt auf die regulatorischen Vorgänge des menschlichen Organismus mit der physiologischen Mikrobiota gerückt war, wurde auch der Einfluss der mikrobiellen Besiedlung durch die Art der Geburt in den letzten Jahren zunehmend genauer erforscht und ist inzwischen allgemein anerkanntes Wissen [202]. Mehr noch, es zeigen sich auch Zusammenhänge der Kaiserschnittgeburt (sowie auch fehlender Muttermilchernährung, perinataler Antibiose der Mutter) mit dem vermehrten Auftreten von Adipositas oder Autoimmunerkrankungen wie Diabetes mellitus oder Multipler Sklerose. [97] [176]

Nach einer Empfehlung der Weltgesundheitsorganisation (WHO) sollte ein Kaiserschnitt nur dann durchgeführt werden, wenn eine natürliche Geburt die Gesundheit oder das Leben von Mutter oder Kind gefährden würde. Die WHO schätzt, dass dies auf etwa 10 bis 15 Prozent der Schwangerschaften zutrifft. Trotz dieser Empfehlung ist die Rate der Kaiserschnittgeburten in den letzten zwei Jahrzehnten weltweit kontinuierlich angestiegen. In Deutschland wurden 31,8 Prozent der Frauen, die 2013 ihr Kind im Krankenhaus zur Welt brachten, durch Kaiserschnitt entbunden. 1997 waren es noch 18,5 Prozent (Daten des Statistischen Bundesamtes).

Die Gründe für diese Entwicklung sind mit Sicherheit vielschichtig. Zunehmend sind es ganz persönliche Gründe der Schwangeren, sich für eine Schnittentbindung zu entscheiden: zunehmendes Sicherheitsdenken, der Wunsch, mögliche Risiken auf ein Minimum zu reduzieren – aber auch das verlorene Vertrauen in natürliche Vorgänge, das dem Glauben an die Möglichkeiten der modernen Medizin gewichen ist. Die Planbarkeit einer Kaiserschnittentbindung passt in die gewohnte, schnelle, getaktete Welt. Eine Vielzahl von Argumenten hat auch gesellschaftspolitische oder ökonomische Wurzeln. Neue Praktiken wie der „assistierte Kaiserschnitt", der bereits an einzelnen Zentren „angeboten" wird, sind mit Sicherheit im Einzelfall geeignet, das Trauma einer unumgänglich notwendigen, aber nicht gewünschten Schnittentbindung für Mutter und Kind zu mildern. Sie haben jedoch andererseits, parallel zu den Lichteffekten, Wunschmusiken, Kletterwänden und farblichen Finessen der modernen Kreißsäle, den Beigeschmack, die Geburt eines Kindes per „Wunsch-Kaiserschnitt" zu einem Trendevent zu verzerren, dessen subjektiv erlebte Qualität in Internetforen diskutiert und bewertet wird [248].

Von medizinischer Seite stellen die verbesserten Diagnosemöglichkeiten, die Früherkennung und Vorbeugung von Krankheit oder Fehlentwicklungen beim Ungeborenen zweifellos einen bedeutenden Fortschritt dar. Gleichzeitig hat sich damit ein medizinischer „Risikoblick" entwickelt: So stieg die Anzahl der im Mutterpass verzeichneten Risikofaktoren innerhalb weniger Jahre von 12 auf 52. Als Folge gelten nun erheblich mehr Frauen als „Risikoschwangere", obwohl die Frauen heute gesünder und besser ernährt sind als in früheren Zeiten. Auch hier wird dann, aus gesteigertem Sicherheitsdenken heraus, im Zweifelsfall nicht lange das „Für und Wider" abgewogen und zur Sectio caesarea geraten.

Gleichzeitig werden nun aber auch die Gegenstimmen immer lauter. Zunächst waren es das Operationsrisiko, mögliche psychische Traumata oder gewisse fehlende Geburtserlebnisse, die als fachliche Argumentation gegen die immer mehr in Mode kommende Entbindung durch Sectio caesarea ins Feld geführt wurden. Doch mit den heute verfügbaren Forschungsergebnissen steht ganz eindeutig die Bedeutung der normalen Geburt für die mikrobielle Besiedlung von Haut und Schleimhaut als wichtigstes Argument an der Spitze. Die empirisch schon lange vermuteten Zusammenhänge mit einer Risikoverminderung der Entwicklung atopischer und chronisch-entzündlicher Erkrankungen sind nicht mehr von der Hand zu weisen. In Anbetracht dieser Tatsachen wird nun auch von staatlicher Seite reagiert. In einzelnen Bundesländern werden Kliniken mit niedriger Sectio-Rate finanziell gefördert [247].

Mütterliche Mikroorganismen, eine lebensbejahende Mischung! Wie im vorherigen Abschnitt beschrieben, sind die Kinder bei einem normalen Schwangerschaftsverlauf bereits intrauterin mikrobiell „geprägt", sodass der unmittelbare Kontakt mit Mikroorganismen während einer normalen Geburt unbeschadet überstanden werden kann. Im Falle nicht erkannter Fehlbesiedlungen bei einer floriden Vaginitis bakteriellen oder/und mykologischen Ursprungs könnte für das Neugeborene eine Risikosituation entstehen. Das ist sicherlich einer der Gründe dafür, dass bei einer Klinikentbindung schneller zu einem Antibiotikum oder Antimykotikum gegriffen wird als in einer Hebammenpraxis oder während einer Hausgeburt.

Besteht aber eine physiologische, mikrobielle „Ausstattung" des Geburtskanals und des Intestinums der Mutter, hat das Kind während der Austreibungsphase ausreichend Zeit dafür, die mütterlichen vaginalen und intestinalen Mikroorganismen an seiner Haut und Schleimhaut aufzunehmen. Hier wird einmal mehr deutlich, wie vortrefflich die Natur die schrittweise Kontaktaufnahme zwischen Kind und Mikroorganismen geregelt hat. An die Geburt kann sich nun die individuelle Reifung des kindlichen Immunsystems anschließen. In der normalerweise geschützten Umgebung des häuslichen Umfeldes sind Infektionen durch Problemkeime eher selten. Anders verhält es sich, wenn die Geburt in ein „Krankenhaus“ verlegt wird. Die in den letzten Monaten gemeldeten schweren Zwischenfälle im Zusammenhang mit den sog. Hospitalismuskeimen machen nachdenklich und betroffen.

Anders verhält es sich bei Kaiserschnittgeburten. Wenn auch bereits pränatal eine gewisse mikrobielle Grundbesiedlung stattgefunden hat (die sicherlich aber auch von der jeweiligen mikrobiellen Situation der Mutter geprägt ist), fehlt hier dennoch die wichtige Aufnahme von Laktobazillen aus dem Geburtskanal und von Bifidobakterien und anderen Spezies von der Perianalregion der Mutter, die einen wesentlichen Bestandteil der mikrobiellen „Grundausstattung“ des Säuglings darstellen. Die intestinale Mikrobiota von Kaiserschnittkindern und die von Spontangeborenen unterscheiden sich deshalb erheblich voneinander und bestimmen auch die weitere Entwicklung der Kinder. Besonders hervorzuheben ist hier, neben Unterschieden in der Zusammensetzung der Protektiv- und mukonutritiven Flora, das vermehrte Vorkommen von Clostridienspezies, deren Einfluss auf die Entwicklung atopischer Krankheitsbilder nun bestätigt wurde [214].

Peripartale mikrobielle Prävention – ein Muss!
Umso wichtiger ist es, die bereits bestehenden Möglichkeiten einer pränatalen Gabe von Probiotika [254] zu nutzen. In der Tiermedizin gehört die Verabreichung von Probiotika, z.B. an die unter sterilen Umständen schlüpfenden Küken, bereits seit Längerem zur Pflicht verantwortungsbewusster Geflügelzüchter. In der Humanmedizin ist dieses Vorgehen im Moment noch abhängig von der Information und Umsicht der betreuenden Hebammen und Ärzte.

Sollten peripartal Zeichen einer bakteriellen Infektion erkennbar und eine antibiotische Therapie eingeleitet werden, dann ist auch eine zeitgleiche Einnahme von Probiotika (Milchsäurebakterien) erforderlich (Kap. 17). Diese sollten nach der Entbindung unbedingt auch dem Säugling zugutekommen. Die Auswirkung intrapartaler Antibiotikagabe an die Mutter auf die Entwicklung der Säuglingsmikrobiota konnte mittlerweile eindrucksvoll bestätigt werden. Im Alter von drei Monaten zeigten sich signifikante Unterschiede bei den Säuglingen im Vergleich zur Kontrollgruppe, insbesondere wenn es sich um Kinder handelte, die zudem durch Notsectio entbunden worden waren [10].

Möglicherweise werden die Kinder u.a. auch häufiger atopische Krankheitsbilder entwickeln. Die bereits zitierte Studie von Luoto [176] belegt auch eindrucksvoll den Zusammenhang mit späterer Adipositas.

Weder für die Eltern noch für die Hebamme bzw. das Klinikpersonal ist erkennbar, ob das Neugeborene auch unter einem natürlichen Geburtsablauf optimal mikrobiell besiedelt worden ist (Kap. 7.1.2). Nimmt man die geschilderten Erkenntnisse zusammen, sollte entweder präventiv mikrobiologisch behandelt oder aber eine möglichst frühe Stuhlanalyse veranlasst werden. Je nach Ergebnis des Stuhlbefundes kann dann eine individuelle Therapie des Säuglings erfolgen. In der oben zitierten Studie des AMT e.V. wurden von insgesamt 64 Säuglingen das Mekonium sowie zwei weitere Stuhlproben (nach 14 und 30 Tagen) mikrobiologisch untersucht. Dabei zeigte sich, dass die Kinder bereits unmittelbar nach der Geburt eine erstaunliche Diversität ihrer Mikrobiota aufwiesen [254].

7.1.2 Prägende Phase: die Säuglingszeit

Die Reifung aller Regulationsmechanismen bis zur vollen Funktionsfähigkeit macht in dieser sensiblen Phase unbedingt notwendige Entwicklungsschritte durch, die vom Vorhandensein artspezifischer, physiologischer Verhältnisse und Signale abhängig sind. Die Beeinflussung dieser Vorgänge durch die verschiedensten Umstände wird erst jetzt genauer erforscht. Wiederum geht es hier also um das von uns subjektiv nicht wahrnehmbare Zusammenspiel wichtiger physiologischer Faktoren und Regulationsmomente, das letztendlich für funktionierende Verhältnisse in unserem ganzen Organismus von größter Wichtigkeit ist. Wieder steht auch hier die Auseinandersetzung mit der Umwelt im Vordergrund. Ein Prozess, der von der Natur sorgsam auf den Entwicklungsstand des Kindes abgestimmt wird: Zu Beginn, solange die Grenzfläche noch nicht voll funktionsfähig ist und die Assimilationsprozesse und das Immunsystem noch unreif sind, wird an der viel zitierten vulnerabelsten Stelle, der enteralen Schleimhautgrenzfläche, zum einen die gezielte Besiedlung mit Mikroorganismen ermöglicht. Zum anderen wird durch die art- und entwicklungsphasengerechte ausschließliche Ernährung des Säuglings mit Muttermilch in bestmöglicher Art eine Konfrontation des unreifen Organismus mit artfremden Molekülen umgangen.

In diesem Entwicklungsabschnitt würde dies zwangsläufig eine Überforderung des unreifen Immunsystems bedeuten: Zu diesem Zeitpunkt ist die Barrierefunktion der Darmschleimhaut noch unzureichend. Ein Umstand, der von der Natur möglicherweise so „gewollt" ist: Wir wissen mittlerweile, dass insbesondere die physiologische Entwicklung des kindlichen Immunsystems, also die langfristige, ausbalancierte Programmierung für die Genese und komplexe Regulation der mannigfaltigen pro- und antiinflammatorischen Elemente, von definierten Signalen aus der Muttermilch sowie von mikrobiellen Stimuli abhängt. Man könnte vermuten, dass die eingeschränkte Barrierefunktion der Säuglingsmukosa hier eine optimale Voraussetzung für den ausreichenden Übertritt wichtiger Entwicklungssignale und Schutzfaktoren darstellt.

Die Aktivierung und Programmierung von Wachstum, Entwicklung, hormonellen Regulationssystemen sowie Stoffwechseleigenschaften werden beispielsweise durch bestimmte Aminosäuren in der Muttermilch vermittelt. Auch die Reifung der proentzündlichen Komponenten des Immunsystems sind hierin „codiert" (Kap. 7.2). Hier spielt die Aktivierung eines zellulären Schlüsselenzyms (*Mechanistic Target of Rapamycin*, mTOR (S. 129)) die Hauptrolle. Weiterhin erscheinen bestimmte, nicht codierende RNA-Sequenzen, umgeben von einer zweilagigen Lipidschicht als Exosome, in der Muttermilch. Sie fungieren, wiederum intrazellulär aufgenommen, an den korrespondierenden Ziel-Gensequenzen als Regulationssignale für die entsprechende Genexpression. Dieser Mechanismus ist beispielsweise in besonderem Maße ausschlaggebend für die Genese und Differenzierung regulatorischer T-Zellen (CD4 + CD25 + FoxP3 + T-reg). Sie sind die wichtigsten antiinflammatorischen Gegenspieler der proinflammatorisch wirkenden Zellen und Signale. Die signalübermittelnden, immunmodulatorisch wirksamen Exosome konnten bereits differenziert werden (miRNA 21 und miRNA 155). In dieselbe Richtung zielt die Wirkung mehrfach ungesättigter Fettsäuren (z. B. Linolsäure, Linolensäure), die in der Muttermilch enthalten sind. Diese sind in der Lage, die Aktivität der mTOR herunterzuregeln und damit wiederum die Genese regulatorischer T-Zellen zu fördern. Die Wirkung gesättigter Fettsäuren dagegen, hier vor allem Palmitinsäure, ist genau gegensätzlich: Die Aktivität der mTOR wird gesteigert, sie wirken damit proentzündlich [189]. Auch für die Reifung und Ausdifferenzierung peripherer regulatorischer T-Zellen finden sich gezielte Signale in der Muttermilch: Unter den ca. 600 verschiedenen Lacto- und Bifidobakterienstämmen, die mittlerweile in der Muttermilch differenziert werden konnten, ließen sich bestimmte Bifidobakterienstämme (z. B. Bifidobacterium infantis) als Ursprung ausschlaggebender Signale identifizieren. Diese sind dann z. B. kurzkettige Fettsäuren, die im bakteriellen Stoffwechsel entstehen [62] [149] [150].

Auch für das Überleben und die Vermehrung dieser wichtigen Bakterien wird vom ersten Lebenstag an besonders gesorgt: In der Muttermilch enthaltene Oligosaccharide stellen die drittgrößte Substanzgruppe in der Muttermilch dar. Hier eröffnet sich nun eine völlig neue Perspektive: Diese Substanzen können vom Säugling überhaupt nicht verstoffwechselt werden! Sie werden in dieser Entwicklungsphase des heranreifenden Kindes gezielt dafür synthetisiert, um im kindlichen Darm ausschließlich für die Versorgung der (richtigen) Mikroorganismen zur Verfügung zu stehen! Es ist also wirklich „genau der Plan", besiedelt zu werden. Während der Stillzeit sorgt die Mutter dann durch die Synthese von Oligosacchariden in ihrer

Milch exklusiv auch für das Gedeihen der Mikrobiota ihres Kindes, die für das Wohlergehen des „kleinen Holobionten" unverzichtbar ist.

Erst wenn sich, zumeist nach ca. vier bis sechs Monaten, die zunächst noch relativ undichte enterale Grenzfläche, die Funktionen der Enterozyten und das kindliche Immunsystem weiterentwickelt haben, signalisiert das Kind Interesse an anderer Nahrung. Oft fällt dies auch mit dem Beginn des Zahnens zusammen. Das Zufüttern und damit die Auseinandersetzung des Immunsystems mit artfremden Proteinen und komplexen Molekülen kann beginnen.

In diese zweite Phase fällt ein wichtiges immunologisches Entwicklungsfenster, das für gewöhnlich bis in den 11. bis 13. Lebensmonat reicht: Zytokine und Zellfunktionen sind so reguliert, dass die Entwicklung einer Toleranz (harmloser) Fremdproteine stattfinden kann (Kap. 4.6.2). Dieser Schritt kann sicherlich nur dann geregelt stattfinden, wenn die Grenzflächen bis dahin eine ausreichende Schutzfunktion gewährleisten. Nun können diese Fremdproteine dem kindlichen Immunsystem gerichtet und gezielt (über antigenpräsentierende Zellen) „angeboten" werden. Andernfalls könnten diese bei offenen Grenzflächenverhältnissen unkontrolliert in die Lamina propria eindringen. Dort würden sie zu einer Abwehrreaktion des kindlichen Immunsystems führen. Besonders hervorzuheben ist, dass diese Entwicklungsfenster individuell verschieden sein können. Daher sollte die Zeit des Einführens von Beikost stets vom Kind „bestimmt" werden. Manche Kinder lassen sich über lange Zeit nicht abstillen – und haben dafür vielleicht einen wichtigen Grund.

Bedeutung der physiologischen Entwicklung der Mikrobiota Welch eine hohe Bedeutung die Zusammensetzung und Entwicklung der Mikrobiota in den ersten Lebensmonaten für die Weiterentwicklung des Kindes und damit für Gesundheit und Krankheit im gesamten Leben hat, wird auch in weiteren Forschungsergebnissen der jüngsten Vergangenheit immer deutlicher. Es wurden Hinweise auf Zusammenhänge mit der Entwicklung atopischer oder chronisch-entzündlicher sowie auch autoimmun geprägter Erkrankungsbilder wie Diabetes mellitus Typ I oder Multipler Sklerose oder neurodegenerativer Krankheitsbilder gefunden. [204] [97] [217] [6] [176]

Beispielsweise wurde eine positive Korrelation vermehrter Proteolyten-Spezies (speziell Clostridien) und der Entwicklung atopischer Erkrankungsbilder gefunden. Dazu erregte eine kanadische Studie vor kurzem großes Aufsehen, die ein vermehrtes Risiko der Entwicklung von Asthma bronchiale belegt, wenn im Alter von drei Monaten bestimmte Bakterien nicht vorhanden sind [5]. Die Zusammensetzung der enteralen Mikrobiota von 319 Kindern wurde im Alter von drei Monaten und einem Jahr untersucht und die Kinder dann bis zu ihrem fünften Lebensjahr beobachtet. Das Risiko. an Asthma zu erkranken, bzw. ob dieses im Alter von drei Jahren schon ausgebrochen war, hing signifikant davon ab, ob im Alter von drei Monaten ausreichende Mengen von vier Bakteriengattungen nachgewiesen werden konnten. Kinder, die an Asthma erkrankten, hatten zu diesem Zeitpunkt deutlich weniger dieser Bakterien in der intestinalen Mikrobiota. Es handelte sich dabei um Lachnospira, Veillonella, Faecalibacterium und Rothia. Im Alter von einem Jahr waren diese Unterschiede fast verschwunden.

Hier ist insbesondere eine neue Arbeit von Fujimura [88] hervorzuheben: Bei 300 Neugeborenen und Säuglingen wurde die Mikrobiota bestimmt und verglichen – es konnten bereits im Alter von vier Wochen drei mikrobielle Gruppierungen unterschieden werden! In Abhängigkeit von diesen ergaben sich im weiteren Beobachtungszeitraum unterschiedliche Risiken für Atopie und Allergieentwicklung (Kriterium: atopische Dermatitis im Alter von zwei Jahren, Asthma im Alter von vier Jahren). Als besonders gefährdet gelten Säuglinge mit einer Mikrobiota vom Typ III. Dieser zeichnet sich durch eine geringere Anzahl und Diversität von Bifidobacterium spp. Akkermansia and Faecalibacterium aus, dabei kommen aber höhere Zahlen von bestimmten Pilzen vor. Das Milieu dieser Gruppe beinhaltet deutlich mehr proinflammatorisch wirkende Metaboliten aus dem bakteriellen Stoffwechsel. Die proentzündliche Wirkung dieser aggressiven Stoffwechselprodukte konnte insbesondere durch Inkubation des (sterilisierten) Metaboliten-Cocktails mit den Immunzellen gesunder Erwachsener bewiesen werden: Diese exprimierten daraufhin vermehrt allergiefördernde CD4+T-Helferzellen.

Auch die Ergebnisse der finnischen Forscherin Katri Korpela bestätigen den Zusammenhang einer

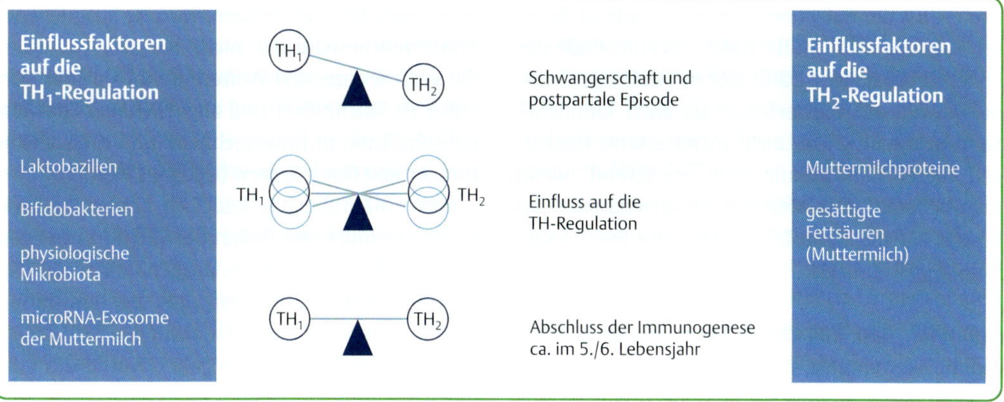

▶ **Abb. 7.1** Physiologische, postpartale Immunogenese.

normalen Immunogenese mit einer altersentsprechenden physiologischen Mikrobiota. Sie stellte bei 142 Kindern im Alter von 2–7 Jahren ein deutlich erhöhtes Risiko für einen erhöhten BMI und die Entwicklung von Asthma bronchiale fest, wenn es in den ersten beiden Lebensjahren zu einer Verordnung von Makroliden (z.B. Clarithromycin oder Acithromycin) gekommen war. Diese Antibiotika hatten bei den Kindern nicht nur zu einer erheblichen Reduktion der mikrobiellen Biodiversität, sondern im Vergleich mit nicht behandelten Kindern auch zu einer verzögerten „Reifung" der kindlichen mikrobiellen Ausstattung geführt, insbesondere wenn die Kinder mehrfach damit behandelt worden waren [151].

Um die Entwicklung von Kindern mit ungestörter und einer durch Antibiotikagabe veränderten Mikrobiota und dem Auftreten dieser Krankheitsbilder näher zu beleuchten, wurde im November 2016 eine groß angelegte kanadische prospektive Kohortenstudie „Baby & Microbiota of the Intestine cohort study protocol" [280] vorgestellt. Die Erkenntnisse aus diesen Daten dürfen gespannt erwartet werden.

All diese Daten bestätigen die Annahme, dass es in der Säuglingszeit (und wahrscheinlich bereits pränatal!) gewisse Zeitfenster gibt, in denen maßgebliche Einflüsse aus Mikrobiota, Ernährung und Umgebung die Balance des Immunsystems dauerhaft prägen und damit über die spätere Entstehung von atopischen, chronisch-entzündlichen oder auch autoimmun geprägten Krankheitsbildern entscheiden.

Neben dermaßen gravierenden Einflüssen auf die Entwicklung der intestinalen Mikrobiota wie durch Antibiotika konnten bis heute der bereits oben beschriebene Einfluss des Geburtsweges, die Art der Ernährung des Säuglings sowie auch ein Einfluss von Geschwistern bzw. deren Anzahl bestätigt werden [214] [215] (▶ **Abb. 7.1**).

Es ist also mehr als wahrscheinlich, dass der heute häufig deutlich veränderte Verlauf der Säuglingsphase bereits zur Entwicklung von allergischen Reaktionen und Unverträglichkeiten bis hin zu chronischen Entzündungsreaktionen beiträgt. Eine hinzukommende unpassende Ernährungsweise wird sich somit bei nicht optimal verlaufenden Entwicklungsbedingungen zusätzlich negativ auswirken. Vor diesem Hintergrund können therapeutische Ratschläge und Therapieansätze abgeleitet werden.

7.1.3 Der Griff zum Fläschchen als Weiche in Richtung Regulationsstörung

Es steht fest, dass die natürliche Ernährungsweise eines neugeborenen Kindes das Stillen ist. Statistisch betrachtet werden Säuglinge jedoch immer seltener und immer kürzer gestillt [169]. Es kommt bereits in sehr frühem Lebensalter zum Zu- oder ausschließlichen Füttern von Fremdnahrung. Entgegen den Empfehlungen der WHO werden hierzulande laut Angaben des Bundesinstitutes für Risikobewertung lediglich 10% der Kinder bis zum 6. Lebensmonat ausschließlich gestillt.

Sehen wir uns diese Wandlung der Ernährung in den letzten Jahrhunderten und nun auch in den letzten 30 bis 50 Jahren im Vergleich zu unserer Entwicklungsgeschichte an, so kann diese nur dramatisch genannt werden. Erst vor ca. 500 Generationen, vor ca. 12.500 Jahren, fingen wir, ausgehend vom Mittleren Osten, damit an, Getreide zu züchten und auch Haustiere zu domestizieren. Damit begann es, dass der Mensch innerhalb kürzester Zeit – und in den letzten ca. 50 bis 100 Jahren dann in sozusagen selbstmörderischem Tempo – den gesamten, länger als 200 000 Jahre evolutionär ideal „gereiften" Stoffwechsel nun vor völlig neue Aufgaben stellt. Es kann nicht erwartet werden, dass das Genom des Menschen als komplexer Organismus mit einer vergleichsweise langsamen Reproduktionsrate sich so schnell an diese radikalen Änderungen anpasst. Anders der mikrobielle Teil unseres Organismus: Das Denken in Generationen erfährt hier bei Annahme einer Teilungszeit von 30 Minuten eine andere Dimension. 500 Generationen würden für unsere Mikrobiota somit nicht viel länger als zehn Tage dauern. Eine Tatsache, die uns die Überlegenheit der Bakterien in der Fähigkeit zur Anpassung an geänderte Umweltbedingungen vor Augen führt – und die allen bei der hilflosen Beobachtung der weltweiten Resistenzentwicklungen schmerzlich bewusst wird. Unsere physiologische Mikrobiota hat also mit großer Sicherheit bereits auf die geänderten Lebensbedingungen in ihrem Ökosystem Darm reagiert, und zwar in ihrer Zusammensetzung und sicherlich auch in ihren Eigenschaften.

„Back to the roots" – wie ernähren sich Naturvölker? Welchen Einfluss die Ernährung auf die Mikrobiota und damit auf die komplexen Interaktionen unseres holobiontischen Systems hat, zeigen Ergebnisse aus der Mikrobiomforschung von Jeff D. Leach bei der Volksgruppe der Hadza. Diese Menschen leben im Buschland von Tansania und gehören zu einem der wenigen Volksstämme, die ihre Lebensweise noch nicht geändert haben und sich noch immer wie vor ca. 10.000 Jahren ernähren. Die intestinale Mikrobiota dieser Menschen weist bei „artgerechter" Ernährung eine enorme Diversität auf. Sie übersteigt das intestinale Mikrobiom eines Stammesgenossen bei „westlicher" Ernährung und „westlichem" Lebensstil bei Weitem [222]. Die typischen, immer weiter zunehmenden „Zivilisationskrankheiten" kommen in dieser Bevölkerungsgruppe nicht vor!

Hierbei zeigt sich nun, dass für eine physiologische Ernährung des Menschen die für ihn selbst unverdaulichen Kohlenhydratverbindungen in der Nahrung eine viel größere Rolle spielen als bisher angenommen. Diese „Ballaststoffe", wie sie gemeinhin fälschlicherweise bezeichnet werden, sind in den ursprünglichen Ernährungsformen, wie z. B. bei den indigenen Völkern, auch heute noch in großer Menge in der Nahrung enthalten. Es handelt sich um Di-, Oligo- und Polysaccharide wie resistente Stärke, Inulin, Laktulose, Lactitol, Raffinose, Stachyose, auch Fructane und Oligofruktose sowie Celluloseformen. Sie sind für den Menschen schwer oder überhaupt nicht aufzuspalten und können im Dünndarm nicht resorbiert werden. Diese Moleküle stellen somit eine selektive Nahrungsgrundlage für „essenzielle" Darmbakterien wie Laktobazillen und Bifidobakterien, aber auch für die mukontritive Mikrobiota dar. Sie haben damit zunächst eine zentrale Bedeutung für die Zusammensetzung der enteralen Mikrobiota. Deren jeweilige bakterielle Stoffwechselprodukte wie Acetat, Butyrat und Propionat (kurzkettige Fettsäuren) aus dem Ab- und Umbau der verschiedenen Polysaccharide dienen nach neuesten Erkenntnissen nicht „nur" der Ernährung des Schleimhautepithels. Sie sind vielmehr wichtige Immunmodulatoren und auf zellulärer Ebene in die Regulationsprozesse des gesamten Stoffwechsels eingebunden [89] [275].

Die genauen Wirkmechanismen und Wechselwirkungen mit dem menschlichen Organismus sind zum momentanen Zeitpunkt nur in Ansätzen bekannt und Gegenstand aktueller Forschung. Insbesondere klare Zusammenhänge mit degenerativen oder autoimmun-entzündlichen Krankheitsbildern des Gehirns wie z. B. Multipler Sklerose sorgen in jüngster Zeit für Schlagzeilen [73] [105]. Die kurzkettigen Fettsäuren bakterieller Herkunft konnten als Hauptsignale identifiziert werden, die das immunologische Verhalten der zerebralen Mikrogliazellen maßgeblich beeinflussen.

Die Stoffwechselwege der bakteriellen Fermentation sind naturgemäß, je nach Bakterienart und Substrat, verschieden. So verstoffwechselt Faecalibacterium Prausnitzii z. B. FOS in Butyrat. Bei einer

Verwertung von FOS durch Bifidobakterien dagegen entsteht Laktat. Dies kann seinerseits wieder von Faecalibacterium Prausnitzii zur Bildung von Butyrat verwertet werden. Die resultierende Butyratproduktion durch Faecalibacterium ist somit bei Anwesenheit bestimmter Bifidobakteriensorten (z. B. Bifidbacterium adolescentis) deutlich höher. Die Tatsache, dass die Stoffwechselprodukte von bestimmten Bakterien wiederum als Substrat für andere gelten können, wird als „Crossfeeding" bezeichnet.

Welche und wie viele der verschiedenen kurzkettigen Fettsäuren produziert werden, ist zudem von einer Vielzahl von Milieufaktoren abhängig. Dabei spielt ein saurer pH-Wert (5,5–6,5) eine zentrale Rolle – nicht nur als ein maßgeblicher Milieufaktor für das Mengenverhältnis der Populationen. Es ist bekannt, dass es bei einseitiger, z. B. fett- und proteinreicher Ernährung zu deutlichen Verschiebungen der Populationen im bakteriellen Milieu kommt. In diesem Fall wird z. B. eine Verminderung großer Bacteroidesfraktionen (gute Verwerter auch komplexer Kohlenhydrate) beobachtet, während die Population bestimmter Firmicuten ansteigt. Außer dem veränderten „Nahrungsangebot" spielen dafür mit Sicherheit auch weitere Milieufaktoren wie z. B. die Anwesenheit bestimmter Stoffwechselprodukte aus der bakteriellen Proteolyse sowie der damit verbundene Anstieg des pH-Wertes eine maßgebliche Rolle. Der pH-Wert übt auch einen erheblichen Einfluss auf den bakteriellen Stoffwechsel und damit z. B. auch auf die Butyratproduktion aus: Bei niedrigem pH (ca. 5,5) entstehen kurzkettige Fettsäuren mit einem Anteil von > 50 % Butyrat, bei einem pH von 6,5 und höher dagegen vermehrt Propionat und Acetat. Damit wird im distalen Kolon weniger Butyrat synthetisiert – was unter ungünstigen Umständen möglicherweise zu einem vermehrten Risiko eines Kolonkarzinoms beiträgt. Dahinter verbergen sich die seit Kurzem bekannten entzündungs- und karzinogenesehemmenden Effekte des Butyrats durch Wachstumshemmung und Apoptosesteigerung von Karzinomzellen.

Im Rowett Institute of Nutrition and Health der Universität Aberdeen wurden mehrere Studien zu den Einflüssen extremer Diätformen durchgeführt. Hier zeigte sich beispielsweise eine deutlich reduzierte Butyratproduktion bei kohlenhydratarmen Diätformen. Es wurde stattdessen eine deutlich vermehrte Entstehung von N-Nitrosoverbindungen vorgefunden, die genotoxische Eigenschaften besitzen. In einer anderen Studie wurden die Effekte einer hohen Zufuhr resistenter Stärke und nicht resistenter Stärke verglichen. Bereits nach ca. drei Wochen zeigte sich eine teils erhebliche, aber individuell unterschiedliche Änderung der Zusammensetzung der enteralen Mikrobiota. Dabei war die Ausprägung der Milieureaktion abhängig von der bestehenden Artenvielfalt. Lag nur eine geringe Diversität vor, kam es zu einer starken Milieureaktion, dagegen wurden bei hoher Diversität der Mikrobiota deutlich geringere Reaktionen festgestellt.

Fast Food = No Food! Auch hinsichtlich der kindlichen Entwicklungsstadien, die sich durch die Immunogenese und Reifung der Stoffwechselvorgänge und Regulationsfunktionen auszeichnen, fallen wiederum nachhaltige Verflechtungen mit der heutzutage üblichen, letztendlich aber unphysiologischen und stark einseitigen Ernährungsweise in den westlichen Nationen auf. So ergab eine Studie der University of Alberta, Kanada, dass Fast-Food-Ernährung den positiven Effekt des Stillens konterkariert [152]. Wie schon in früheren Studien beschrieben, ergab auch diese Untersuchung geringere Asthma-bronchiale-Raten für Kinder, die mindestens 12 Wochen gestillt worden waren. „Dieser vorteilhafte Effekt war jedoch nur bei Kindern zu sehen, die höchstens gelegentlich oder gar kein Fast Food aßen", stellte Korzyrskyj fest. Wie bereits erläutert, mehren sich weitere Hinweise von Zusammenhängen zwischen einer charakteristisch veränderten Mikrobiota und autoimmunen Reaktionen wie z. B. bei der Multiplen Sklerose oder dem Diabetes mellitus (Kap. 5).

Fehlernährung – ein vermeidbares Übel Leider beinhaltet die „westliche" Ernährungsweise aber noch weitere Problemfaktoren, die zusätzliche weitreichende Auswirkungen auf den menschlichen Organismus haben. Der Körper muss sich mit industriell veränderten Lebensmitteln und verschiedensten chemischen Stoffen auseinandersetzen. Der Einsatz von Pestiziden oder Herbiziden in der Landwirtschaft, Genmanipulationen am Saatgut, eine lange Lagerhaltung, Masthilfen wie

Hormone und Antibiotika für Nutztiere und vieles mehr machen es dem modernen Menschen kaum noch möglich, Lebensmittel zu erwerben, die naturbelassen und frei von schädigenden Zusätzen sind. Auch die sog. Biokost gibt dafür keine absolute Garantie. Industriell veränderte Lebensmittel kommen ohne Zusatzstoffe anscheinend nicht aus. Von vielen Konservierungsstoffen, Stabilisatoren, Emulgatoren, Geschmacksverstärkern, Farbstoffen, Austauschstoffen, Aromastoffen, Antioxidationsmitteln und sonstigen gängigen Zusatzstoffen ist eine „begleitende" biologische Wirkung in unserem Körper bekannt. Es gibt z. B. alleine über 70 zugelassene Substanzen, die einen erheblichen Einfluss auf den Nervenstoffwechsel ausüben. Die bekanntesten, Glutamat und Aspartam, sind in „moderner Kost" sehr häufig enthalten. Auch andere biologische Effekte wie Kanzerogenität oder Teratogenität und viele weitere sind bei industriell hinzugefügten Nahrungsmittelzusatzstoffen kein Geheimnis mehr [100].

Ernährungs- oder schadstoffbedingt kommt es jedoch nicht nur zu direkten gravierenden Auswirkungen auf den menschlichen Organismus, sondern auch zu erheblichen Auswirkungen auf die Zusammensetzung der humanen Mikrobiota und zu Verschiebungen des intestinalen Milieus – mit allen sich daraus ergebenden Folgen. Welche Zusammenhänge hier mit den menschlichen Regulationssystemen bestehen und welche Konsequenzen sich daraus ergeben, wurde empirisch bereits lange beobachtet und vermutet, so z. B. vom 1954 gegründeten Arbeitskreis für Mikrobiologische Therapie (S. 63). Es ergaben sich daraus wichtige komplementärmedizinische therapeutische Ansätze und Möglichkeiten. Mittlerweile sind diese Zusammenhänge auch zum Gegenstand aktueller, universitärer Forschungsbemühungen geworden, wie z. B. das Ergebnis einer aktuellen Untersuchung (2015) beleuchtet: Eine Reihe von Lebensmittelzusatzstoffen wie Emulgatoren und Konservierungsmittel fördern offenbar erheblich die Entzündungsbereitschaft der Darmschleimhaut. Es wurde beispielsweise beobachtet, dass bereits die Zufuhr geringer Konzentrationen dieser Zusatzstoffe bei Mäusen die Mukosabarriere im Darm schädigt [93] [45] [96]. Im Falle genetischer Prädisposition der Versuchstiere entsteht daraus eine entzündliche Darmerkrankung. Genetisch unauffällige Tiere entwickelten darüber hinaus Zeichen eines metabolischen Syndroms. Überraschenderweise stellte sich aber heraus, dass die proinflammatorischen Effekte dieser zugesetzten Stoffe pathophysiologisch nicht die Mukosa direkt, sondern primär die Zusammensetzung der intestinalen Mikrobiota stören bzw. schädigen. Dies führte dann zu dem beschriebenen proinflammatorischen Effekt. Mäuse, die steril aufgezogen wurden, zeigten bei Exposition keine mukosale Reaktion auf die emulgatorenreiche Ernährung. Wurde jedoch die Darmflora von Mäusen, die mit Emulgatoren ernährt worden waren, auf die zuvor sterilen Tiere übertragen, entwickelten diese Mäuse ebenfalls Darmentzündungen – ganz ohne direkte Fütterung mit Emulgatoren. Dieses überraschende Ergebnis ist ein weiterer Hinweis darauf, dass die Darmbakterien, genauer gesagt die Zusammensetzung der Mikrobiota, einen wesentlichen Einfluss auf Entzündungsbereitschaft und Stoffwechselfunktionen hat. Die enge Verflechtung von Ernährungsweise und Lebensmitteln, der Mikrobiota und dem intestinalen Milieu auf der einen Seite und dem hochsensiblen, fein regulierten Immunsystem und allen anderen Regulationssystemen auf der anderen Seite wird immer deutlicher [45] [104].

Auch weitere Forschungsergebnisse (z. B. der TU München) aus jüngster Zeit weisen inzwischen in diese bisher viel zu wenig beachtete Richtung. Verpflanzte man entsprechend disponierten, aber bis dahin gesunden Mäusen die Mikrobiota von an CED erkrankten Tieren, entwickelten diese prompt die für einen Morbus Crohn typischen entzündlichen Schleimhautveränderungen und Symptome. Unter diesem Aspekt ist dann auch der für die Verursachung der Erkrankung immer mit verantwortlich gemachte Funktionsverlust der Paneth-Zellen als eine Folge der veränderten Mikrobiota und der entzündlichen Vorgänge an der Schleimhaut zu deuten, die infolge der dysbiosebedingten Einschränkung der Barrierefunktion entstehen [245] [315].

2014 ergab eine weitere Studie [290], dass künstliche Süßstoffe über die Schädigung der Mikrobiota zur Induktion einer Insulinresistenz führen. Sicherlich muss nun immer noch untersucht werden, ob sich diese Ergebnisse auch auf den Menschen übertragen lassen. Da die anatomischen und mikrobiellen Voraussetzungen des Darms bei Mensch und Maus einander jedoch sehr ähneln, gilt es als sehr wahrscheinlich, dass hierbei analoge Erkenntnisse beim Menschen gewonnen werden können. Eine im März 2017 publizierte Studie [44] bestätigte diese Effekte erstmals beim Menschen.

Wir müssen uns somit wirklich klar vor Augen halten, dass Substanzen mit chemischen Wirkeigenschaften diese sicherlich nicht verlieren, sobald sie unsere Zahnreihen passieren und im menschlichen Körper landen. Auch „wir“ – und noch viel mehr unsere Mikrobiota! – werden somit, salopp gesagt, emulgiert, konserviert, antioxidiert oder eingefärbt. Die chemischen Prozesse, die dahinterstecken, sind in unseren regulativen Prozessen so nicht vorgesehen!

Das wahre Ausmaß dieser Gedanken wird uns aber erst bewusst, wenn hier auch an Medikamente gedacht wird. Diese Substanzen werden ja hergestellt, **damit** sie in regulative Prozesse eingreifen – aber sie tun dies mit Sicherheit nicht nur selektiv an humanen Zielstrukturen! Mikroorganismen haben ein schier unendliches Repertoire an Stoffwechselprozessen. Was da passiert, also im Endeffekt, **was** einerseits bei den Bakterien gehemmt, blockiert oder verstärkt wird – und wie sie sich dann verhalten und welche Folgen das dann für den menschlichen Organismus hat! –, oder andererseits, **welche Substanzen** dabei entstehen, wenn Medikamente im Darm bakteriell verstoffwechselt und umgebaut werden, das können wir in den meisten Fällen noch nicht einmal ahnen! Diesen Gedanken folgend ist anzunehmen, dass viele der unerklärbaren Nebenwirkungen von Medikamenten auf das Konto solcher neu synthetisierter Substanzen „Marke Eigenbau“ gehen.

Die Gefahr lauert im Unerkennbaren! Eine veränderte Mikrobiota bietet dem Mukosa-Immunsystem somit einerseits unzureichende Signale, die physiologischerweise ein ungestörtes, effektives Zusammenspiel der mannigfaltigen immunologischen Regulationsparameter ermöglichen sollen. Andererseits führt sie über die Milieuveränderungen mit allen Folgen zu einer Schwächung des Grenzraumes am Schleimhautorgan und damit zur Einschränkung der enterozytären Funktionen. Dies bewirkt „Stress“ an der Schleimhaut mit nachfolgender erhöhter Entzündungsbereitschaft und einer Permeabilitätssteigerung. Daraus resultiert ein vermehrter Einstrom von Endotoxin mit der Folge einer *Chronic Silent Inflammation*.

Diese grundlegenden Gedanken sind die Basis des systemischen Verständnisses von Krankheit als Ergebnis einer notwendigen Abwehrreaktion, die den gesamten Organismus betrifft. Erst vor Kurzem wurde auch in der Wissenschaft ein neues Denkmodell zur Genese verschiedener Erkrankungsbilder der zivilisierten Gesellschaften vorgestellt: Ausgangspunkt ist eine *Chronic Silent Inflammation* [43].

Quintessenz

Wir kommen zu dem Schluss, dass die Art der Ernährung lebenslang den größten Einfluss auf die Zusammensetzung der Mikrobiota und das enterale Milieu hat – und damit auf die Integrität des gesamten Organismus.

Aufgrund der vielfältigen Datenlage muss also akzeptiert werden, dass die Ernährung, die in den westlichen Industrienationen heutzutage üblich ist, eine Form der Fehlernährung darstellt. Schon lange sind die Folgen der Vielzahl negativer Effekte auf den Stoffwechsel zentrales Thema medizinischer Fakultäten. Die fatalen Auswirkungen auf die enterale Mikrobiota und damit das intestinale mikrobielle Milieu jedoch betrifft die Gesundheit des Menschen in allen Bereichen.

Legt man diese Ergebnisse über die steigenden Inzidenzen von Erkrankungsbildern und Regulationsstörungen in unseren Breiten, die man sinnigerweise ja „Zivilisationskrankheiten“ nennt, werden die Erkenntnisse, die in der Hologenome-Theory zusammengefasst werden (Kap. 5), immer einleuchtender und plausibler.

Systemisch betrachtet, muss also letztendlich nicht nur gefragt werden, welche Nährstoffversorgung für den Menschen ideal ist, sondern auch, welche Ernährung für die Versorgung einer artenreichen, physiologischen humanen Mikrobiota wichtig ist! Die Frage nach einer gesunden Ernährung muss also für den Holobionten Mensch in seiner Gesamtheit gestellt werden.

Insbesondere die nun verbreitete Ernährung hauptsächlich mit Kuhmilch und glutenhaltigen Getreideprodukten ist physiologisch auf vielerlei Ebenen problematisch. Dies soll hier näher beleuchtet und kritisch hinterfragt werden.

7.2.1 „Die Milch macht's“: problematische Kost

Schon allein hinsichtlich frühkindlicher Ernährungs- und Verdauungsstörungen, auf die später noch genauer eingegangen wird, muss betont werden, dass kuhmilchbasierte Ersatzmilchen für den Säugling ungleich schlechter zu verdauen sind als Muttermilch. Das Verdauungssystem der Kleinsten ist zumeist damit überfordert, Milchen anderer Herkunft entsprechend aufzuspalten. Die Natur nimmt mit den Besonderheiten der Muttermilch Rücksicht auf die vergleichsweise extreme Unreife des Säuglingsdarms. Insbesondere zwei Bestandteile der Kuhmilch stellen (nicht nur) die kindliche Verdauung vor enzymatische Engpässe: Laktose und Kasein. Auch das enthaltene Fett ist nicht unproblematisch, da der große Anteil langkettiger, gesättigter Fettsäuren schlechter assimilierbar ist und die Größe der Fettkügelchen ihre Verdaubarkeit verschlechtert.

Laktosespaltung

Das für die Aufspaltung der Laktose erforderliche Enzym **Laktase** ist ein Syntheseprodukt der Enterozyten. Dieses Enzym spaltet die ß-1,4-glycosidische Bindung der Laktose, wodurch dann D-Galactose und D-Glucose entstehen. Während der Stillphase wird normalerweise von den kindlichen Dünndarmzellen in ausreichender Menge Laktase gebildet. Mit dem Abstillen reduziert sich die Bereitstellung dieses Enzyms durch die Enterozyten, sodass z. B. kuhmilchbasierte Folgemilch, die einen ähnlich hohen Anteil an Laktose aufweist, u. U. nicht mehr adäquat aufgespalten werden kann. Das wiederum zieht weitere Verdauungsstörungen nach sich. Ein Ausweichen auf andere Milcharten bietet, rein auf den Laktosegehalt bezogen, zunächst einmal keine perfekte Lösung: Die hier vorstellbaren Alternativen (Ziegen- und Schafsmilch) enthalten ebenfalls Laktose (▶ **Tab. 7.1**). Besonders viel Laktose ist in Milchpulver und Kondensmilch enthalten. Es existieren aber auch Milcharten, die nicht von Menschen verzehrt werden und keine bzw. nur geringe Mengen an Laktose enthalten. Hier ist die Milch von Seehunden und Seelöwen zu nennen. Auch die Milch von Kängurus enthält nur sehr wenig Laktose.

▶ **Tab. 7.1** Laktosegehalt verschiedener Milcharten/-sorten.

Milchart	Laktosegehalt in g/100g
Buttermilch	4,01
Sahne, Kaffeesahne, Rahm (mind. 10 % Fett)	4,05
Ziegenmilch	4,2
Schafmilch	4,7
Kuhmilch	4,8
Kamelmilch	5,2
Stutenmilch	6,2
Muttermilch	7,2
Kondensmilch	9,32
Trockenvollmilch, Vollmilchpulver	35,1
Trockenmagermilch, Magermilchpulver	50,5

Auch die in der Muttermilch enthaltene Laktose kann nur verstoffwechselt werden, wenn keine Vorschädigung der Enterozyten besteht. Peripartal durchgeführte antibiotische Therapien beeinträchtigen z. B. nicht nur die Mikrobiota [10], sondern auch die Zellmembranen der Enterozyten (Kap. 6.2, Kap. 7.3). Ebenso können frühe gastrointestinale Infekte des Säuglings oder Verdauungsstörungen unterschiedlichster Ursachen dieselben Folgen für Integrität und Funktionsfähigkeit der Enterozyten haben, sodass eine verminderte Expression von Laktase oder auch anderen Enzymen und Transportproteinen die Folge sein kann.

Verdauung der Kuhmilchproteine

Die Verstoffwechslung von Kuhmilchproteinen ist ein ungleich komplexeres Geschehen als die Spaltung der Laktose. Kuhmilch setzt sich aus verschiedenen Substanzgruppen zusammen, darunter befinden sich 3,6 % Proteine. Bei 80 % davon handelt es sich um Kaseine. Die übrigen Eiweiße werden als Molkeproteine zusammengefasst (α-Lactalbumin, β-Lactoglobulin, Serumalbumin, Immunglobuline und Proteose-Peptone).

Eine besondere Schwierigkeit stellt der Abbau der Kuhmilchproteinfraktionen Kasein und β-Lactoglobulin im Darm dar, der anscheinend auch für eine Vielzahl anderer kuhmilchassoziierter

Problematiken verantwortlich ist: Die Aufspaltung dieser Proteine erfolgt sehr langsam und kann bis zu acht Stunden betragen. Durch den Magensaft – und darunter speziell das Pepsin – findet nur ein Teilabbau statt. Die weitere Aufspaltung übernehmen Proteasen im oberen Dünndarm. Insbesondere im weiteren Abbau des Kaseins kann es nun beim Einsatz des Enzymes Dipeptidylpeptidase IV (S. 126) (DPP IV) zu Engpässen und weiteren Problemen kommen: Dieses ebenfalls vom Enterozyten synthetisierte Enzym, das darüber hinaus auch das Gluten der gängigen Getreidesorten aufzuspalten hilft, ist erst seit Kurzem in den Blickwinkel der Ernährungsmediziner geraten. Für die Verdauung von Kasein (S. 126) ist ein ausreichendes Vorkommen und eine angemessene Aktivität der Dipeptidylpeptidase IV erforderlich. Besteht hier ein Missverhältnis zwischen Anfall und Abbaukapazität, kommt es nicht nur zu verschiedenen Folgeeffekten und Belastung des Stoffwechsels, sondern auch zu schweren Störungen im sensiblen intestinalen Milieu.

Kuhmilchproteine: Ursache frühkindlicher enteraler Milieustörungen

Die Zusammensetzung der Mikrobiota im Säuglingsdarm und die altersentsprechende physiologische Änderung ihrer Zusammensetzung je nach Entwicklungsstand des Kindes fanden in der Medizin bis vor wenigen Jahren kaum Beachtung. Mittlerweile stellte sich jedoch heraus, dass sie einen erheblichen Einfluss auf die Entwicklung der verschiedenen Regulationssysteme, insbesondere auf die Reifung des Immunsystems und der enteralen Zellfunktionen, hat (Kap. 7.1.1). Für jeweils wichtige Entwicklungsfenster scheinen sich physiologischerweise die richtigen Signale und Wechselwirkungen zu ergeben.

Je nachdem, ob ein Kind gestillt wird oder eine Ersatznahrung erhält, setzt sich seine Darmmikrobiota unterschiedlich zusammen. Bereits im Jahre 1998 konnte Poschwatta-Rupp zeigen, dass sich die intestinale Besiedlung bei „Brust-“ und „Flaschenkindern“ deutlich unterscheidet [224]. Während bei der Analyse der enteralen Mikrobiota gestillter Kinder überwiegend apathogene Mikroben der Schutz- und Immunmikrobiota nachgewiesen werden konnten, überwogen bei den „Flaschenkindern“ Proteolyten und gramnegative Bakterien. Dies kann mit dem vermehrten Anfall von bovinem Kasein und Lactoglobulin als nicht physiologische Proteinquelle gut erklärt werden: Es kann aufgrund seiner Zusammensetzung im kindlichen Darm enzymatisch nur sehr schwer verstoffwechselt werden. Eine starke Vermehrung der proteolytischen Bakteriespezies ist die Folge. Damit ist die ungestörte Entwicklung einer physiologischen Säuglingsmikrobiota nicht mehr möglich.

Innerhalb der letzten Jahre wurde dieses Forschungsfeld im Rahmen der neuen Erkenntnisse zur Immunogenese wieder aufgegriffen. Dabei erlaubt der Nachweis mit den nun zur Verfügung stehenden DNA-Sequenzierungmethoden bzw. die nun praktizierten „next generation Sequencing“-PCR und der Einsatz von Gensonden eine noch viel differenziertere Beurteilung [11] [25] [283]. Die enormen Unterschiede ließen sich jedoch schon in den ersten Untersuchungen feststellen und zeigen sich auch in den lange etablierten kulturellen Analysemethoden (routinemäßigen Stuhlanalysen; ▸ **Abb. 7.2**).

Immer mehr Einzelheiten zur immensen Bedeutung einer physiologischen, altersentsprechenden mikrobiellen Besiedlung des Darms für die Entwicklung des Immunsystems und der verschiedenen Regulationsmechanismen wie z. B. der Schleimhaut- und Verdauungsfunktionen, der neuronalen Darm-Hirn-Achse oder der Hormonsysteme werden bekannt. Diese Forschungsergebnisse lassen erst ahnen, welch weitreichende Folgen für die Entwicklung des Organismus bei einem Fehlen wichtiger Signale oder dem Überwiegen schadlicher Einflusse aufgrund einer unphysiologischen, veränderten mikrobiellen Besiedlung des Säuglingsdarms zu befürchten sind. Hinzuweisen ist insbesondere auf den hohen Anteil von grampositiven, sporenbildenden Clostridien, die ubiquitär in der Natur, aber auch im menschlichen Darm vorkommen und weitestgehend hitzestabil sind. Mit ihrem vermehrten Auftreten sind daneben insbesondere Durchfallerkrankungen verknüpft, aber sie werden auch aufgrund ihrer Endotoxinbildung im Zusammenhang mit Botulismus, Tetanus und Gasbrand genannt.

Die oben geschilderte Ausbildung einer frühen enteralen Dysbiose aufgrund kuhmilchbasierter Fläschchennahrung, möglicherweise noch nach Kaiserschnitt, kann sicherlich einer der Gründe für

inen im Dickdarm, der zu einer Zunahme von Fäulnisprozessen und Verschiebung des mikrobiellen Milieus mit Anstieg der Proteolytenspezies führt.

Besonders kritisch ist diesbezüglich auch das Kleinkindalter: Die Azidität des Magens erreicht bis zu einem Alter von etwa zwei Jahren noch nicht den pH-Wert von ca. 2. Die damit unzulänglich verdaute Nahrung im Darm eines Kleinkindes wird also im Falle einer Integritätsstörung der Schleimhaut die Wahrscheinlichkeit einer Sensibilisierung erhöhen. In diesem Zusammenhang muss auch bedacht werden, dass das Trinken während der Mahlzeiten zu einer Verdünnung des Magensaftes und damit zu einer eingeschränkten Aufspaltung der Nahrungseiweiße führt [59]. Auch das häufig beobachtete permanente Nuckeln an (Plastik-)Kindertrinkflaschen ist demnach nicht nur hinsichtlich der Zahnentwicklung aufgrund des meist süßen oder fruchtsauren Inhaltes (z. B. Apfelsaft) als problematisch anzusehen.

Erst mit diesen Gedanken zum Aspekt der Allergenität von Kuhmilchproteinen kommen wir also zur Eigenart der (Kuh-)Milch als hochpotenter, direkter Trigger allergischer Reaktionen. Sehr häufig werden bei „Allergikern" hohe IgE-Antikörpertiter gegen die verschiedenen Kuhmilchbestandteile gemessen. Manche Patienten können Kuhmilch in gekochter Form, also nach Hitzedenaturierung einzelner Antigene, besser „vertragen", auch gibt es Unterschiede in der Verträglichkeit von Sauermilchprodukten und verschiedenen Käsesorten. Je länger gereift ein Käse ist, desto weniger „originale" Kuhmilchproteine sind vorhanden, sodass für eine große Zahl von Kuhmilchallergikern die Verträglichkeit von Hartkäse (Labkäse) kein Problem mehr darstellt – wobei hier aber wiederum auf den dann deutlich erhöhten Histamingehalt hingewiesen werden muss! Die Reaktion auf Kuhmilch ist individuell verschieden und kann sich, je nach Antikörpertyp, als Sofort- oder verzögerte Reaktion äußern. Die daraus resultierenden Beschwerden wie eine abdominelle Problematik, asthmatische Beschwerden, Hautprobleme wie atopische Dermatitis und sonstige klinische Erscheinungsbilder sind sehr häufig und lassen sich meist schwer von den vielen anderen diskutierten Effekten unterscheiden. Und zuallermeist, gerade was die Situation an der enteralen Grenzfläche betrifft, hängt vieles eng miteinander zusammen.

Stoffwechselaktive Metaboliten von Kasein

Die Verdauung von bovinem Kasein setzt u. a. ein ausreichendes Vorkommen und eine angemessene Aktivität des Enzyms Dipeptidylpeptidase IV (DPP IV) voraus. Bei einem Missverhältnis zwischen der Menge an Kasein und der Abbaukapazität kommt es nicht nur zu einem vermehrten Anfall von tierischem Protein und der oben beschriebenen Milieuverschiebung im Darm, sondern als Folge einer dann offenbar gehäuft nur unvollständig stattfindenden enzymatischen Hydrolyse des bovinen Kaseins auch zur Entstehung von sog. bovinen Casomorphinen. Es handelt sich hier um kurzkettige Peptide, die physiologisch verschieden ausgeprägte opioide oder aber neuroleptische Aktivität haben.

Das Enzym DPP IV wurde erstmals 1966 von Hops, Havu und Glenner beschrieben und als Dipeptid-Naphthymidase bezeichnet [116]. Einige Zeit später wurde es von Schulz und Barth wiederentdeckt und im Ergebnis diverser Untersuchungen zum Chemismus als Dipeptidylpeptidase IV [DPP IV] bezeichnet [15]. Die Abspaltung der Dipeptide findet bevorzugt statt, wenn sich an zweiter Stelle der Aminosäuresequenz ein Prolin- oder Alaninrest befindet. Tritt an dritter Stelle der Aminosäuresequenz ein Prolinrest auf, wird das Peptid jedoch nicht angegriffen. Schon vor einigen Jahren stellte Jaron Israel eine Reihe von biologisch aktiven Peptiden vor, die als potenzielle Substrate der DPP IV fungieren können. Sie alle haben die N-terminale Sequenz AS-Prolin.

Einige dieser Substanzen wurden experimentell geprüft und konnten als Substrate der DPP IV bestätigt werden. Die Effekte der erhaltenen Substanzen sind vollkommen unterschiedlich. Durch die katalytische Hydrolyse (Spaltung) kann die biologische Wirkung eines Substrates ausgeschaltet, geschwächt oder aber verstärkt werden. Es ist auch möglich, dass sich eine biologische Wirkung aus einem inaktiven Vorläufer ausbildet, aber auch, dass gar keine Spaltung durch DPP IV erfolgt. Wahrscheinlich spielen hier Milieufaktoren und mengenbezogene Effekte eine Rolle.

Im Rahmen dieser multiplen Reaktionsweisen können die Casomorphine (▶ **Tab. 7.2**) entstehen. Diese kurzkettigen Peptide wurden erstmals bereits Ende der 1970er Jahre aus dem β-Kasein der Kuhmilch gewonnen [32] [329]. Sie sind in der Sequenz des Proteins enthalten und können aus ihm isoliert werden. Rinder-Casomorphine setzen sich aus einem Heptapeptid und einem Pentapeptid zusammen. Beide Verbindungen haben physiologisch eine opioide Aktivität (vergleichbar etwa der Wirkung von 4% des Morphins). Das Pentapeptid entsteht aus dem Heptapeptid durch C-terminale Sequenzverkürzung mittels Carboxypeptidase-Y. β-Casomorphin-5 wird durch die DPP IV dann weiterhin schrittweise abgebaut und dabei inaktiviert. Es entstehen die folgenden Aminosäuren: Tyreonin, Prolin, Phenylanalin, Glycin. Einige Abkömmlinge des ß-Casomorphin-5 zeigen eine höhere opioide Aktivität im Vergleich zu Morphin (icv-appliziert). Bei den Des-Tyr-Derivaten dieser Verbindungen ist keine opioide Wirksamkeit mehr vorhanden, an ihrer Stelle tritt aber eine neuroleptische Aktivität in den Vordergrund.

Ein sehr interessanter Aspekt bei dieser Thematik ist die Tatsache, dass auch aus dem (humanen) Kasein in der Muttermilch Casomorphine gebildet werden. In einer russischen Studie aus dem Jahr 2009 [154] wurde die psychomotorische Entwicklung von 90 Säuglingen verfolgt, von denen 37 gestillt wurden. 53 Kinder erhielten kuhmilchbasierte Formulanahrung. Bei den Kindern ließen sich insbesondere in den ersten drei Lebensmonaten relevante Konzentrationen von humanem bzw. bovinem Beta-Casomorphin-7 (sowohl nüchtern als auch 3 Stunden nach der Fütterung) nachweisen. Die gestillten Säuglinge zeigten hohe basale humane Casomorphinspiegel und eine unauffällige psychomotorische Entwicklung. In der Vergleichsgruppe mit Formulanahrung gab es Kinder mit verlangsamter psychomotorischer Entwicklung und erhöhtem Muskeltonus. Diese Kinder hatten vergleichsweise hohe basale bovine Beta-Casomorphin-7-Spiegel. Die Ausprägung der Parameter (verlangsamte Psychomotorik, hypertoner Muskeltonus) korrelierte direkt mit der Höhe des gemessenen basalen bovinen Casomorphin-7-Spiegels. Die Kinder in der Formulagruppe, die eine normale psychomotorische Entwicklung zeigten, wiesen wesentlich niedrigere bovine Beta-Casomorphin-7-Spiegel auf.

Diese Untersuchung gibt Anlass, anzunehmen, dass das humane Beta-Casomorphin-7 aus der Muttermilch möglicherweise eine wichtige biologische Funktion in der Hirnentwicklung des Säuglings hat. Denkt man weiter, könnte man eine entsprechende „Programmierung“ der DPP IV in diesem hochsensiblen Säuglingsalter vermuten, die sicherstellt, dass die nötige Menge dieser Stoffe auch gebildet wird. Möglicherweise handelt es sich hier um ein spezielles „Fenster“ der Säuglingsentwicklung. Bovines Beta-Casomorphin-7 ersetzt diese humane Signalsubstanz offenbar nur unzureichend und müsste somit als Risikofaktor für eine retardierte psychomotorische Entwicklung und damit möglicherweise assoziierte Krankheitsbilder oder Verhaltensauffälligkeiten wie eine Autismusspektrumstörung betrachtet werden. Diese Aspekte untermauern auch die Vermutung, dass weitergehende Effekte einer fortgesetzten Zufuhr von bovinem Beta-Casomorphin-7 infolge der Ernährung mit Kuhmilchprodukten auch nach Abschluss der Säuglingszeit entsprechende Wirkung zeigen könnte – also auch in späteren Lebensphasen.

Eine weitere Tatsache gibt hier zu denken: Auch die verschiedenen Glutene und Gliadine, die bekannten Inhaltsstoffe einiger Getreidesorten, sind Substrate der DPP IV. Auch bei ihrer Verstoffwechslung durch dieses Enzym entstehen Opioide mit deutlich messbarer biologischer Aktivität. Ihrer Herkunft aus der Nahrung entsprechend werden alle entstehenden opioiden Substanzen Exomorphine genannt. Das Entstehen relevanter Mengen dieser Substanzen bei der „typisch westlichen“ gluten- und kuhmilchproduktbasierten Ernährung ist sehr wahrscheinlich. Es verdichten sich die Hinweise darauf, dass diese Stoffgruppe weitreichende Auswirkungen insbesondere auf Hirn- und Nervenstoffwechsel (S. 144) haben.

Kuhmilch – ein Cocktail voller Signale

Die bisher besprochenen Effekte von Kuhmilchprodukten in unserer Ernährung betrafen die Verdauung, das enterale Milieu, den Stoffwechsel und speziell den Nervenstoffwechsel sowie ihre Wirkung als potentes Allergen auf die Regulationssysteme des Körpers mit den damit assoziierten Störungen, Symptomen und Krankheitsbildern. Aber viel grundsätzlicher muss Milch noch von einer vollkommen anderen Seite betrachtet werden: Muttermilch beinhaltet all jene regulativen, genau auf die Bedürfnisse des menschlichen Organismus abgestimmten Signale, die für die Entwicklung und das Wachstum eines Säuglings essenziell sind. Die Proteine der Milch verschiedener Säugetiere haben spezifische, genau auf die Säugetierart zugeschnittene Regulations- und Signalfunktionen. Dabei kommen verschiedene komplexe molekularbiologische Effekte zum Tragen. Sie stehen in engem Zusammenhang mit der im Säuglingsalter eines jeden Säugetieres eminent wichtigen Induktion und „Programmierung" von Zellwachstum, Funktionen des Immunsystems, Stoffwechselfunktionen und hormonellen Regulationskreisen. Sämtliche zentrale Steuerungsmechanismen werden in diesem Lebensabschnitt aktiviert und entsprechend der Entwicklungsphase reguliert (Kap. 7.1.2).

Im Falle der Kuhmilch wird dadurch eben genau für die artgerechte und gesunde Entwicklung eines Kälbchens gesorgt. Es dürfte einleuchten, dass diese sich nicht mit den Anforderungen für die Entwicklung eines menschlichen Säuglings deckt. Wenn man nur allein die Entwicklungsgeschwindigkeiten von Rind und Mensch vergleicht, wird dies schon deutlich: Ein Kalb verdoppelt sein Geburtsgewicht (ca. 40 kg) in 40, ein Säugling (ca. 3 kg) in 180 Tagen. Zwar ähneln sich die entwicklungstypischen Mechanismen beider Spezies, jedoch ist der Einfluss von Kuhmilchsignalen für die Entwicklung des menschlichen Organismus eben nicht „artspezifisch" genau passend. Der Gedanke liegt nahe, dass eine „rindertypische" Triggerung zellulärer Programmierungen für den Menschen dann nicht unbedingt gesund sein wird.

Inzwischen ergaben Forschungen, dass es beim Säugling in diesem Zusammenhang durch die artspezifische Zusammensetzung der Aminosäuren in bovinem Kasein und Molkenproteinen zu einer gravierenden Beeinflussung der zentralen menschlichen Regulations- und Steuerungsmechanismen kommt. Eine Anzahl wissenschaftlicher Studien ergab einen überschießenden Anstieg des Wachstumshormonspiegels (GH) unter kuhmilchbasierter Säuglingsernährung, eine erhöhte Freisetzung des Insulin-like-Wachstumshormons (*Insulin-like Growth Factor 1*, IGF1) sowie auch eine erhebliche (kohlenhydratunabhängige) Steigerung des Insulinspiegels. Entsprechend konnte bei 6-jährigen Kindern ein deutlicher Anstieg der Adipositashäufigkeit festgestellt werden (10 %), wenn sie mit konventioneller Babymilchnahrung ernährt worden waren. Im Vergleich: gestillte Kinder: Adipositashäufigkeit 2,9 %, mit proteinreduzierter Fläschchennahrung ernährte Kinder: 4,4 % (▶ **Abb. 7.3**; [314] [325]).

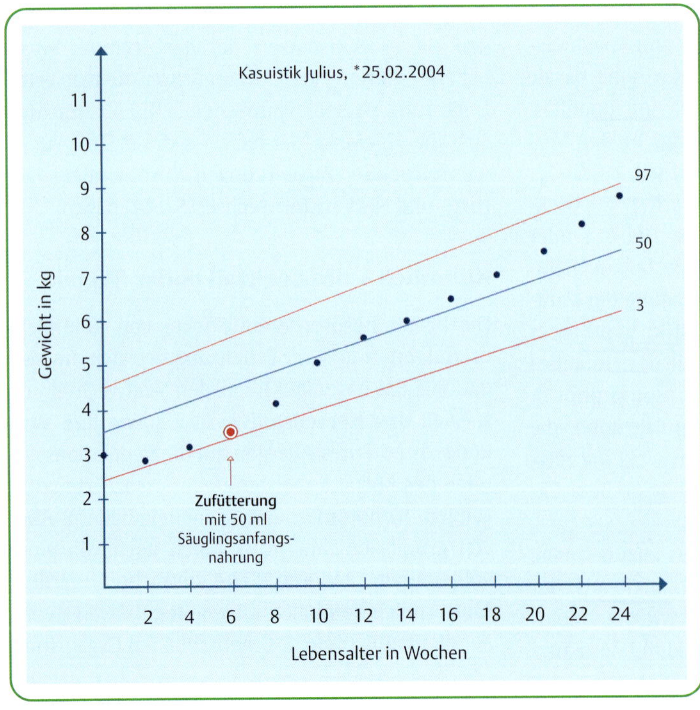

▶ **Abb. 7.3** Exemplarische Entwicklung des Gewichts eines gesunden Säuglings, der zunächst gestillt wurde. Eine Zufütterung mit lediglich 50 ml Säuglingsanfangsnahrung wegen unzureichender Muttermilchmenge setzte ab der 6. Lebenswoche ein. Von diesem Zeitpunkt an verdoppelte das Kind in acht Wochen sein Körpergewicht, die Gewichtskurve wechselte innerhalb der folgenden 18 Wochen von der 3. auf die 97. Perzentile! Dies hat sich bis zum heutigen Tag nicht geändert. Der Junge ist mit 12 Jahren 165 cm groß und wiegt 63 kg. Die Eltern zählen mit 168 cm bzw. 174 cm Körpergröße nicht zu den „Riesen".

Darüber hinaus wurde beobachtet, dass sich diese Effekte nicht auf die Säuglingszeit beschränken, sondern dass es vielmehr auf lange Sicht zu einem dauerhaften Shift der GH/Insulin/IGF1-Achse hin zu erhöhten Spiegeln dieser Hormone führt, die für den menschlichen Organismus jedoch nicht physiologisch sind [188] [189] [191] [192] [321].

Mechanistic Target of Rapamycin (mTOR) Hintergrund dieser Beobachtungen ist im Wesentlichen die Überstimulation eines bestimmten zellulären Enzyms, die beim Menschen durch den Einfluss von Kuhmilchproteinen vermittelt wird. Dieses Enzym wurde als Bindungspartner der Substanz Rapamycin identifiziert, eines Wirkstoffs, der in Bodenproben als bakterielles Stoffwechselprodukt entdeckt wurde. Man hatte festgestellt, dass dieser antiproliferativ wirkt und damit potenziell die Lebenszeit von Einzellern bis hin zum Säugetier – und damit auch des Menschen – verlängern kann. Daneben wirkt es aber auch immunsuppressiv. Als Sirolimus wird Rapamycin (und andere Substanzen dieser Wirkstoffklasse) in der Medizin z. B. in der Kardiologie als antiproliferative Stentbeschichtung und in der Tumortherapie zur Hemmung der Vaskularisation eingesetzt.

Sämtliche Effekte des Rapamycins gehen auf die Hemmung seines zellulären Bindungspartners, des *Mechanistic Target of Rapamycin* (mTOR) zurück. Man fand dieses aus 2549 Aminosäuren bestehende Polypeptid bei sämtlichen existierenden Säugetieren, auch beim Menschen. Es stellt **das** Schlüsselenzym für eine Vielzahl von Prozessen im menschlichen Körper dar. mTOR kontrolliert den Zellzyklus, das Zellwachstum und die Proliferation vor allem von Epithelzellen sowie von Blut- und Lymphgefäßen. Es ist maßgeblich an den Translationsprozessen beteiligt und somit ganz basal in die Steuerung von Stoffwechselprozessen involviert. Es reguliert die Protein- und Lipidsynthese und auch die Adipogenese (die Ausdifferenzierung von Proadipozyten zu Adipozyten). Auch an der „Programmierung“ und Steuerung immunologischer Funktionsabläufe ist mTOR zentral beteiligt: Seine Aktivierung führt zur Stimulierung weiterer Enzyme, die insbesondere die Reifung von proinflammatorischen Komponenten des Immunsystems regulieren. Bei einer Hemmung von mTOR (z. B. durch Rapamycin) kommt es in der Folge zu einer immunsuppressiven Reaktion.

Die Aktivität von mTOR ist physiologisch von verschiedenen Faktoren abhängig: von Wachstumsfaktoren wie IGF-1 und Insulin, aber auch von bestimmten Nährstoffen, insbesondere von essenziellen verzweigtkettigen Aminosäuren und Glutamin (aus den Milchproteinen). Ferner haben auch zelluläre Energielieferanten wie Glucose und gesättigte Fettsäuren einen wichtigen Einfluss auf mTOR, wie z. B. die Palmitinsäure. Sie ist eine gesättigte Fettsäure, die im Zellstoffwechsel synthetisiert wird oder Lebensmitteln entstammt. Palmitinsäure stellt z. B. mit 22–36 % die größte Fettsäurefraktion im Fettanteil der Kuhmilch dar.

mTOR ist also wesentlich für die korrekte „Programmgestaltung“ von Funktionsabläufen, Zellproliferation und -regulation des Neugeborenen und Säuglings verantwortlich. Die Folgen einer permanenten, auf kuhmilchbasierte Ernährung zurückzuführenden Überstimulation dieses Schlüsselenzyms tragen – zusammen mit den anderen, bereits oben geschilderten Effekten – zur Entstehung einer Vielzahl von metabolischen Erkrankungsbildern bei, die wir unter der Zusammenfassung „Zivilisationskrankheiten“ gut kennen. Eine Vielzahl von Studien ergab, dass hier relevante Einflüsse z. B. für die Entwicklung von Adipositas, Diabetes mellitus, Schwangerschaftsdiabetes, neurodegenerativen Krankheitsbildern, für die Entstehung von Akne oder aber Malignomen zu suchen sind. Die durch das gleichfalls erhöhte Il-GH (*Insulin-like Growth-Hormon*) bedingte Reduktion der natürlichen Apoptosemechanismen wirkt sich besonders hier sowie auch in der Karzinogenese zusätzlich negativ aus.

Auf der immunologischen Schiene werden durch diesen *mTORC 1 Pathway* proentzündliche Reaktionsformen getriggert (TH 1/TH 2-Balance), die an der Genese der chronisch-entzündlichen und allergischen Reaktionen und an der Unterhaltung persistierender Inflammation ursächlich beteiligt sind. Diese Einflüsse haben somit nicht unmittelbar mit dem hohen allergenen Potenzial der Kuhmilchproteine zu tun!

Die kuhmilchproteingetriggerte Überstimulation des *mTORC 1 Pathway* führt zur Unterdrückung von Reifung und Funktionsfähigkeit regulativer T-Zellen. Stattdessen kommt es zu einer Überstimulation des TH 2-Schenkels – also letztendlich zu einer deutlichen Schieflage des Immunsystems in Richtung eines proinflammatorischen, TH 2-ge-

profile. Die Zusammensetzung der Kaseinfraktionen und der höhere Anteil wasserlöslichen Molkeproteins bei Ziegenmilch ähnelt eher der Muttermilch und macht damit die Ziegenmilchproteine deutlich besser verdaulich. Insbesondere wichtig scheint der geringe Anteil von αs1-Kasein (Ziegenmilch 5 %, Kuhmilch 20 %, Muttermilch 0 %) und der deutlich höhere Anteil von β-Kasein in der Ziegenmilch (Ziegenmilch ca. 58 %, Kuhmilch ca. 30 %, Muttermilch: ca. 77 %).

Ein weiterer wichtiger Punkt ist, dass Ziegenmilch mehr kurz- und mittelkettige Fettsäuren als Kuhmilch enthält. Diese Fettsäuren sind nicht nur wichtige Informationsträger für die Entwicklung des Immun- und Nervensystems. Sie werden auch leichter vom Körper assimiliert als langkettige und sind daher besser verdaulich. Darüber hinaus sind die Fetttröpfchen (Mizellen) der Ziegenmilch kleiner als die der Kuhmilch. Die vielen kleinen Mizellen ergeben eine größere Gesamtoberfläche und somit eine größere Angriffsfläche für Enzyme, was die Verdaulichkeit weiter verbessert. Man spricht auch davon, dass Ziegenmilch bereits „natürlich homogenisiert“ ist. Eine Homogenisierung (mechanisches Aufspalten des Fettanteils) wie bei Kuhmilch ist unter dem Aspekt der Verdaulichkeit bei Ziegenmilch daher nicht erforderlich. Dadurch entfallen die teilweise mit einer Homogenisierung in Verbindung gebrachten gesundheitlichen Nachteile.

Zunehmend häufiger wird Formulanahrung auf der Basis von Ziegen- und auch Schafmilch als Alternative bei Kuhmilchallergie empfohlen, da Studien zeigen, dass viele „Kuhmilchallergiker“ auf Ziegenmilch nicht reagieren. Dennoch kann insbesondere für allergisch reagierende Kinder keine generelle Empfehlung ausgesprochen werden. Reagieren die Kinder bereits sensibel oder liegen bereits Anzeichen für eine Entwicklung in Richtung Atopie vor, sollte immer individuell entschieden werden. In manchen Fällen kommt es unter Verwendung extensiv hydrolysierter kuhmilchbasierter Formulanahrung (HA-Milchen) zu einer Beruhigung der Situation, manchmal ist es die bis dahin noch unbekannte Antigenität und gute Bekömmlichkeit von Formulanahrung aus Ziegenmilch, die zu einer Besserung der Situation führt. In seltenen, doch leider immer häufiger auftretenden Fällen muss zu einer Ernährung der Säuglinge mit Aminosäurelösungen gegriffen werden. Seit kurzer Zeit ist eine mikrobiell angereicherte HA-Formulanahrung im Handel erhältlich, der dann guten Gewissens der Vorzug gegeben werden kann. Es sollte stets mit kleinen Mengen getestet werden, ob die gewählte Alternative vertragen wird. Eltern von Säuglingen müssten vor allem die Stuhlqualitäten ihres Kindes täglich kontrollieren (Häufigkeit, Farbe, Konsistenz und auch das Auftreten eines verstärkten Meteorismus). Bei Abweichungen, die sich länger als eine Woche hinziehen (Umstellungsreaktion), sollte eine Stuhlanalyse erfolgen (Kap. 11.1.1), durch die eine Maldigestion und -absorption bzw. eine Schleimhautentzündung ausgeschlossen werden können.

Info

Die Europäische Behörde für Lebensmittelsicherheit hat Säuglingsanfangsnahrung auf Ziegenmilchbasis im Jahr 2012 als sicher und geeignet für die Ernährung gesunder Säuglinge angesehen. Nach Prüfung von vorgelegten Langzeituntersuchungen bestünden keinerlei Zweifel an der Eignung von Säuglingsnahrung auf Basis von Ziegenmilch.

Vegetarische Ersatzprodukte wie Reis- oder Mandelmilch erfüllen nach derzeitigem Kenntnisstand **nicht** die ernährungsphysiologischen Bedürfnisse des Säuglings. Sojamilch wird außer wegen ihres hohen Sensibilisierungspotenzials auch wegen der darin enthaltenen Phytoöstrogene als kritisch betrachtet. Bei Stillproblemen oder erkennbaren Unverträglichkeiten bzw. allergischen Reaktionen des Säuglings sollte unbedingt eine kompetente Ernährungsberatung erfolgen.

Hydrolysatnahrung und „Stillverbot“ bei bestehender Atopie: Einschätzung aus systemischer Sicht

Studienlage Im Rahmen der Forschung zur Entwicklung der mukosalen Toleranz ist in jüngster Zeit eine Reihe von Studien zur Primärprävention des atopischen Ekzems durch Hydrolysatnahrung auf Kuhmilchbasis veröffentlicht worden (z. B. GINI-Studie, *German Infant Nutritional Intervention Study*, an 2252 Kindern mit familiär bedingtem Allergierisiko). Dabei galt es grundlegend nachzuweisen, ob und welcher Restantigengehalt zur Prävention besser geeignet ist. Drei Hydrolysate unterschiedlicher Zusammensetzung wurden gegen konventionelle Kuhmilchformula getestet. Dabei zeigte sich, dass das Atopierisiko, also die Auslösung einer atopietypischen Sensibilisierung mit folgender Erkrankung beim Einsatz von extensiver hydrolysierter Kaseinformula (eHF-K) und partiellem Molkenhydrolysat (pHF-M) im Vergleich zur konventionellen Kuhmilch signifikant gesenkt werden konnte (GINI-Study: Vergleich eHF-K zu konventioneller Kuhmilchformula: –18 %). Die Ergebnisse dieser Kohortenstudie zeigten nach einem Beobachtungszeitraum von 15 Jahren bei den Kindern kumulative Inzidenzen für atopische Dermatitis von 42 % bei kuhmilchbasierter Formulanahrung, 32,6 % nach Fütterung von partiell hydrolysierter Molke, 35,1 % nach extensivem Molkenhydrolysat und 25,7 % nach Fütterung von extensiv hydrolysiertem Casein [21] [20]. Zudem wurde in diesen Studien besonderer Wert auf eine dem Entwicklungsstand des Kindes angemessene Einführung der Beikost nicht vor Ablauf des vierten Lebensmonats gelegt.

Einschätzung dieser Studienergebnisse In Anbetracht der weiter oben diskutierten neuen Forschungsergebnisse bezüglich der erheblichen Beeinflussung immunologischer Programmierungen durch Kuhmilchproteine muss dieses auf den ersten Blick vielversprechende Ergebnis jedoch wieder etwas relativiert werden. Die extensive Hydrolysierung der Kuhmilch kann vielleicht eine Sensibilisierung für Kuhmilchantigene verhindern – nicht jedoch die mTORC 1-vermittelten, in Richtung eines proinflammatorischen TH 2 Shifts zeigenden Effekte auf die immunologische Entwicklung des kindlichen Immunsystems. Nach wie vor sind hier die Menge und Art der bovinen Aminosäuren bestimmend, die durch die Hydrolyse nicht wesentlich beeinflusst werden. Das deutlich bessere Abschneiden stark hydrolysierter Formulanahrung in Bezug auf die Manifestation eines atopischen Ekzems ist nur auf das durch die Zerstörung der arttypischen Proteinstrukturen geringere allergene Potenzial der Hydrolysatnahrung zurückzuführen.

Studienlage zum Stillverbot für atopisch reagierende Mütter Gelegentlich hört man auch mahnende Stimmen, dass Säuglinge allergisch reagierender Mütter nicht gestillt werden sollten, da bei den Kleinen womöglich eine Atopiebereitschaft gefördert werde. In einer 1999 von Isolauri et al. publizierten Studie mit 100 Kindern, die im Mittel seit dem zweiten Lebensjahr an einem mittelschweren oder schweren atopischen Ekzem litten, wurden bei 41 Kindern auch gastrointestinale Symptome beobachtet [123]. Dazu zählten Symptome wie Erbrechen, weiche Stühle oder Diarrhö. Alle Mütter hatten nach Beginn der Symptomatik ihre Ernährung umgestellt und auf verschiedene Lebensmittel verzichtet, ohne dass sich dadurch der Hautzustand ihrer Kinder gebessert hätte. Zu Beginn der Studie lag der SCORAD (*Scoring atopic Dermatitis*) bei 20, das Gesamt-IgE war auf 5 kU/l angestiegen. Jedes Kind reagierte im RAST oder im Pricktest auf Kuhmilch. Außerdem waren Sensibilisierungen für Eier und Weizen verbreitet, obwohl nur wenige Säuglinge eine entsprechende Beikost erhalten hatten (siehe auch [312]).

Die meisten Kinder waren für ihr Alter zu klein. Das Ausmaß der Gedeihstörung korrelierte mit der Dauer der Erkrankung. Da die Kinder trotz der Eliminationsdiät der Mütter weiter im Wachstum zurückblieben, wurde den Müttern geraten, abzustillen. Die Kinder erhielten eine sojabasierte Säuglingsnahrung. In der Folge kam es zu einer Rückbildung der Hautsymptome. Der SCORAD sank auf 7. Die Ausdehnung der Ekzeme verringerte sich von 21 % auf 7 % der Körperoberfläche. Ein weiterer positiver Effekt dieser Umstellung zeigte sich in einer Normalisierung des Wachstums.

Einschätzung der Studie, Studienergebnisse Dass Mütter und ihre Kinder auch nach Beendigung der Schwangerschaft durch das Stillen auf das Engste immunologisch miteinander verbunden bleiben, ist keine Neuigkeit. Zum einen gelangen, je nach Funktionalität des mütterlichen Schleimhautorgans und dessen Mukosa-Immunsystem, mehr oder minder unverdaute Lebensmittelbestandteile in die Muttermilch und damit zum Kind. Zum anderen hängt es nun von der Integrität der kindlichen Schleimhaut (pH-Milieu, mikrobielle Ausstattung, Schleimhautschutzfaktoren, Unversehrtheit der Enterozyten) und der Fähigkeit ab, die angebotene Nahrung auch adäquat aufzuspalten (Verdauungsenzyme, intestinaler pH), ob po-

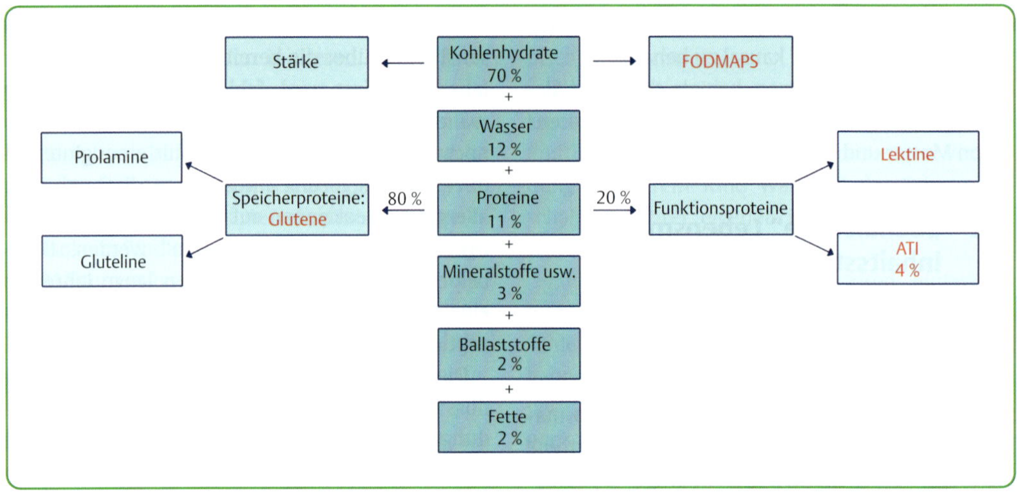

▶ **Abb. 7.5** Inhaltsstoffe glutenhaltiger Getreidesorten.

Um es vorwegzunehmen: Es ist keinesfalls nur das „böse" Gluten, das den menschlichen Organismus vor eine große Anzahl von Problemen stellt. Die glutenhaltigen Getreidesorten enthalten gleich mehrere Substanzen (▶ **Abb. 7.5**), die für uns auf ganz verschiedenen Ebenen problematisch sind und erst in den letzten Jahren, im Rahmen der zunehmenden „seriösen" Beschäftigung mit NCGS entdeckt und erforscht wurden [42] [79] [306] [317].

Es müssen zusätzlich zum Gluten z. B. noch die **Fructane** genannt werden, schwer spaltbare, kleinmolekulare Oligosaccharide sowie die **Amylase-Trypsin-Inhibitoren**, natürliche Abwehrstoffe der Getreidepflanzen gegen Fressfeinde. In einem Atemzug mit diesen geht es zusätzlich auch noch um **Lektine** als problematische Peptide für die menschliche Schleimhautgrenzfläche. Die enthaltene **Phytinsäure** als „Antimetabolit" scheint den menschlichen Organismus nicht zu stören. Doch sie bindet die (vergleichsweise wenigen) im Mehl enthaltenen Nährstoffe und verhindert so deren Resorption. Dazu kommt die Wirkung von Exomorphinen, opiatartigen Rumpfmolekülen, die, wie auch das Casomorphin, als Ergebnis einer unvollständigen Verstoffwechslung von Glutenen auf Ebene der DPP IV im Gastrointestinaltrakt entstehen. Diese Auflistung [265] hat sich bisher in den wissenschaftlichen Publikationen zur Erforschung der tatsächlichen Auslöser des NCGS noch nicht niedergeschlagen [263].

Es ist also sehr wahrscheinlich, dass viele Symptome des Chamäleons „NCGS" auf das Konto dieser weiteren problematischen Substanzen gehen. Noch komplizierter wird das Ganze durch die Tatsache, dass diese Inhaltsstoffe nicht nur je nach Getreideart, sondern auch je nach Grad der Verarbeitung des Mehls oder der Herstellungsart der Getreideprodukte stark unterschiedlich vertreten sind. Dies liegt an der natürlichen Verteilung dieser Stoffe im Getreidekorn (▶ **Abb. 7.6**), bei den FODMAPs aber auch an deren Fermentation durch Mikroorganismen während des Verarbeitungsprozesses. Die Glutene sind als Speicherproteine im Mehlkörper lokalisiert, wogegen die Funktionsproteine (ATIs oder Lektine) im Bereich der Samenschalen – und dort besonders in der inneren, sog. Aleuronschicht – nachzuweisen sind. Die Keimproteine befinden sich dagegen im Bereich der Keimanlage.

Wie auch bei der Diskussion um Milchprodukte hört man häufig das ganz grundsätzliche Argument, dass es eigentlich nicht sein kann, dass ein „natürlich" vorkommendes Lebensmittel, das schon „von jeher" zur Nahrung des Menschen gehörte, nun „auf einmal" für alle möglichen Krankheitsbilder verantwortlich sein soll. Dieser Einwand muss von zwei Seiten betrachtet werden. Zum einen hat das heute verwendete Korn nur noch wenig mit dem Urgetreide zu tun, das die Menschen vor ca. 10 000 Jahren zu kultivieren lernten. Durch Kreuzung und Züchtung ist es mitt-

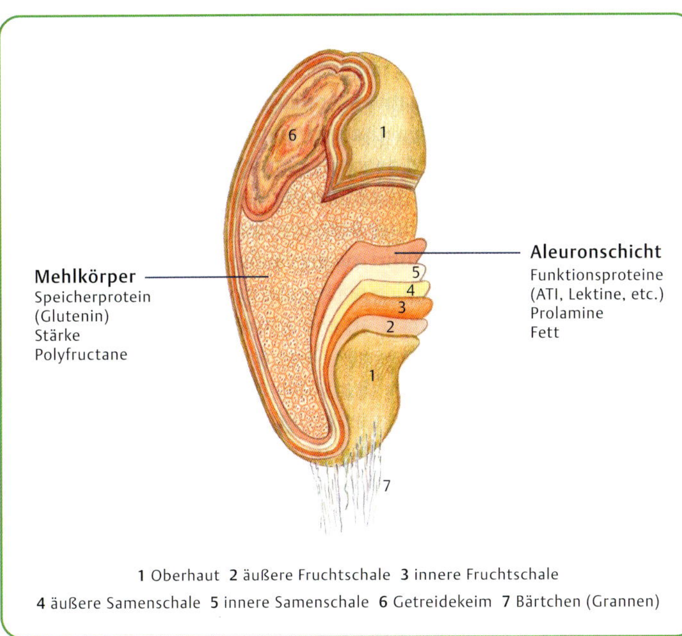

▶ **Abb. 7.6** Aufbau eines Getreidekorns.

lerweile so nachhaltig verändert worden, dass z. B. im Erbgut des Weizens kein Gen mehr das „Original" darstellt. Hier wurde den Anforderungen der Umwelt, den Wünschen der Kunden und des Marktes folgend, über Jahrtausende „optimiert".

Das Gluten, das „Getreideklebereiweiß", ist in der Backindustrie von großer Wichtigkeit. So wurde z. B. die Zusammensetzung der beiden Proteinfraktionen des Getreideklebers, der Glutenine und der Gliadine, verändert. Der heutige „Hochleistungsweizen" enthält deutlich mehr Glutenin, weil dieses für die Elastizität des Teiges verantwortlich ist. Je mehr Glutenin im Teig enthalten ist, desto besser die Backleistung. Auch der Gehalt an Gluten insgesamt konnte durch Züchtung gesteigert werden: Heute erhältlicher Weizen enthält mehr Gluten als noch vor wenigen Jahrzehnten. Ein bestimmtes Peptid, Glia-α9, ist dabei in modernen Weizensorten besonders häufig vertreten und wird mit der steigenden Häufung von Zöliakie oder auch der Glutensensitivität in Verbindung gebracht [34]. Ebenso verhält es sich mit den Alpha-Amylase-Trypsin-Inhibitoren (sog. ATIs) oder auch den Lektinen. Ein gentechnisch erzeugter vermehrter Gehalt verspricht heute eine höhere Widerstandskraft der Pflanze gegenüber verschiedenen Störfaktoren und damit eine Ertragssteigerung.

Zum anderen wurden noch nie so viele Getreideprodukte konsumiert wie heutzutage! Wie bereits zu Beginn des Kapitels ausgeführt, sind bei „moderner", „westlicher" Ernährung Lebensmittel aus glutenhaltigen Getreidesorten eines der beiden meistkonsumierten Grundnahrungsmittel – das andere sind die kuhmilchhaltigen [49]. Schaut man sich die Ernährungsgewohnheiten eines typischen Westeuropäers im Alter zwischen 20 und 50 Jahren an, kommt man an den meisten Tagen ohne Probleme auf fünf gluten- (und kuhmilch-) haltige Mahlzeiten. Bei einer konsumierten Menge an Weizenmehl von 92 kg pro Bundesbürger (z. B. laut Statistik 2013) ergibt dies einen Verzehr von ca. 250 Gramm Weizenmehl pro Tag.

Leider wurde diese getreidebasierte und damit grundsätzlich sehr kohlenhydratlastige Ernährung obendrein von inzwischen als veraltet zu bezeichnenden Richtlinien bis in jüngste Zeit noch für empfehlenswert und gesund erklärt. Von allen hier zitierten speziellen Stoffwechseleffekten einmal abgesehen, stehen allein schon die etablierten Erkenntnisse zu den negativen Wirkungen des stärkebedingt sehr stark schwankenden Insulinspiegels mit all seinen negativen Folgen diesen Ratschlägen entgegen. Auch der regelmäßige, reichliche Konsum von Kuhmilch und Kuhmilchprodukten wurde (und wird noch) in diesen Richtlinien als sehr gesund und wichtig eingeschätzt.

immunerkrankung“ bezeichnet werden. Während man anfänglich davon ausging, dass der pathologische Mechanismus auf eine übersensible Mukosa zurückzuführen ist, die durch einen Enzymmangel oder durch einen Defekt der mukosalen Durchlässigkeit entsteht, weiß man heute, dass die Zöliakie ein primär immunologisch-autoimmun vermitteltes Krankheitsbild ist.

Kurzgefasst führt der Kontakt der Gliadinfraktion des Glutens mit der Dünndarmschleimhaut zur Induktion einer chronischen autoimmun-vermittelten Entzündungsreaktion, die die Zöliakie-typische Schädigung und Transformation der Mukosa zur Folge hat. Dazu gehören eine Schädigung der Enterozyten, eine „Verkürzung“ der Zotten sowie eine Verlängerung der Krypten, ein Verlust des Bürstensaumes und eine zahlenmäßige Zunahme der Lymphozyten sowohl im Stroma als auch intraepithelial. Nach Einstrom des Gliadins in die Lamina propria – vermehrt bei gesteigerter mukosaler Permeabilität – bindet das desamidisierte Gliadin an das HLA-DQ2-Epitop antigenpräsentierender Zellen und löst damit eine unangemessene T-Zell-vermittelte Immunantwort aus. Es kommt zur Stimulation einer Antikörperbildung, und zwar gegen Gliadin und gegen Autoantigene. Als auslösendes Antigen der Autoimmunreaktion wirkt ein Komplex aus Gliadin und der Gewebstransglutaminase des Dünndarms oder aus dem Endomysium, einer bindegewebigen Schicht, die die glatte Muskulatur umgibt. Die vermehrte Ausschüttung von Interferon-γ sowie TNF-α führen dabei auch direkt zu einer mukosalen Entzündungsreaktion.

Serologisch können bei der glutensensitiven Enteropathie verschiedene Autoantikörper gefunden werden. In Bezug auf die autoimmunen Prozesse sind dies spezifische Antikörper (AK) gegen Endomysium (EMA, Klasse IgA) und Antikörper des Enzyms Gewebstransglutaminase (tTG, Klassen IgG und IgA) [17]. In den letzten Jahren hat sich die Primärdiagnostik durch die Weiterentwicklung der serologischen Antikörpertestung grundlegend gewandelt. Jahrzehntelang wurde die Bestimmung von Gliadin-Ak eingesetzt, die jedoch eine unbefriedigende Sensitivität und Spezifität mit völlig unzureichenden Vorhersagewerten aufweist. Später setzten sich die Endomysium-Ak mit hoher Sensitivität und hoher Spezifität und Vorhersagewerten zwischen 90 und 100% durch [124]. 1997 gelang die Identifizierung des Enzyms Gewebstransglutaminase als Zielantigen der tTG-Ak. Die Bestimmung dieser Antikörper stellt nun den Goldstandard in der serologischen Diagnostik der Zöliakie dar.

Bei klinischem Verdacht und Ausschluss eines IgA-Mangels sind die IgA-AK gegen die Gewebstransglutaminase (tTG-IgA-AK) und gegen das Endomysium (EmA-IgA-AK) die wichtigsten Parameter. Bei einem IgA-Mangel werden die IgG-Antikörper gegen die Gewebetransglutaminase (tTG-IgG-AK) sowie gegen deamidiertes Gliadin (dGliadin-IgG-AK) empfohlen. Die Antikörperdiagnostik muss unter glutenhaltiger Diät erfolgen.

Bei dringendem Verdacht auf Zöliakie mit klassischem klinischem Bild wird nach wie vor als entscheidender diagnostischer Schritt eine Dünndarmbiopsie an der Flexura duodenojejunalis empfohlen [140]. Durch die Einführung der Zöliakieserologie können aber auch die ungeklärten Verdachtsfälle der Zöliakie mit atypischen- und oligosymptomatischen Manifestationen entdeckt werden.

Die Zöliakie basiert auf einer eindeutigen genetischen Prädisposition und kommt daher familiär gehäuft vor. Nur bestimmte HLA-Merkmale, HLA DQ2 oder DQ8, binden das Gliadin bzw. das Autoantigen. Im Rahmen einer familiären Belastung ist die genetische Untersuchung von HLA DQ2 oder DQ8 inzwischen Standard, eine Negativität schließt die Entwicklung einer Zöliakie in 95–100% der Fälle aus. Eine genetische Diagnostik wird auch bei diskrepanten serologisch/histologischen Befunden sowie bei Patienten mit fraglicher Zöliakiediagnose empfohlen sowie insbesondere auch Patienten, bei denen nach erfolgter glutenfreier Diät (> 2 Monate) nun eine Glutenbelastung erwogen wird.

Durch die Verbesserung und Verbreitung der diagnostischen Standards der Zöliakie kann zukünftig ein größerer Teil der Bevölkerung gescreent und diagnostiziert werden. Es ist davon auszugehen, dass sich die Zahlen durch die erst in jüngster Zeit erkannten stillen Verlaufsformen weiter erhöhen werden. In solchen Fällen müssen dabei differenzialdiagnostisch Unverträglichkeitsreaktionen abgegrenzt werden.

Gluten: allergische Reaktionen auf Weizen und Gluten

Eine „normale“ allergische Reaktion auf die Glutenfraktionen oder die anderen potenziell antigenen Strukturen der einen oder anderen Getreidesorte (wie z. B. Albumin, Globuline) muss von den speziellen autoimmunvermittelten Reaktionen der Zöliakie unterschieden werden. Hier handelt es sich um die „übliche“ Art einer Sensibilisierung und Überreaktion des Immunsystems gegen die potenziell entzündungsauslösenden Strukturen der Getreideproteine wie etwa Albumin, Globulin und Gluten. Die aufgrund von Verdauungs- und Grenzflächenstörungen resultierende allergische Entzündungsreaktion ist mit dem autoimmun vermittelten, gezielten Angriff auf körpereigene Strukturen bei der Zöliakie nicht vergleichbar und führt somit primär nicht zu einer Gewebezerstörung. Proteine der glutenhaltigen Getreidesorten, von Kuhmilch, Ei, Nüssen und Samen, Fischen und Schalentieren sowie Soja werden zu den sechs „Superantigenen“ in unserer Ernährung gerechnet. Mittlerweile ist bekannt und akzeptiert, dass diese Proteine erheblich häufiger als andere zu allergischen Reaktionen und damit zu Sensibilisierungen führen können und letztlich mit der Unterhaltung chronisch-entzündlicher Reaktionen sehr stark verbunden sind. So konnte bei Krankheitsbildern wie Morbus Crohn oder Colitis ulcerosa gezeigt werden, dass eine Karenzdiät unter Auslass dieser sog. Superantigene zu einer Remission (z. B. bei der sog. „eosinophil“ geprägten Ösophagitis) führen oder maßgeblich dazu beitragen kann.

Die Klinik der allergischen Reaktion unterscheidet sich auch hier je nach Ausprägung der komplexen immunologischen Reaktionsweise inklusive einer Antikörperbildung. Die häufig vermeintlich ursächliche IgE-vermittelte Reaktion und die damit verbundenen typischen, durch Histamin ausgelösten Symptome treten erst im späteren Krankheitsstadium auf. Sehr häufig lassen sich nämlich die IgE-Antikörper (noch) nicht serologisch nachweisen. Umgekehrt „hinken“ die IgE-Antikörpertiter einer bereits eingetretenen klinischen Besserung unter Mikrobiologischer Therapie auch hinterher, d. h., sie lassen sich trotz eines erheblich gebesserten Beschwerdebildes noch stark erhöht nachweisen und sinken erst viel später ab. Möglicherweise bezeichnet dies den Zeitpunkt, zu dem die Integrität des Körpers wiederhergestellt ist. Das bestärkt den Verdacht der Autoren, dass der Nachweis von IgE-AK nicht primär krankheitsauslösend ist, sondern entweder das Endstadium der Erkrankung darstellt oder möglicherweise auch den Versuch, die bereits überreagierende Mastzelle zu stabilisieren.

Stattdessen können oft Antikörpertiter der Klasse IgG_{1-3} gegen Gluten und die meisten glutenhaltigen Getreidesorten festgestellt werden. Das wird verständlich, wenn die besondere Aufgabenstellung des Darms als Grenzorgan und passageres Reservoir von Lebensmitteln, Arzneimitteln, Genussgiften und Mikroorganismen bedacht wird. Die immunkomplexvermittelten allergischen Reaktionen finden primär an der enteralen Schleimhaut statt. Die Symptome dieser dem zellulären Immunsystem mit Makrophagenaktivierung zuzuordnenden Reaktion treten verzögert auf und sind unspezifisch. Die oftmals nicht oder nur leicht erhöhte Histaminausschüttung erschwert dann die klinische Zuordnung, was einer der Gründe dafür ist, dass der „Krankheitswert“ dieser IgG_{1-3}-Antikörper in der universitären Medizin nach wie vor umstritten ist. Doch jahrzehntelange empirische Beobachtungen machen es wahrscheinlich, dass diese Reaktion häufig einer der Motoren therapieresistenter abdomineller Beschwerdebilder bei negativer Zöliakiediagnostik (z. B. „Reizdarm“) ist. Die chronisch-entzündlichen Vorgänge können bei fortgesetzter Glutenaufnahme zu einem *Leaky-Gut*-Syndrom führen und damit den Boden für weitergehende Regulationsstörungen bereiten. Sehr oft werden diese Antikörper auch bei gleichzeitig vorliegenden stoffwechselassoziierten Problemen mit Gluten vorgefunden.

Gluten: Stress an der Schleimhaut

Zwei weitere Effekte des Glutens sorgen an der Darmschleimhaut für Irritationen: die Gliadinfraktion des Glutens führt bei Kontakt mit den Epithelzellen zu einem Anstieg von Zonulin und gleichzeitig zu einer Herunterregulation von Occludin. Es kommt somit zu einer quasi „natürlichen“, Zonulin-vermittelten Öffnung der *Tight Junctions* und, wie natürlicherweise vorgesehen, zu einer Permeabilitätssteigerung der enteralen Schleimhaut [49] [64]. Bei übermäßiger oder zu häufiger

Belastung durch Gluten wird dieser Zustand länger bestehen bleiben. Eine intestinale Barrierestörung mit vermehrtem Übertritt von Bakterien und Endotoxin sowie von nicht arteigenen Molekülen in die Lamina propria kann die Folge sein. Eine Aktivierung des Mukosa-Immunsystems ist dann logisch und konsequent. Vor diesem Hintergrund ist eine Beteiligung des gliadinvermittelten Integritätsverlustes durch Zonulinfreisetzung auch für die Genese der Zöliakie wahrscheinlich: Was war wohl zuerst – der Integritätsverlust oder die Entzündung?

Zudem sind Gluten und seine Metaboliten in der Lage, aus den subepithelial liegenden Mastzellen Histamin freizusetzen. Dies wiederum führt, nun histaminvermittelt, zu „Stress an der Schleimhaut" mit den bekannten klinischen Problemen wie Bauchschmerzen, Diarrhö sowie auch weitergeleiteten Symptomen (Verschlechterung eines Asthma bronchiale sowie einer atopischen Dermatitis) [64].

Unter Drogen: Glutenmetaboliten und Nervenstoffwechsel

Inzwischen lassen sich jedoch auch, losgelöst von Funktionsstörungen am Schleimhautorgan, weitere Folgen einer für den jeweiligen Organismus nicht förderlichen Glutenaufnahme nicht mehr übersehen. In seinem Buch *Dumm wie Brot* beschreibt der amerikanische Neurologe und Facharzt für Ernährungsmedizin Dr. David Perlmutter in leicht verständlicher, aber wissenschaftlich begründeter Art und Weise die Auswirkungen von Gluten auf das zentrale Nervensystem [218]. Seine Kernaussage lautet, dass eine Glutenunverträglichkeit, inklusive der Zöliakie, nicht nur Auswirkungen auf die Darmschleimhaut hat, sondern immer auch das Gehirn und den Nervenstoffwechsel betrifft.

Nach Ansicht des Neurobiologen Dr. Aristo Vojdani, der diverse Arbeiten zur Glutensensitivität publiziert hat, kann davon ausgegangen werden, dass bis zu 30 % der Bevölkerung westlicher Länder empfindlich auf Gluten reagieren. Eine ähnliche Einschätzung aus dem Jahr 2009 stammt von dem Neuseeländer Dr. Rodney Ford. Die schon länger vermuteten Kausalitäten zwischen Gluten, seinen Metaboliten oder auch der glutensensitiven Entzündungsreaktion und Beschwerdebildern wie Kopfschmerzen, Benommenheit, Depressionen, Morbus Alzheimer, Schizophrenie, Epilepsie, bipolare Störungen, aber auch bezüglich der Multiplen Sklerose, der Autismusspektrumstörung und des ADS/ADHS werden immer häufiger beschrieben [85].

Das Grundproblem des Glutens besteht bei diesen Störungen offenbar darin, dass es störende Einwirkungen auf die neuronalen Netzwerke im menschlichen Körper hat. Da die beschriebenen Zusammenhänge sehr oft auch eng verbunden mit kuhmilchassoziierten Störungen (S. 127) sind, ist es sehr wahrscheinlich, dass gerade die beobachteten neurologisch-psychiatrischen Störungen nicht oder zumindest nicht nur mit den direkten proinflammatorischen Wirkungen des Glutens zusammenhängen, sondern mit bestimmten opioiden Stoffwechselmetaboliten, die bei ungünstigem Verhältnis von Anfall und Abbau von Gluten und Kasein bereits im Darm entstehen [35].

Wie im Zusammenhang mit Kasein (S. 126) bereits ausgeführt, kommt es bei einer unvollständigen Hydrolyse und fehlendem weiterem Abbau durch das membranständige **Enzym DPP IV** an der Darmschleimhaut zur Transformation von Glutenen in Opiatderivate. Diese bioaktiven Peptide, die bei einer unvollständigen Hydrolyse von Nahrungsproteinen entstehen können, werden als **Exomorphine** oder **Exorphine** bezeichnet (▸ **Tab. 7.2**). Es ist möglich, sie laborchemisch im Urin nachzuweisen und auch zu differenzieren.

▸ **Tab. 7.2** Klinisch relevante Exomorphinklassen aus Kasein und Gluten.

Nahrungsmittelprotein		Exorphine
Milchprotein	α-Kasein (bovin)	αs1-Kasein-Exorphin
	β-Kasein (bovin)	β-Casomorphin 4 β-Casomorphin 5 β-Casomorphin 7 β-Casomorphin 8
Gluten	Glutenin	Glutenin Exorphin A4 Glutenin Exorphin A5 Glutenin Exorphin B4 Glutenin Exorphin B5 Glutenin Exorphin C
	Gliadin	Gliadorphin-7

Nach Resorption dieser Substanzen, vermehrt bei einer mukosalen Barrierestörung, binden diese unkontrolliert an Morphinrezeptoren. Dies erklärt auch, dass es bei einem Gluten- und/oder Kuhmilchverzicht sehr oft zur Beobachtung vorübergehender Entzugserscheinungen kommt oder warum manche Menschen ein sehr starkes Verlangen bzw. Heißhunger auf Gluten-Kohlenhydrate bzw. Brot haben. Das oft jahrelange vehemente Verlangen von Kindern nach dem abendlichen Fläschchen – und das daraufhin schnelle, problemlose Einschlafen könnte auch mit der Exorphinwirkung des Casomorphins in Verbindung stehen.

Bereits 1979 konnte von C. Zioudru et al. gezeigt werden, dass es bei Interaktion von Exorphinen und Morphinrezeptoren intrazellulär zu einer Weiterleitung des Signals kommt, was letztendlich über eine Verminderung des cAMP zu einer Einschränkung der elektrischen Erregbarkeit der Membranen und Verminderung der Transmitterausschüttung führt [329]. Die resultierende verminderte bzw. veränderte Signalweiterleitung ist für das Eintreten vieler verschiedener Symptome verantwortlich, die sich nicht von den Wirkungen und Nebenwirkungen der pharmakologisch bekannten Opiate unterscheiden.

Die höchste Dichte der verschiedenen Morphinrezeptoren befindet sich im zentralen Nervensystem. Sie kommen jedoch ubiquitär auch in anderen Nervengeweben, z. B. im sog. „Bauchhirn", aber auch im peripheren Nervensystem, im Bindegewebe oder auf den Immunzellen vor. Es sind verschiedene Morphinrezeptoren bekannt (μ, δ, κ-Rezeptoren), die in weitere Subtypen eingeteilt werden. Die Exomorphine haben diesen gegenüber ein unterschiedliches Bindungsverhalten. So binden Glutenorphine beispielsweise bevorzugt an δ-Rezeptoren, das Betacasomorphin-7 eher an μ-Rezeptoren. Dies und die Tatsache der verschiedenen Verteilungshäufigkeiten erklärt die breitgefächerte physiologische Wirkung, die beobachtet werden kann:

Nach ihrer Resorption kommt es bereits im Darm über die μ-rezeptorvermittelte Verminderung der Acetylcholinausschüttung im ENS häufig zu einer Abnahme der Darmmotilität. Es folgt eine Verlängerung der Stuhltransitzeit und letztendlich die Obstipation, die dann wiederum nicht nur zu Milieuveränderungen führt, sondern zusätzlich proinflammatorische Reize an der Schleimhaut setzen kann. Diese werden letztendlich auch als Ursache für die bekannte prokanzerogene Wirkung einer verlängerten Stuhlverweilzeit gedeutet. Ganz besonders eindrücklich ist das prompte, dauerhafte Verschwinden auch lebenslang bestehender schwerer Obstipationen unter Gluten- und Kaseinkarenz nach einer kurzen „Entzugsphase". Doch auch diarrhöassoziierte Effekte werden beobachtet.

Insbesondere aber die Auswirkungen auf den Nervenstoffwechsel im ZNS rücken in jüngster Zeit vermehrt in den Focus [5] [218]. Es kommt zu unabsehbaren, individuell verschiedenen Folgen für Verhalten, Psyche, Hirnleistung wie Konzentrations- und Merkfähigkeit und Schmerzempfinden sowie durch die Wirkung auf Neurotransmitter/Hormonsynthese und -regulation auch zu vegetativen Störungen, analog der unerwünschten Nebenwirkungen von Opiaten oder auch Drogen.

Insbesondere im Zusammenhang mit Autismusspektrumstörungen sind die Auswirkungen der Gluten- und Kaseinmetaboliten auch jenseits von empirischen Beobachtungen bereits seit Langem auch immer wieder Inhalt einzelner universitärer Studien. Insbesondere beeindrucken die Ergebnisse der norwegischen Forscherin Ann-Mari Knivsberg. In einer prospektiven, einfach verblindeten Studie aus dem Jahr 2002 mit 20 autistischen Kindern wurden hochsignifikante Unterschiede in der Entwicklung der Kinder unter gluten- und kaseinfreier Diät beobachtet [146] (▶ **Abb. 7.8**, ▶ **Abb. 7.9**, ▶ **Abb. 7.10**). Die Evidenz der Zusammenhänge wurde bereits 2004 in einer Cochrane-Analyse bestätigt [195] und in weiteren Untersuchungen nachgewiesen [118] [277] [319] [320].

In einzelnen eigenen klinischen Fallstudien und auch in einer kleinen prospektiven Beobachtungsstudie an Kindern mit ADS/ADHS und Autismus zeigt sich eindrücklich, welche breite Vielfalt neurologischer und anderer Verhaltensauffälligkeiten sich mit einer Gluten- und Kaseinkarenz und Mikrobiologischer Therapie positiv beeinflussen lässt. Die Ähnlichkeit der Symptomenkomplexe mit der Nebenwirkungsliste gängiger Opiate ist nicht von der Hand zu weisen. Bei insgesamt 75 Patienten (zwischen drei und 70 Jahren) konnte primär durch eine alleinige Karenz von Gluten und Kuhmilchproteinen ein breites Spektrum psy-

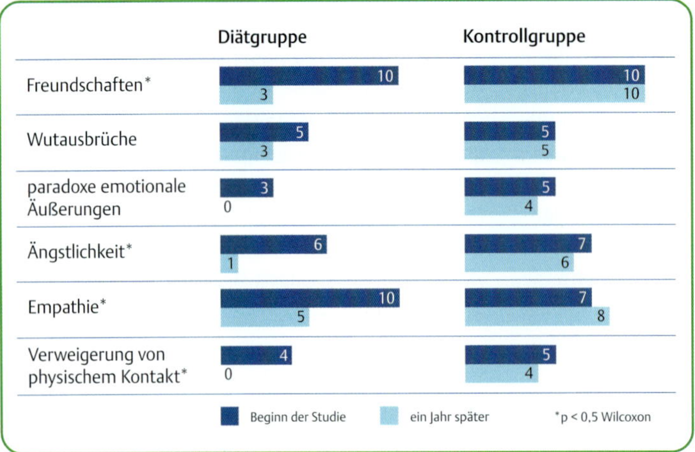

▶ **Abb. 7.8** Einfluss gluten- und kuhmilchfreier Diät auf soziale und emotionale Eigenschaften autistischer Kinder (nach [146]).

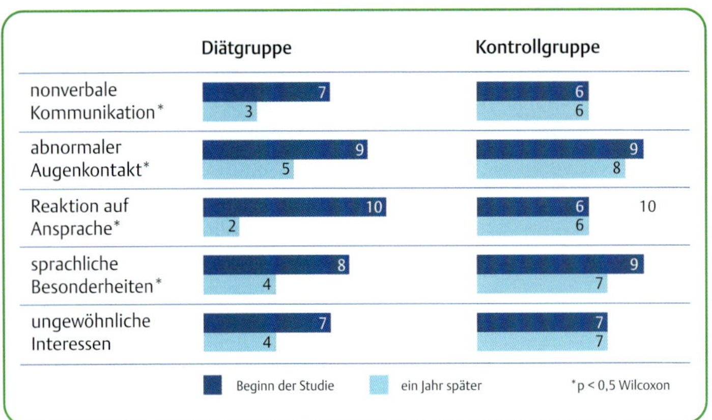

▶ **Abb. 7.9** Einfluss gluten- und kuhmilchfreier Diät auf kommunikative Eigenschaften autistischer Kinder (nach [146]).

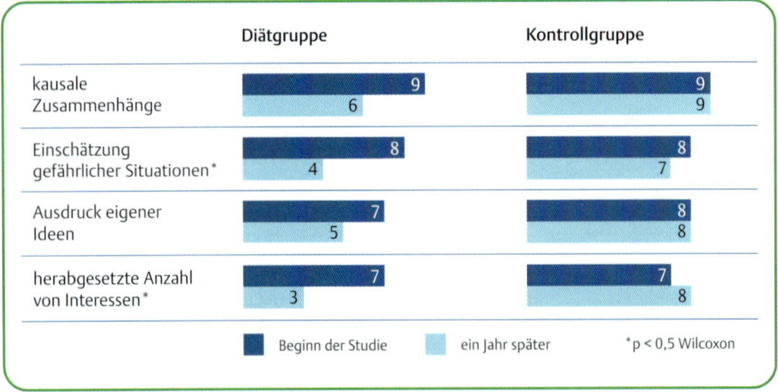

▶ **Abb. 7.10** Einfluss gluten- und kuhmilchfreier Diät auf kognitive Eigenschaften autistischer Kinder (nach [146]).

chischer und neurologischer Auffälligkeiten gebessert werden. Analog den oben genannten Effekten waren die beobachteten Symptome breit gefächert und reichten von extrem depressiven Stimmungslagen, autistischen oder deutlich adynamischen, stillen Persönlichkeitszügen bis in das andere Extrem. Hier traten insbesondere bei Kindern neben den viel diskutierten Aggressivitäts- oder Hyperaktivitätsproblemen (z. B. ADHS) auch Panik- und Angststörungen auf. Bei den beobachteten Patienten lag fast ausnahmslos eine Veränderung der Stuhlgewohnheiten vor, wobei die Neigung zur

Obstipation (bis hin zu extremen Varianten) deutlich überwog. Auch klinische Beispiele, die für die Beeinflussungen des peripheren Nerven- und Muskelstoffwechsels sprechen, fehlten nicht. So konnte z. B. das Verschwinden einer extremen, bis dahin jahrelang therapieresistenten Schiefhalsproblematik eindrucksvoll beobachtet werden. Die unterschiedlichsten Symptomkomplexe wie Depressionen, bipolare Störungen, Schizophrenie, Chronic-Fatigue-Syndrome, muskuläre Probleme und Schmerzsyndrome wie Fibromyalgie, gesteigerter Appetit, ADS/ADHS, Lern- und Konzentrationsstörungen sowie Autismusspektrumstörungen können mit der Wirkung von Exorphinen in Verbindung gebracht werden. Die Beobachtung mehrerer Generationen derselben „Großfamilien" in diesem Patientengut sprechen für die diskutierte erhebliche genetische Disposition für diese Stoffwechselbesonderheiten. Dabei muss das Resultat dieser Ausprägung, also die klinische Symptomatik, nicht unbedingt bei allen Betroffenen dieselbe sein.

In Zusammenhang mit Vorhandensein und Wirkung dieser Exorphine im menschlichen Organismus sollte eine weitere Erkenntnis genannt werden. Morphine sind liquor- und plazentagängig. Sie erscheinen damit auch in der Muttermilch. Eine Verordnung von Morphinen oder anderen Opiaten an schwangere oder stillende Patientinnen ist aufgrund der bekannten Einflüsse auf kindliche Hirnentwicklung oder -funktionen und den Nervenstoffwechsel bekanntlich kontraindiziert.

Mit hoher Wahrscheinlichkeit sind Exorphine, die durch die oben genannten Stoffwechselwege im menschlichen Darm entstehen und resorbiert werden, **ebenso plazentagängig** wie ihre pharmakologischen Verwandten. Ein Einfluss auf die fetale Hirnreifung mit allen Folgen, die bei Medikamentenabusus oder Drogengebrauch während der Schwangerschaft bekannt sind, ist somit als Folge messbarer Mengen von Exorphinen im Blut der Mutter mehr als wahrscheinlich. Auch nach der Geburt muss beim gestillten Säugling von einer Beeinflussung des kindlichen Hirn- und Nervenstoffwechsels ausgegangen werden. Provokativ formuliert, könnte man hier somit von „Drogenkindern" sprechen. Ein schädigender Einfluss auf das sog. „Bauchhirn" dieser betroffenen Kinder ist somit auch wahrscheinlich. Die häufig vorkommenden „begleitenden" intestinalen Symptome lassen sich mit diesem Hintergrund schlüssig einordnen (Kap. 7.4)!

Aus diesem Blickwinkel bekommt die allgemein akzeptierte Aussage, z. B. Autismus oder AD(H)S seien bereits angeboren, eine völlig andere Bedeutung: Sie sind sehr wohl als „angeboren" anzusehen, jedoch wahrscheinlich als Ergebnis einer bereits pränatal erfolgten zerebralen Verzögerung der Hirnentwicklung während der Schwangerschaft oder einer organisch manifestierten Funktionsstörung und nicht als genetisch determinierte Erkrankung.

Auch das häufig vorgefundene KISS-Syndrom (Kopfgelenk-induzierte Symmetrie-Störung) bei diesen Kindern, das zu weiteren gravierenden Einschränkungen z. B. ihrer motorischen Entwicklung führt und häufig als maßgebliche Ursache der Problematik eingestuft wird, lässt sich hier gut einordnen: Exorphine können zu einem peripher erhöhten Muskeltonus führen. Mit der Annahme, dass die Stoffwechselwirkung der Exomorphine bereits intrauterin ihren Anfang nimmt, kommen diese Babys (außer mit den geschilderten Hirnleistungsstörungen) auch bereits mit einem erhöhten peripheren muskulären Tonus zur Welt. Die sehr häufig bereits sehr früh nach der Geburt beobachteten typischen Haltungs- und Entwicklungsanomalien dieser Babys (Opisthotonus, C-Stellung usw.) sprechen sehr für diese Annahme. Die exorphininduzierte muskuläre Hypertonie könnte dafür verantwortlich sein, dass sich die Kopfgelenkstellung nach den geburtsbedingten Verschiebungen der knöchernen Strukturen nicht normalisiert, und dies insbesondere, wenn diese mit geburtshilflichen Maßnahmen oder per sectio in unphysiologischem Maß geschehen ist. Sie bleiben dadurch fixiert, während sie sich bei Kindern, die eine normale Hirn-, Nerven- und Muskelfunktion haben und bei denen insbesondere die Körperwahrnehmung unbeeinträchtigt ist, ganz normal wieder lösen und entsprechend ausrichten können. Dies ist die Voraussetzung für eine normale motorische Entwicklung des Kindes.

Die von vielen Autoren vorgetragene Einschätzung, dass Glutenunverträglichkeiten nicht nur Auswirkungen auf den Darm, sondern immer auch auf das Gehirn haben, lässt sich logischerweise auch in genau umgekehrter Richtung anwenden:

das Körperinnere geschleust wird. Durch seine agglutininen Eigenschaften ist eine Bindung an körpereigene Membranstrukturen möglich. Entzündungsreaktionen sind die Folge. Zusammen mit den negativen Folgen für das Immunsystem, die von einem *Leaky-Gut*-Syndrom mit allen Konsequenzen ausgehen, wird dieser Umstand auch mit der Entstehung und Unterhaltung chronisch-entzündlicher Erkrankungsbilder wie Morbus Crohn oder insbesondere rheumatoider Arthritis in Verbindung gebracht [50] [137] [74].

Auch bei den Lektinen des Roggens wurden ähnlich aggressive Eigenschaften wie bei den Weizenkeimlektinen festgestellt. Ein Umsteigen auf diese Getreideart bietet also keine Alternative.

Dinkel, Emmer, Hafer, Hirse, Quinoa und Amaranth enthalten dagegen geringere und weniger problematische Mengen an Lektin.

7.2.5 FODMAPs: explosive Mischung

Doch damit nicht genug. Getreideassoziierte Beschwerdebilder können nicht nur durch verschiedene immunologisch-entzündliche Reaktionen des Organismus auf Bestandteile des Getreides oder neuronale Effekte durch Metaboliten des Glutens verursacht werden. Glutenhaltige Getreidesorten enthalten neben der berüchtigten Stärke als Urheber bekannter stoffwechselassoziierter Übel noch weitere potenziell schädigende Kohlenhydratfraktionen. Es handelt sich um kleinmolekulare oligosaccharide Speichermoleküle, die zur Gruppe der *Fermentable Oligo-, Di-, Monosaccharides and Polyols* (**FODMAP**s) gehören. Diese niedermolekularen Zucker kommen nicht nur in Getreidesorten, sondern auch in Gemüse und Obst vor. Im Getreide sind in erster Linie die **Polyfructane** zu finden, in geringerer Menge noch andere Oligosaccharide (Weizen: ausschießlich Polyfructane und der Dreifachzucker Raffinose). Diese Substanzen stellen für die Pflanze rasch verfügbare Energiespeicher in den Zellvakuolen dar. Fructane speziell bestehen aus einer Saccharoseeinheit, an deren Glukose- oder Fruktoseteile noch weitere Fruktosemoleküle gebunden sind. FODMAPs werden von Bakterien sehr gerne und auch schnell verstoffwechselt. Bei unzureichender enzymatischer Spaltung (KH-Intoleranzen, schlechte Milieubedingungen) werden durch die gesteigerte bakterielle Vergärung vermehrt H_2, CO_2 und Methan freigesetzt, die zur typischen Klinik des „Reizdarms" wie Meteorismus und Tenesmen, Magenkrämpfen und Verdauungsbeschwerden führen. Diese Beschwerden hat man bisher bestenfalls dem Gluten zugeschrieben. Eine Triggerung entzündlicher Aktivitäten findet bei diesen Gärprozessen und den assoziierten Beschwerden primär nicht statt – durch die folgenden Milieuveränderungen können sich jedoch auch in dieser Richtung wieder entsprechende Folgeprobleme ergeben.

Ähnlich wie bei anderen oligosacchariden Substanzen in Lebensmitteln ist auch der Gehalt an FODMAPs in den Getreideprodukten schwer abzuschätzen – durch enzymatischen bakteriellen Umbau schwanken die Mengen stark. Ziegler et al. untersuchten diesbezüglich fünf Weizensorten (Weizen, Hartweizen, Dinkel, Emmer, Einkorn) sowie den FODMAP-Gehalt dieser Getreideprodukte bei unterschiedlichen Herstellungsverfahren. In den verschiedenen unverarbeiteten Mehlen wurden absolute Mengen von 1,25 g/100 g (Emmer) bis 2,0 g/100 g (Einkorn) gefunden. Untersuchte man die Brote, wurde festgestellt, dass die Verarbeitungszeit den entscheidenden Einfluss auf den resultierenden FODMAP-Gehalt des fertigen Bäckereiproduktes hat. Bei der Analyse nach einer, zwei, vier und viereinhalb Stunden Gehzeit des Teiges stellten Ziegler et al. fest, dass die Teige bei allen Getreidesorten nach 1 Stunde die höchsten Mengen an FODMAPs enthielten. Je länger der Teig gehen konnte, desto weniger FODMAPs wurden nachgewiesen, egal welches Mehl verwendet wurde. Es stellte sich heraus, dass bei Teigen aus Brotweizen nach viereinhalb Stunden Gehzeit nur noch 10 % der ursprünglich enthaltenen oligosacchariden Zucker vorhanden waren. Dies zeigt, dass im Falle der Polyfructane bzw. FODMAPs nicht die Art des verwendeten Mehls, sondern vielmehr die Art der Verarbeitung entscheidend ist. Wird ein Brot in traditioneller Weise hergestellt, bei dem häufig längere Gärzeiten üblich sind, führt es weniger zu FODMAP-assoziierten Beschwerden: Die oligosacchariden Substanzen im Brot sind bis zum Backen bereits „außerhalb des menschlichen Darmes" abgebaut. In Großbäckereien wird das Brot meist bereits nach eine Stunde Gehzeit gebacken. Fatalerweise ist dies der Zeitpunkt, an dem die Teige die höchsten Konzentrationen an FODMAPs enthalten [328].

▶ **Tab. 7.3** Gehalt an problematischen Substanzen in glutenhaltigen Getreidesorten.

	Gluten	ATI	Lektine	FODMAPs*
Weizen	+++	+++	+++	+++
Dinkel	+++	+	+	++
Gerste	++	++	+	+++
Roggen	++	++	+++	+++
Hafer	+	+	+	++

* Menge je nach Lager- und Verarbeitungszeit variabel

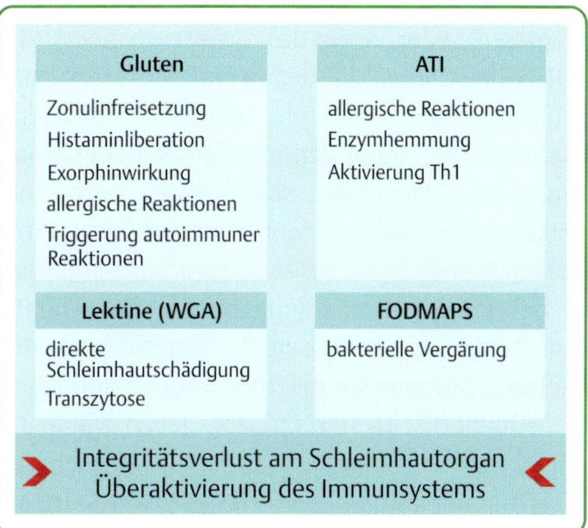

▶ **Abb. 7.11** Mögliche pathologische Wirkungen der Inhaltsstoffe glutenhaltiger Getreidesorten.

Geeignete klinische Testverfahren, ob ein Patient unter FODMAP-assoziierten Beschwerden leidet (wie sie für Laktose, Fruktose und Sorbit längst etabliert sind), gibt es für Polyfructane bisher noch nicht.

▶ **Tab. 7.3** soll grob veranschaulichen, in welchen glutenhaltigen Getreidesorten wie viel der oben angesprochenen Substanzen enthalten ist. ▶ **Abb. 7.11** fasst die behandelten pathologischen Effekte als Übersicht zusammen.

Quintessenz

Als Ärzte und Therapeuten stehen wir in Anbetracht dieser Fülle von möglichen Effekten zweier problematischer Lebensmittel – glutenhaltiges Getreide und Kuhmilch – in unserer Ernährung vor der schwierigen differenzialdiagnostischen Aufgabe, für Klarheit zu sorgen. Wegen momentan (Frühjahr 2017) noch fehlender laborchemischer oder anderer objektvierbarer Parameter (bei negativer Zöliakie- und Allergiediagnostik) muss in allererster Linie durch klinisch-anamnestische Hinweis- und Spurensuche die Pathogenese der bestehenden Stoffwechselproblematik herausgefunden werden. Erschwert wird dieses durch die vielen Folgeeffekte und weitere, einander triggernde Reaktionen. Sie betreffen das Milieu und die Mikrobiota und damit also wieder den Schleimhautschutz, die Schleimhautversorgung und -funktion. Letztendlich nehmen also die Integrität und Funktion der Schleimhautgrenzfläche Schaden. Bei deren Einschätzung sind stuhlassoziierte Schleimhautparameter und Milieuanalysen unverzichtbare Hilfen.

Wenn man bedenkt, dass Gluten und Kasein durch ihre vielfältigen Einflüsse auf die menschlichen Regulationssysteme als mögliche primäre Ursache für eine Vielzahl nachfolgender Regulationsstörungen und resultierender Krankheitsbilder angesehen werden können, wird verständlich, dass eine Karenz dieser Lebensmittelbestandteile hier nicht nur eine Besserung der jeweiligen Symptomatik erhoffen lässt. Es bedeutet insbesondere eine grundsätzliche Entlastung des gesamten Organismus, indem Milieu und Grenzflächenfunktionen wiederhergestellt werden. Somit besteht die Chance auf eine Entwicklung hin zur Normalisierung der Regulationsfähigkeit auf allen Ebenen. Es zeigt sich auch hier wieder der sinnstiftende Ansatz eines funktionellen Verständnisses von Krankheit und eines Organismus, dessen aktueller Zustand das Ergebnis seiner in stetigem Fluss befindlichen Regulationen ist. Das Dogma schicksalhafter, nicht „heilbarer Erkrankung“ ist unter dieser Sichtweise zu überdenken.

Große universitäre Forschungsprojekte der jüngsten Zeit wie „Wheatscan“ [317] zeigen, dass nun auch von wissenschaftlicher Seite vermehrte Anstrengungen unternommen werden, die verschiedenen Pathomechanismen von Gluten und den anderen kritischen Inhaltsstoffen der glutenhaltigen Getreidesorten aufzuklären. Durch die Zusammenarbeit der Deutschen Forschungsanstalt für Lebensmittelchemie (DFA) des Leibniz-Instituts in Freising, des Leibniz-Instituts für Pflanzengenetik und Kulturpflanzenforschung (IPK) in Gatersleben, des Bereichs Bioinformatik am Helmholtz-Zentrum München, Neuherberg (HMGU), und der Abteilung für Gastroenterologie am Universitätsklinikum Erlangen (UKE) können hier zudem weitere Ziele verfolgt werden: Entsprechende Parameter zur Objektivierung der einzelnen Problematiken stehen ebenso auf dem Wunschzettel wie die Entwicklung entsprechender allergen-, und reiz- und schadstoffarmer neuer Weizensorten.

7.3 Anti-bios: gegen das Leben! Die Folgen unkritischer Antibiotikatherapien

Antibiotika sind, in der Summe betrachtet, mit Sicherheit die größten Lebensretter in der Geschichte der Medizin. Tödliche, schwere oder langwierige Verläufe der verschiedensten bakteriell bedingten Erkrankungsbilder oder Gefahren von bleibenden oder später auftretenden Schäden können mit ihrer Hilfe zumeist erfolgreich verhindert werden. Überlegt und gezielt nach Antibiogramm eingesetzt, sind sie höchst effizient und lösen das vorliegende Problem elegant. Auch unter ökonomischen und gesundheitspolitischen Gesichtspunkten erscheint ihr Einsatz von Vorteil: Längere Arbeitsausfallzeiten aufgrund von Krankheits- und Erholungsphasen bei infektiösen Krankheitsbildern mit der Folge entsprechender Sozialkosten oder das Auslösen ganzer Epidemien gehören der Vergangenheit an. Der Patient kann mitunter bereits nach ein paar Tagen „gesund und munter" wieder am Arbeitsplatz erscheinen. Es ist somit nicht verwunderlich, dass die Verordnung von Antibiotika zur Therapie oder Prophylaxe bakterieller Infektionen für viele Mediziner die erste therapeutische Maßnahme darstellt.

Nun aber wird das Augenmerk seit einigen Jahren vermehrt auf die Kehrseite der Medaille gelenkt: Das Ausmaß der „Kollateralschäden", die mit dem Einsatz von Antibiotika lange Zeit bewusst in Kauf genommen wurden, wird immer dramatischer. Mahnende Stimmen hörte man schon lange, doch insbesondere die Ausbildung besorgniserregender Resistenzentwicklungen pathogener Bakterien zwingen nun zu einem verantwortungsbewussteren Umgang mit dieser „Wunderwaffe". Die Penicillinresistenz der Streptokokken, „ESBL"-positive Darmbakterien wie E.-coli-Bakterien und Klebsiellen, Tuberkelbakterien, die nur noch auf die neuesten Chemotherapeutika reagieren, oder aber das Schreckgespenst der MRSA-Infektionen in den Krankenhäusern sind sehr ernst zu nehmende und weit diskutierte Probleme, die durch den freizügigen Umgang mit Antibiotika entstanden sind. Noch weniger bewusst als die insbesondere in den 1970er-Jahren üblichen undifferenzierten Verordnungspraktiken in der Patientenversorgung ist der massenhafte Einsatz von Antibiotika in der Veterinärmedizin. Im Jahr 2013 wurden mit 1452 Tonnen doppelt so viel Antibiotika an Tierärzte abgegeben wie in der Humanmedizin – wobei in diesem Bereich seit 2011 überhaupt erst eine Erfassung stattfand. Ein Zusammenhang zwischen dem Antibiotikaeinsatz für Nutztiere und den Resistenzen von Salmonellen und Campylobacter ist inzwischen nachgewiesen und die Hinweise auf Assoziationen mit MRSA- und ESBL-Keimen verdichten sich. In internationaler Zusammenarbeit wie z. B. der „One Health Strategie" der WHO oder dem „Antibiotic Stewardship"-Programm wird inzwischen versucht, den Einsatz und die Verordnung von Antibiotika in allen Bereichen durch Aufklärung und Richtlinien zu reduzieren und die Menschen für einen verantwortungsbewussten Umgang mit Antibiotikaverordnungen zu sensibilisieren.

Die pharmazeutische Forschung versucht zur gleichen Zeit fieberhaft, neue, hochwirksame, antibiotisch wirksame Substanzen zu suchen bzw. zu entwickeln, um die drohenden Wirksamkeitslücken zu füllen. Schnelle Diagnostikreagenzien sollen auf den Markt kommen, die breit einsetzbar sind und wenig Zeit benötigen, um dann gezielt therapeutisch vorgehen zu können. Die große Zeit antibiotischer Neuentdeckungen scheint allerdings vorbei zu sein. In den letzten 30 Jahren sind tatsächlich nur zwei (!) neue Antibiotikaklassen hinzugekommen, die Oxazolidinone und die zyklischen Lipopeptide, die beide jedoch nur gegen grampositive Mikroorganismen wirksam sind. Auch vom wirtschaftlichen Standpunkt ist die kostenintensive Antibiotikaentwicklung für die Gesellschaften eher ein trauriger Posten. Entsprechende Gewinnaussichten bestehen nämlich nicht, sodass z. B. bundesdeutsche Gremien und EU-Kommissionen bei der Forschungsförderung auf Kooperationsprogramme zwischen Forschungseinrichtungen und Industrie setzen (verschiedene Pressemeldungen 2015).

Für den im Mittelpunkt stehenden Patienten zählen jedoch ganz andere Tatsachen. Viel häufiger als das spektakuläre „Nichtanschlagen" eines Antibiotikums hat er letztlich noch ganz andere Folgen einer womöglich noch unreflektierten Antibiotikatherapie zu tragen. Manche Nebenwirkungen wie Exantheme und allergische Ödeme, Nieren- und Leberschäden sind nicht selten und gefürchtet. Auf spezielle Folgen wie die Ototoxizität von Gentamycin oder die Tendopathien nach Chinolonen wird pflichtbewusst hingewiesen und geachtet. Die Folgen der jedoch regelmäßig bei jeder Antibiose vorkommenden Dezimierung und Veränderung der enteralen Mikrobiota der Patienten werden im Moment noch völlig unterschätzt (▶ Tab. 7.4). Oft geschieht diese nicht einmal im Verborgenen. Als häufigste Nebenwirkung berichten die Patienten während und nach einer Antibiotikatherapie über eine vorübergehende oder auch langanhaltende Änderungen des Stuhlgangs. Häufig sind sie mit Durchfall assoziiert, der manchmal, insbesondere nach der Gabe bestimmter Antibiotika, in eine pseudomembranöse Kolitis mit massiven, wässrigen und blutigen Stühlen oder sogar lebensbedrohlichen Zuständen (toxisches Megakolon) mündet.

▶ **Tab. 7.4** Quantitative Veränderungen der aeroben und anaeroben Darmmikrobiota nach Antibiotikagabe.

Substanz	Veränderung der aeroben Darmmikrobiota	Veränderung der anaeroben Darmmikrobiota
Ampicillin	↓↓↓	↓↓↓
Amoxicillin	↓	↓
Co-Amoxiclav	↓↓↓	◦
Cefaclor	↓	◦
Cefalexin	↓	◦
Cefixim	↓↓↓	↓↓↓
Cefpodoxim	↓↓↓	↓↓↓
Cefuroxim	↓	↓
Ciprofloxacin	↓↓↓	↓
Clindamycin	↓	↓
Cotrimoxazol	↓↓↓	◦
Doxycyclin	↓ / ◦	◦
Enoxacin	↓↓↓	◦
Erythromycin	↓	◦
Levofloxacin	↓↓↓	↓
Metronizadol	◦	↓
Norfloxacin	↓↓↓	◦
Ofloxacin	↓↓↓	↓
Tetrazykline	↓↓↓	↓ / ◦

↓↓↓ starke Keimreduktion
↓ geringe Keimreduktion
◦ keine signifikante Keimreduktion

Aber auch die nicht so deutlichen oder sogar fulminant dramatischen Verläufe einer intestinalen Milieuveränderung durch das antibiotikabedingte „Ausradieren" ganzer Bakterienstämme der schleimhautassoziierten Mikrobiota können nachhaltige, dauerhafte Folgen haben. Die enterale Mikrobiota beispielsweise ist nicht wie eine Wiese zu betrachten, die, wenn sie „gemäht" wird, kurze Zeit später wieder nachgewachsen ist. Jeder Eingriff von außen führt zu Änderungen im Milieu und in der Zusammensetzung der Mikrobiota. In einer amerikanischen Studie aus dem Jahre 2010 ([57], Kap. 5.2.4) wurden drei Probandinnen zwei Mal im Abstand von sechs Monaten antibiotisch behandelt. Nach der ersten Antibiotikagabe wurde eine Reduzierung der Mikrobiota um etwa ein Drittel beobachtet sowie das Aufwuchern von Proteolyten. Anschließend setzte eine langsame Normalisierung ein. Nach der zweiten Antibiotikagabe konnte bis zum Ende des Beobachtungszeitraumes (10 Monate) keine Normalisierung der Mikrobiota festgestellt werden.

Auch zur Pathogenese der durch Antibiotika verursachten ungünstigen Auswirkungen auf die menschlichen Zellen liegen aktuelle Daten vor. Neben der Beeinträchtigung der Mikrobiota wirken Antibiotika darüber hinaus auch beispielsweise immunsuppressiv. Nach Antibiotikagabe war die Proliferation von Milzlymphozyten deutlich herabgesetzt, die IgM- und IgG-Sekretion stark eingeschränkt und die Aktivität der Phagozyten gehemmt. Durch die Gabe definierter Bakterien bzw. bakterieller Bestandteile (Propionibacterium avidum KP-40) konnte die Immunsuppression hier übrigens wieder aufgehoben werden [24]. Eine Arbeitsgruppe um William F. Warren, Distinguished Professor at Boston University, berichtete 2012: "Clinical levels of antibiotics can cause oxidative stress that can lead to damage to DNA, proteins and lipids in human cells."

Es gibt also gravierende Einwirkungen dieser Stoffe, die nicht nur die gewünschte Zielgruppe „Bakterien" (in ihrer Gesamtheit recht undifferenziert) betreffen, sondern auch immens wichtige Strukturen und Funktionen des Wirtsorganismus, den es doch eigentlich zu retten gilt [302] [266].

Wenn wir nun all die aktuellen Erkenntnisse aus der Forschung zu Mikrobiota und Mikrobiom, zu Immunsystem, Stoffwechsel, Darm-Hirn-Achse, allen möglichen Regulationssystemen und dem Holobiom hier mit in die Waagschale werfen, wird schnell klar, dass es mit den antibiotikabedingten Veränderungen der Zusammensetzung der intestinalen Mikrobiota zwingend auch zu entsprechenden Änderungen in der Informationshomöostase der Systeme Mensch und Mikrobiota kommen muss.

Deren Folgen können unter Umständen wiederum alle Bereiche betreffen. Über die mannigfaltigen Folgen einer veränderten Mikrobiota im Säuglings- und Kindesalter insbesondere auf die Immunogenese der Kinder wurde bereits an mehreren Stellen ausführlich hingewiesen (Kap. 7.1.1, Kap. 7.1.2, Kap. 7.1.3; [5] [151]). Inzwischen können wir aber auch auf eine ansehnliche Reihe von klinischen Studien blicken, die die antibiotikabedingte Veränderung der Mikrobiota und ihre Folgen für die regulativen Systeme eindrucksvoll beleuchten. Insbesondere der Zusammenhang zwischen Antibiotikagaben im Kindesalter und einem deutlich erhöhten Risiko für Krankheitsbilder des atopischen Formenkreises steht nun zweifelsfrei fest: Auf dem International Congress der ERS (European respiratory Society) wurde im September 2016 in London das Ergebnis einer großen niederländischen Datenanalyse (Utrecht) vorgestellt: jeweils 22 Studien zum Zusammenhang von antibiotischen Behandlungen im Kindesalter und dem Auftreten von atopischer Dermatitis bzw. Heuschnupfen mit fast 400 000 Patienten ließen klar erkennen: Je mehr Antibiotika ein Kind bekommt, desto höher ist sein Risiko, später eine atopische Erkrankung zu bekommen. Das Risiko für atopische Dermatitis zeigte sich im Vergleich zum normalen Risiko um bis zu 41 % erhöht, das für Heuschnupfen sogar um 56 %.

Auch für den erwachsenen Organismus ist das mögliche Ausmaß des gesamten Impacts im Einzelfall schnell in groben Zügen gezeichnet, wenn zu all den weiter oben genannten möglichen und auch vorkommenden negativen Einflussgrößen für den menschlichen Holobionten nun auch noch eine (oder mehrere) antibiotische Behandlungen hinzukommen. Das Maß wird übervoll. In vielen Krankheitsgeschichten ist es tatsächlich die antibiotische Behandlung der Zahnwurzel oder die fünfte Antibiose wegen des immer wiederkehrenden Harnwegsinfektes, die dann die Wendemarke für den Beginn einer langfristigen Entwicklung hin zu chronischer Erkrankung darstellt. Durch die Beeinträchtigungen und Störung der unzählbaren Faktoren in ihrem sensiblen, komplexen Zusammenspiel im riesigen mukosalen Grenzraum können nicht nur alle Bereiche des funktionellen Raumes Darm empfindlich gestört, sondern der ganze Organismus kann schwer in Mitleidenschaft gezogen werden [256].

Ein Umdenken in der Antibiotikaverordnung hin zu einem verantwortungsbewussten und gezielten Einsatz ist also mit Sicherheit nicht nur aufgrund des weltweit drohenden Resistenzgespenstes dringend notwendig. Mindestens genauso wichtig ist die Sorge um die Unversehrtheit der Mikrobiota des einzelnen Patienten, die letztendlich für Gesundheit oder Krankheit ausschlaggebend sein kann.

7.4 Frühkindliche Ernährungs- und Verdauungsstörungen – „Schreikinder“ sind häufig krank!

Die Entwicklung von „Nahrungsmittelunverträglichkeiten“ und „Nahrungsmittelallergien“ betrifft alle Altersgruppen. Die bereits beschriebenen Vorgänge auf den grundlegenden Regulationsebenen machen deutlich, dass die Weichenstellung für diese Reaktionsformen bereits im Säuglingsalter, wenn nicht sogar bereits pränatal, erfolgt.

Während die Erforschung pränataler Einflussgrößen erst in ihren Anfängen steht, sind hinsichtlich der Besonderheiten des kindlichen Stoffwechsels bereits viele Einzelheiten gut bekannt.

Umso mehr erstaunt es, dass in der Säuglingszeit nach eigenen Beobachtungen nur äußerst selten eine Ursachenforschung betrieben wird, auch wenn sogar kleine Kinder Unregelmäßigkeiten bei ihrer Verdauung zeigen, viel schreien oder sogar Gedeihstörungen auftreten. Die meist als sog. Dreimonatskoliken bezeichneten abdominellen Beschwerden werden zunehmend bagatellisiert und kommen mittlerweile so gehäuft vor, dass sie in der Gesellschaft schon als „normal“ betrachtet werden. Anstatt der leidenden Kinder stehen oft sogar die mitleidenden Mütter im Mittelpunkt des Interesses. Es scheint sich die Ansicht durchgesetzt zu haben, dass diese Leidensphase wohl oder übel durchgestanden werden müsse, da sie ja offenbar sowieso kaum zu ändern sei. Dem Zeitgeist entsprechend spricht man sich in Blogs und Foren in erster Linie Trost zu und tauscht Erfahrungen mit diversen Geheimtipps aus, wie diese „Entwicklungsphase“ am besten zu überstehen ist.

Die Ursache für diese Situation ist an sich ein Zeichen der Hilflosigkeit einer Problematik gegenüber, mit der die betroffenen Kinder und ihre Familien gewissermaßen alleingelassen werden. Frühkindliche Verdauungsstörungen scheinen in der Medizin kaum auf Interesse zu stoßen. Der Begriff „Dreimonatskoliken“ wird in der Kinder- und Jugendpsychiatrie und der Psychotherapie unter Regulationsstörungen (exzessives Schreien) [65] subsummiert, in der klinischen Medizin wird ihnen jedoch keinerlei entsprechende Bedeutung beigemessen. Es erstaunt, dass der betreuende Arzt oder Therapeut bei der Recherche zum Vorgehen bei frühkindlichen Verdauungsstörungen laut Leitlinien und gebräuchlicher Literatur grundsätzlich nur in Ausnahmefällen, z. B. bei „schwerer Symptomatik mit Durchfall und Anämie“ und bei „Fütterstörungen“, zu weiteren diagnostischen oder therapeutischen Maßnahmen greifen soll. Es wird in diesen Quellen davon ausgegangen, dass „in max. 5 % der Fälle gastrointestinale Bedingungsfaktoren die alleinige Ursache für das exzessive Schreien sind“. Hinsichtlich der Diagnostik wird bei exzessivem Schreien explizit darauf hingewiesen, dass eine gastroenterologische Diagnostik entbehrlich sei. Eine ähnliche Sichtweise findet sich auch bei Weber/Ziegenhain (KJP Ulm). Hier werden ausschließlich psychologische Beratungs- oder Therapieangebote für die Eltern und eine allgemeine Reizreduktion empfohlen.

Auf der Basis der weiter oben diskutierten Erkenntnisse zur Entwicklungsphase der Säuglingszeit mit all den möglichen guten oder schlechten Voraussetzungen und Einflussgrößen, die sicherlich beliebig zu ergänzen sind, dürfte nun aber ganz anderes deutlich geworden sein: ein Säugling, der alle klinischen Zeichen einer abdominellen Störung bietet und sein Leid nun mal nicht anders äußern kann als mit laut vernehmbarem Schreien, leidet mit Sicherheit nicht vordergründig an einem psychischen Problem. Erst im Jahr 2016 bestätigt eine Studie die Vermutungen der Autoren [211] und präsentiert alarmierende Ergebnisse: Bei Säuglingen, die unter frühkindlichen Verdauungsstörungen wie z. B. Dreimonatskoliken leiden, wurden im Vergleich zur Kontrollgruppe deutlich erhöhte Entzündungsmarker im Blut gefunden (IL-8, MCP-1 and MIP-1β). Die sehr aktuelle (Nov. 2016) Veröffentlichung von O'Mahony et al. [206] bestätigt die Rolle der Mikrobiota bei der Entstehung und Vermittlung viszeralen Schmerzes – und weist auf das große Potenzial mikrobiologischer Therapieansätze hin!

Im Dezember 2015 veröffentlichten Nancy Dubois (Boston College) und Katherine Gregory (Harvard Medical School) ein Review zu mikrobiellem Milieu und Diversität bei „Schreikindern". Mit der Auswertung von fünf neuen Studien wurden die charakteristischen Unterschiede der Mikrobiota von „Schreikindern" im Vergleich zu „gesunden" Säuglingen dargestellt. Voraussetzung war die Nutzung moderner, genomischer Bestimmungstechniken. Die vermuteten dysbiotischen Veränderungen der enteralen Mikrobiota bei „Schreikindern" konnten in allen fünf Studien bestätigt und charakterisiert werden. Im Vergleich mit „gesunden" Säuglingen wurden eine deutlich niedrigere Diversität und signifikant höhere Mengen von Proteobacteria vorgefunden. Zudem korrelierte die Menge vorgefundener Bifidobacterium und Lactobacillus species invers zur klinischen Ausprägung der kindlichen Koliken. Auch hier wird auf den unter den hier genannten Aspekten schwer verständlichen gegenwärtig verbreiteten Standpunkt der „helfenden Berufe" hingewiesen: „While health care providers have a greater understanding of the impact that inconsolable crying has on family dynamics, maternal-infant bonding, and health care resources, opportunities for study still exist in the area of intestinal microbiome research." [66]

So betrachtet sind Schreiphasen bei Säuglingen keine Bagatellen oder nur Zerreißproben für junge Familien. Diese Kinder sind höchstwahrscheinlich krank! Die betroffenen Familien brauchen dringend mehr als verständnisvolle Worte oder das sicherlich gut gemeinte Angebot psychologischer Hilfe. Doch die meisten Familien erfahren in dieser Situation von ärztlicher Seite, den Leitlinien entsprechend, kaum medizinische Unterstützung. Dieses Versagen der konventionellen Medizin wurde auch in einer Baccalaureatarbeit aus der Soziologie mit dem Thema „Autismus und Darmerkrankungen" herausgearbeitet [260]. In Zusammenarbeit mit dem AMT e. V. konnte hier von F. Schmidt-Jenner in einer retrospektiven Untersuchung bei Familien mit autistischen Kindern gezeigt werden, dass bei 12 von 13 Kindern mit einer Autismusspektrumstörung (ASS) eine chronische Enterokolitis nachzuweisen ist! Diese Familien hatten keinerlei medizinische Unterstützung erfahren, vielmehr wurden die intestinalen Beschwerden quasi als unvermeidlicher Teil der autistischen Störung betrachtet [261]. Wie in den Kap. 7.1 und Kap. 7.2 bereits ausgeführt, verdichten sich nun die Verdachtsmomente immer mehr, dass für diese Fälle vielmehr ein kausaler Zusammenhang in umgekehrter Richtung besteht: chronisch-entzündliche Enterokolitiden scheinen unter gewissen Voraussetzungen und weiteren Co-Faktoren im Bereich der Mikrobiota-Darm-Hirn-Achse zu Veränderungen in Hirnentwicklung und Hirnleistung mit folgender ASS – oder anderen psychischen Krankheitsbildern – zu führen. Eine frühzeitige Behandlung der bestehenden Enterokolitis wäre somit hier ein möglicher Ansatz zu einer grundsätzlichen Besserung der gesamten Situation [90] [229]!

Werden aber die abdominellen Beschwerden von Säuglingen nicht ernst genommen und deren Ursachen nicht untersucht, wird vor allen Dingen wertvolle Zeit vertan, den betroffenen Kindern aktuell zu helfen und den vorgebahnten Weg in die chronische Krankheit zu verlassen. In dieser sensiblen Zeit des Säuglingsalters summieren sich oftmals unspezifische Störungen, die bei Kenntnis der Sachlage rasch zu beheben wären. Die finnischen Forscher um Erika Isolauri, Marko Kalliomäki und Anna Pärtty an der Universität in Turku publizieren bereits seit mehreren Jahren entsprechende Studien, die Zusammenhänge der mikrobiellen Verhältnisse von Säuglingen mit Koliken, Entwicklungsstörungen und dem Auftreten atopischer Krankheitsbilder – sowie auch den Nutzen einer probiotischen Behandlung der Säuglinge – belegen (z. B. [135] [176] [204] [212] [213]).

Die Ursachen der frühkindlichen Störungen sind natürlich vielfältig, jedoch stehen sehr häufig Stillprobleme wie schmerzhafter Milchstau, Probleme mit den Brustwarzen, zu wenig oder zu viel Muttermilch im Vordergrund, sodass relativ frühzeitig der Griff zur Flasche erfolgt. Auch die Folgen prä- und peripartaler Probleme oder einer Kaiserschnittgeburt sind hier zu nennen. Die daraus resultierenden Folgeprobleme sind weiter oben bereits diskutiert, es kommt sehr häufig zu Maldigestion und/oder Malabsorption, Stuhlunregelmäßigkeiten, abdominellen Koliken, Meteorismus.

Ein großer Anteil der betroffenen Kinder dürfte, legt man alle oben zitierten Erkenntnisse zusammen, somit eine unphysiologische intestinale Mikrobiota aufweisen. Die damit assoziierten Milieuveränderungen im Darm können (neben allen anderen, weit diskutierten Folgen) die Aktivität der Verdauungsenzyme herabsetzen. Auf den deutlich höheren pH-Wert der Magensäure bei Säuglingen (ca. 4) wurde bereits hingewiesen, der dann, insbesondere bei kuhmilchbasierter Formulaernährung, noch stärker ins Gewicht fällt. Die Aufspaltung der Nahrung im Dünndarm erfolgt damit nur unzureichend. Dies alles führt unweigerlich zu einer Verschlechterung oder noch weiteren Verschiebung des Milieus zugunsten der Proteolytischen Mikrobiota.

Das freigesetzte CO_2, H_2 oder Faulgase durch die Vergärung und Verfaulung unverdauter Nahrung im Dickdarm führen dann oftmals zu quälendem Meteorismus und Tenesmen. Entstehende sog. Fuselalkohole wie Indol, Skatol etc., aber auch Ammoniak und „Leichengifte“ gelangen über den enterohepatischen Kreislauf zur Leber und führen dort zu einer frühen Belastungssituation dieses Organs. Die Entgiftung dieser Substanzen hat dann absoluten Vorrang. Andere Leberfunktionsleistungen werden deshalb zurückgestellt. Dies kann sich im Weiteren auf den Gesamthaushalt des Organismus sehr nachteilig auswirken [253].

Mit der Zufütterung von Breikost auf Getreidebasis – hier speziell dem Weizen – können für den Säugling dann weitere Probleme auftreten. Dafür müssen nicht nur die Inhaltsstoffe „zerlegt“ werden, auch der aktive Transport durch die Schleimhaut kann problematisch sein, denn dies setzt v. a. funktionstüchtige Enterozyten voraus. Mahnende Worte kommen auch von Ernährungsphysiologen, die die sehr einseitigen Ernährungsweisen der heutigen Zeit mit in die Waagschale werfen. Die weiter oben diskutierten problematischen Effekte der Weizenbestandteile können hier dann zu weiteren Problemen führen. In diesem Zusammenhang geraten auch die Umstände, unter denen Kinder geboren werden (Sectio caesarea, übertriebene Geburtshygiene), und der weitere postpartale Verlauf (Stillen oder Ersatznahrung, frühzeitige antibiotische Therapie) immer stärker in den Blickpunkt [251], da hier die wesentlichen Grundvoraussetzungen für Funktionsleistungen, Regulations- und Kompensationsfähigkeit des kindlichen Organismus geschaffen werden.

In den vielen Krankengeschichten allergisch reagierender Kinder, die in den Praxen der Autoren vorgestellt wurden, berichteten Eltern fast ausnahmslos von Störungen während der Schwangerschaft und/oder in der Perinatalperiode und/oder Problemen in Zusammenhang mit der Ernährung der Säuglinge und Kleinkinder. Daher ist an dieser Stelle nochmals zu betonen, wie wichtig eine vertiefende Anamneseerhebung und möglichst frühzeitige Stuhlanalysen sind. Serologische Untersuchungen (z. B. Gesamt-IgE, spezifische Einzelantigenbestimmung) werden in der Regel routinemäßig durchgeführt, liefern jedoch, wie oben ausgeführt, vergleichsweise selten Antworten auf die gestellten Fragen. Stattdessen sind Bestimmungen von Funktionsparametern aus den Faeces sowie von IgG_{1-3}-Antikörpern im Serum zielführender. Je früher eine solche Diagnostik durchgeführt wird, desto schneller kann das Rad einer perpetuierenden allergischen Entzündung gestoppt werden.

7.5 Einflüsse von Umweltfaktoren auf das immunologische Gleichgewicht

Die Erkenntnis, dass eine Kindheit auf dem Lande vor allergischen Reaktionen „schützen“ kann, ist bereits seit Langem Inhalt vieler gezielter, groß angelegter Studien. Die ersten Vermutungen zur Ursache dieser altbekannten Zusammenhänge wurde in der „Hygienehypothese“ geäußert: Ein früher mikrobieller Kontakt, Tiere im Umfeld der Kinder, der Genuss unverfälschter Lebensmittel „direkt aus dem Garten“ oder „direkt von der Kuh“

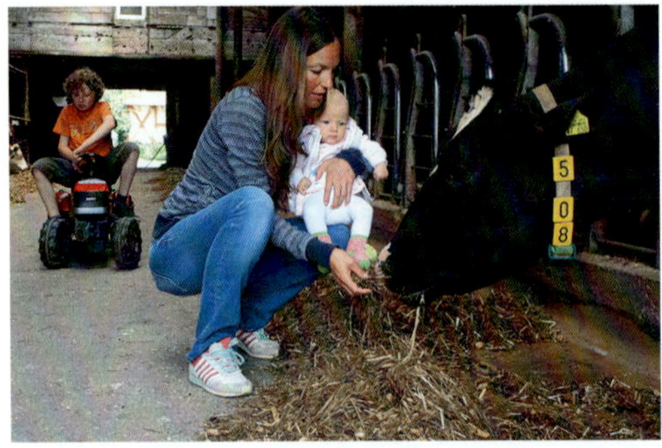

▶ **Abb. 7.12** Früher Kontakt zu mikrobiellen Antigenen wirkt sich günstig auf die Immunogenese aus.

und wohl auch viele organische Schwebstoffe in der Luft wirken sich auf die Entwicklung des Immunsystems durch die reduzierte Ausprägung von aggressiven immunologischen Abwehrreaktionen sehr günstig aus (▶ **Abb. 7.12**; [200] [216]).

Auch andere Studien zu den menschlichen Lebensumständen bestätigen: Je mehr Kontakt zu natürlichen Allergenen und Bakterien und je „unsteriler" die Umgebung des Kindes ist, desto geringer ist das Auftreten atopischer Erkrankungsbilder [109] [285].

Wichtig ist dabei die Tatsache, dass auch ein nicht allergisch reagierender Körper sich messbar immunologisch mit potenziell allergenen Stoffen auseinandersetzt, jedoch ohne dass es dadurch zu einer allergischen Reaktion kommt. Die immunologischen Antworten zeigen dabei auch große individuelle Unterschiede. Die Einflüsse der Umwelt bestimmen dabei offenbar maßgeblich die grundsätzliche Neigung des Körpers, Fremdproteine zu tolerieren oder eine Abwehrreaktion auf die vermeintlichen Angreifer zu starten [298]. Immer eindrucksvoller erscheinen diesbezügliche neue Forschungsergebnisse, die die zugrundeliegende Veränderung der residenten Mikrobiota in den Mittelpunkt stellen [91] [228].

Auch ein pränataler Einfluss dieser Umgebungsfaktoren auf das ungeborene Kind konnte nachgewiesen werden: Schwangerschaft in ländlicher Umgebung reduziert die Wahrscheinlichkeit der Entwicklung atopischer Krankheitsbilder im Kindesalter [172].

Die immunologischen Hintergründe zu diesen Beobachtungen werden erst in jüngster Zeit klarer. Nach neuesten Erkenntnissen spielen auch hier wieder TLR-vermittelte immunologische Reaktionswege sowie miRNAs eine Hauptrolle. Wie in Kap. 6.4.1 dargestellt, dienen diese wandständigen Rezeptoren auf den Immunzellen der spezifischen Erkennung z. B. von bakteriellen Antigenen (Lipopolysaccharid-Strukturen). Spezifische miRNAs wiederum scheinen maßgeblich an der Regulierung der Aktivität dieser Rezeptoren und Oberflächenantigene und damit an der Toleranz gegenüber Lipopolysaccharid-Strukturen beteiligt zu sein [207]. Es wurde z. B. festgestellt, dass die Kinder von Müttern, die während ihrer Schwangerschaft auf dem Lande lebten, eine höhere Ausprägung von TLR 2 und TLR 4 aufwiesen [163].

Während der Schwangerschaft scheint bei der werdenden Mutter die erhöhte Exposition gegenüber hohen bakteriellen Lipopolysaccharid-Konzentrationen in ländlicher Umgebung primär zu einer Verstärkung der TLR 2- und IL 4-Aktivität auf Monozyten/Makrophagen und dendritischen Zellen zu führen. Diese exprimieren daraufhin vermehrt miRNA 155 und miRNA 21, die immunologisch bedeutenden, nicht codierenden Gensequenzen, die maßgeblich die Genese und Differenzierung regulatorischer T-Zellen im Thymus triggern. Auch in den plazentaren Trophoblasten werden diese miRNAs vermehrt produziert. Später erscheinen sie dann in deutlich erhöhter Menge in der Muttermilch. In der Folge kommt es bei diesen Kindern durch die hohen Konzentrationen mütterlicher miRNA-beladener Exosome zur vermehrten Genese und Differenzierung von T-reg-Zellen. Vermutlich werden auf diesem Weg auch Expression und Aktivität der kindlichen Toll-like-Rezeptoren beeinflusst.

Vor diesem Hintergrund ist es einleuchtend, dass in weiteren, jüngeren Kohortenstudien der empirisch seit Langem bekannte, atopieprotektive Effekt von roher Kuhmilch spezifisch bestätigt werden konnte [33] [121] [173]. Entsprechend wurden mit der Aufnahme roher Kuhmilch (und damit der darin enthaltenen Exosome mit miRNA155 und 21 boviner Herkunft) höhere T-reg-Zahlen, eine geringere Sensibilisierungsrate und ein geringeres Auftreten von kindlichem Asthma bronchiale nachgewiesen [175].

Eine vergleichbare positive Korrelation konnte für die Konzentrationen von T-regs und Exosomen im Nabelschnurblut festgestellt werden, wenn die

Schwangeren regelmäßig rohe Kuhmilch zu sich nahmen. Damit ließen sich die vermuteten bereits pränatal bestehenden, protektiven Einflüsse von hohen Zahlen mütterlicher regulatorischer T-Zellen und Exosome im Nabelschnurblut bestätigen: Kinder, deren Mütter in ländlicher Umgebung lebten und während der Schwangerschaft rohe Kuhmilch zu sich nahmen, zeigten deutlich geringere Raten atopischer Krankheitsbilder [199]. Diese seit Generationen bekannte positive Wirkung roher Kuhmilch auf die Immunogenese wird durch die oben beleuchteten zellbiologischen Effekte der enthaltenen Exosome (S. 130) schlüssig nachvollziehbar. Sie erklären den fehlenden Effekt der gebräuchlichen Fläschchennahrung oder H-Milch auf bestimmte Immunzellen. miRNA 155 und miRNA 21 enthaltende Exosome, die Träger der immunologischen Information zur T-reg-Genese, sind das funktionelle Gegengewicht zu den proentzündlichen Signalen, die durch die Kuhmilchproteine vermittelt werden. Sie sind jedoch in verarbeiteter Milch (wie z. B. Formulanahrung oder ultrahocherhitzter Milch) nicht mehr in biologisch aktiver Form vorhanden!

Auch systemisch betrachtet, fügen sich alle weiteren Voraussetzungen für eine normale Immunogenese und Entwicklung der Kinder in ländlicher Umgebung schlüssig ein. Diese Kinder kommen, soweit irgend möglich, auf natürlichem Weg zur Welt und werden grundsätzlich eher gestillt als im urbanen Umfeld. Es bestehen somit ideale Voraussetzungen für einen ungestörten Reifungsprozess des Schleimhautorgans und die Ausbildung einer physiologischen Mikrobiota. Hohe LPS-Konzentrationen in der Umgebung stimulieren auch hier wiederum die weitere T-reg-Differenzierung. Ist die Integrität des Schleimhautorgans gewahrt, kommt es dadurch zu einer Ausbildung vermehrter Toleranz der TL-Rezeptoren und zellulärer Oberflächenantigene gegen bakterielle Antigene und sonstige Fremdproteine.

Zudem treten bei diesen Kindern Exosome aus roher Kuhmilch nach dem Abstillen hinzu, die ihrerseits wieder eine vermehrte T-reg-Differenzierung vermitteln können.

7.6 Metabolische Endotoxinämie: schleichende Gefahr im Tarngewand

Der Begriff *Silent Inflammation* für eine leise (schwelende) Entzündung gewinnt immer mehr an Bedeutung in der medizinischen Forschung, scheint er doch der Schlüssel zum Verständnis unterschiedlichster Pathomechanismen von sehr verschiedenen Krankheitsbildern zu sein. Er wird genannt im Zusammenhang mit Metabolischem Syndrom, schleichender Leberbelastung, chronischen Lungen- und Herz-Kreislauf-Erkrankungen wie z. B. der Arteriosklerose oder dem Diabetes Typ II. Pathophysiologisch handelt es sich um eine chronische Entzündung, die die jeweiligen Krankheitsbilder möglicherweise primär initiiert, in jedem Fall aber ihre Ausheilung behindert. Wie bereits in Kap. 6 geschildert, entsteht eine Metabolische Endotoxinämie durch einen chronisch schleichenden Übertritt (Translokation) von Endotoxin aus dem Oro-Gastro-Intestinaltrakt. Endotoxine sind hitzestabile Bestandteile der Zellwand gramnegativer Bakterien und Blaualgen. Sie setzen sich im Falle der Bakterien aus Lipopolysaccharid (LPS)-Ketten und Lipid A zusammen und werden beim Absterben der Organismen durch Auflösen der Zellwand freigesetzt. Der überwiegende Teil der symbiontischen Mikrobiota des Menschen besteht, nach gegenwärtigem Wissensstand, aus apathogenen Mikroorganismen, die zudem einen wesentlichen Beitrag zur Ernährung und zum Schutz der Schleimhaut gewährleisten (Kap. 6.3.1). Dennoch muss die Integrität des menschlichen Organismus gewahrt bleiben. Das bedeutet: Mikroorganismen dürfen im Normalfall nicht die Schleimhaut durchdringen. Dafür sorgt eine Vielzahl von Schutzmechanismen (▶ **Abb. 5.1**). Das gilt insbesondere für pathogene Mikroorganismen, die für den Wirt eine herausragende potenzielle Gefährdung darstellen können.

Im Falle eines Integritätsverlustes an der Schleimhaut oder einer herabgesetzten epithelialen Abwehr treten permanent unterschiedliche Mengen an Endotoxin in die Mukosa ein. Für den Organismus und die Gesundheit bedeutet dies eine ernsthafte Gefahr. Wie bereits in Kap. 6.4.1

und Kap. 7.5 beschrieben, werden Endotoxine von entsprechenden Toll-like-Rezeptoren an den Zellmembranen von Zellen des angeborenen Immunsystems erkannt und, je nach Funktionszustand des TL-Rezeptors, mit einer entsprechenden Immunreaktion beantwortet. Die entzündliche Reaktion ist aufgrund der zunächst noch geringen LPS-Konzentrationen unterschwellig, sodass keine messbare Gegenregulation erfolgt. Die Besonderheit besteht u. a. darin, dass mit gängigen serologischen Laboruntersuchungen diese Form der Entzündung nicht detektiert werden kann. So bleibt eine *Silent Inflammation*, gerade in den Anfängen chronisch krankhafter Prozesse, oft unentdeckt.

Außerdem kann es zur Bildung von Immunkomplexen mit nachfolgender Phagozytose und Freisetzung proinflammatorischer Zytokine mit Komplementaktivierung kommen. Eine Entzündungsreaktion mit möglicher Gewebezerstörung wird initiiert, besonders wenn der Integritätsverlust größer wird oder es sich um Endotoxine hochpathogener Mikroorganismen handelt. Es entsteht eine permanente, proentzündlich gelagerte Situation an der Schleimhaut, die Regulationsprozesse nachhaltig beeinflussen und – falls nicht mehr kompensierbar – in Krankheit münden kann. Eine Belastung der Leber (z. B. Steatosis hepatis) oder die Entwicklung des metabolischen Syndroms werden damit in Verbindung gebracht.

Via Mukosa-Immunsystem gelangen aber auch Immunkomplexe in das Blut und zirkulieren damit im ganzen Körper. Lagern sie sich ab, kommt es wiederum zur Aktivierung von entsprechenden immunologischen Reaktionen, um diese Komplexe abzuräumen. Bei einer Ablagerung im Gewebe kann dies zu Krankheitsbildern wie Nephritis, Arthritis oder Alveolitis führen. Am Gefäßendothel führt dies zu vaskulitischen Reaktionen mit folgender Schädigung der Intima. Entsprechende Nachweise von bakteriellen Antigenen in arteriosklerotischen Plaques beweisen hier die Zusammenhänge mit der Entwicklung von Arteriosklerose. Insbesondere eine Parodontitis scheint ein maßgebliches Risiko darzustellen. Normalerweise verhindert das Überwiegen grampositiver Bakterien in einer gesunden Mundflora den unmittelbaren Kontakt pathogener Keime mit der Mundschleimhaut und damit mit dem gesamten Schleimhautorgan. Im Falle einer Parodontitis nimmt vor allem in den dentalen Plaques der Anteil gramnegativer Bakterien deutlich zu. Da die Unversehrtheit der Gingiva im Zuge einer persistierenden Entzündung beeinträchtigt wird, können sowohl Mikroorganismen, ihre Zellbestandteile als auch ihr Endotoxin in die Blutbahn gelangen und ubiquitär Entzündungen initiieren. So wird das Risiko für das Auftreten kardiovaskulärer Krankheitsbilder wie Herzinfarkt oder Apoplexie schon seit einiger Zeit in Verbindung mit einer chronischen Parodontitis gebracht.

In Zusammenschau sämtlicher, bisher diskutierter Erkenntnisse zeigt sich wieder die hohe Bedeutung der Einflüsse der verschiedenen oben zitierten Ernährungseinflüsse und Umweltfaktoren und der Lebensgeschichte des Patienten. Sämtliche wissenschaftlichen Untersuchungsergebnisse weisen eindeutig darauf hin, dass es wesentlich vom Regulationszustand der TL-Rezeptoren und Oberflächenmoleküle abhängt, ob es bei Kontakt des Mukosa-Immunsystems mit bakteriellen Endotoxinen tatsächlich zu Folgereaktionen kommt oder nicht. Das von den verschiedenen Einflüssen geprägte intestinale Milieu und seine Wirkung auf die Integrität und Funktion des Schleimhautorgans stellt sich hier als zentrale Regulationsgröße für Gesundheit und Krankheit dar.

7.7 Auswirkungen der „Schutzimpfungen“ auf das immunologische Gleichgewicht

Kaum ein anderes medizinisches Thema wird so kontrovers und emotional diskutiert wie „das Impfen“. Während Impfbefürworter einen möglichen Schaden durch vermeidbare Infektionen von den Impflingen abwenden wollen, sehen die Impfkritiker in solchen Maßnahmen eine zusätzliche, vermeidbare Belastung des Immunsystems. An dieser Stelle soll keine grundsätzliche Ablehnung oder Befürwortung des Impfens formuliert, sondern auf den üblicherweise sehr frühen Zeitpunkt dieser Maßnahme im Leben der Kinder fokussiert werden. Wie oben bereits ausgeführt, ist der Prozess der frühkindlichen Immunisierung von entscheidender Bedeutung für die weitere Entwicklung. Auch wenn das menschliche Immunsystem zeitlebens Impulse zu seiner angemessenen Reaktionsbereitschaft benötigt, werden entscheidende Schritte im Zusammenspiel des innaten (angeborenen) und adaptiven (erworbenen) Immunsystems in den ersten Lebensmonaten unternommen. Wohl kein anderes Regulationssystem ist in diesem frühen Lebensabschnitt mehr gefordert als das Immunsystem, treffen doch die sehr unterschiedlichen Systeme **Mensch und Umwelt** mehr oder minder unvorbereitet aufeinander. Zwar wissen wir mittlerweile, dass intrauterin keine Sterilität und damit Keimfreiheit besteht (Kap. 4.6), der Fötus sich also bereits während der Schwangerschaft mit mikrobiellen Bestandteilen auseinandersetzen kann und wohl auch muss. Die kaum messbare „Flut" mikrobieller und antigener Impulse auf das Neugeborene stellt dann jedoch eine immense Herausforderung dar. Verlaufen Schwangerschaft, Geburt und das Stillen unter optimalen Bedingungen, sind damit alle notwendigen Voraussetzungen für die Entstehung einer mukosalen (oralen) Toleranz und einer komplikationslosen Immunisierung gegeben. Sind aber die Eingangsvoraussetzungen ungünstig, sollten weitere exogene Einflüsse auf das Neugeborene nach Möglichkeit sehr genau auf ihre Verträglichkeit hin überprüft werden. Dazu gehören vor allen Dingen eine artgerechte Ernährung (Stillen), ein normales Maß an Hygiene, Geborgenheit und „Nestwärme" und, im Falle von ersten Gesundheitsstörungen, eine angemessene, bedachtsame medizinische Behandlung.

Wenn sich die Eltern dann für eine Schutzimpfung ihres Kindes entscheiden, sollten sie sich sowohl mit den Argumenten des Impfarztes als auch mit denen der Impfkritiker auseinandersetzen. Für die Abwägung pro oder contra bieten sowohl das Internet [122] als auch entsprechende Fachbücher [112] zusätzlichen Rat. Aus der Sicht der Autoren sind es fünf wesentliche Punkte, die – mit Blick auf das Thema „allergische Reaktion" – bei einer anstehenden Impfentscheidung Beachtung finden sollten:

- Der Umgang mit einem Säugling wird normalerweise so gestaltet, dass er in den ersten Wochen und Monaten Kontakte nur mit den engeren Familienangehörigen hat und sich somit auch nur mit deren eher apathogenen Mikroorganismen auseinandersetzen muss. Dadurch minimiert sich auf natürliche Weise ein zu früher Kontakt mit Problemkeimen.
- Der normale Infektionsweg erfolgt in der überwiegenden Mehrzahl der Fälle über das dafür bestens vorbereitete Schleimhautorgan, bei Verletzungen auch über die Haut. Impfungen umgehen im Gegensatz dazu diese sinnvolle Schutzbarriere (Ausnahmen sind die seltener gewordenen Schluckimpfungen), indem der Impfstoff entweder subkutan oder intramuskulär injiziert wird. In der Folge wird das Immunsystem (ca. 80 % der Immunzellen sind in der Mukosa lokalisiert) dadurch „überlistet", dass die an der Schleimhaut üblicherweise synergistisch wirkenden Schutzsysteme ihre Funktion nicht mehr entfalten können. Es bleibt daher fraglich, ob der erwünschte (Impf-)Erfolg einer Antikörperbildung gegen die jeweiligen Pathogene überhaupt in nennenswerter Größe eintreten kann. Messungen der Antikörpertiter nach erfolgten Impfungen bei Säuglingen sind eine Ausnahme! Bedenkenswert ist auch, dass trotz Impfung und möglicherweise nachweisbarer Antikörper die jeweilige Erkrankung (z. B. Tetanus, FSME etc.) dennoch eintreten kann.
- Mögliche unerwünschte Arzneimittelwirkungen nach erfolgter Impfung werden nur in einem Bruchteil der Fälle, obwohl gesetzlich vorgeschrieben, gemeldet (< 5 %). In diesem Zusammenhang ist den Autoren wiederholt das zeitnahe Auftreten z. B. von „neurodermitischen" und anderen Beschwerden nach erfolgter Impfung beschrieben worden.
- Das zeitgleiche Verimpfen mehrerer pathogener Mikroorganismen bzw. ihrer Bestandteile (Lebend- und „Totimpfstoffe") widerspricht dem Naturprinzip. Im Falle einer über das Schleimhautorgan erfolgten „normalen" Infektion ist das Mukosa-Immunsystem bei einem Gesunden in kürzester Zeit maximal aktiviert, sodass eine weitere Infektion nahezu ausgeschlossen wird.
- Ein weiteres Problem besteht darin, dass der Impfling in den ersten fünf bis sechs Lebensmonaten kaum Kontakt mit Pathogenen gehabt haben und somit eine Überforderung des Mukosa-Immunsystems die Folge sein dürfte. Geimpfte Kinder können, insbesondere bei Vorliegen weiterer unphysiologischer Konstellationen

(wie ausführlich geschildert), dann in der anfänglichen physiologischen TH 2-Dominanz verbleiben. Die Entwicklung einer Atopiebereitschaft ist wahrscheinlich. Auffällig werden diese Kinder durch das gehäufte Auftreten von sehr früh auftretenden HNO-Infekten bzw. Bronchitiden, die gerade bei gestillten Kindern eher die Ausnahme sein sollten (Kap. 17).

- Bedauerlicherweise ist der Zugriff auf Einzelimpfstoffe erschwert, wenn nicht sogar unmöglich geworden, sodass in der Regel ein differenziertes und individuelles Impfen kaum noch möglich ist.
- Solange die Datenlage bezüglich möglicher Auswirkungen von Impfungen auf das unreife kindliche Immunsystem so dürftig bleibt, wie es auch heute noch ist, sollte zumindest bei Kindern mit „Handicaps" (auffällige Schwangerschaftsanamnese, Sectio caesarea, peripartale chemisch-pharmazeutische Therapien, „Schreikinder", vor allem aber auch erfolgte Antibiotikagaben, ausschließliche Fremdernährung oder zu frühe Zufütterung kuhmilchbasierter Nahrung) ein gewünschter Impftermin erst jenseits des ersten Lebensjahres erfolgen, bis das Schleimhautorgan und die immunologische Reaktionslage des Kindes nachweislich wieder altersentsprechend hergestellt sind.

8 Inflammation (Entzündungsreaktion): ein Rettungsversuch

Das Immunsystem muss unter der Prämisse des „actio-reactio"-Musters verstanden werden, denn alle Immunreaktionen sind Wechselwirkungen zahlreicher gegensätzlicher Komponenten.

Emil von Behring (1854–1917),
1. Nobelpreisträger für Medizin

Jede drohende Einschränkung der körperlichen Integrität führt zwingend zu einer Reaktion des Organismus. Grundsätzlich muss eine Abwehrreaktion stattfinden. Dieser Prozess wird auf der körperlichen Ebene als eine Entzündung wahrgenommen.

Mit dem Begriff **Entzündung** (lateinisch-medizinisch: *Inflammatio*) wird eine Aktivierung des Immunsystems beschrieben, die eine grundsätzliche Steigerung der zellulären und immunologischen Vorgänge zu verschiedenen Zwecken bewirken soll. Im Falle eines Integritätsverlustes sollen über eine komplexe inflammative Immunreaktion Mikroorganismen oder für den Organismus schädliche Substanzen (Giftstoffe, Endotoxine, Exotoxine etc.) aus den Zellen und Körpergeweben entfernt werden. Gleichzeitig werden eine gesteigerte Durchblutung und ein verstärkter Lymphabfluss im betroffenen Gewebe ausgelöst. Dadurch kommt es zu typischen klinischen Symptomen.

Bei einem Menschen mit normaler Abwehrreaktion treten mehr oder minder ausgeprägt die folgenden „Bilder" auf:

- Rötung (lat. *rubor*)
- Erwärmung (lat. *calor*)
- Schwellung (lat. *tumor*)
- Schmerz (lat. *dolor*)
- eingeschränkte Funktion (lat. *functio laesa*)

Diese Bezeichnungen mögen angesichts der hochaktuellen, wissenschaftlichen Erklärungsmuster einer Entzündungsreaktion anachronistisch wirken, beschreiben aber eindringlich, was der Patient dabei empfindet. Erklärungen, welche Zytokine nun gerade wirken, sind in dieser Situation für ihn nicht von Interesse.

Umgekehrt wird dem Patienten sehr oft vermittelt, dass es unbedingt einer entzündungshemmenden Maßnahme bedarf, die zumeist mittels chemisch-pharmazeutischer Medikamente vorgenommen wird. Grundsätzlich ist das eine mögliche und in Einzelfällen auch sinnvolle Maßnahme, wenn der Patient sich im Stadium einer Abwehrschwäche befindet oder einzelne Beschwerden, wie beispielsweise der Schmerz, überhandnehmen. Doch leider hat sich im normalen klinischen Alltag die primäre antiinflammatorische Vorgehensweise inklusive wiederholter Antibiotikatherapien etabliert. Dabei sollte bedacht werden, dass diese Vorgehensweise den ursprünglichen Auslöser der Inflammation nicht berücksichtigt.

Die Fachbegriffe für die Entzündungsreaktion werden meist mit einer Kombination des griechischen Worts für das betroffene Organ mit der griechischen Endung -itis gekennzeichnet (z. B. Hepatitis = Leberentzündung).

Diese von den meisten Menschen als störend bzw. als bedrohlich eingestufte Körperreaktion stellt damit – sachlich betrachtet – eine sinnvolle Abwehrstrategie dar, die es primär zu unterstützen gilt. So sind beispielsweise Wärmeanwendungen in Form von Teilbädern oder Wickeln in der Anfangsphase einer Entzündung durchaus sinnvoll. In dieselbe Richtung zielen Arzneimittel, die zu einer Aktivierung von Immunzellen führen können. So können beispielsweise mikrobielle Präparate, Komplex-Homöopathika wie Ferrum phosphoricum oder Zincum chloratum bei einem Menschen mit Abwehrschwäche den gewünschten Effekt anstoßen. Auch Präparate, die den Lymphfluss anregen, können bei einer Entzündungsreaktion unterstützend wirken.

Wird das notwendig gewordene entzündliche Geschehen aber unterdrückt, kann kein Heilungsprozess beginnen. In der Folge entwickelt sich eine schwelende Inflammation, die dann in eine allergische Reaktion münden kann.

Eine mukosale Toleranz kann sich hier nur schlecht einstellen, die TLR 4 – und mit Sicherheit auch andere TLR und Oberflächenmoleküle – sind unter diesen Umständen proentzündlich reguliert. Es kommt zur Ausschüttung von Histamin und anderen Entzündungsmediatoren, die Aktivierung weiterer Immunzellen folgt. Ebenso wird der TH 2-Weg aktiviert und es kommt zur Antikörperbildung (zunächst Immunglobulin G) mit Bildung von Immunkomplexen. Diese triggern sowohl die Phagozytoseaktivität als auch die Bildung von Komplement. Die so entstandene Situation in der Mukosa steigert wiederum die Mastzellaktivität und sensibilisiert zunehmend die TLR, die nun auf den vermehrten LPS-Einstrom zusätzlich mit vermehrter proentzündlicher Aktivität reagieren. Eine Triggerung von miRNA und T-regs unterbleibt unter diesen Umständen. Geringe T-reg-Zahlen können die nun immer weiterschwelende Entzündungsreaktion nicht eindämmen. Eine „Reparatur" der mukosalen Grenze kann hier nicht erfolgen, vielmehr kommt es zu epithelialen Funktionseinschränkungen. Ohne eine stabile Integrität seiner Grenze ist dem Organismus jedoch eine Beruhigung der Situation nicht möglich. Verschiedene negative Geschehnisse verstärken sich gegenseitig, sodass das angestoßene „Rad" nicht mehr zum Stillstand kommt.

An dieser Stelle scheint das Immunsystem irgendwann zu „kippen".

Laut Lehrmeinung kommt es nun zur Bildung von IgE-Antikörpern und damit zur „Sofortreaktion". Die Quervernetzung zweier spezifischer IgE-Antikörper auf der Oberfläche der Mastzellen durch das Antigen soll für die massenhafte, unkontrollierte Ausschüttung von Histamin verantwortlich sein.

... und wenn es aber doch anders ist? Es wird oft beobachtet, dass die Klinik der Patienten mit der Konzentration der spezifischen IgE-Antikörper nicht korreliert. Es gibt Patienten, die sehr hohe IgE-Titer haben – aber kaum eine Typ-I-Klinik. Bei anderen wiederum werden nur geringfügig erhöhte Titer gemessen und sie zeigen klinisch die Zeichen einer ausgeprägten „Typ-I-Reaktion". Auch das „Hinterherhinken" oder sogar ein primär weiteres Ansteigen erhöhter IgE-Spiegel bei klinisch zu beobachtender Besserung der Patienten beispielsweise unter Mikrobiologischer Therapie spricht dafür, dass, wie oben bereits angedacht, der Nachweis von IgE wohl eher als Zeichen einer besonderen, vermutlich entgleisten immunologischen Situation gewertet werden sollte.

Eine andere, vielleicht aus Sicht der Natur logischere Sichtweise wäre es, wenn die Ursache der klinischen Situation in einer Überstimulation der Mastzellen durch eine „Panikschaltung" der TLR (die für die Erkennung bakterieller Antigene verantwortlich sind) zu suchen wäre. Dadurch würden die Mastzellen bereits bei Kontakt mit an sich harmlosen Fremdmolekülen das Signal zur massenweisen Degranulierung erhalten. IgE könnte hier vom Immunsystem quasi als Versuch einer „letzten Rettung" produziert werden – vielleicht um die Mastzelle durch Besetzen der Rezeptoren zu blockieren?

Das oben gezeichnete Bild der widrigen Umstände, die zu einem Integritätsverlust und damit zur Schieflage des Immunsystems führen, spricht für diesen Mechanismus. Auch die proentzündliche/proatopische Wirkung bestimmter Substanzen wie z. B. die ATI in glutenhaltigen Getreidesorten, stützen diese These: Sie ist klar auf die Beeinflussung des TLR 4 zurückzuführen – und nicht etwa auf Steigerung der IgE-Produktion. Eine Ernährung unter Karenz dieser Nahrungsmittel kann dementsprechend durch die „Beruhigung" der Aktivität des TLR 4 zu einer deutlichen Abschwächung der entzündlichen Situationen führen.

Auch die diskutierten atopieprotektiven Umwelteinflüsse, die z. B. einen klaren Zusammenhang mit der Aktivität des TLR 4 haben, scheinen diese These zu untermauern.

Eine Therapie der allergischen Reaktion müsste also, aus diesem Blickwinkel betrachtet, die Verminderung der Sensibilität der TL-Rezeptoren und die Normalisierung des immunologischen Gleichgewichtes durch Reduzierung der TH 2-Impulse und Induktion von T-reg-Zellen zum Ziel haben.

Ein Weg, der mit den Grundsätzen der Mikrobiologischen Therapie durch Milieu- und Schleimhautentlastung, Wiederherstellung der desmosomalen Haftkomplexe und damit der Integrität möglich ist. Die positive Beeinflussung des enteralen Milieus durch mikrobielle Therapeutika wie Präbiotika, Lactobacillus und Bifidobacterium spp. sowie auch andere Keime der protektiven und mukonutritiven Mikrobiota oder die immunmodulierende, allergieprotektive Wirkung nicht pathogener E.-coli-Stämme lassen diesen Therapieansatz plausibel erscheinen. Ebenso auch die vielfach erprobte, erfolgreiche „Therapie“ allergischer Reaktionslagen durch Auto-Colivaccine (im Rahmen eines mikrobiologischen Therapiekonzeptes). All dies unterstützt die physiologische atopiepräventive Wirkung der LPS/TLR-4-Interaktionen bei ungestörten Schleimhautverhältnissen. Neueste Erkenntnisse aus der Mikrobiomforschung unterstreichen diese Überlegungen und erklären insbesondere auch die zuverlässige Wirkung der Autovaccinetherapie bei saisonaler Rhinokonjunktivitis (Heuschnupfen). Es zeigte sich, dass weniger die Pollen selbst an der Sensibilisierung „schuld“ sind, sondern vielmehr artspezifische Mikroorganismen, die sich auf den Pollen befinden und mit diesen sozusagen „durch die Luft reisen“ (persönliche Mitteilung Dr. V. Rusch, Tagung zur Mikrobiomforschung München, März 2017). Wir „landen“ mit unseren Überlegungen also auch hier wieder bei Mensch und Mikrobe, im immerwährenden *Pas de deux* von Abwehr und Toleranz.

Eine intakte Schleimhautintegrität ist und bleibt sicherlich die Grundvoraussetzung für eine mögliche Immunmodulation hin zu normalen Verhältnissen. Solange keine Integrität des Organismus auf Schleimhautebene besteht, wird es immer wieder unkontrolliert, also nicht geordnet über kontrollierte Transportmechanismen und antigenpräsentierende Zellen, zum Einstrom von Lipopolysacchariden und anderen mikrobiellen Antigenen oder Fremdproteinen in den menschlichen Körper kommen. Damit werden sich die Rezeptoren immer im Alarmzustand befinden. Weiterhin werden proentzündliche Signale ausgesendet. Die „allergische Reaktion“ nimmt ihren Lauf.

9.1 Integritätsverlust am Schleimhautorgan – zentrale Bedeutung für den Gesamtorganismus

Mit Blick auf die komplexe Verschaltung und Regulation des Schleimhautorgans (Kap. 3) zeigen nicht nur die langjährigen Erfahrungen, sondern zunehmend auch aktuelle Forschungsergebnisse, dass im Falle einer Integritätsstörung sämtliche Schleimhautabschnitte belastet werden.

Bei einem kurzzeitigen Integritätsverlust der intestinalen Schleimhaut, z. B. bei einem akuten Magen-Darm-Infekt, werden aktivierte Makrophagenpopulationen in der Submukosa „aufräumen“ und damit die Voraussetzungen für eine dauerhafte Inflammation beseitigen.

Wenn die initialen Schädigungen, die zumeist an der enteralen Schleimhaut stattfinden, aber nicht frühzeitig genug behoben werden (können), stellt sich hier eine chronisch-persistierende Entzündungssituation ein: es kommt nicht nur zu einem vermehrten Eindringen von Endotoxin in die Lamina propria (*Chronic Silent Inflammation*), das seinerseits, wie der Name schon sagt, schwelend für entzündliche Aktivität sorgt und damit die primäre Reaktionslage des Körpers proentzündlich beeinflussen kann. Sondern es ist zusätzlich auch der Boden für eine verstärkte Sensibilisierung auf weitere potenzielle Antigene und damit folgende Antikörperbildung bereitet.

Es handelt sich hier primär um die Bildung von IgG-Antikörpern im Rahmen der TH 1-gerichteten Immunantwort, jedoch nicht um IgE-Antikörper. Kommt es zu einem Antigen-Antikörper-Kontakt, ist eine permanente immunkomplexvermittelte Triggerung von Phagozytenaktivität und damit ein inflammativer Prozess die direkte Folge (Typ-III-Allergie, IgG_{1-3}-vermittelt). Zunächst richten sich die IgG-Antikörper gegen Mikroorganismen bzw. deren Antigene und später auch gegen Lebensmittel, da diese durch die regelmäßige Aufnahme quasi ununterbrochen in engen Kontakt mit der enteralen Schleimhaut treten. Kein anderes Organ des menschlichen Körpers wird darüber hinaus so frühzeitig und vielfältig mit Antigenen konfrontiert wie der Darm!

Nicht vergessen: Die Konfrontation mit der potenziell „tödlichen“ Umwelt beginnt bereits mit den Mikroorganismen, die das Kind schon intrauterin und während einer Geburt im Geburtskanal aufnimmt. Dieser Prozess setzt sich durch die Aufnahme von Laktobazillen und Bifidobakterien beim daran anschließenden ersten Stillen fort. Bereits hier ist einerseits eine gut geschützte und immunologisch ausreichend kompetente Schleimhautfunktion notwendig, damit der Organismus keinen Schaden nimmt. Andererseits wird hier schon zwischen „Freund“ und „Feind“ unterschie-

Referenzbereich
erhöhter Wert
verminderter Wert
Verdauungsrückstände im Stuhl
Resultat Einheit
Bewertung
Anteil Iso-Fettsäuren 3,18 %
Referenzbereich: <=3,0
0
10
erhöht
sekretorisches IgA 5799 µg/ml
Referenzbereich: 510 - 2040
0
5000
erhöht
EPX >5400 ng/ml
Referenzbereich: <1700
0
5000
erhöht
Permeabilitätsmarker
Zonulin 176,2 ng/ml
Referenzbereich: <=78.0
0
800
erhöht
Entzündungsmarker
Lysozym 891 ng/ml
Referenzbereich: < 600
0
2000
deutlich erhöht

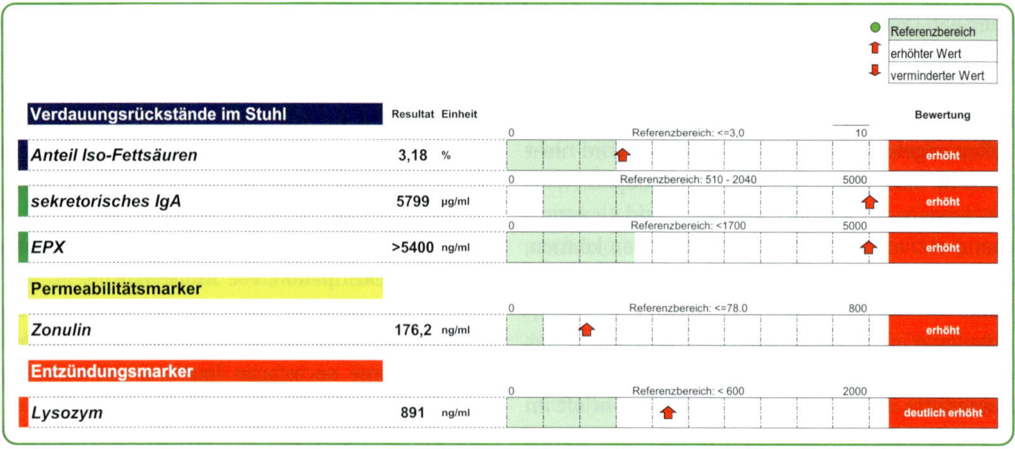

▶ **Abb. 9.2** Funktionsparameter der Schleimhaut: extrem stimuliertes Immunglobulin A (sIgA), extrem erhöhtes EPX sowie erhöhter granulozytärer Entzündungsmarker (Lysozym); deutliche Erhöhung des Zonulins (= gesteigerte Permeabilität der Schleimhaut).

Code	Gruppe / Allergen	Reakt.-Klasse	Bewertung	Code	Gruppe / Allergen	Reakt.-Klasse	Bewertung
	Fleisch/Fischerzeugnisse				***Milcherzeugnisse***		
f83	Huhn	0		f2	Kuhmilch	4	**sehr stark**
f27	Rind	0		Fx20	Labkäse	0	
f26	Schwein	0		Fx21	Sauermilchprodukte	1	**schwach**
f292	Krebsfleisch	0		f246	Schafsmilch	1	**schwach**
f157	Kabeljau	0		f219	Ziegenmilch	1	**schwach**
	Obst				***Gewürze***		
f72	Ananas	0		s2	Curry	0	
f156	Himbeere	0		f47	Knoblauch	0	
f73	Kirsche	0		f89	Senfkorn	0	
f87	Wassermelone	0		f253	Meerrettich	0	
	Gemüse				***Nüsse/Samen***		
f134	Brokkoli	0		f13	Erdnuss	0	
f133	Gurke	0		f17	Haselnuss	0	
f31	Karotte	0		f98	Leinsamen	0	
f85	Sellerie	0		f20	Mandel	0	
f46	Paprikaschote	0		f128	Mohn	0	
f185	Rotkohl	0		f144	Pistazie	0	
f25	Tomate	0		f114	Sonnenblumenkerne	0	
	Getreide, glutenhaltig				***Sonstige***		
f79	**Gluten**	4	**sehr stark**	f252	Vollei	0	
f183	Dinkel	4	**sehr stark**	f45	Hefe	0	
f6	Gerste	4	**sehr stark**	f302	Austernpilz	0	
f7	Hafer	4	**sehr stark**	f399	Honig	0	
f5	Roggen	4	**sehr stark**	f95	Kaffee	0	
f4	Weizen	4	**sehr stark**	f14	Sojabohne	0	

▶ **Abb. 9.3** Allergiediagnostik IgG_{1-3}: Reaktionen auf die Grundlebensmittel: glutenhaltige Getreidesorten sowie Kuh- und Ziegenmilch.

für die Ausbildung der kindlichen Mikrobiota ist sowohl die intrauterine Auseinandersetzung mit mütterlichen Mikroorganismen bzw. deren Zellwandbestandteilen als auch die Aufnahme mütterlicher vaginaler und intestinaler Mikroorganismen eine Grundvoraussetzung seiner immunologischen Reifung. Untersuchungen an keimfreien Tieren (Gnotobiologie) aus den 1960er-Jahren haben dies eindrucksvoll bestätigt [174].

- Bauchschmerzen, insbesondere die sog. Dreimonatskoliken, sind ein Alarmsignal und deuten auf eine ernstzunehmende Problematik hin. Häufig wird dieses Beschwerdebild bagatellisiert, nach dem Motto: „Das wächst sich wieder aus!" Doch diese Kinder sind schwerkrank! Oft sind begleitende Flatulenzen Ausdruck einer Verdauungsstörung, die sich u. a. in einer Vergärung und Verfaulung unverdauter Lebensmittel im Dickdarm darstellt und damit eine permanente Leberbelastung bedeutet.
- In der Humanmedizin ist der Begriff „Dreimonatskoliken" am ehesten gemäß ICD10 einzuordnen: sonstige und nicht näher bezeichnete Bauchschmerzen. Im praktischen Medizinalltag wird, wie oben ausgeführt, diesem Beschwerdekomplex von Druckschmerzhaftigkeit des Bauches, verstärktem Meteorismus und eventuellen Stuhlunregelmäßigkeiten nur wenig Bedeutung beigemessen. Häufig werden „entblähende" Medikamente wie Dimeticon verabreicht, ohne dass Stuhluntersuchungen vorgenommen werden. Mithilfe dieser Maßnahme könnten Einblicke in das Verdauungsverhalten und in die mikrobielle Ausstattung des Intestinums gewonnen werden. Da sich oftmals bereits bei Neugeborenen Entzündungszeichen nachweisen lassen (Kap. 17.2), ließe sich bereits zu diesem frühen Zeitpunkt Abhilfe schaffen (Kap. 12).
- Dimeticon: Eine Einnahme für Kinder unter sechs Jahren wird laut Beipackzettel nicht empfohlen!
- Das Präparat Sab simplex® enthält außerdem Laktose und Sorbitol! Es kann daher bei entsprechend empfindlichen oder belasteten Patienten zu Intoleranzreaktionen kommen, die die Beschwerdesymptomatik verstärken können. Eine diesbezügliche Diagnostik war nicht veranlasst worden, obwohl ausgeprägte intestinale Beschwerden beschrieben worden waren.
- Erste HNO-Infekte ohne Fieber: Normalerweise wird der Säugling durch mütterliche Antikörper geschützt (sIgA), die in der Muttermilch enthalten sind (sog. stille Feiung). Zusätzlich erhalten die gestillten Kinder Laktoferrin und mütterliche Lymphozyten. Frühe Säuglingsinfekte ohne eine begleitende Fieberreaktion sind sehr oft Ausdruck einer gestörten Immunitätslage.
- Fließschnupfen verdeutlicht das Bemühen des Schleimhautorgans, verstärkt über die Schleimhaut auszuscheiden. Hier im HNO-Bereich ist es am deutlichsten erkennbar, jedoch reagieren tiefergelegene Abschnitte, wie beispielsweise die Bronchialschleimhaut, ähnlich intensiv, ohne dass dieses Phänomen rechtzeitig bemerkt wird. Wenn, wie in diesem Fall, das therapeutische Bemühen darauf abstellt, die Symptome zu lindern oder zu beenden, ohne den Ursachen auf den Grund zu gehen, wird der Organismus in seinem Bemühen um Selbstheilung eingeschränkt oder vollständig blockiert. Die oben aufgeführte Krankengeschichte verdeutlicht dies eindrucksvoll, wenn man die eingesetzte Medikation und den weiteren Krankheitsweg des Kindes anschaut.
- Betrachtet man nun die bei diesem Kind veranlasste medikamentöse Behandlung, wird deutlich, das nur symptomorientiert und nicht kausal behandelt worden ist. Selbst wenn damit die Beschwerden des Kindes vorübergehend gelindert wurden, so müssen aber auch unerwünschte Arzneimittelwirkungen (UAW) in Betracht gezogen werden.
- Antibiotika-Therapie: Wissenschaftliche Untersuchungen belegen inzwischen eindeutig, dass Antibiotika eine Dysbiose initiieren sowie die epithelialen Haftkomplexe schädigen (Kap. 5.2, Kap. 7.3).
- Cortison: Der unkritische Einsatz von Immunsuppressiva wie Cortison im Kindesalter ist besonders fragwürdig, weil die Immunisierung des Kleinkindes noch nicht abgeschlossen ist. Dadurch wird das Training für das Zusammenspiel der verschiedenen Komponenten des Mukosa-Immunsystems erschwert – wenn nicht sogar unmöglich gemacht.

▶ **Tab. 9.2** Anzahl der Häufung prädisponierender Parameter bei 267 allergisch reagierenden Kindern.

Phasen	Positive Einflussfaktoren	Negative Einflussfaktoren
Vorgeburtliche Periode	• physiologische Mikrobiota der Mutter, abhängig von: – Gesundheitszustand – Ernährung – Lebensstil – Umweltfaktoren/Wohnort	• Erkrankung der Mutter und ihre Begleitumstände: – Infektionen – antibiotische Therapie – Hospitalisierungen – usw. • Präpositionen der Mutter durch Genetik/Epigenetik: – atopische Reaktionslage – *Leaky-Gut*-Syndrom – Autoimmunerkrankungen
Geburtsperiode	• reifes Neugeborenes • vaginale Entbindung • physiologische vaginale Mikrobiota • außerklinische/ländliche Geburt (z. B. Hausgeburt)	• Frühgeburt • Sectio • protrahierte/komplizierte Geburt • vaginale Dysbiose • klinische/städtische Geburt
Neugeborenen- und Säuglingsperiode	• physiologische mikrobielle Kolonisation mit Bifidobakterien/Laktobazillen, z. B. durch – Stillen für mindestens ein Jahr – Geschwister – ländliche Umgebung – keine übertriebene Hygiene – Haustiere – Gabe von Probiotika	• unphysiologische mikrobielle Kolonisation (qualitativ und/oder quantitativ), z. B. mit Clostridien, Proteolyten, Streptokokken, z. B. durch – Ernährung mit Kuhmilch/kuhmilchbasierter Formulanahrung – konventionelle Arzneimittel (v. a. Antibiotika, Antipyretika) – Hospitalisation/Operationen – übertriebene Hygiene mit den Folgen: Proinflammation, Milieustörungen, *Leaky-Gut*-Syndrom usw.
Kleinkindperiode	• physiologische Entwicklung/Reifung von Mikrobiota und Immunsystem und Entwicklung immunologischer Toleranz durch: – Abstillen frühestens nach einem Jahr – Geschwister – ländliche Umgebung – Beikost frühestens ab 6. Lebensmonat – Ernährung biologisch, nicht industriell, vielseitig, gemüsebasiert – Haustiere – Probiotika	• unphysiologische Entwicklung der Mikrobiota mit unzureichender Entwicklung immunologischer Toleranz durch: – zu frühes Zufüttern (unreife Darmgrenzfläche) – Ernährung: einseitig, industrielle Produkte, kohlenhydrat-/fetthaltig – konventionelle Arzneimittel (z. B. Antibiotika) – zu frühe Impfungen – Hopitalisation/Operationen mit den Folgen: Proinflammation, Dysbiose, *Leaky-Gut*-Syndrom, gestörte immunologische Toleranz

9.3 Mögliche Folgen der allergischen Reaktion

Die entzündliche Abwehrreaktion der Darmwandabschnitte mit allen Folgen kann der Organismus eine gewisse Zeit mit seinen Regulations- und Reparaturprinzipien zur Schadensabwehr einsetzen. Doch je nach individueller Ausgangslage und weitergehenden Schädigungen der Schleimhaut erschöpft sich das komplexe System. Es kommt zur Ausweitung des Krankheitsprozesses auf weitere Anteile des Schleimhautorgans. Wichtige Schutzfaktoren, wie das β-Defensin 2, das sekretorische Immunglobulin A u. a., werden nicht bzw. nicht mehr in ausreichender Menge von den Enterozyten bereitgestellt, sodass die vor- und nachgelagerten Schleimhautabschnitte keinen ausreichenden Schutz mehr bieten können. Das hat fatale Folgen: Infektionserreger werden an den Eintrittspforten nun nicht mehr adäquat abgewehrt, mit der Folge einer gesteigerten Infektanfälligkeit zunächst im HNO-Bereich, später auch an den Bronchien. Auch im Bereich der urologischen und gynäkologischen Schleimhautabschnitte stellen sich zunehmend häufiger Infektionen ein. Da auch in diesen Fällen zumeist mit chemisch-pharmazeutischen Mitteln behandelt wird, die die bereits stark eingeschränkte Integrität weiter herabsetzen (können), entsteht ein Circulus vitiosus. Gerade die Kleinsten sind dieser Entwicklung überhaupt nicht gewachsen und geraten immer tiefer in die chronische Entzündung und damit vielfach in die „Atopie".

Ein weiterer wichtiger Aspekt ist die zunehmende Einschränkung der Ausscheidungskapazität (Entgiftung) über das Schleimhautorgan.

Die entzündungsbedingte Schleimhautschwellung spiegelt das Bemühen des Körpers wider, die zunehmende Gesundheitsgefährdung durch eine immer großflächigere und an Intensität zunehmende Entzündung an der inneren Grenzfläche abzuwehren. Dadurch wird der Transport ausscheidungspflichtiger Stoffwechselendprodukte, aber auch von Medikamentenrückständen über die Schleimhaut zumindest erschwert, auf längere Sicht jedoch unmöglich gemacht. Viele Patienten berichten, dass sie im Laufe ihres „Krank-Seins" eine deutliche Gewichtszunahme beobachteten, die weder durch ein verändertes Essverhalten noch durch eine zu geringe körperliche Bewegung erklärbar sei. Umgekehrt ist zu beobachten, dass ebenso häufig wieder eine Gewichtsabnahme einsetzt, wenn die Integrität der Schleimhaut nachweislich hergestellt wurde. (Hier sei der Vollständigkeit halber aber auch darauf hingewiesen, dass chronisch kranke Menschen durchaus auch durch ein anderes Essverhalten („Frustessen") und mangelhafte körperliche Bewegung auffallen.)

Die nicht ausgeschiedenen Stoffwechselprodukte, Medikamentenrückstände u.v.m. werden im Interzellularraum abgelagert. Dadurch wird die Kommunikation zwischen den regulierenden Zellsystemen (Blut- und Lymphgefäße, Bindegewebs-, Immun- und Nervenzellen) behindert. Erst in den letzten Jahren wird die hohe funktionelle Bedeutung des sog. Pischinger-Raums [223], des interzellulären „Matrixraumes" unseres Körpers, immer klarer.

Grundregulationssystem nach Pischinger Erstmals 1953 wurde von A. Pischinger das „Grundregulationssystem" als „System des Unspezifischen" beschrieben. Es steht im Gegensatz zum „spezifischen" System der Organpathologie. Anatomisch besteht es aus der Funktionseinheit der Zellen des lockeren Bindegewebes, der Kapillaren, der peripheren Nerven und der Interzellulärsubstanz (Grundsubstanz). Es bildet die Transitstrecke zwischen Kapillaren und Parenchymzellen und beeinflusst die Stoffwechselvorgänge, insbesondere die peripher-autonomen Grundfunktionen wie Elektrolythaushalt, Säure-Basen-Haushalt usw. Aufgrund der gesamten organismischen Funktionsorientierung des Modells, seiner humoral-pathologischen Dimension und seines deutlichen Bezugs zum Prozess der Entzündung wurde das Grundsystem schon bald zum Erklärungsmodell einer Vielzahl komplementärer Heilverfahren (► **Abb. 9.4**).

Ist diese Transitstrecke, ein hochsensibler Bereich von Informationsaustausch und Regulation, „blockiert", dann kommt es also zum Aufstau von Endprodukten des Zellstoffwechsels und anderer Substanzen, die nur verzögert abtransportiert werden können, kommt es zu einer Verquellung des Gewebes. Diese Wassereinlagerungen führen

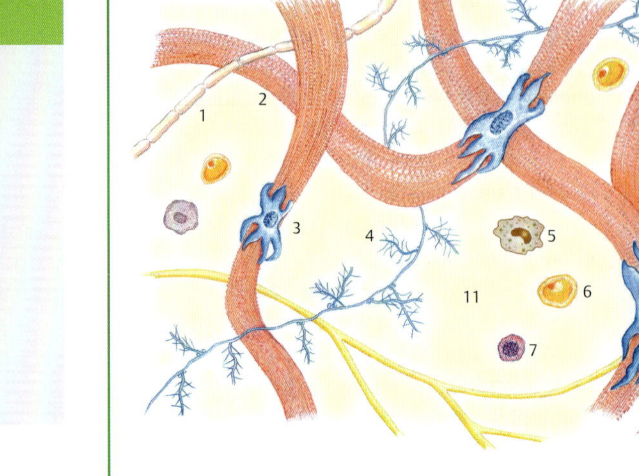

1 Nervenfaser **2** Kollagenfaser **3** Fibroblast **4** Zucker-Eiweiß-Verbindung **5** Makrophage **6** Fettzelle **7** Lymphozyt **8** Mastzelle **9** elastische Faser **10** Blutgefäße **11** Grundsubstanz

▶ **Abb. 9.4** Das System der Grundregulation.

zu einer Verlängerung der Transitstrecke. Eine Verschlechterung des Informationsaustausches und der zellulären Ver- und Entsorgung ist die Folge. Die Bemühungen des Selbstheilungsprozesses werden zusätzlich in erheblichem Maß eingeschränkt.

Wenn nun die Ausscheidung über die große Schleimhautfläche (überwiegend Darm) nur begrenzt oder überhaupt nicht mehr stattfinden kann, müssen andere Oberflächen (HNO-, Bronchial- und Urogenitalschleimhaut) oder die Haut ersatzweise diese wichtige Körperfunktion übernehmen. Die Ergebnisse der MAS-Studie (S. 176) verdeutlicht eindrucksvoll, dass es hier chronologische Gesetzmäßigkeiten gibt (▶ **Abb. 9.1**). Es kommt zum gefürchteten sog. Etagenwechsel.

9.4 Das Chamäleon der Atopie: verschiedene Krankheitsbilder, identischer Pathomechanismus

Die systemische Ausdehnung des entzündlichen Prozesses auf alle Oberflächen des Körpers führt zum Auftreten verschiedener Symptomenkomplexe. Seit Langem ist empirisch bekannt, dass dieser sog. „Marsch durch die Atopie" bereits in der frühen Kindheit beginnt. Normalerweise kommt es nicht zu einem Stillstand des Krankheitsprozesses, es ändert oder erweitert sich lediglich die Symptomatik.

Im Jahr 1990 wurde mit Förderung durch das Bundesministerium für Bildung und Forschung die MAS-Studie (Multizentrische Allergiestudie der Charité, Berlin) gestartet. Ziel war es, „den natürlichen Verlauf allergischer Erkrankungen von Geburt bis ins Erwachsenenalter" zu untersuchen. Initial wurde jeweils eine Stichprobe von 1.314 Neugeborenen aus dem Jahr 1990 mit Eltern an sechs Kliniken aus Berlin, München, Freiburg, Mainz und Düsseldorf ausgewählt. Darunter befanden sich auch Studienteilnehmer, die nicht allergisch reagiert hatten. Es sollte herausgefunden werden, welche Faktoren dafür verantwortlich sind, dass so viele Kinder der heutigen Zeit „eine Allergie bekommen", die bei den meisten bis ins Erwachsenenalter nachzuweisen ist, während sie bei anderen wieder „verschwindet". Eine weitere Fragestellung war, wodurch wiederum eine Reihe von Kindern vor Asthma und anderen „allergischen Erkrankungen" geschützt waren. Die letzte Nachbeobachtung wurde 2011 abgeschlossen [28] [139] [186].

Im ersten Lebensjahr werden mehr Kinder durch ekzematöse Hautveränderungen auffällig

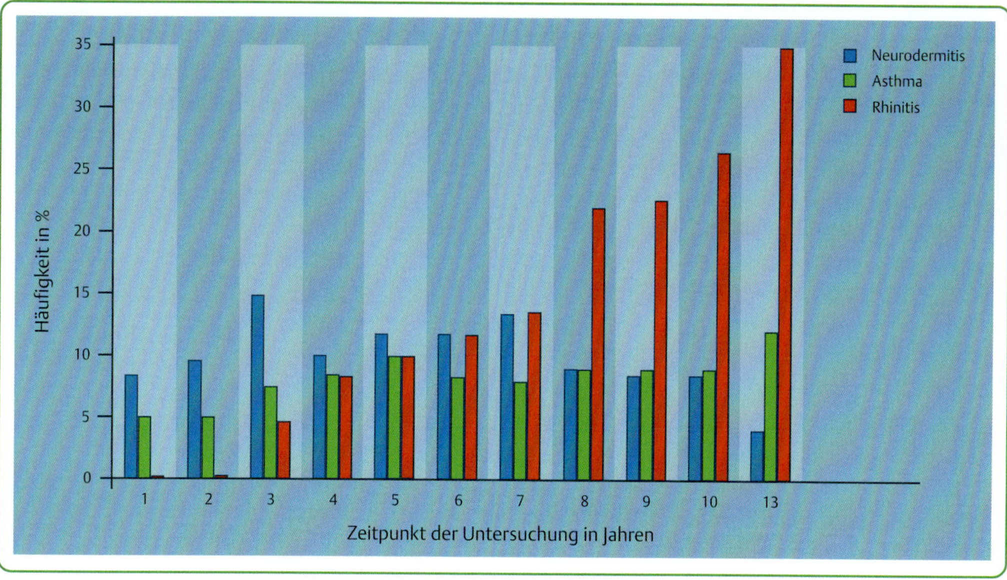

▶ **Abb. 9.5** Häufigkeit von atopischen Manifestationen (MAS-Kohorte, 1 bis 13 Jahre).

(z. B. atopische Dermatitis) als durch asthmatische Beschwerden. Diese Entwicklung erreicht im 3. Lebensjahr ihren Höhepunkt und fällt nach kleinen Schwankungen im 5., 6. und 7. Lebensjahr kontinuierlich ab. Ein ähnliches Profil zeigt die etwas „flachere Asthmakurve". Im Gegensatz dazu treten rhinitische Beschwerden erst jenseits des 2. Lebensjahres auf und verzeichnen dann einen überdeutlichen Anstieg (▶ **Abb. 9.5**).

Bleibt man dagegen bei der eingangs beschriebenen Sichtweise, dass es den Plural „Krankheiten" nicht gibt, dann sind diese „atopischen Krankheitsbilder" auch keine einzeln zu betrachtenden Entitäten, sondern als Ausdruck ein- und desselben Heilungsversuches des Organismus zu betrachten. Da eine angemessene Ausscheidung über die Darmschleimhaut nur noch eingeschränkt funktioniert, wird der frustrane Versuch unternommen, über die Haut zu entgiften. Dafür ist diese äußere Körperoberfläche aber nicht eingerichtet. Lediglich Wasser (99 %), Salz (1 %) sowie Spuren von meist flüchtigen Substanzen wie Karbonsäuren (Ameisensäure, Buttersäure, Hexansäure), Harnstoff, Harnsäure, Bicarbonat und Cholesterin werden normalerweise über die Haut ausgeschieden (Schweiß). Die Ansammlung zusätzlicher ausscheidungspflichtiger Substanzen in der Unterhaut kann der Mensch dagegen nicht über die Porengänge loswerden. Sie verbleibt an Ort und Stelle und löst wiederum eine lokale Entzündung (Histaminwirkung) mit den typischen Zeichen aus: Rubor, Dolor, Calor, Functio laesa. Bei diesen Patienten kann in jedem Fall ein weißer Dermographismus als Ausdruck der Histaminwirkung ausgelöst werden.

9.4.1 Atopische Dermatitis

Das Leitsymptom der atopischen Dermatitis stellt der zum Teil quälende histaminbedingte Juckreiz dar, der für die Betroffenen und deren Umfeld eine enorme Belastung darstellt. Das unkontrollierte Kratzen aktiviert zusätzlich die intrakutanen Mastzellen und verstärkt damit den Reizzustand der Haut. Der Schweregrad solcher Folgestörungen reicht von leichten Rötungen in der näheren Umgebung der Poren bis zu schwersten destruierenden Entzündungen. Kaum Beachtung findet dagegen der Umstand, dass die atopische Dermatitis unter anderem auch gekennzeichnet ist durch eine Hypohidrose. Das ist in der Regel kein eigenständiges Krankheitsbild, sondern mit einer anderen Grunderkrankung bzw. Störung vergesellschaftet.

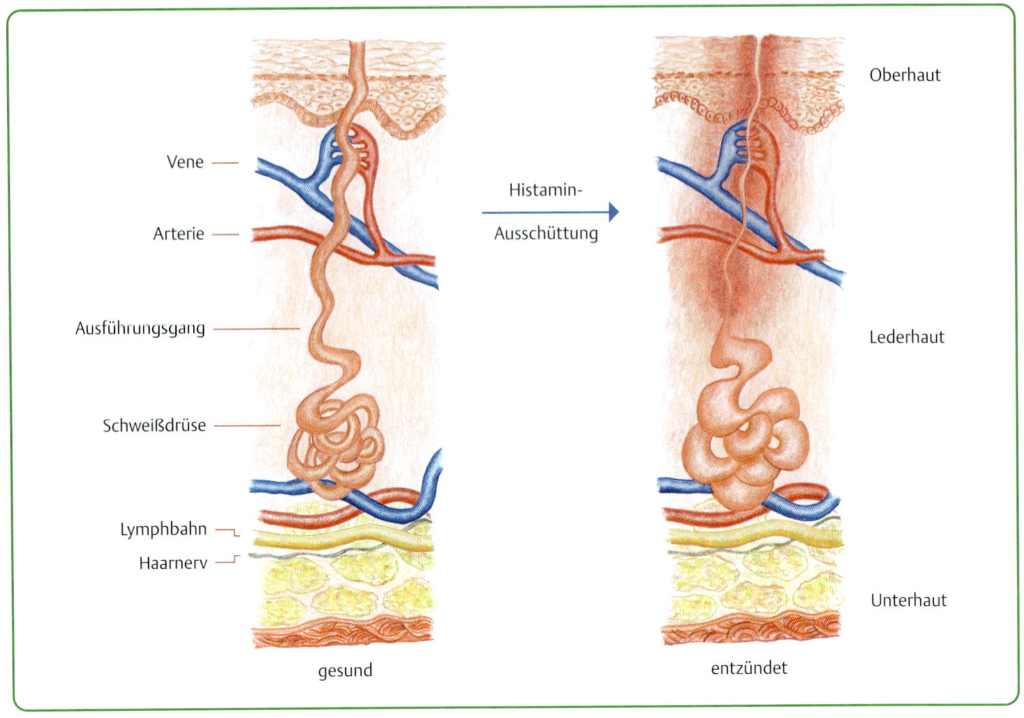

▶ **Abb. 9.6** Normale und gestörte Schweißsekretion.

Die Schweißsekretion (▶ **Abb. 9.6**) ist von lebenswichtiger Bedeutung, vor allem für die Regulation der Körpertemperatur. Ist sie gestört, wie bei den Betroffenen mit atopischer Dermatitis häufig zu beobachten, kann sich das als lokale oder generalisierte Hypo- oder Anhidrose äußern. Dadurch ist das thermoregulatorische Schwitzen nur bedingt möglich, eine weitere Komplikation. Die ekkrinen Schweißdrüsen werden ausschließlich vom Sympathikus innerviert. Als Besonderheit muss bedacht werden, dass die neuroglandulären synaptischen Impulsübertragungsstellen cholinerg gesteuert werden. Der Botenstoff ist in diesem Fall – als einzige Ausnahme – Acetylcholin. Durch die chronisch-entzündliche Aktivität in tieferen Hautschichten, ausgelöst durch das Histamin, wird eine normale Thermoregulation erschwert, weil die glatte Muskulatur kontrahiert wird und damit die Poren eng gestellt werden. Histamin fördert dabei vermutlich die Passage von Ca^{++}-Ionen in den Muskelzellen, wodurch die Kontraktion initiiert wird. Die nachfolgende Überwärmung der Haut hat somit häufig eine juckreizverstärkende Wirkung. In der Kasuistik in Kap. 17.5 wird eindrucksvoll der Heilungsverlauf eines Kindes mit ausgeprägter atopischer Dermatitis unter Mikrobiologischer Therapie beschrieben.

9.4.2 Obstruktive Bronchitis, Asthma-bronchiale-Syndrom

Parallel zu den chronisch-entzündlichen Vorgängen an der Darmschleimhaut und der geschilderten Ausscheidungsproblematik setzen später (ca. 2. Lebensjahr) dann vergleichbare immunologische Reaktionen auch auf die Inhalationsallergene ein (Pollen, Milben). Es kommt nun klassisch zur obstruktiven Bronchitis als Vorstufe eines Asthma-bronchiale-Syndroms.

Der ebenso frustrane Versuch der Ausscheidung von Substanzen aus dem Zellstoffwechsel sowie aus der persistierenden Entzündung des Gewebes über die Bronchialschleimhaut und das Lungengewebe hat hier andere Konsequenzen. Wegen der im Vergleich zum Darm deutlich geringeren Fläche von etwa 100 m^2 kann eine wesentliche Entlastung des Organismus kaum erwartet werden. Das Hauptproblem stellt aber die zunehmende Belastung der peripheren Bronchien dar. Die Abgabe ausscheidungspflichtiger Substanzen, die nicht über die Darmwand abgegeben werden können, führen nun, ähnlich wie in der Haut, zu einer Aktivierung der ortsständigen Mastzellen. Diese wiederum reagieren mit der Freisetzung ihrer Syntheseprodukte, um eine lokale Entzündung zu initiieren. In der Folge kommt es zu der bereits oben beschriebenen Schwellung der Bronchialschleimhaut und damit zu einer Verengung der Lumina. Da der Durchmesser peripherer Bronchioli allenfalls 5 ηm beträgt, ist der Durchstrom der Atemluft in beide Richtungen deutlich eingeschränkt. Zugleich produziert die entzündete Schleimhaut vermehrt Sekret, das einerseits die Lumina zusätzlich verlegt und andererseits aufgrund des Abatmens von Wasser nach und nach eindickt. Damit kann es kaum mehr abgehustet werden und die Atmung wird immer stärker eingeschränkt. In der Folge entsteht eine zunehmende Atemwegsobstruktion. Die dadurch bedingte Überblähung des umgebenden Alveolargewebes wirkt ihrerseits obstruierend und verstärkt die Atemprobleme. Das Abhusten des entzündlichen Sekrets aus der bronchialen Peripherie wird physikalischerweise noch zusätzlich dadurch erschwert, dass sich beim Husten – selbst bei einem gesunden Menschen – der Umgebungsdruck auf die dünnwandigen Bronchien erhöht. Doch damit nicht genug! Histamin bewirkt zusätzlich noch eine Konstriktion der zirkulären Bronchialmuskulatur, die wegen des Fehlens von Knorpelringen in der Peripherie sowohl das Atmen als auch eine Reinigung erschwert. In der Summe ist eine bronchiale Clearance kaum noch möglich, sodass die Entzündung chronisch wird und dadurch die bronchiale Hyperreagibilität immer mehr zunimmt. Abschließend muss auch erwähnt werden, dass das Abhusten des zähflüssigen, eingedickten Bronchialsekrets auch noch gegen die Schwerkraft in Richtung Mundhöhle erfolgen muss!

An dieser Auflistung der Erschwernisse einer bronchialen Clearance wird aber auch deutlich, dass Pulverinhalationen, gleich welchen medikamentösen Inhalts, niemals bis in die bronchiale Peripherie (peripherer bronchialer Durchmesser ca. 5 ηm) vordringen können und damit fast immer eine mehr oder minder ausgeprägte bronchiale Obstruktion (▶ **Abb. 9.7**) bestehen bleibt. Selbst Patienten, die regelmäßig entsprechende Asthmamittel inhalieren, zuletzt eine Stunde vor einem Lungenfunktionstest, zeigen immer noch eine bronchiale Obstruktion mäßigen Grades. Eine Apparateinhalation mit flüssigen Wirkstoffen über mindestens 5 Minuten hat dagegen viel größere Chancen, ihre entlastende Wirkung zu entfalten, weil

- gleichmäßig inhaliert wird,
- der eingedickte Bronchialschleim verflüssigt wird,
- die mit der Trägerflüssigkeit applizierten Wirkstoffe an der Bronchialwand ihre Wirkung entfalten können und damit ein länger anhaltender Schutz aufgebaut wird,
- unerwünschte Arzneimittelwirkungen minimiert werden.

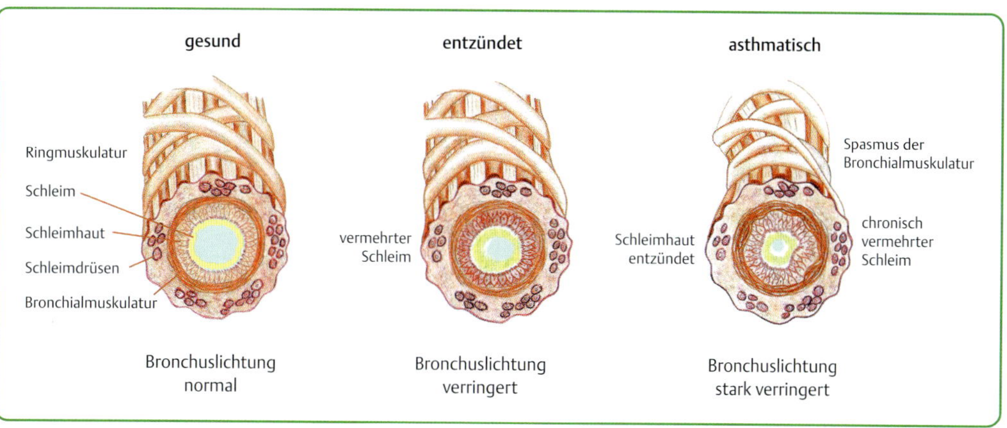

▶ **Abb. 9.7** Stadien der peripheren bronchialen Obstruktion: Schleimhautschwellung, vermehrter, eingedickter Mukus und muskulärer Spasmus der zirkulären Bronchialmuskulatur.

9.4.3 Allergische Rhinitis und Konjunktivitis

Auch diese Symptome weisen auf die zugrundeliegende Problematik an der großen, enteralen Grenzfläche des Organismus hin und müssen als Zeichen einer fortgeschrittenen und aus dem Gleichgewicht gebrachten Immunreaktion mit allen beschriebenen Folgen erkannt und behandelt werden. Das häufige Beteuern der Patienten, sie hätten „nur ein bisschen" Heuschnupfen und reagierten „nur" auf Frühblüher, schmälert diesen Zusammenhang nicht. Immer ist im Rahmen der Behandlung, die häufig dann einen ganz anderen Schwerpunkt hat, die darunterliegende TH 2-gewichtete Schieflage des Immunsystems zu berücksichtigen. Häufig wirken sich Triggerung durch inhalative Allergene oder kreuzallergische Reaktionen erschwerend aus.

Einen weiteren Versuch zur Entlastung der Schleimhaut stellt die Ausscheidung über die Nasenschleimhaut dar, die aufgrund der relativ kleinen Oberfläche mengenmäßig kaum von Bedeutung ist. Dafür sind die Patienten aber 24 Stunden am Tag durch eine eingeschränkte Nasenatmung und den kaum zu stoppenden Fließschnupfen geplagt.

Die nasale Obstruktion wiederum führt zu einer Abflussstörung der Tränenflüssigkeit über den Tränennasengang. Damit wird die notwendige Reinigung der Konjunktiven behindert oder unmöglich. Eine Ansammlung von Schwebstoffen und Mikroorganismen zieht zwangsläufig weitere entzündliche Reaktionen nach sich. Auch hier kommt es infolge der TLR-vermittelten Überreaktionen der Immunzellen auf Umweltantigene zu Sofortreaktionen. Die histaminvermittelte Juckreizsymptomatik steht für den Patienten hier quälend im Vordergrund.

10 Resümee

- „Allergie“ ist keine Krankheit! Das Beschwerdebild wird treffender als allergische Reaktion bezeichnet und beschreibt eine konzertierte, frustrane Abwehrreaktion der Elemente des Immunsystems.
- Die Ursprünge der allergischen Reaktion sind in den meisten Fällen in frühester Kindheit zu suchen. Die Entwicklung des kindlichen Immunsystems beginnt bereits intrauterin. Dabei sind sowohl die mütterliche Immunitätslage als auch mikrobielle Einflüsse im positiven wie im negativen Sinn beteiligt.
- Die mikrobielle Besiedlung ist eine zwingend erforderliche Voraussetzung für die Entwicklung des kindlichen Schleimhautorgans und Mukosa-Immunsystems! Die Mikrobiota und das durch sie geschaffene Milieu bieten die notwendigen Signale für eine physiologische Entwicklung des Körpers. Diese initiale Prägung wirkt sich während des ganzen Lebens eines Menschen aus.
- Ein Integritätsverlust am Schleimhautorgan ist von zentraler Bedeutung für den Gesamtorganismus! Der Entwicklung einer allergischen Reaktion liegt ein Barriereverlust des Schleimhautorgans zugrunde, der komplexe immunologische Reaktionen nach sich zieht.
- Verschiedene Störfaktoren aus Ernährung, Umwelt, psychischen Stressoren sowie notwendigen chemisch-pharmazeutischen Behandlungen wirken sich schädlich auf die physiologischen immunologischen Regulationsabläufe aus. Unphysiologische Lebensumstände führen zu Störungen in der sensiblen Balance zwischen Mikrobiota und Wirtsorganismus. Über Milieuverschiebungen und einen Verlust der Integrität wird das Mukosa-Immunsystem frühzeitig in eine Abwehrsituation gedrängt.
- Eine orale Toleranz kann sich nur bei physiologischen Verhältnissen im mukosalen Grenzraum entwickeln. Bei unzureichender Ausprägung der oralen Toleranz oder einem Verlust auf dem Boden einer Integritätsstörung am Schleimhautorgan kommt es zu vermehrten Sensibilisierungen für Fremdantigene. Es kommt so bereits am Lebensanfang zu persistierenden immunologischen Reaktionen am Schleimhautorgan. Gastrointestinale Beschwerden im Säuglings- oder Kleinkindalter sind oftmals die Folge („Schreikind“).
- Das Ausbleiben einer spontanen Besserung der Situation führt zur Initiierung weiterer immunologischer Gegenreaktionen (zunehmender TH 2-Shift), die immer noch eine Schadensbegrenzung zum Ziel haben! Im Mittelpunkt dieses Geschehens steht eine zunehmende, vermutlich Toll-like-Rezeptor-vermittelte Steigerung der proentzündlichen Mastzellaktivität. Diese besondere immunologische Effektorzelle findet man subepithelial in hoher Zelldichte. Das „Multitalent“ Mastzelle ist keineswegs nur ein hochsensibler Unruhestifter. Sie nimmt vielmehr innerhalb der komplexen immunologischen Regulation eine ganz zentrale Stellung ein!
- Die allergische Reaktion ist das Resultat frustraner Heilungsversuche der Regulationssysteme, die schließlich in eine „Regulationsstarre“ münden. Atopische und chronisch-entzündliche Krankheitsbilder sind die Folge. Verbessert sich die Situation im Grenzraum nicht, kommt es auch nicht zu einer Beruhigung des komplexen inflammativen Zusammenspiels der Elemente des Mukosa-Immunsystems.
- Immunglobulin E ist mit großer Wahrscheinlichkeit nicht verantwortlich für die Entstehung der allergischen Reaktion! Das vermehrte Vorhandensein von IgE bei allergisch reagierenden Patienten könnte also lediglich als ein Zeichen einer aktuellen Reaktionsweise betrachtet werden, die im Sinne einer überschießenden Abwehrreaktion bei hoffnungslos überreiztem Immunsystem zu verstehen ist.
- Was ist die Quintessenz dieser systemischen Sicht? Die allergische Reaktion, atopische und chonisch-entzündliche Krankheitsbilder sind keine schicksalshafte Entwicklung! Die Situation kann verhindert oder geändert werden!
- Was sind die Konsequenzen? Eine frühzeitige systemische Betrachtung möglicher Risiken ermöglicht präventive Maßnahmen. Eine ebenso frühzeitige systemische Diagnostik und damit Einschätzung der momentanen Krankheitssituation des Patienten ermöglicht kausale therapeutische Maßnahmen.

Teil 3
Diagnostik, Therapie, Prävention

11 Diagnostik

11.1 Der Mensch – ein Ganzes: systemische Anamnese

In unserem zunehmend technischen Weltverständnis sind wir es gewohnt, Vieles messen und darstellen zu können. Damit ist es allzu verständlich, dass auch in der Medizin die diagnostischen Verfahren den höchsten Stellenwert einnehmen, um einen krankhaften Prozess analysieren, einordnen und damit besser behandeln zu können. Andererseits hat sich dieses Bemühen insoweit zugespitzt, als oftmals anhand eines einzelnen Blutwertes oder Bildes die „richtige" Diagnose gestellt wird – oder, im Umkehrschluss, ohne einen „beweisenden" Parameter eben keine noch so plausible Diagnose wirklich „zählt". Dabei wird oftmals vergessen, dass solch ein Wert die Momentaufnahme eines augenblicklich stattfindenden Regulationsprozesses darstellt. An diesem wird dann schwarz oder rot auf weiß festgemacht, wo das Problem liegt und wie schwer es wiegt.

Was nicht gemessen und objektiviert werden kann, ist für uns schwer fassbar, da nicht beweisbar. Letztendlich ist es genau diese Tatsache, die oft verhindert, dass die momentane Situation eines Organismus verstanden werden kann. Das bloße Festlegen auf die bisher beweisbaren Deutungen und die Konzentration der therapeutischen Bemühungen auf ein Zielorgan, das in der Form von Symptomen das Ergebnis regulatorischer Ausgleichs- und Heilungsversuche präsentiert, erschwert letztendlich oft den Blick auf das komplexe, darunterliegende System, auf den gesamten Organismus. Zusammenhänge, die vorhanden, aber nicht oder nur sehr schwer messbar sind, werden nicht wahrgenommen.

Der Mensch ist ein so hochkomplex reguliertes Wesen, dass, je nach Art der Lebensumstände, Regulierungen von Körperfunktionen in sämtliche Richtungen möglich sind. Dies geht gelegentlich so weit, dass für unheilbar erklärte Patienten plötzlich in einen Prozess der Spontanheilung eintreten.

In der Realität dieses hochkomplexen biologischen Systems „Organismus Mensch" ist es eben nicht so, dass wir nur den richtigen Parameter testen müssen, um im Handumdrehen eindeutige Beweise für dies oder jenes in der Hand zu haben. Auch ist es gerade das „Leiden", das sich nicht objektivieren lässt. Und das Objektivieren eines Leidens sollte auch letztendlich nicht das oberste Ziel sein – sondern es zu lindern. Natürlich benötigt der Versuch, Zusammenhänge zu begreifen und so zu einem therapeutischen Ziel zu gelangen, gewisse Informationen. Gerade bei entzündlichen und atopisch-allergischen Reaktionen, die sich am Schleimhautorgan manifestieren, sind diese sehr wichtig. Und hier sind durch schleimhautassoziierte Untersuchungen auch Rückschlüsse auf Funktion und Zustand der Mukosa möglich. Doch viel wichtiger und unverzichtbar ist die Information, die der Patient selbst uns gibt. Die genaue, ausführliche Schilderung seiner Beschwerden und Probleme, die komplette Historie seiner Krankheitsgeschichte muss erfasst und verstanden werden. Sogar der Schwangerschaftsverlauf, die Geburt und der Verlauf der frühesten Kindheit sind ausschlaggebend für das ganze Leben und sollten somit Inhalt einer gründlichen Anamneseerhebung sein. Bei der Erfassung der vegetativen Anamnese muss unbedingt auch auf die Stuhlgewohnheiten des Patienten eingegangen werden. Häufigkeit, Konsistenz, Farbe und andere Eigenschaften (kleben? schwimmen? fettig?) oder auffälliger Geruch geben bereits wertvolle Anhaltspunkte zu den Milieubedingungen im Grenzraum. Damit in Zusammenhang muss unbedingt differenziert auf die Ernährungsgewohnheiten eingegangen oder, in Bezug auf die Beschwerden, bereits nach Hinweisen auf Intoleranzen oder allergische Reaktionen geforscht werden. Diese müssen als permanente, schleimhautbelastende Faktoren unbedingt herausgefunden werden.

Die folgenden Hinweise zur Anamnese sollen eine kleine Hilfe zu einer differenzierten Fragestellung geben.

Anamnese

Allgemeine Anamnese:

- momentane Problematik?
- Dauer?
- auslösendes Ereignis?
- beschwerdefreie Intervalle?
- letzter Zeitraum völliger Beschwerdefreiheit?
- Historie der Beschwerden?
- mögliche Auslöser/aggravierende Faktoren? (schwerer gastrointestinaler Infekt? Antibiose? Zahnbehandlung? Auslandsaufenthalt? Einschneidendes psychisches Ereignis? Schwierige Lebensphase?)
- Zeitpunkt der schlimmsten Beschwerden?
- aktuelle abdominelle Probleme (Schmerzen, Blähungen, Stuhlunregelmäßigkeiten, ...)?
- Zusammenhänge mit der Ernährung?
- Lebensmittelunverträglichkeiten (nicht immunologisch und/oder immunologisch vermittelt), z. B. Histamin- und Kohlenhydratintoleranzen, Kasein- und Glutenintoleranz, IgG_{1-3}-vermittelte Reaktionen auf Lebensmittel?
- allergische Reaktionen vom Soforttyp? (Heuschnupfen, inhalative allergische Reaktionen? abd. Probleme? Asthma bronchiale?)
- kreuzallergische Reaktionen; autoimmune Geschehen (Hashimoto? Diabetes Typ I? usw.)

Historie:

- Besonderheiten zu Schwangerschaft und Geburt?
- Geburtsweg (normal, Frühgeburt, Sectio caesarea, Zangengeburt, protrahierte Geburt, Komplikationen)?
- Verlauf der Schwangerschaft?
- Besonderheiten postnatal und in der Neugeborenenzeit (Antibiose, Aufenthalt in einer Kinderklinik, Inkubatorpflege)?
- Besonderheiten in der Säuglingszeit?
- Muttermilchernährung? Dauer? Probleme beim Abstillen?
- Zeitpunkt erstmaliger kuhmilchbasierter Formulanahrung (auch Beikost)?
- Zeitpunkt der Zufütterung?
- Ekzeme im Säuglingsalter?
- vermehrtes Schreien?
- Gab es andere Besonderheiten in der frühen Kindheit (KISS-Kind? erhöhter Muskeltonus? Physiotherapie wegen ...?)
- besondere Vorlieben/Abneigungen als Kleinkind?
- Stuhlgewohnheiten als Säugling/Kleinkind?

Kindheit und Jugend:

- stilles oder lebhaftes Kind?
- Stuhlgewohnheiten und Ernährungsgewohnheiten?
- Bauchschmerzen?
- häufige Infekte?
- allergische Reaktionen und/oder Ekzeme?
- Anzeichen für andere atopische Krankheitsbilder?
- Konzentrationsfähigkeit in der Schule?
- spezielle Schwächen (Lese-Rechtschreib-Schwäche? Dyskalkulie?...)

Frauen/Mädchen:

- Zyklus? Dysmenorrhö? Kopfschmerzen?
- Schwangerschaften?
- Schwangerschaftsverläufe?
- Erkrankungen der Kinder?

Ernährungsanamnese:

Ernährungsgewohnheiten aktuell und früher:

- Änderung der Ernährung durchgeführt?
- Wie haben Sie sich vorher ernährt?
- Kuhmilch- und glutenbasierte Ernährung?
- Menge tierischer Eiweiße und Fette?
- vegetarische, vegane Ernährung?
- Rohkost? Smoothies?
- schnelles, hastiges Essen?
- Trinkgewohnheiten während des Essens?
- Hinweise auf Kohlenhydratintoleranzen?
- Hinweis auf eine Fruktoseintoleranz: z. B. Beschwerden nach Weintrauben/Rosinen/Mango?
- Hinweis auf eine Sorbitintoleranz: z. B. Beschwerden nach Birnen, Apfelsaftkonsum (Kleinkinder)?
- Hinweise auf eine Histaminintoleranz, z. B. Beschwerden nach Rotwein, Pizza, Erdbeeren, Zitrusfrüchten und Schweinefleisch?
- Hinweise auf eine FODMAP-Intoleranz: z. B. Beschwerden nach Zwiebeln, Knoblauch, Pilzen?
- Werden Genussgifte konsumiert?
- Einnahme chemisch-pharmazeutischer Medikamente?
- Dabei beachten: Überprüfung der Notwendigkeit bestehender Therapien
- Beachtung möglicher negativer Effekte auf Milieu und Schleimhautintegrität (z. B. Diclofenac, Aspirin, Antibiotikatherapien, auch zeitlich zurückliegend ...)

Vegetative Anamnese:

- Stuhlgang: Häufigkeit, Farbe, Konsistenz, Geruch
- Infektneigung? Fieber?
- chronische Sinusitis bzw. häufige Schwellungen der Nasenschleimhaut (Histaminintoleranz, allerg. Reaktion)?
- Schlafstörungen (Leberbelastung)?
- morgendlicher schlechter Mundgeruch (Leberbelastung, enterale Dysbiose)?
- vermehrte Müdigkeit (Leberbelastung, gestörte Ausscheidung von Stoffwechselprodukten, Gluten, Kuhmilch)?
- Schwitzen (Stoffwechselbelastung, glutenhaltig Getreidesorten)?
- Ödemneigung? (z. B. periorbital: Histaminintoleranz, Kuhmilch, glutenhaltige Getreidesorten)

Familienanamnese:

- Elternteile mit TH 2-vermittelten Problemen?
- Mutter: Histaminintoleranz oder Kohlenhydratintoleranzen? Andere abdominelle Probleme?
- Welche Krankheitsbilder gibt es in der Familie?
- „Konstitution" der Familienmitglieder?
- Hinweise auf Verdauungsprobleme, Stoffwechselerkrankungen, CED, Histaminintoleranz oder allergische Reaktionen?

Inspektion/körperliche Untersuchung:

- neurodermitische Hautzeichen? Ekzeme?
- periorbitale dunkle Verfärbung des Gewebes (Leberbelastung, häufig bei *Non-coeliac Gluten Sensitivity*)?
- Gewebekonsistenz (ödematös? „puffy")?
- Zahnschmelzprobleme, frühe Karies? (Gluten behindert die Kalzifizierung des Zahnschmelzes)
- Abdomen: Meteorismus? Druckschmerz? Aussehen des Bauches (z. B. Klassifizierung nach F. X. Mayr!)?

Die Informationen, die man auf diese Fragen und durch die Untersuchung des Patienten erhält, geben uns viele Puzzlestücke in die Hand, die, richtig zusammengefügt, zumindest einen Blick auf die aktuelle Situation des Organismus und vielleicht die Möglichkeit einer Rekonstruktion kausaler Zusammenhänge zulassen (▸ **Abb. 11.1**). Insbesondere müssen z. B. Intoleranzen als Folge einer Problematik an der Schleimhaut wahrgenommen werden, die jedoch im Weiteren zu einer immer weiter fortschreitenden Schleimhaut- und Milieustörung mit allen Konsequenzen führt. Zum Beispiel ist die Entwicklung z. B. einer allergischen Reaktion oder chronisch-entzündlichen Erkran-

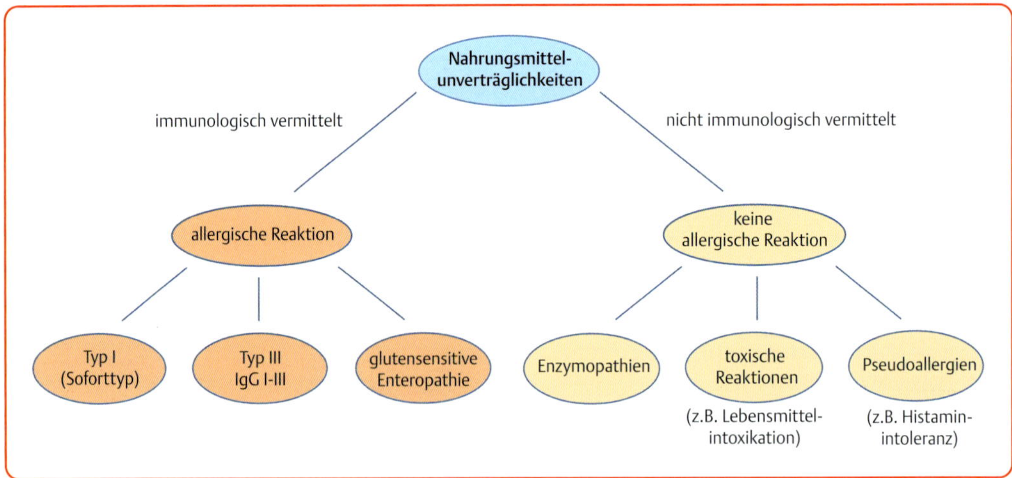

▸ **Abb. 11.1** Differenzialdiagnostische Abklärung von Nahrungsmittelunverträglichkeiten.

kung nach Kippen des immunologischen Gleichgewichtes in Richtung TH 2 hier abhängig davon, wie viel der Organismus wie lange noch kompensieren kann. Es ist wichtig, so genau wie möglich herauszufinden, bis wohin sich „das Rad bereits gedreht hat", und vielleicht, was bereits eingetreten ist.

In Verbindung mit entsprechenden schleimhautassoziierten und mikrobiologischen Untersuchungen kann so ein individuelles therapeutisches Ziel und Konzept entworfen werden.

11.1.1 Wie die Schleimhaut „spricht" – Diagnostik bei schleimhautassoziierten Krankheitsbildern

Serologische oder Vollblutanalysen stellen den Großteil des Untersuchungskatalogs medizinischer Laboratorien. Vergleichsweise gering ist der Anteil mikroökologischer oder schleimhautassoziierter Untersuchungsverfahren (SUV) aus den Faeces. Dahinter verbirgt sich der Umstand, dass via Blutbahn viele Stoffwechsel- und Entzündungsparameter, Hormone und immunologische Regulationsmoleküle in sämtliche Körperkompartimente transportiert werden und somit Rückschlüsse auf die Funktionalität möglich werden. Wie sieht es aber mit den Hohlorganen aus, die lumenseitig epithelial ausgekleidet sind und deren Blutversorgung in der Submukosa endet? Welche Aussagen über das dazugehörige bakterielle Milieu und seine vielfältigen Parameter sind maßgeblich für eine Einschätzung der bestehenden Situation? Wie sicher spiegeln serologische oder Vollblutanalysen z. B. den wirklichen Funktionszustand der Epithelien und des subepithelialen Gewebes wider? Wie ausgeprägt muss eine Schleimhautschädigung sein, damit sie „sicher" in der Blutanalyse erfasst werden kann? Bedenkt man, dass z. B. kolorektale Tumoren in den meisten Fällen erst in einem sehr späten Krankheitsstadium diagnostisch erfasst oder als „Zufallsbefund" im Rahmen anderer Untersuchungsverfahren aufgedeckt werden, stellt sich die Frage nach einer erweiterten diagnostischen Vorgehensweise. Gerade in den Fällen, bei denen anamnestische Angaben den Verdacht auf eine schleimhautassoziierte Erkrankung lenken, Blutanalysen aber bisher kein entsprechendes Korrelat geliefert haben, erweitern schleimhautassoziierte Untersuchungsverfahren sowie mikroökologische Analysen aus dem Medium Faeces die Möglichkeiten der differenzierten Diagnostik grundlegend [250]. Eine weitere Indikation für diese Untersuchungsverfahren ergibt sich dann, wenn der Verlauf einer chronisch-entzündlichen Erkrankung des Schleimhautorgans dokumentiert werden soll. So könnte ein sich anbahnender entzündlicher Schub einer chronisch-entzündliche Darmerkrankung bereits in einem sehr frühen Stadium detektiert werden, indem beispielsweise spezifische Entzündungsmarker in den Faeces bestimmt werden (z. B. Calprotectin, Lysozym). Als Konsequenz ließe sich der Einsatz immunsupprimierender Medikamente möglicherweise vermeiden und stattdessen könnten – mit einem kausalen Therapieansatz – die Maßnahmen der biologischen Medizin eingesetzt werden.

Eine weitere Besonderheit der verschiedenen Schleimhautabschnitte besteht darin, dass diese die innere Begrenzung des Körpers gegenüber der Umwelt darstellen. Wie bereits an verschiedenen Stellen ausgeführt, ist deren komplexe Funktionsfähigkeit der wichtigste Faktor zur Wahrung der Schleimhautintegrität. SUV bieten somit die Möglichkeit, Auswirkungen unterschiedlicher, auch exogen zugeführter Noxen frühzeitig zu detektieren, bevor innere Organe Schaden nehmen.

Schleimhautassoziierte Diagnostik

Allergische und Intoleranzreaktionen nehmen ihren Anfang überwiegend an der Schleimhaut. Mit Blick auf die ca. 600 m^2 messende enorme Oberfläche und engste Verbindung mit der Mikrobiota in diesem komplex regulierten, hochempfindlichen Grenzraum wird uns die enorme Bedeutung bewusst, die eine kranke, vermehrt durchlässig gewordene Schleimhautoberfläche für den jeweiligen Menschen bedeutet.

Häufig handelt es sich um Störungen, die das gesamte Milieu im Darmlumen beeinflussen können. Dabei kann es sich z. B. um Maldigestion bei einer Unterversorgung an Verdauungsfermenten, mikrobielle Mangel- oder Fehlbesiedlung infolge wiederholter antibiotischer oder anderer chemisch-pharmazeutischer Therapien, Umwelteinflüsse oder Fehlernährung, um pH-Abweichungen oder auch um die Freisetzung von Endotoxinen mikrobiellen Ursprungs handeln. Diese führen zu

Bifidobacterium adolescentis außerdem eine wichtige Rolle bei *Crossfeeding*-Vorgängen spielt, die für die Synthese ausreichender Mengen Butyrat sehr wichtig sind (Kap. 6.3.1, Kap. 7.2).

- **pathogene und fakultativ pathogene Erreger**, endotoxinbildende Mikrobiota: Bei pathogenen Erregern handelt es sich um typische Krankheitserreger, die bei Infektion mit hoher Wahrscheinlichkeit eine Krankheit auslösen. Dazu zählen bekannte Bakterienarten wie Salmonellen, Shigellen, Campylobacter, aber auch pathogene E. coli (z. B. EHEC, EPEC etc.) oder Clostridienspezies (z. B. Clostridium difficile). Fakultativ pathogene Keime bzw. opportunistische Mikroorganismen sind gering pathogene Keime, die verschiedene Krankheitsbilder auslösen, wenn der Organismus keine geeigneten Strategien für eine Abwehr bieten kann. Dies ist z. B. bei der Immunschwäche (AIDS, Immunsuppression) oder bei Unterbrechung der Barrierefunktion und Integrität des Organismus (z. B. Wundinfektionen) der Fall. Viele opportunistische Mikroorganismen gehören zur Standortmikrobiota und bereiten unter physiologischen Umständen keine Probleme. Infektionen durch diese Bakterien nennt man endogene Infektionen.

Auch der vermehrte Nachweis von Endotoxinträgern gibt einen wertvollen Hinweis auf das Bestehen einer Milieuveränderung. Bestimmte Lipopolysaccharidstrukturen der äußeren Wandschicht gramnegativer Bakterien werden als **Endotoxine** bezeichnet (Kap. 6.4.1). Im Gegensatz zu Exotoxinen sind sie ein fester Bestandteil der Bakterienzelle selbst.

Endotoxinträger sind jedoch auch in der Lage, diese Zellwandbestandteile durch Abspaltung von Vesikeln freizusetzen. Dies ist von bestimmten Milieubedingungen abhängig. Endotoxin spielt durch Induktion entzündlicher Reaktionen im Rahmen von Infektionskrankheiten eine wichtige, verstärkende Rolle für das Krankheitsgeschehen und gilt daher als wichtiger Virulenzfaktor.

In größeren Mengen kann Endotoxin bei einer Autolyse der Zellen, bei einem Angriff durch Komplement, nach einer Aufnahme und Abtötung der Bakterien durch Phagozyten anfallen. In der Intensivmedizin ist die „Herxheimer-Reaktion", die endotoxininduzierte Schockreaktion des Organismus wegen plötzlichen Anfalls großer Mengen Endotoxin nach der Anwendung einiger Antibiotika, eine gefürchtete, nicht selten auch letal endende Komplikation.

Weitere mögliche Aussagen des mikrobiologischen Status

Neben der Beurteilung der aktuellen mikroökologischen Situation und der Kolonisationsresistenz an der enteralen Schleimhautgrenzfläche und der Milieuverhältnisse im Intestinum sind Rückschlüsse auf die Funktionalität des Mukosa-Immunsystems, die Schleimhautintegrität und auf Stoffwechselprozesse möglich. Risikofaktoren für eine allergische Reaktion oder Kanzerogenität können erkannt und beurteilt werden: Neben einer verminderten Versorgung der Enterozyten (insbesondere der Colonozyten) mit Butyrat durch einen Mangel an mukonutritiver Mikrobiota sind mittlerweile auch direkt schleimhautschädigende Effekte durch Schwefelwasserstoff als toxisches Stoffwechselendprodukt sulfatreduzierender Bakterien bekannt. Insbesondere bei vermehrtem Verzehr von Fleisch wird dieses im Dickdarm von sulfatreduzierenden Bakterien (wie z. B. Bilophila Badsworthii, Desulfomonas piger und Desulfovibrio piger) vermehrt gebildet. Schwefelwasserstoff ist durch die Bildung freier Radikale für oxidativen Stress an der Schleimhaut mitverantwortlich. Zudem führt es zu einer Hochregulation der Cyclooxygenase 2. Dies begünstigt das vermehrte Auftreten von Zellatypien.

Auch das Risiko für Nieren- und Gallensteinbildung kann mikrobiell beeinflusst sein. Hier ist es ein vermindertes Vorkommen bestimmter Mikroben: So wandelt beispielsweise Oxalbacter formigenes Kalziumoxalat, aus dem die meisten Nierensteine bestehen, in ungefährliche Stoffwechselprodukte um. Fehlen diese, ist das Risiko für ein Nieren- oder Gallensteinleiden erhöht. Für andere Bakterien wird eine Assoziation mit der Entstehung rheumatoider Arthritis vermutet: Prevotella copri wird bei Patienten mit rheumatoider Arthritis in hohen Keimzahlen nachgewiesen.

Die Bedeutung vermehrten Vorkommens von Clostridienspezies im kindlichen Darm für ein vermehrtes Risiko für atopische Krankheitsbilder wurde bereits weiter oben diskutiert.
Immer sollte jedoch auch hier bedacht werden, dass die einzelne Bakterienspezies mit großer Wahrscheinlichkeit nicht alleine für die Triggerung systemischer Entzündungsreaktionen und autoimmuner Prozesse verantwortlich ist. Vielmehr ist sie eher ein weiterer Einflussfaktor bei der Genese dieser Krankheitsbilder. Man darf nie das Gesamtmilieu, den individuellen Stoffwechsel und die Situation des Immunsystems vergessen, die diese Effekte immer mitbestimmen.
Insbesondere für den Bereich der Präventivmedizin setzt man in jüngster Zeit die größte Hoffnung in die erst wenige Jahre alten Erkenntnisse der Mikrobiomforschung (Kap. Sinnvolle Kombinationen). Durch die Erforschung und Bestimmung bestimmter Milieubedingungen der mikrobiellen Gemeinschaft hofft man zukünftig in der Lage zu sein, gezielt präventiv zu arbeiten.

- **mykologischer Status**
  Auf geeigneten Nährböden werden Hefen und Schimmelpilze angezüchtet und nachfolgend identifiziert. Ein nächster Schritt ist eine Überprüfung auf Pathogenitätsmerkmale.
  Intestinale Mykosen können vor allem im Intestinum sehr unterschiedliche Symptome hervorrufen. Folgende Beschwerden weisen auf eine Mykose hin:
  - wechselnde Stuhlqualität
  - wässrige Diarrhöen, oft im Wechsel mit Verstopfung
  - Meteorismus, Flatulenz
  - Völlegefühl
  - Juckreiz im Analbereich
  - Analekzem

  Mithilfe eines Antimykogramms kann eine gezielte antimykotische Therapie erfolgen bzw. eine Behandlung mit ätherischen Ölen – eine naturheilkundliche Alternative – durchgeführt werden.
- **Parasiten**
  Darmparasiten sind Kleinstlebewesen, die den Darm befallen und darin unter günstigen Bedingungen eine Weile leben können. Dazu gehören Würmer (z. B. Enterobius vermicularis, Schistosomen), Einzeller (Protozoen, z. B. Toxoplasma gondii und Trichomonas vaginalis), Amöben und Lamblien. Viele Parasiten kommen hauptsächlich in den Tropen vor, jedoch auch hier in Westeuropa ist nicht nur bei Urlaubsheimkehrern ein Befall z. B. mit Enterobius (Oxyuriasis) besonders bei Kleinkindern keine Seltenheit. Aufgenommen werden Eier oder Larven über verunreinigte Nahrung oder über die Haut. Ihr Nachweis ist seit Langem etabliert – im positiven Fall kann eine gezielte medikamentöse Behandlung erfolgen.
- **quantitativer Nachweis von Verdauungsrückständen**
  Normalerweise lassen sich im Stuhl nur geringe Mengen unverdauter Nahrungsrückstände nachweisen. Beim Gesunden ist die tägliche Fett- und Stickstoffausscheidung relativ konstant. Steigt sie auf pathologisch hohe Konzentrationen an, kann eine Verdauungsstörung im Sinne einer Maldigestion oder Malabsorption vorliegen [168].
  Ursachen einer Maldigestion können sein:
  - exokrine Pankreasinsuffizienz
  - Gallensäuremangel
  - alkalischer intestinaler pH

  Durch den Mangel an fett- und eiweißspaltenden Enzymen können hochmolekulare Fette und Eiweiße nicht mehr adäquat resorbiert werden und verbleiben im Darmlumen. Sie werden vermehrt von Proteolyten abgebaut und in größeren Mengen mit dem Stuhl ausgeschieden. Je nach Zusammensetzung und Qualität der Nahrung sind Störungen der Schleimhaut möglich.
  Zu einem deutlichen Anstieg der Fettkonzentration im Stuhl kommt es dann, wenn Gallensäuren durch eine bakterielle Fehlbesiedlung im Dünndarm dekonjugiert und abgebaut werden (Overgrowth-Syndrom) oder die Gallenrückresorption im terminalen Ileum gestört ist. (z. B. bei chronisch-entzündlichen Darmerkrankungen und nach Darmoperationen). Der in beiden

Fällen resultierende Gallensäuremangel bewirkt eine nur noch ungenügende Emulgierung von Fetten. Ein Nachweis erhöhter Gallensäurekonzentrationen im Stuhl wäre hier pathognomonisch und ist im Rahmen einer Diagnostik von Verdauungsstörungen sinnvoll.

Die Pankreasfermente sind darüber hinaus nur unter optimalen Bedingungen, d. h. im sauren Milieu, voll funktionsfähig. Ein Anstieg des intestinalen pH-Wertes (Alkalisierung) hat damit häufig eine Maldigestion zur Folge.

- **Pankreas-Elastase 1**
  Das Enzym Pankreas-Elastase 1, ein proteolytisches Glycoprotein, wird im Pankreas synthetisiert und gelangt über die Papilla Vateri ins Duodenum, wo es unter sauren pH-Verhältnissen seine Wirkung entfaltet und später abgebaut wird. Eine gewisse Menge kann physiologischerweise im Stuhl nachgewiesen werden. Eine reduzierte Konzentration im Stuhl gilt als ein Marker für eine chronische Pankreatitis oder Pankreasinsuffizienz.
- **kurzkettige Fettsäuren** (kk FS)
  Wie bereits oben ausgeführt, beträgt die hämatogene Versorgung der Enterozyten lediglich 5 %. Der mit 95 % weitaus größere Teil wird aus dem Darmlumen bereitgestellt und besteht aus kurzkettigen Fettsäuren mit vier bis sechs Kohlenstoffatomen, wozu Butter-, Essig- und Propionsäure gerechnet werden. Sie entstammen also nicht der Nahrung, wie allgemein angenommen wird. Hier zeigt sich wiederum die Bedeutung der kommensalen Mikrobiota. Diese Stoffe werden durch Mikroorganismen bei der Verwertung schwer verdaulicher Polysaccharide synthetisiert. Die hohe Bedeutung kurzkettiger Fettsäuren (kk FS) wie Acetat, Propionat und Butyrat für den Gesamtorganismus wird durch aktuelle Forschungsergebnisse immer deutlicher. Sie stellen nicht nur die Grundlage für die Ernährung des Schleimhautepithels. Wir wissen inzwischen um erhebliche immunmodulierende Einflüsse, die z. B. die tumorprotektive Wirkung oder auch die positive Beeinflussung chronisch-entzündlicher Prozesse wie z. B. Multiple Sklerose oder chronisch-entzündliche Darmerkrankungen (z. B. Colitis ulcerosa) bewirken. Auch die Entstehung von CEDs werden mit der unter anderem mit einer unzureichenden Bildung von kk FS im Kolon in Zusammenhang gebracht.
  Die Bestimmung von kk FS erlaubt somit zunächst eine Beurteilung von Funktionszustand und Energieversorgung der Enterozyten. Zudem ermöglichen sie den Blick auf einen spezifischen Einfluss auf die Kompetenz des Immunsystems.
- **verzweigtkettige Fettsäuren** als Äquivalent toxischer Stoffwechselprodukten aus bakterieller Proteolyse
  Im Gegensatz zu den bakteriellen Stoffwechselprodukten aus der Verstoffwechslung von komplexen Kohlenhydraten entstehen bei der anaeroben bakteriellen Aufschlüsselung (Proteolyse, Verfaulung) von Proteinen auch problematische Stoffe. Neben verzweigtkettigen Fettsäuren wie Isovaleriansäure oder Isobuttersäure können Produkte wie Thiole (Mercaptane), Indole, Skatole, Amine, Schwefelwasserstoff (H_2S) und besonders auch Ammoniak gebildet werden. Ein Großteil dieser Stoffe besitzt toxische Eigenschaften. Nach Resorption müssen diese von der Leber entgiftet werden. Bei gesteigerter Bildung und Resorption (z. B. bei Milieustörungen, erhöhtem pH-Wert oder auch eingeschränkter Barrierefunktion der Schleimhaut) führt dies zu einer endogenen Leber- und Stoffwechselbelastung.
  Dem pH-Wert kommt hier eine besondere Bedeutung zu: Beim Abbau organischer Stickstoffverbindungen (z. B. Proteine) entsteht die anorganische Stickstoffverbindung Ammonium (NH4 +), die sich im Darmlumen im PH-abhängigen Dissoziativgleichgewicht mit dem gasförmigen NH3 (Ammoniak) befindet. Bei physiologischem pH-Wert liegt es in Form von Ammoniumsalzen vor. Ab einem pH-Wert von 6,5 verschiebt sich das Gleichgewicht zwischen den Ammoniumverbindungen und Ammoniak zugunsten des gasförmigen, giftigen Ammoniaks, dessen intraluminale Konzentration dann stark ansteigt. Es ist leicht resorbierbar und führt zu einer erheblichen Leberbelastung. Insbesondere im Rahmen der hepatischen Enzephalopathie mit stark erhöhten Ammoniakspiegeln (und mit Sicherheit erhöhtem Spiegel auch weiterer toxischer Stoffwechselmetaboliten) im Blut wird die toxische Wirkung dieses Stoffes auf den Orga-

nismus – hier speziell auf die Nervenfunktionen – deutlich. Die internistische Behandlung dieses Zustandes mit nicht resorbierbaren Antibiotika zur Dezimierung der Proteolyten sowie Senkung des pH-Wertes durch Laktulose stellt damit an sich eine seit Langem etablierte Form der mikrobiologischen Therapie dar.

Der quantitative Nachweis der großenteils flüchtigen toxischen Stoffwechselprodukte aus der bakteriellen Proteolyse gelingt über die Bestimmung der Iso-Fettsäuren, die als äquivalente Menge zu den flüchtigen toxischen Stoffwechselprodukten entstehen. Ihr Anteil an den insgesamt gemessenen Fettsäuren im Stuhl sollte unter 3 % liegen. Der Nervenstoffwechsel kann bereits auf geringe Erhöhung dieser Stoffwechselprodukte sehr sensibel reagieren.

- **sekretorisches Immunglobulin A** (sIgA))
  Das sIgA wird von den in der Lamina propria der Schleimhaut gelegenen Plasmazellen gebildet und kommt in Körpersekreten wie Speichel, Tränen, Nasenschleim, Trachealbronchialschleim, gastrointestinalen Sekreten, Muttermilch und Kolostrum vor. Es dient der Abwehr lokaler Infekte und übernimmt eine wichtige Rolle in der Bindung von Nahrungsmittelantigenen.
  Die Bildung des sIgA erfolgt unabhängig von der Serum-IgA-Synthese und dient vornehmlich dem Schutz des Schleimhautorgans. Neugeborene und Säuglinge, die selbst noch nicht in der Lage sind, in dieser kritischen Lebensphase ausreichende Mengen an sIgA zu bilden, werden über die Muttermilch damit versorgt. Dadurch sind die Kleinsten vor allem gegen orogastrointestinale Infektionen passiv immunisiert.
  Die sIgA-Antikörper üben ihre Wirkung auf den Schleimhautoberflächen und in den Interzellularräumen des Schleimhautorgans aus. Sie binden, immobilisieren und neutralisieren Antigene, bevor diese in den menschlichen Organismus eindringen können. Andererseits ist das sIgA auch verantwortlich für die orale Immuntoleranz. Allein die Plasmazellen in der Darmschleimhaut produzieren täglich etwa 2–3 g sIgA, das ist mehr als die tägliche Produktion der übrigen Immunglobuline!
  Die Bestimmung des sIgA ist besonders bei rezidivierenden Infektionen der Schleimhaut, Atopien und humoralen Immundefekten indiziert.
- **β-Defensine**
  Defensine sind Peptide mit antimikrobieller Wirkung gegen unterschiedlichste Mikroorganismen (Bakterien, Pilze und einige Viren). Durch ihre chemotaktische Wirkung auf einige Zellen des Immunsystems haben sie zusätzlich immunmodulatorische Effekte. Epithelien und Leukozyten sind in der Lage, β-Defensine zu sezernieren. Damit sind Defensine Teil des angeborenen Immunsystems. Im Zusammenspiel der verschiedenen Schleimhautschutzsysteme werden Defensine der ersten körpereigenen Abwehrlinie zugerechnet.
  Der bakterizide Effekt der Defensine beruht auf der Fähigkeit, „Löcher in die Bakterienzellwand zu bohren“ und damit die Bakterien nachhaltig zu schädigen. Ziel weiterer Forschung ist es, Defensine in der Nachfolge von Antibiotika einzusetzen.
  Eine bekannte physiologische Wirkung von E. coli ist die Anregung von Enterozyten zur verstärkten Synthese von Defensinen. Therapeutisch stehen dafür mikrobelle Präparate zur Verfügung.

Entzündungsparameter

Krankheitsprozesse im Gastrointestinaltrakt gehen häufig mit entzündlichen Reaktionen der Schleimhautgrenzflächen einher. Dies ist u. a. der Versuch des Körpers, Schäden zu begrenzen und eine Heilung einzuleiten. Die daran beteiligten Zellsysteme (Leukozyten, Makrophagen, Killerzellen, Plasmazellen) sezernieren verschiedenste Proteine und Glykoproteine, die entweder direkt oder indirekt an der Abwehr von Mikroorganismen beteiligt sind.

Der Vorteil eines Nachweises fäkaler Leukozytenmarker liegt in der einfachen, nicht invasiven Probegewinnung und der vergleichsweise kostengünstigen Bestimmung. Sie können nicht nur zu diagnostischen Zwecken eingesetzt werden, sondern z. B. auch zu einem Monitoring des Therapieerfolges von CED-Patienten. Das bekommt dann ein besonderes Gewicht, wenn beispielsweise endoskopische Untersuchungen eine Gefahr für den Patienten darstellen (Perforationsgefahr) oder aber bei pädiatrischen Patienten eine invasive Diagnostik nicht indiziert ist. In solchen und ähnlichen Fällen kann die Bestimmung der Konzentration fäkaler Parameter ein hilfrei-

bei Autoimmunerkrankungen. Zu beachten ist, dass EPX auch bei einem Parasitenbefall erhöht sein kann.
  - Bei einem Parasitenbefall oder einem atopischen Geschehen korreliert die Höhe des EPX-Spiegels mit dem Ausmaß der Entzündung.
- **IgA-Antigliadin-Antikörper und IgA-Antitransglutaminase-Antikörper**
  Mit diesen beiden im Stuhl nachweisbaren Antikörpern kann der Nachweis einer glutensensitiven Enteropathie (Zöliakie oder einheimische Sprue) geführt werden. Eine zusätzliche serologische Antikörperbestimmung ist im Einzelfall sinnvoll, da bei etwa 5 % der Patienten mit einer Sprue auch ein IgA-Mangel besteht. Durch die serologische Bestimmung der IgG-Antikörper lassen sich falsch negative Stuhlbefunde bei eindeutiger Klinik besser einschätzen.

Humorale Diagnostik – Serum

- **Zonulin**: biologische Bedeutung (S. 196)
- **Immunglobuline G_{1-3}**
  - Der Nachweis dieser IgG-Antikörper zur Diagnostik schleimhautassoziierter Krankheitsbilder ist in der hochschulorientierten Medizin nach wie vor umstritten. Nach Meinung der Autoren kommt ihnen aber als Verursacher der Typ-III-allergischen Reaktionen an der Schleimhaut, z. B. gegen Lebensmittelantigene, eine große Bedeutung zu. Die Abklärung dieser Reaktion vom verzögerten Typ stellt damit eine wichtige Basisdiagnostik dar, die zur Entlastung der Schleimhaut und als Voraussetzung einer Schleimhautheilung in vielen Fällen unverzichtbar ist.
  - Zur Diagnostik stehen vonseiten der Anbieter unterschiedliche Untersuchungsprofile zur Verfügung, die im Einzelfall auf die Bedürfnisse der Patienten abgestimmt werden sollten. Es handelt sich dabei sowohl um „kleinere" IgG_{1-3}-AK Profile mit ca. 40 Einzelantigenen als auch umfangreichere Profile mit ca. 270 Einzelantigenen.
  - Die Untersuchung kann sowohl aus dem Vollblut als auch aus dem Serum durchgeführt werden.
- **Immunglobulin G_4**
  - IgG_4-Antikörper werden bei einer längerfristig bestehenden Allergenbelastung gebildet (TH 2-abhängig). Sie binden freie Antigene, sodass eine akute Mastzellreaktion unterbunden wird. Der immunologische Hintergrund wird kontrovers diskutiert und ist Gegenstand aktueller Forschung (Kap. 4.3).
  - Eine auch von den Autoren unterstützte Einschätzung geht dahin, dass IgG_4-AK als Ausdruck einer einsetzenden Toleranz gegenüber den spezifischen Antigenen der Klasse IgE zu werten sind. Daher ist eine Bestimmung der IgG_4-AK zum Zeitpunkt der Diagnosestellung oftmals nicht zielführend.
  - Die Untersuchung kann sowohl aus dem Vollblut als auch aus dem Serum durchgeführt werden.
- **Antigliadin-Antikörper** (IgG- oder IgA-Antitransglutaminase-Antikörper)
  - Eine serologische Antikörperbestimmung ist im Einzelfall sinnvoll, da bei etwa 5 % der Patienten mit einer Sprue auch ein IgA-Mangel besteht. Durch die serologische Bestimmung der IgG-Antikörper lassen sich falsch negative Stuhlbefunde bei eindeutiger Klinik besser einschätzen.
  - Auch hier ist die Bestimmung aus Serum oder Vollblut möglich.
- **Diaminooxidase** (DAO)
  - Nachweis der Diaminooxidase-Aktivität zum Abbau von extrazellulärem Histamin (endogen und exogen). Die DAO ist bei einer Histaminintoleranz (HIT) häufig vermindert. Es ist wichtig, sich bei der Bestätigung dieser Diagnose nicht nur auf diesen Parameter zu verlassen. Die Diagnostik einer HIT ist stets auch klinisch-situativ zu betrachten. Die klinische Situation wird immer vom Verhältnis der Menge des anfallenden Histamins und der Abbaukapazität bestimmt. Auch hormonelle Einflussfaktoren oder aber zugrunde liegende allergische Reaktionen als Quelle des erhöhten Histaminanfalls müssen bedacht werden. Eine erniedrigte DAO zeigt somit nicht nur ein Missverhältnis an, sondern lässt auch einen gewissen Schluss auf die (in diesem Fall dann eingeschränkte) zelluläre Syntheseleistung

der Enterozyten zu. Jedoch kann auch eine „normale" DAO-Aktivität bei vermehrtem Anfall von Histamin an der Schleimhaut für dessen Abbau nicht ausreichen. Die DAO müsste sich also dann vielmehr stimuliert (erhöht) nachweisen lassen. Eine zusätzliche Bestimmung des Histamins im Stuhl hilft hier, die momentane Situation besser einzuschätzen.
  - Die Untersuchung kann sowohl aus dem Vollblut als auch aus dem Serum durchgeführt werden.
- **Immunglobulin E**
  - Es handelt sich um einen Antikörper, dessen natürliche Funktion in erster Linie die Abwehr von Parasiten ist. Die späte Entdeckung erklärt sich durch die vergleichsweise sehr geringen Konzentrationen von freien IgE-Antikörpern im Serum. Während IgG_1-Antikörper typischerweise in Konzentrationen um 9 mg/ml Serum vorkommen, liegen die IgE-Konzentrationen bei ca. 30 ng/ml Serum. IgE-Antikörper sind die einzigen Antikörper, die überwiegend zellgebunden vorliegen. Ihr Vorhandensein wird von den Autoren als Zeichen einer entgleisten immunologischen Reaktionslage (TH 2-gewichtet) gewertet. Je nach Ort des Geschehens sind verschiedene klinische Erscheinungsbilder möglich (Diarrhö, Pollinose, allergisches Asthma bronchiale usw.). Daher ist im Verdachtsfall eine Bestimmung spezifischer IgE-Antikörper sinnvoll. Infolge der zeitlichen Nähe von Allergenexposition und Reaktion wissen die meisten Patienten über die Kausalzusammenhänge bereits Bescheid oder vermuten diese. Liegt eine Typ-I-Reaktion vor, ist zur Entlastung des Organismus und damit als Basis für die Normalisierung der immunologischen Situation die gezielte Karenz der positiv getesteten Lebensmittel und inhalativen Substanzen mit Sicherheit unumgänglich. Wichtig ist jedoch, insbesondere mögliche kreuzallergische Reaktionen zu klären und in die Karenzdiät mit einzubeziehen.
  - Auch bei der Untersuchung dieser Antikörperklasse werden verschiedene „Untersuchungspakete" angeboten, die sinnvollerweise z. B. inhalative Antigene von Lebensmittelantigenen unterscheiden. In „Suchtests" sind die häufigsten Verursacher allergischer Sofortreaktionen zusammengefasst. Weitere Eingrenzungen auf bestimmte Subgruppen bzw. Mischungen erleichtern ein gezieltes und kostensparendes diagnostisches Vorgehen.
  - Es werden auch Kombinationen aus IgG_{1-3} und IgE-Antikörpersuchtests angeboten, deren Ergebnisse die therapeutischen Überlegungen dann in die eine oder andere Richtung lenken sollen. Aus Autorensicht ersetzen diese jedoch eine primäre, gründliche Anamneseerhebung nicht, auf deren Basis dann gezielt und kostensparend diagnostisch weiter vorgegangen werden kann.
  - Zunehmend an diagnostischer Bedeutung gewinnt die Bestimmung spezifischer IgE-Antikörper im Rahmen einer Colon-Lavage zur gezielten Abklärung Typ-1-allergisch vermittelter gastrointestinaler Symptome.

Sinnvolle Kombinationen

Oft ergeben sich aus dem bestehenden Symptomenkomplex und der Anamnese des Patienten bereits typische Hinweise auf die Ursache der bestehenden Problematik. Hier kann dann eine gezielte Auswahl der dargestellten diagnostischen Parameter bestimmt werden. Ist die Situation komplex und eine Diagnose nicht ohne Weiteres zu erahnen, kann sich der Arzt/Therapeut eigene Parameterprofile zusammenstellen lassen, die ihm differenzialdiagnostisch weiterhelfen.

Differenzialdiagnostisches Profil bei ungeklärten gastrointestinalen Beschwerden

- bakteriologische und mykologische Stuhlanalyse
- Verdauungsrückstände
- pankreasspezifische Elastase
- Gallensäuren
- sekretorisches Immunglobulin A
- Zonulin
- Alpha-1-Antitrypsin
- eosinophiles kationisches Protein X
- Lysozym
- Calprotectin
- Hämoglobin
- Hämoglobin-Haptoglobin-Komplex
- Pyruvatkinase M2 (M2-PK)

Abklärung einer allergischen oder Intoleranzreaktion aus Stuhl und Serum für Kinder bis 6 Jahre und Kinder ab 7 Jahren und Erwachsene

Kinder bis 6 Jahre

- Differenzierung einer kindgerechten Bifidobakterienmikrobiota
- Candida spp.
- sekretorisches Immunglobulin A
- Zonulin
- Alpha-1-Antitrypsin
- Diaminooxidase, IgG_{1-3}-vermittelte Antikörper gegen Lebensmittel aus dem Serum

Kinder ab 7 Jahren und Erwachsene

- Candida spp.
- histaminbildende Mikroorganismen
- Zonulin
- sekretorisches Immunoglobulin A
- eosinophiles kationisches Protein aus dem Stuhl
- Alpha-1-Antitrypsin
- Diaminooxidase, IgG_{1-3}-vermittelte Antikörper gegen Lebensmittel aus dem Serum

Gerade bei Kindern mit noch unspezifischen Beschwerden und naturgemäß oft ungenauen anamnestischen Angaben können mit diesen Parametern richtungsweisende Erkenntnisse für eine kausale Therapie gewonnen werden.

11.1.2 „Was für ein Typ bist DU denn?“ – Mikrobiomanalysen

Die Möglichkeiten der Gensequenzierungstechniken haben in vielen Laboratorien die Bestimmung der Mikrobiota durch konventionellen Kulturmethoden zumindest teilweise bereits abgelöst. Von einzelnen Labors (Kap. 20) werden bereits Mikrobiom- bzw. Metagenomanalysen angeboten. Hier ergeben sich unter Verwendung der mannigfaltigen Forschungsergebnisse zu den Eigenschaften der verschiedenen kommensalen Mikroben im Zusammenleben mit ihrem humanen Wirt eine Vielzahl neuer Erkenntnisse, die bereits klinisch relevante Aussagen erlauben. Die Beispiele hier sind vielfältig und würden, sollten sie an dieser Stelle vollständig erscheinen, den Rahmen dieses Buches sprengen. Allein fehlen im Moment noch die passenden therapeutische Konsequenzen – es darf also mit Spannung auf neue therapeutischen Ansätze gehofft werden.

Die Ergebnisse der Mikrobiomforschung zeigen jedoch immer deutlicher, dass es dem Organismus tatsächlich nur über die Zusammenarbeit mit unserer Mikrobiota und ihrem Mikrobiom, also der Gesamtheit der bakteriellen Gene unserer Mikrobiota, möglich ist, uneingeschränkt auf die gesamte „Bandbreite“ an Regulations- und Adaptationsfähigkeit in allen Bereichen zuzugreifen. Mit dem vollen Umfang der physiologischen Mikrobiota könnten also alle Widerstands- und Regulationsressourcen des Holobionten „Mensch“ voll ausgeschöpft werden, wie sie uns durch die seit Millionen von Jahren bestehende Koevolution mit unserer symbiontischen Mikrobiota von Natur aus an sich zur Verfügung stehen. Wir befinden uns mit ihr in einer Art labiler wechselseitiger Abhängigkeit. Diese ist inzwischen durch multiple Störfaktoren in Zusammenhang mit unserer Lebensweise massiven Belastungen und Veränderungen ausgesetzt. Die Verbindungen zwischen einer unphysiologischen Zusammensetzung der menschlichen Mikrobiota und Krankheitsbildern wie Atopie/Allergie, CED, chronisch-entzündlichen Erkrankungen, psychischen Störungen, Stress, metabolischen Störungen, aber auch autoimmunen Krankheitsbildern oder Krebs sind aktuellster Inhalt einer Vielzahl von Studien.

Eine möglichst große Diversität und eine bestimmte „normale" Keimzahl der zu uns gehörenden symbiontischen Mikrobiota (mit Sicherheit die ursprünglich „normale" physiologische Dimension) ist somit nicht nur der maßgebliche, sondern nun auch der messbare Faktor für die Funktionalität und Adaptationsfähigkeit menschlicher Regulationssysteme. Bei kranken Menschen ist oft nicht nur die Gesamtzahl der Bakterien vermindert (quantitative Dysbiose: normal sind 10^{10} bis 10^{14} Bakterien/g Stuhl), sondern auch deren Diversität (qualitative Dysbiose). Für unsere Verhältnisse hier wird angenommen, dass die mikrobielle Artenvielfalt eines gesunden Menschen 300 bis 500 verschiedene Spezies aufweist. Nicht nur Antibiotika sind in der Lage, diese in Anzahl und Zusammensetzung dramatisch zu dezimieren. Auch andere Medikamente (wie z. B. NSAR und viele andere), chemische Faktoren (Lebensmittelzusätze, Emulgatoren etc.), aber auch extrem einseitige, fettreiche Ernährung oder Genussgifte, wie beispielsweise Nikotin, schränken die Vielfalt der Arten in unserer Mikrobiota ein. Für das Alter stellt eine gewisse Veränderung der mikrobiellen Zusammensetzung, der Keimzahl und der Diversität offenbar eine gewisse, normale Entwicklung dar.

Vier große Baterienphyla dominieren im bakteriellen Teil des biologischen Systems „Mensch": Firmicuten, Bacteroidetes, Actinobacteria und Proteobacteria, während andere Phyla wie z. B. Fusobacteria nicht milieubestimmend sind.

Dabei ist es nicht so, dass die Mikrobiota sich wahllos entwickelte. Bestimmte Umweltfaktoren, wie z. B. die Ernährung, sind dafür mitverantwortlich, dass sich die humane Mikrobiota in drei verschiedene Gruppen mit spezifischer Zusammensetzung einteilen lässt. Diese werden „Enterotypen" genannt. Sie sind durch die Bildung typischer Mengenverteilungen bestimmter Bakterien charakterisiert. Enterotyp I zeigt eine deutliche Dominanz von Bacteroides-Bakterien, bei Enterotyp II lassen sich vermehrt Bakterien der Gattung Prevotella nachweisen. Der weitaus seltener (ca. 5 %) vorgefundene Enterotyp III zeichnet sich durch eine stärkere Ausprägung der Ruminococcus-Besiedlung aus.

Die Bestimmung des Enterotyps erringt zunehmende Relevanz, da die verschiedenen Enterotypen über ihre spezifischen Milieueigenschaften, also über ihre eigenen metabolischen Besonderheiten, auch den Stoffwechsel des Wirtsorganismus Mensch beeinflussen. So ist das mikrobielle Milieu des Enterotyps I (Bacteroides-Dominanz) auf eine Energiegewinnung aus tierischem Eiweißen und gesättigten Fettsäuren spezialisiert. Enterotyp II (Prevotella) ist dagegen sehr gut auf die Verwertung von (komplexen) Kohlenhydraten eingestellt. So erklärt sich der vermehrte Nachweis von Enterotyp II bei vegetarisch lebenden Menschen, wogegen dieser bei Mischköstlern mit regelmäßigem Fleischverzehr nur selten vorkommt – hier dominiert der Enterotyp I. Zudem haben die typischen Milieufaktoren auch Einfluss auf die Resorptionsraten bestimmter Nährstoffe. Man hat beispielsweise für das Prevotella-dominierte Milieu des Enterotyps II eine deutlich höhere Resorptionsfähigkeit für Nährstoffe festgestellt als unter den milieubestimmenden Einflüssen des Enterotyps I. Dieser zeigt lediglich für die Vitamine B_1, B_2 und B_3 eine vergleichbare Resorption, und dies, obwohl viele Bacteroides-Arten selbst in der Lage sind, bestimmte Vitamine zu synthetisieren (wie z. B. die Vitamine C, B_2, B_5, Folsäure, Biotin). Patienten, die den Enterotyp I aufweisen, sollte daher geraten werden, auf eine ausreichende Zufuhr von Mikronährstoffen zu achten, insbesondere Vitamin A, E, Eisen und Kalzium.

Hinsichtlich ganz ähnlicher therapeutischer Überlegungen rückt jedoch auch ein weiterer, jedoch durchaus umstrittener Milieuaspekt immer mehr in den Fokus: die sog. Firmicuten/Bacteroidetes-Ratio. Hintergrund sind auch hier stoffwechselbezogene Besonderheiten bestimmter milieubestimmender Mikrobiota.

Aus Versuchen mit keimfreien Mäusen ist die Tatsache bekannt, dass sich durch mikrobielle Besiedlung keimfreier Tiere deren (unter keimfreier Aufzucht sehr geringe) Körperfettmasse erheblich vermehrt, auch wenn sich weder die Fütterung noch ihre körperliche Aktivität geändert hatten [12].

Auch in darauf folgenden humanen Studien ließen sich Zusammenhänge zwischen einer mikrobiellen Dysbiose und Adipositas oder auch Diabetes mellitus Typ II feststellen. Es schien sich insbesondere eine Dominanz von Firmicutes-Stämmen im Vergleich mit den Bacteroidetes als bedeutsam herauszukristallisieren. Die Ursache vermutet man in mikrobiotaabhängigen Stoffwechselbesonderheiten.

Bakterien des Stammes der Firmicuten (zu denen z. B. Vertreter der Gattungen Streptococcus, Lactococcus, Lactobacillus, Bacillus und Clostridium gehören) sind in der Lage, komplexe Kohlenhydrate zu verstoffwechseln. Darunter auch Kohlenhydrate, von denen man früher glaubte, sie durchwanderten den menschlichen Darm lediglich als „unverdaulicher Ballast", wie z. B. Zellulose oder andere komplexe Zucker. Diese werden jedoch zu kurzkettigen Fettsäuren (SCUFA) vergoren, die nicht nur die Hauptenergieträger für die Schleimhaut darstellen, sondern dem Wirtsorganismus nach Resorption letztendlich als zusätzliche Energielieferanten zur Verfügung stehen [12]. Man geht von einem Plus von 10–12 % zusätzlichen Nährstoffen aus. Demgegenüber sind Bakterien der Gattung Bacteroides nicht in der Lage, diese komplexen Kohlenhydrate zu metabolisieren. Zudem wird durch die adipositasassoziierte Mikrobiota eine negative Beeinflussung der Fettverbrennung in der Muskulatur vermutet [301]. Es ist naheliegend, in einer Verschiebung des Gleichgewichts zugunsten der Firmicuten (erhöhte Firmicutes/Bacteroidetes-Ratio) einen Zusammenhang mit der Entstehung von Übergewicht und metabolischem Syndrom zu vermuten. Die diesbezüglichen bisherigen Studien sind jedoch teilweise widersprüchlich [141] [274], was sich insbesondere in einer Metaanalyse aus dem Jahr 2014 zeigte [83], die in der eindeutigen Aussage mündete: „We conclude that there is no simple taxonomic signature of obesity in the microbiota of the human gut." Auch die immer deutlicher werdende Abhängigkeit der Mengenverteilung der Firmicuten und Bacteroidetes von der individuellen Ernährungsweise (Kap. 7; [55] [170]) spricht eher für ein ernährungsbedingtes Sekundärphänomen: eine Verschlechterung der Situation eben durch das „Anzüchten" der Firmicuten, also im Falle von Übergewicht als Folge einer kohlenhydratlastigen oder „westlichen" Ernährung. Diese kann natürlich dann eine weitere Verstärkung der kohlenhydratbedingten Überversorgung des Organismus bedeuten und eine Gewichtsreduktion erschweren. Andersherum ändert sich durch Gewichtsreduktion diese ungesunde Mischung wieder, sodass das Abnehmen dann wieder leichter fallen sollte. Die „Schuld" für Übergewicht bei der Mikrobiota zu suchen, ist also sicherlich zwar bequem, aber der verkehrte Ansatz. Es geht demnach an der Realität vorbei, eine Gewichtsreduktion nur über die therapeutische Gabe von Probiotika zu erwarten. Eine relevante Änderung der Ernährungsgewohnheiten bleibt hier also auch weiterhin stets Basis des Therapieansatzes.

Mit den Nachweisverfahren durch Gensonden ließen sich mittlerweile charakteristische Zusammenhänge von Häufigkeit und Art gewisser Bakterienspezies mit bestimmten Krankheitsbildern feststellen. Bei chronisch-entzündlichen Vorgängen an der Schleimhaut ist das Absinken bestimmter Stämme (z. B. Faecalibacterium Prausnitzii [40] oder Ackermannsia muciniphila, auch Bifidobacterium), die eng mit dem Stoffwechsel und der Funktionen unserer Enterozyten zusammenhängen, schon beinahe als pathognomonisch anzusehen. Das Verhalten der Population von Faecalibacterium Prausnitzii kann bei den chronisch-entzündlichen Darmerkrankungen bereits als Verlaufsparameter genutzt werden. Und im Rahmen einer Gewichtreduktion kann ein Ansteigen dieser Stämme beobachtet werden. Deutlich verminderte Zahlen von Bifidobakterien scheinen im Rahmen einer „Reizdarmproblematik" vermehrte abdominale Schmerzen widerzuspiegeln. Die Verschlechterung der Situation an der mukosalen Epithelschicht mit folgender Einschränkung der mukosalen Barrierefunktion, vermehrtem Einstrom von LPS und damit chronischer Steigerung (silenter) inflammativer Prozesse, die letztendlich mit der Ausbildung eines metabolischen Syndroms und insbesondere auch Diabetes mellitus Typ II eng in Verbindung steht, ist mit vermindertem Nachweis mukonutritiver Stämme wie Faecalibacterium Prausnitzii sowie erhöhter Firmicuten/Bacteroidetes-Ratio und vermehrter Proteolytenfraktion vergesellschaftet [2].

Praktische Tipps für Entnahme von Stuhlproben und ihren Versand

Für das Auffangen und den Postversand von Stuhlproben bieten die unterschiedlichen Labore dafür geeignete Versandsets an. Diese sollten nach Möglichkeit auch stets benutzt werden, da hier die gesetzlichen Vorgaben für den Versand von menschlichen Körperflüssigkeiten und anderen Ausscheidungen erfüllt werden. Das Versandset kann einen sog. „Stuhlfänger" aus Papier enthalten, der über die Toilettenbrille gespannt wird. Bitte beachten Sie, dass dieser bei Kontakt mit Urin leicht einreißen kann. Sollte dies geschehen, muss die Stuhlprobe verworfen werden, wenn es zu Kontakt mit Fremdbakterien (Toiletteninhalt) gekommen ist. Dies kann verhindert werden, indem man das Toilettenbecken mit einer geeigneten Unterlage (Plastik, Alufolie etc.) abdeckt.

Die Stuhlproben sollten möglichst von verschiedenen Stellen entnommen werden. Bitte auf die Markierung für die Füllhöhe achten. Anschließend muss das Röhrchen auslaufsicher verschlossen werden. Verwendungshinweise beachten!

Die Stuhlproben sollten nach der Entnahme rasch an der Poststelle abgegeben werden. Insbesondere bei großer Hitze oder Frost könnte das Probematerial sonst falsche Ergebnisse liefern. Ein Versand über das Wochenende sollte vermieden werden.

Behandlung mit Bakterienstämmen der Immunmikrobiota

Der Einsatz von apathogenen Stämmen der Immunmikrobiota geschieht aufgrund anderer therapeutischer Zielsetzungen und Überlegungen. Hier stehen bereits bekannte (und unbekannte) spezifische immunmodulierende Eigenschaften bestimmter Bakterienstämme im Vordergrund. Es kommen hierbei lebende Bakterien, Bestandteile von lysierten Bakterien oder/und die Stoffwechselprodukte vor allem apathogener Escherichia coli und Enterococcus faecalis zum Einsatz.

Soweit wir bisher wissen, beruht deren Wirkung auf dem Kontakt von Bakterienoberflächen mit der Schleimhaut und ihren Immunkontaktstellen (z. B. Tonsillen, Waldeyer-Rachenring, M-Zellen etc.). Auch über die Langerhans-Zellen der Haut kann ein Kontakt der bakteriellen Antigene vermittelt werden, sodass in bestimmten Fällen (z. B. bei Babys) auch eine perkutane Anwendung von Autovaccinen (Kap. 12.3) erfolgen kann.

Bisher bekannte, gut erforschte und damit auch gezielt anwendbare immunologische Wirkmechanismen dieser beiden therapeutisch seit Langem bewährten Keime sollen hier genauer besprochen werden.

Enterococcus faecalis Untersuchungen haben gezeigt, dass grampositive Keime wie Enterococcus faecalis vor allem eine Reaktivität der Immunwege im humoralen Bereich (B-Zellen) auslöst (▶ **Abb. 12.1**). In Versuchsreihen konnte die regu-

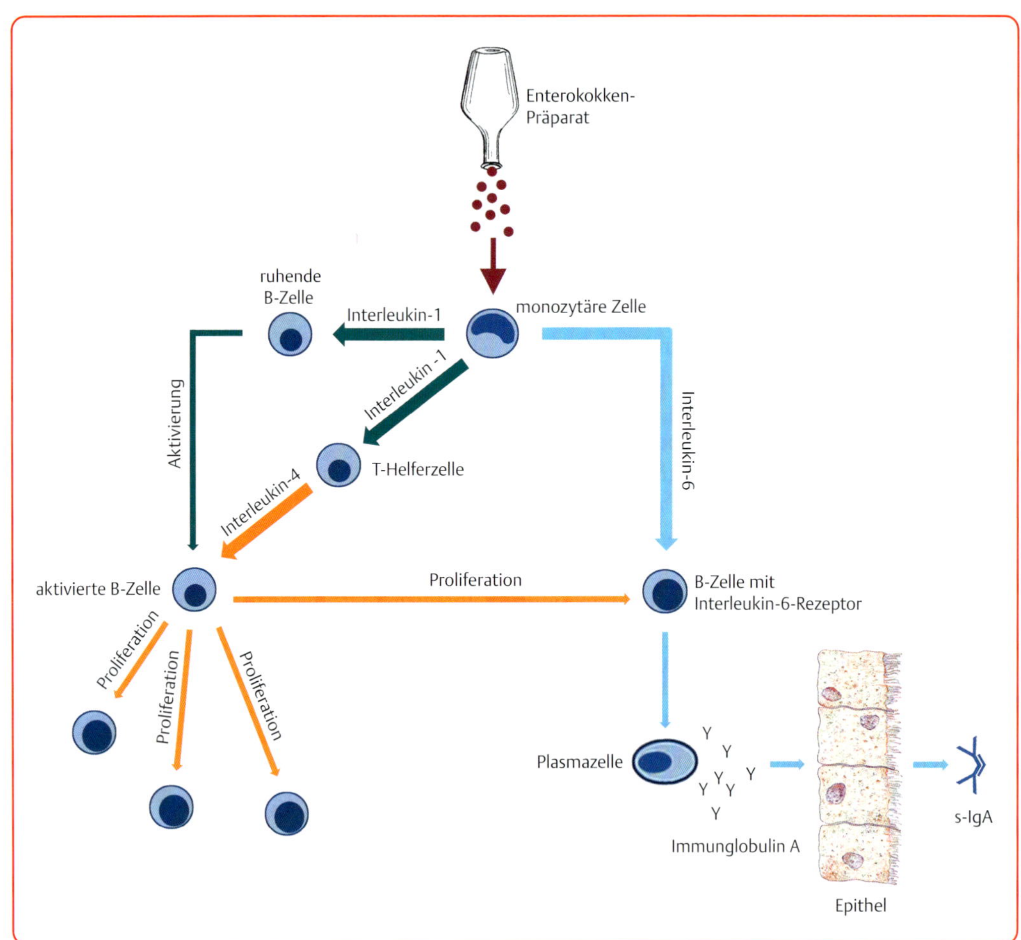

▶ **Abb. 12.1** Signalempfang, Signalverarbeitung und Effektorbearbeitung von Antigenen, die über spezialisierte M-Zellen aufgenommen und an Elemente des MIS weitergeleitet werden. Nach erfolgtem „Processing" wandern Plasmazellen via Blut in die verschiedenen Schleimhautabschnitte, wo sie sekretorisches Immunglobulin A sezernieren.

lative Wirkung auf Synthese und Sekretion von sekretorischem Immunglobulin A (sIgA) dokumentiert werden. Unter der Einwirkung von Enterococcus faecalis regulieren monozytäre Zellen mit Hilfe von Interleukinen (Il-1, Il-4, Il-6) sowie T-Helferzellen die Ausreifung von ruhenden B-Zellen in Plasmazellen. Diese wiederum synthetisieren als Antwort auf diesen Reiz u. a. Immunglobulin A. Die Immunglobuline binden zunächst an die basolaterale Oberfläche der Epithelzelle (Poly-Immunglobulin-Rezeptor). Gemeinsam mit diesem gelangen sie durch Transzytose auf die apikale Seite der Schleimhautzelle. Dort wird der extrazelluläre Teil des Poly-Immunglobulin-Rezeptors abgespalten. Er bleibt an das Immunglobulin gebunden und wird als sekretorische Komponente bezeichnet.

Anwendung: Suspensionen mit Enterococcus faecalis (Zellen und Autolysat, [SymbioFlor 1®]) finden als Monotherapie bei allen akuten und chronisch-rezidivierenden Infekten des HNO-Traktes Anwendung.

Für die Anwendung von Enterococcus faecalis bei chronisch-rezidivierenden Infekten der oberen Luftwege liegen evidenzbasierte Studien vor [236]. Die klinischen Erfahrungen im Umgang mit diesen Bakterienpräparaten reichen jedoch weiter. So können akute und chronisch-rezidivierende Infektionen der Schleimhaut des HNO-, Bronchial-, Magen-Darm- und Urogenitaltraktes erfolgreich behandelt werden.

Im Akutfall, am besten bei den ersten Erkältungssymptomen, ist eine stündliche orale Einnahme von 10 Tropfen (SymbioFlor 1®) in Kombination mit Gabe von je 1–2 Tropfen in die Nasenlöcher sinnvoll.

Wird eine Stärkung der Schleimhautbarriere bei erhöhter Infektanfälligkeit angestrebt oder eine Rezidivprophylaxe nach Antibiotikatherapie, wird v. a. bei Kindern empfohlen, die Tropfen zweimal täglich über ca. drei Monate hinweg einzunehmen. Über ihre immunmodulierenden Eigenschaften entfalten sie ihre Wirkungen auf das gesamte Mukosa-Immunsystem. Eine Auffrischbehandlung vor den Wintermonaten hat sich bewährt.

Dieses Produkt ist fester Bestandteil eines bewährten Therapieplanes des AMT e. V. (Kap. 13.1).

Escherichia coli Bei dieser Spezies existieren neben opportunistischen, krankheitsauslösenden Formen (enteropathogene und enterohämorrhagische Escherichia coli) auch Repräsentanten, die in besonderem Maße immunmodulierend wirken und apathogen sind. Die immunmodulierenden Effekte von apathogenen, physiologischen E.-coli-Stämmen werden bereits seit ca. 100 Jahren empirisch beobachtet, ihre Wirkmechanismen werden jedoch erst in jüngerer Zeit zunehmend erforscht und aufgeklärt. Im menschlichen Darm findet man Spezies von E.-coli-Bakterien in einer Größenordnung von 10^5–10^7/g Faeces (0,0001 bis 0,001 % der Gesamtmikrobiota). Trotz ihres numerisch eher geringem Vorkommens beruht ihre besondere Bedeutung nicht nur in der signifikanten Steigerung der β-Defensine (Kap. 6.3.2, ▸ **Abb. 6.10**), sondern es wird auch eine Aktivierung humaner Immunzellen (natürliche Killer-Zellen, Makrophagen, CD4-T-Zellen, CD8-T-Zellen, B-Zellen (Kap. 5.2.4) beschrieben. Dafür ist vor allen Dingen das Lipid A als Bestandteil der Lipopolysaccharide (LPS) verantwortlich. Dies sind antigene Strukturen in der äußeren Kapsel des Bakteriums. Vor allem bei autologen E.-coli-Autovaccinen wurden signifikante Interleukinveränderungen gezeigt, die im Einklang mit den klinischen Befunden stehen (Kap. 12.3.1).

Mit den in Kap. 9 beschriebenen Grundgedanken einer Beeinflussung der Aktivität und Programmierung bestimmter zellwandständiger Toll-like-Rezeptoren für bakterielle Antigenstrukturen, deren Signale maßgeblich über Art und Ausprägung der weiteren immunologischen Reaktionen bestimmen, könnten die Wirkmechanismen dieser mikrobiologischen Therapeutika besser verständlich werden: Forschungsarbeiten, insbesondere die Ergebnisse von Studien zum Einfluss von Umweltfaktoren auf die Atopiebereitschaft des Menschen, sprechen für eine Beeinflussbarkeit von Ausprägung und Aktivität der TLR durch verschiedene Faktoren, z. B. LPS-Strukturen. Über ein differenziertes Erkennen und Unterscheiden verschiedener LPS-Strukturen, z. B. der apathogenen Eigenschaften von E. coli, ist eine „Beruhigung" der Rezeptoren denkbar. Im Falle einer atopischen Grunderkrankung (TH 2-dominiert) resultiert dann eine Modulation der weitergegebenen Signale an die TLR-tragende Zelle hin zu einem zunehmend ausgeglichenen Reaktionsmuster. In der Praxis wird jedoch oft die Erfahrung gemacht, dass atopisch reagierende Patienten sehr empfindlich auf E.-coli-Antigenstrukturen, insbesondere auf Präparate mit lebenden E.-coli-Bakterien, reagieren. Wenn man sich einen „TLR-4 Regelzustand" bildlich vorstellt, ist es denkbar, dass bei einer bereits bestehenden „Alarmstellung" (deren mögliche Ursachen in Kap. 6, Kap. 7 und Kap. 8 bereits diskutiert wurden) die Antwort des TLR auf jedwede Reizung durch eine LPS-Struktur in eine proentzündliche Antwort der zugehörigen Zellen (z. B. Mastzellen) mündet. Ist der Rezeptor aber „herunterreguliert" auf „niedrige Gefahr" (wenn die Integrität des Organismus gewahrt ist und keine Dysbiose besteht oder bereits ein gewisser Fortschritt in den therapeutischen Bemühungen mit diesem Ziel zu verzeichnen ist), wird er durch das Erkennen der apathogenen „Botschaften" von E.-coli-Präparaten seinen „Regelzustand" noch weiter nach unten regulieren und entsprechend weniger proentzündliche Signale weitergeben. Das entspricht der wissenschaftlich nachgewiesenen stabilisierenden Wirkung lebender apathogener E.-coli-Bakterien auf die Mastzellen [178]. Mit Sicherheit ist diese regulative Fähigkeit natürlich nicht allein auf die Wandstrukturen von Colibakterien beschränkt!

Anwendung: Zu therapeutischen Zwecken werden sowohl ganze, lebende Bakterien als auch Zellwandbestandteile in Form von Suspensionen oder Trockenbiomasse in Kapseln sowie Stoffwechselprodukte von E. coli verwendet (Produkte in Kap. 19).

In der Monotherapie ist die Wirksamkeit dieser Arzneimittel seit Langem in einer Vielzahl von Studien belegt. So wurde beispielsweise gezeigt, dass Escherichia coli äquivalent zu Mesalazin bei der Behandlung der Colitis ulcerosa eingesetzt werden kann [156]. Die Wirkung des hochdosierten Einsatzes von apathogenen E.-coli-Bakterien bei chronisch-entzündlichen Darmerkrankungen (CED) wird unter das Grundprinzip der Milieubeeinflussung eingeordnet. Darüber hinaus tragen sie mit dazu bei, die Funktionalität der desmosomalen Haftkomplexe zu verbessern. Neben dem milieustabilisierenden Effekt dürfte der Behandlungserfolg vor allem auch den immunmodulierenden Prozesse zuzuschreiben sein, die über den Kontakt zum dickdarmassoziierten Lymphgewebe vermittelt werden können. Ein anderes großes Anwendungsgebiet stellt das irritable Kolon dar [244]. Aktuelle Untersuchungen belegen den „dämpfenden" Effekt von apathogenen E. coli auf die aktivierten, subepithelial befindlichen Mastzellen [70], der wiederum auf die vermutete, zugrundeliegende Regulierbarkeit der TLR-Rezeptoren zurückzuführen sein könnte.

Als Monotherapie können E.-coli-Zubereitungen bei folgenden Diagnosen zum Einsatz kommen:

- entzündliche Hauterkrankungen (inaktivierte E.-coli-Bakterien)
- Durchfallerkrankungen
- chronisch-entzündliche Darmerkrankungen
- Reizdarm-Syndrom
- Histaminintoleranz

Den größten therapeutischen Nutzen entfalten Präparate mit E.-coli-Bakterien jedoch im Einsatz als Teil eines mikrobiologischen Therapiekonzeptes, das einem systematischen Gedankengang folgt (Kap. 13): Das primäre Ziel ist eine Wiederherstellung der Schleimhautintegrität und der Milieuverbesserung, damit auf dieser Basis eine Immunmodulation stattfinden kann. Hier stehen Präparate mit Stoffwechselprodukten und/oder Wandbestandteilen von E.-coli-Bakterien am Anfang des therapeutischen Konzeptes. Lebende E.-coli-Bakterien als potente Immunmodulatoren werden zu einem späteren Zeitpunkt eingesetzt.

Behandlung mit inaktivierten pathogenen Keimen

Der Hintergrund eines Einsatzes von Präparaten mit lysierten apathogenen Bakterien ist die Erkenntnis, dass das Immunsystem durch deren gezielte Applikation im Krankheitsfall in der Lage ist, seine Aktivitäten zu erhöhen. Der Mechanismus ist nicht vollständig geklärt. Er beruht offensichtlich darauf, dass z. B. die abgetöteten Mikroorganismen es vermögen, im Sinne einer intensiven Antigenpräsentation Zellen der spezifischen und unspezifischen Abwehr (u. a. Makrophagen) und damit körpereigene Immunreaktionen zu aktivieren. Da sich der Organismus, speziell das MIS, bei den meisten chronischen Krankheitsbildern in einer „Regulationsstarre" befindet und mit der individuellen Mikrobiota vermutlich kein Austausch mehr stattfindet (z. B. entzündliche Schwellung der oberen Schleimhautschichten), wird über die therapeutisch zugeführten Probiotika ein neues, unbekanntes mikrobielles Signal gegeben, das dann das Zusammenspiel der Immunzellen wieder „entfacht".

Es sind spezifische Zubereitungen bekannter und häufig vertretener Krankheitserreger bereits als Zubereitungen für die bestimmte Indikation erhältlich. Es werden Präparate zur Therapie chronisch rezidivierender Harnwegsinfekte oder Bronchitiden eingesetzt (Urovaxom, Broncho-vaxom). Insbesondere die i. m.-Applikation einer Suspension von inaktivierten E. coli, Morganella Morgagnii, Enterococcus faecalis, Klebsiella pneumoniae und Proteus mirabilis (Strovac) bei rezidivierenden Blasenentzündungen zeigt sehr gute Erfolge und hat inzwischen einen festen Platz in der ansonsten leider immer noch von antibiotischen Behandlungen dominierten Therapie. Hier wird im Abstand von 1–2 Wochen 3-mal eine Injektion i. m. verabreicht und eine Boosterung nach 1 Jahr empfohlen.

Insgesamt betrachtet, scheinen jedoch spezifische, individuell angefertigte Autovaccinen aus dem patienteneigenen mikrobiellen Material effektiver zu sein als Fertigarzneimittel mit standardisierten Laborstämmen. Sie präsentieren dem Immunsystem genau den krankheitsverursachenden Mikroorganismus.

12.3 Autovaccine-Therapie – individuelle Immunmodulation

Autovaccinen sind Individualarzneimittel, die aus Bakterien des jeweiligen Patienten hergestellt werden. Generell lassen sich zwei Formen von Autovaccinen unterscheiden: die AutoColiVaccine und die erregerspezifische Autovaccine.

Geschichtlicher Hintergrund Mit den Erkenntnissen und Grundlagen, die man Anfang des 20. Jahrhunderts gewonnen hatte, experimentierten die Pioniere der Mikrobiologischen Therapie zunächst mit „Vaccinen", die von Mikroorganismen ihrer Patienten stammten. Sie enthielten z. T. auch Bestandteile krankheitserregender Bakterien, die durchaus heftige immunologische Reaktionen im Sinne einer Symptomverstärkung auslösten. Die Bedeutung physiologischer Symbionten innerhalb der Immunregulation des Menschen wurde zunehmend besser verstanden. Als sich dann die gute Verträglichkeit von AutoColiVaccinen (homologe, patientenspezifische E.-coli-Vaccinen) herausgestellt hatte, etablierte sich diese Therapieform zu einem wichtigen Bestandteil der Behandlung chronischer Krankheitsbilder. In dem Lehrbuch *Spezielle Mikrobiologie* (1968) von Ulrich Schneeweiß [262] wird die Bedeutung der Autovaccinen würdigend hervorgehoben:

> *Die Förderung der körpereigenen Krankheitsabwehr hat hierbei nachhaltigere Erfolge als die schnelle, aber vorübergehende Wirkung auch wiederholt eingesetzter Antibiotika. [....] Die Anwendung der Autovaccine-Therapie mit abgetöteten krankheits- und patientenspezifischen Erregerstämmen bei chronisch-rezidivierenden Prozessen hat sich vielfach bewährt.*

Der therapeutische Nutzen ist mittlerweile nicht nur empirisch belegt. Hier sei beispielsweise eine Studie des AMT e. V. bei Patientinnen mit chronisch-rezidivierenden Harnwegsinfekten in den Jahren 2009–2010 zitiert [255].

12.3.1 Wirkprinzipien und Besonderheiten der Therapie mit AutoColiVaccine®

Die individuellen immunregulierenden Wirkungen, die von den eigenen Darmbakterien des Patienten ausgehen, können mit E.-coli-Autovaccinen zu therapeutischen Zwecken genutzt werden.

Zur Anwendung gelangen hier die physiologischen, apathogenen, nicht toxinbildenden E.-coli-Bakterienstämme [238], die individuell aus den Faeces des Patienten gewonnen werden. Hintergrund für diese spezifische Auswahl der Bakterien ist die Tatsache, dass jeder einzelne Mensch auch seine zu ihm gehörende, spezifische E.-coli-Bakterien-„Familie" in sich trägt. Durch *Cross-Talk*-Vorgänge erfolgt ein beständiger Austausch individueller, immunologischer Informationen dieses Individuums mit seiner Mikrobiota (► **Abb. 12.2**). Dies scheint zu spezifischen Änderungen in den Lipopolysaccharidanteilen der bakteriellen Wand zu führen, die somit entsprechende „Gegenstücke" zum immunologischen „Profil" des Patienten darstellen.

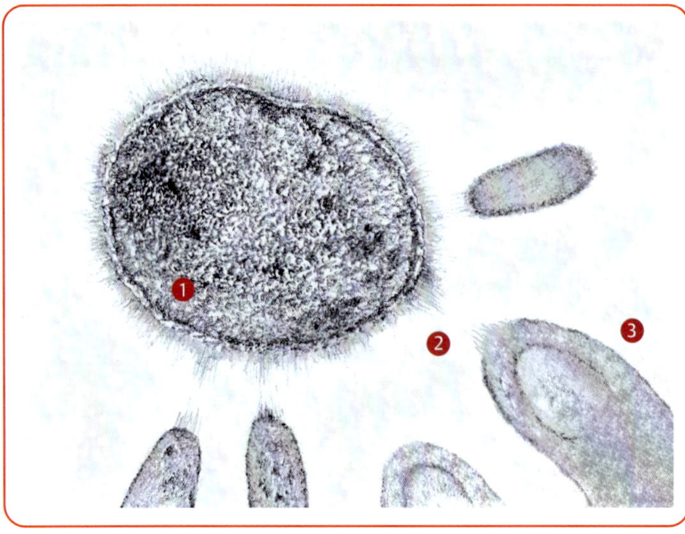

▶ **Abb. 12.2** Bakterien und Schleimhautassoziation. Im Zentrum des Bildes ein Mikroorganismus mit zahlreichen Fimbrien an seiner Zelloberfläche. Diese Fimbrien prägen spezifische Makromolekülstrukturen aus (Adhäsine), die in einer Schlüssel-Schloss-Reaktion in passende Rezeptoren auf der Zelloberfläche einklinken. Rechts und links im Bild sind Mikrozotten einer Epithelzelle erkennbar. 1 Bakterium, 2 Cross Talk, 3 Fortsätze eines Enterozyten.

Aus molekularbiologischer Sicht beruht die Wirkung der Mikrobiota – und damit auch der Autovaccinen – auf der Summe aller Bakterienbestandteile. Die Forschung der letzten zehn Jahre fokussierte aber verstärkt auf die Lipopolysaccharide (LPS). Diese Bestandteile der Zelloberflächen von gramnegativen Bakterien, wie z. B. E. coli, sind bekannt als die stärksten Immunaktivatoren. Sie bestehen aus mehreren Komponenten (Kap. 6.4.1, Kap. 7.6).

Wesentliche Bausteine sind die Kernregion und eine lange, sehr variable O-spezifische Seitenkette. Dieser Seitenkette, die in der Evolution der Zellwandbestandteile die jüngste Entwicklung darstellt, wird eine Reihe von Wirkungen auf das Immunsystem zugesprochen.

Im Gegensatz zur O-spezifischen Seitenkette gehört der innere Bestandteil der LPS, das Lipid-A, zu den evolutionär ältesten Bestandteilen und ist in seiner Ausprägung vergleichsweise stabil. Es besitzt die große Fähigkeit, eine Zytokinfreisetzung zu induzieren, die im Einzelfall sehr heftige Immunreaktionen auslösen kann. Bei der Herstellung von Autovaccinen wird durch Modifizierung des Lipid-A (Abspaltung einer Phosphatgruppe) diese unerwünschte Reaktion unterbunden. Deshalb ist bei einer lege artis durchgeführten Autovaccine-Therapie nicht mit anaphylaktoiden Reaktionen zu rechnen.

Als verantwortlicher Wirkmechanismus ist der in Kap. 9 diskutierte Grundgedanke einer regelbaren Aktivität der Toll-like-Rezeptoren (TLR) und Oberflächenmoleküle wahrscheinlich: Es ist bekannt, dass die Reaktionen einiger TLR auf bakterielle Reize maßgeblich an der Art der initiierten Immunantwort der Effektorzellen beteiligt sind (Kap. 5.2.4, Kap. 7.5, Kap. 9). Diese Reaktionen sind abhängig von der grundsätzlichen momentanen „Programmierung" von Aktivität und Ausprägung der TLR. Diese werden wiederum von LPS moduliert [163] [172] [207] und sind außerdem auch abhängig von weiteren äußeren Faktoren, wie z. B. einem Integritätsverlust, bei dem hohe Mengen von LPS unkontrolliert in die Submukosa gelangen und die TLR in Alarmbereitschaft versetzen, also in proentzündliche Reaktionsbereitschaft. Es ist vorstellbar, dass die Applikation der sozusagen „entschärften" LPS im Rahmen der dosierten Autovaccine-Therapie zu einer gezielten Beruhigung bestimmter TLR führt. Wie bereits geäußert, könnte dies durchaus auch einer der Wirkmechanismen sein, der für die immunmodulatorischen Effekte der Therapie mit apathogenen Mikroorganismen verantwortlich ist. Diese Effekte lassen sich bei Zugrundelegung dieses Denkmodells schlüssig als Ergebnis einer geänderten „Feineinstellung" entsprechender TLR erklären: Diese können daraufhin wieder normal reagieren, d. h. auf verschiedene Reize differenziert mit der Initiierung der genau passenden Immunantwort.

Bei der Durchführung einer AutoColiVaccine-Therapie werden verschiedene immunologische

Effekte beobachtet. Sie können sowohl die TH 1- als auch die TH 2-regulatorischen Reaktionsmuster des Immunsystems betreffen. Maßgeblich für das resultierende Reaktionsmuster scheint der jeweilige immunologische Ausgangszustand des Patienten zu sein.

Darüber hinaus spielt die gewählte Konzentration des Wirkstoffs eine ebenso gewichtige Rolle: Man behandelt im Allgemeinen zunächst mit Autovaccinen, die geringe Antigenmengen enthalten (hohe Verdünnungen). Ihr Kontakt mit T-Helferzellen führt im Verlauf der Therapie zu einer Stabilisierung der beiden Populationen (TH 1 = TH 2-Balance). Höhere Konzentrationen haben eine Verstärkung der TH 1-gerichteten Immunantwort i. S. einer gesteigerten Makrophagenaktivität zur Folge. Untersuchungen zu den Effekten einer Autovaccine-Therapie zeigen eindrucksvoll die Breite und das Ausmaß möglicher immunologischer Regulationsänderungen auf Ebene der Zytokine (▸ **Abb. 12.3**).

Erst die kontinuierliche Steigerung der Antigenmenge (Steigerung der Einzeldosen innerhalb eines Zyklus und daran anschließend stärker konzentrierte Folgevaccine in weiteren Anwendungszyklen) versetzt den Organismus in die Lage, die T-Helfer-Balance über einen längeren Zeitraum hinweg stabil zu halten.

Spezifische Antikörpereffekte auf die verwendeten Mikroorganismen sind dabei meistens nicht oder nur in sehr geringem Umfang nachweisbar!

Vordosierung und Darreichungsformen der Coli-Autovaccinen, Anwendungsprinzipien

Bei der Autovaccine-Therapie handelt es sich also um eine individuell an die Krankheitssituation des Patienten angepasste Behandlung. Je nach immunologischer Ausgangssituation oder bei anderen Zielsetzungen (Prävention) können sowohl auf TH 1- als auch auf TH 2-Zellebene unterschiedliche Reize gesetzt werden. Die klinischen Erfahrungen haben gezeigt, dass mit verschiedenen Wirkstoffkonzentrationen unterschiedlich gewichtete Einflüsse auf die T-Zell-Populationen genommen werden können. Es wird beobachtet, dass im Falle einer sehr stark TH 2-gewichteten Situation eher hohe Verdünnungsstufen im Sinne einer Dämpfung der Reaktion zielführend sind. Dagegen wird die granulozytäre Abwehrrektion bei TH 1-gewichteten Problemstellungen besser mit der höheren Antigenkonzentration der niedrigen Verdünnungsstufen reguliert.

Für eine individuelle, patientenangepasste Behandlung ist es also sehr wichtig, auf die spezifischen, krankheitsbezogenen Besonderheiten des Organismus zu achten. Es müssen aber auch das

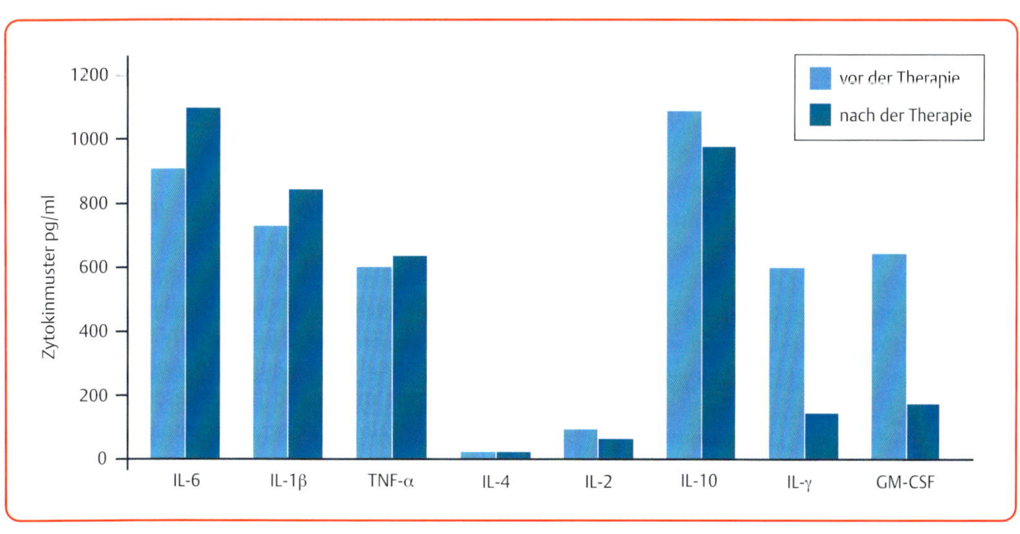

▸ **Abb. 12.3** Immunologische Zytokinprofile nach Autovaccine-Therapie (Quelle: Institut für Mikroökologie, Herborn).

Zur unterstützenden Behandlung der Milieustörung und der damit verbundenen entzündlichen Prozesse an der Schleimhaut zeigen hier z. B. Adsorber wie medizinische Kohle (in Verbindung mit Myrrhe, Kamille zur Schleimhautberuhigung: z. B. Myrrhinil intest®) oder Heilerde und Zeolithe (z. B. Luvos Heilerde®, Toxaprevent®) sehr günstige Wirkungen. Unterstützend haben weitere komplementärmedizinische Maßnahmen, wie z. B. passende homöopathische Präparate wie Mucosa comp oder Lymphomyosot ihren festen Platz im mikrobiologischen Therapiekonzept.

Auch in dieser ersten, entlastenden Phase ist der Einsatz mikrobieller Präparate dringend erforderlich. Zur Milieuregulation sind Lakto- und Bifidobakterienpräparate notwendig. Inzwischen wurden hochdosierte Multispeziespräparate entwickelt, die prinzipiell hervorragende Therapeutika darstellen. Dennoch ist immer die individuelle klinische Situation zu beachten. Initial werden diese Präparate in schweren Fällen mukosaler Dysfunktion meist nicht vertragen. Dies könnte einmal daran liegen, dass die Vielfalt der verschiedenen mikrobiellen Signale der Präparate die momentan stark eingeschränkte mukosale Leistungsfähigkeit überfordert („Reizüberflutung"?). Andererseits könnten entsprechende Milieueffekte auftreten, die die Schleimhaut noch mehr in Mitleidenschaft ziehen. Zudem ist bisher wenig bekannt über die gegenseitige Beeinflussung derjenigen Keime, die in diesen Präparaten zusammen appliziert werden. Auch ist vorstellbar, dass die hier sicherlich vorliegende vermehrte Mastzellsensibilität bei Präsentation einer Vielzahl (und Menge!) bis dato „unbekannter" Keime zu einer verstärkten Mediatorfreisetzung (u. a. natürlich Histamin) führt. Dies umso mehr, als in solchen Fällen zumeist ein unzureichender Schleimschutz der Epithelzellen besteht, die dann vermehrten, direkteren Kontakt mit dem Darminhalt inklusive aller darin befindlicher Antigene haben *(Mucus Failure Syndrome)*. In solchen Fällen ist ein sehr vorsichtiger Beginn der MT wichtig. Es kann dann notwendig sein, initial zunächst Präparate mit nur ein bis zwei Stämmen zu verordnen. Je nach Komplexität der Situation sind hier unter Umständen auch Präparate mit Mikroorganismen empfehlenswert, die kein Histamin bilden können (Kap. 19.2). Allen voran sind dies Bifidobakterien. Besonders günstig ist der Einsatz von Bifidobacterium infantis oder Bifidobacterium longum. Von deren Stoffwechselprodukten und Botenstoffen sind auch antientzündliche, immunmodulierende Eigenschaften bekannt. Bestimmte Lactobacillus spp., wie z. B. Lactobacillus gasseri, Lactobacillus rhamnosus und Lactobacillus salivarius, bilden ebenso weder Histamin noch andere biogene Amine.

Dagegen bilden andere Lactobacillus spp., wie Lactobacillus casei, Lactobacillus fermentii/fermentum, Lactobacillus delbrueckii subsp. Bulgaricus, sowie auch die Immunmikrobiota (Enterococcus faecalis, Enterococcus faecium, Escherichia coli) klinisch wirksame Mengen an Histamin und anderen biogenen Aminen (z. B. Tyramin) [23].

Bei der Wahl des geeigneten Präparates sollte bedacht werden, dass, insbesondere auch bei Vorliegen von Kohlenhydratintoleranzen oder eines Overgrowth-Syndroms, u. U. eine Reaktion auf supplementierte Oligosaccharide im Präparat möglich ist. Diese werden vielen Produkten mit dem (sinnvollen) Hintergrund einer Substratversorgung der Mikrobiota zugesetzt.

Ja nach individueller Situation können zur Umstimmung der mukosalen Situation auch bereits Stoffwechselprodukte von E. coli (Colibiogen®, Synerga®) oder auch Stoffwechselprodukte und Wandbestandteile von lysierten E. coli und Enterokokken (ProSymbioFlor®) zum Einsatz kommen.

In Unkenntnis der genauen immunologischen Konstellationen, die aktuell bei einemPatienten vorliegen (d. h. der „Regelzustand" der Rezeptoren auf Immunzellen wie z. B. Mastzellen) sollte mit der Verabreichung dieser bereits deutlich immunmodulatorisch wirksamen E.-coli-Präparate (E. coli: gramnegativer Mikroorganismus, damit LPS-Träger!) im Rahmen der Therapie komplexer atopischer oder chronisch-entzündlicher Krankheitsbilder am besten sehr vorsichtig angefangen werden. Man beginnt zunächst mit niedrigen Dosen von Stoffwechselprodukten oder Wandbestandteilen von E.-coli-Bakterien. Bei gutem Ansprechen kann langsam gesteigert werden. Eine Zieldosis von zwei- bis dreimal 20 Tropfen/Tag sollte angestrebt werden. Es können aber niedrigere Toleranzschwellen vorkommen, die dann nicht überschritten werden dürfen. Es kann dennoch mitunter zu deutlichen Reaktionen des Immunsystems kommen, denen mit einer entsprechenden Anpassung der Dosierung nach unten oder aber, im Rahmen des Behandlungsplanes, mit einem „Schritt zurück“ begegnet werden muss.

Bei besonders empfindlichen Patienten kann z. B. unter Nutzung eines Pumpaufsatzes (Adapplikator) auch zuerst eine Applikation über die Mundschleimhaut (Colibiogen Ampullen) oder auch s. c. oder i. m. erfolgen.

Bei sehr komplexen Situationen mit Problemen auf mehreren regulatorischen Ebenen stellt mitunter eine „Vor-Vorphase“ der Therapie einen guten Einstieg dar, in der zunächst mit Butyrat, Lecithin und L-Glutamin (mindestens 2 g) eine Stabilisierung der mukosalen Situation und Verbesserung der Mukuseigenschaften erzielt werden kann.

Mit diesem Vorgehen wird durch Entlastung des gesamten Milieus im enteralen Grenzbereich eine Beruhigung des mukosalen Epithels ermöglicht. Gleichzeitig wird eine „sanfte“ Immunmodulation begonnen, ohne in dieser frühen Behandlungsphase zu einer immunologischen Überforderung des MIS zu führen.

Verbesserung des intestinalen Milieus Bereits mit den oben aufgeführten mikrobiologischen Therapieansätzen werden durch die Präsenz von Laktobazillen, Bifidobakterien und deren Stoffwechselprodukten sowie dem Abfangen toxischer Stoffwechselprodukte und Histamin gleichzeitig die ersten regulativen Prozesse für eine Milieustabilisierung eingeleitet. Dabei muss hervorgehoben werden, dass ein „chemischer“ Ausgleich des fehlgestellten pH-Wertes (normal 5,4–6,8) durch eine entsprechende basen- oder säurereiche Ernährung – wenn überhaupt – nur eine kurze Zeitspanne andauern kann. Die Bauchspeicheldrüse würde durch die Ausschüttung von OH^-- oder H^+-Ionen zeitnah für eine Kompensation sorgen.

Ebenso wenig findet eine „Aufforstung“ fehlender Mikrobengruppen statt: Die zugeführten Mikroorganismen siedeln sich nicht dauerhaft im Darm an! Ihre Anwesenheit schafft vielmehr Voraussetzungen für eine langfristige Erholung der residenten Mikrobiota. Diese Tatsache verdeutlicht die Notwendigkeit einer über Monate währenden Unterstützung der Milieuregeneration mit entsprechenden mikrobiologischen Präparaten.

In Anbetracht der Fülle entsprechender Produkte auf dem Arzneimittelmarkt gestaltet sich deren Auswahl für den Arzt und Therapeuten oftmals schwierig. Als Entscheidungskriterien seien hier eine ausreichend hohe Anzahl koloniebildender Einheiten (> 10^9 KBE) und die Fähigkeit der enthaltenen Milchsäurebakterien zur Bildung von Wasserstoffperoxid (H_2O_2) als maßgebliches Element zur Einflussaufnahme auf den pH-Wert zu nennen.

Aufbau des Schleimhautschutzes und Unterstützung der enterozytären Ernährung Damit die Schleimhaut schließlich ihre vielfältigen Aufgaben bewältigen kann, ist ein ausreichender Schutz der Epithelzellen notwendig. Wie in Kap. 6 ausführlich beschrieben, gibt es physiologischerweise unterschiedliche Schutzsysteme.

Dazu zählen z. B.

- Biofilm (Mukus und Mikroorganismen)
- Protektivflora
- immunologische Faktoren (Zytokine) des Enterozyten
- Immunglobuline (sIgA)
- Defensine
- Enzyme (DPPIV), Diaminooxidase

Häufig sind aufgrund der mukosalen Entzündung oder anderer störender Einflüsse die Schutzfunktionen und die Mukusproduktion der darauf spezialisierten Epithelzellen eingeschränkt. Es kommt nicht zur Ausbildung eines wirkungsvollen Biofilms. Auf das Vorgehen zur initialen Stabilisierung der Situation an der Schleimhaut wurde oben schon ausführlich eingegangen. Prinzipiell werden diese Ansätze nun weiter fortgeführt: Es soll nun versucht werden, das bakterielle Milieu weiter zu stützen und dann Effekte und Reaktionen der Schleimhaut zu erzielen – was nun aber bereits eine Reaktionsfähigkeit und eine verbesserte Ernährungssituation der Enterozyten voraussetzt. Es werden Stoffwechsel- und Syntheseleistungen getriggert, welche die Enterozyten auch leisten können sollten.

Auch hier werden wieder die mehrfach beschriebenen mannigfaltigen Effekte der Stoffwechselprodukte physiologisch vorkommender Laktobazillen- und Bifidobakterien-Spezies genutzt. Wenn möglich sollten die Therapieempfehlungen individuell auf der Basis von mikrobiologischen und schleimhautassoziierten Analysen erfolgen.

Die neuesten Erkenntnisse der Mikrobiomforschung (Kap. 11.1.2) nähren natürlich den Wunsch nach diagnosebezogenen Therapieansätzen. Es wäre doch sehr praktisch, könnte man für jedes Problem schon die perfekte Lösung „von der Stange" anbieten. Die Mikrobiologische Therapie ließe sich „diagnosebezogen" lehren und als „To go"-Konzept analog der „westlichen" Akupunkturpraxis problemlos am Patienten einsetzen. Immer öfter werden daher probiotische Präparate zum gezielten Einsatz bei bestimmten Diagnosen angeboten. Die Autoren stehen diesen verlockenden Lösungsvorschlägen eher kritisch gegenüber. Mit diesen Präparaten liegen sicherlich gutgemeinte, zeitsparende und schnell rezeptierbare Konzepte vor, die jedoch in Anbetracht der komplexen Verhältnisse im Grenzraum mit Sicherheit nur bei einem gewissen, ideal „passenden" Teil der Patienten zum gewünschten Ziel führen können. Zu viele individuelle, schlecht einzuschätzende Einflussgrößen spielen verschiedene Rollen.

Zu viele Faktoren sind von bestimmten Milieubedingungen abhängig!

Mit der therapeutischen Einflussnahme auf die Funktionsfähigkeit des Biofilms und Unterstützung der Mukonutritiv- und Protektivmikrobiota werden günstige Voraussetzungen für die Syntheseleistungen der Enterozyten und das gesamte Schleimhautorgan geschaffen. Dabei handelt es sich nicht nur um mengenmäßige Effekte (z. B. die Produktion von kurzkettigen Fettsäuren zur Ernährung der Enterozyten), sondern auch um signalvermittelte Impulse auf das gesamte Schleimhautorgan. Mit der gezielten Zufuhr von resistenter Stärke, Inulin und anderen fermentierbaren Oligosacchariden wie scFOS und GOS wird durch die Mitwirkung der mukonutritiven (z. B. Faecalibacterium Prausnitzii, Akkermansia muciniphila) sowie mukosaprotektiven Mikroorganismen (z. B. Lactobacillus spp., Bifidobacterium spp.) die Funktionsfähigkeit der Enterozyten verbessert und die Mukusproduktion angeregt. Die Substanzen kommen natürlicherweise in pflanzlichen Lebensmitteln vor und stellen damit eigentlich einen integralen Bestandteil unserer ursprünglich physiologischen Ernährung dar (► Tab. 13.1). Über die Ernährung ist also eine gesteigerte Zufuhr gut möglich.

► **Tab. 13.1** Gehalt an Inulin und resistenter Stärke in Lebensmitteln.

Lebensmittel	**Inulin pro 100 g**
Schwarzwurzel	ca. 16 g
Knoblauch	9,0–16,0 g
Artischocke	4,0–6,8 g
Lauch	3,0–10,0 g
Spargel	2,0–3,0 g
Pastinake	ca. 2 g
Chicorée	ca. 1,3 g
Zwiebel	1,1–7,5 g
Weizenkleie	1,0–4,0 g
Gerste	0,5–1,0 g
Lebensmittel	**resistente Stärke pro 100 g**
Banane, grün, mittelgroß	4,7 g
Haferflocken, ¼ Tasse	4,4 g
Tiefkühl-Erbsen, gekocht, eine Tasse	4,0 g
weiße Bohnen, gekocht, ½ Tasse	3,7 g
Linsen, gekocht, ½ Tasse	2,5 g
Nudeln, abgekühlt, eine Tasse	1,9 g
Pellkartoffeln, abgekühlt, mittelgroß	0,6–0,8 g
Mais, amylosereich, z. B. Cornflakes	50–90 g
Maniok	hoch, stark schwankend

In „reiner Form", als präbiotische Nahrungsergänzungsmittel, können sie jedoch den jeweiligen Umständen entsprechend gezielt verabreicht und besser dosiert werden. Die Verträglichkeit variiert nämlich hier sehr stark: Während von der Mehrzahl darmgesunder Menschen ca. 30 Gramm oligosaccharider Substanzen verteilt über den Tag ohne nennenswerte Probleme toleriert werden, können bei empfindlichen Personen schon weniger als 10 Gramm am Tag Blähungen oder Durchfälle auslösen – vor allem wenn sie zusammen mit flüssigen Lebensmitteln wie etwa Frühstücksdrinks aufgenommen werden. Insbesondere wenn das enterale Milieu gestört und die mukosalen Funktionen eingeschränkt sind, werden Präbiotika sehr häufig nicht oder nur schlecht vertragen (z. B.

osmotische Durchfälle bei mangelnder mikrobieller Verstoffwechslung). Bei einer entzündlichen Reaktion an der Schleimhaut mit begleitender Dysbiose sollten Präbiotika somit nicht zu früh eingesetzt werden. Es kann initial neben der Gabe von zellfreien E.-coli-Bestandteilen (Synerga, Colibiogen) zunächst mit der begleitenden Zufuhr von Butyrat sowie Lecithin und L-Glutamin behandelt werden. Von diesen Patienten werden Kombinationspräparate aus Probiotika (Protektivmikrobiota), denen (sinnvollerweise) oligosaccharide Substanzen zugesetzt sind, in den allermeisten Fällen auch nicht vertragen. Insbesondere bei Patienten mit Laktose- oder Fruktoseintoleranz können Präparate mit GOS/FOS als Reinsubstanzen oder als Zusätze nicht eingesetzt werden. Die Auswahl der Präparate sollte dann entsprechend umsichtig erfolgen und sich zunächst auf rein mikrobielle Präparate beschränken (s. Kap. 19).

Die Zufuhr der Präbiotika kann, je nach Beschwerdebild, vorsichtig nach zunehmender Besserung der mukosalen Entzündungssituation erfolgen. Es ist dann am besten, die Menge messerspitzenweise aufzudosieren. Treten Reaktionen wie Blähungen, Durchfall oder Tenesmen auf, ist der Zeitpunkt zu früh gewählt. Ein nächster Therapieversuch sollte erst nach weiterer Stabilisierung der Situation erfolgen.

Als therapeutische Dosis gelten insgesamt 15 g Oligosaccharide (scGOS, FOS, resistente Stärke oder Inulin, Akazienfasern (Gummi arabicum), Guarkernmehl, Glucomannan). Die Kombination mehrerer Oligosaccharidsubstanzen ist im Hinblick auf die verschiedenen und milieuabhängigen bakteriellen Stoffwechselwege und auch Crossfeeding-Aspekte sicherlich am sinnvollsten. Insbesondere für GOS/FOS ist beispielsweise bekannt, dass sie nicht nur zu einer Vermehrung der hauptsächlich butyratproduzierenden, mukonutritiven Mikrobiota führen, sondern gerade für die häufig stark dezimierten Bifidobakterien ein begehrtes Substrat darstellen. Deren Stoffwechselprodukte Laktat oder Acetat werden dann über Crossfeeding-Effekte von anderen Bakterien (insbesondere von Faecalibacterium Prausnitzii) schließlich doch noch in Butyrat umgewandelt.

Ein nicht unbedeutender Nebeneffekt dieses Therapieansatzes ist außerdem der antiglykämische Effekt. Das bedeutet: Durch die Gabe fermentierbarer Oligosaccharide kommt es zu einem langsameren Anstieg des Blutzuckers. Damit werden Peaks oder starke Schwankungen des Insulinspiegels mit ihren negativen Stoffwechselfolgen vermieden.

Leber- und Stoffwechselentlastung In der Folge der oben beschriebenen Milieuveränderungen im Rahmen entzündlicher und/oder allergischer Reaktionen an der Schleimhaut kommt es gesetzmäßig zu Verschiebungen in der Zusammensetzung der Mikrobiota und des Milieus. Insbesondere eine Vermehrung der Proteolyten, begünstigt durch die vermehrte Sekretion proteinreichen Exsudates aus der entzündeten Schleimhaut, führt zu einem vermehrten Anfall ihrer Stoffwechselprodukte. Im Milieu resultiert dies in einer Alkalisierung des pH-Wertes (> 6,5), was wiederum das „Aufwuchern“ der Proteolyten fördert. An Membranen entfalten diese Stoffwechselprodukte lokale toxische Wirkungen, was insbesondere nach Resorption auch systemische Folgen hat. Hier sind speziell neurotoxische Effekte zu beobachten. Der Abbau dieser Substanzen erfolgt im Normalfall durch Entgiftungsleistungen der Leber. Bei einem erhöhten Auftreten dieser Stoffe kommt es zu einer zunehmenden Stoffwechsel- und Leberbelastung. Wird die Entgiftungskapazität überschritten, ist mit organpathologischen Veränderungen zu rechnen. Insbesondere ist häufig der Hirn- und Nervenstoffwechsel gestört. Ein extremes Beispiel dafür ist die hepatische Enzephalopathie. Zur Entlastung des Organismus und zur Unterbrechung dieses Kreislaufes kann bereits im Darm der Anfall toxischer Stoffwechselprodukte durch den Einsatz von Komplexbildnern wie Zeolithen, Heilerden, medizinischer Kohle reduziert werden. Diese werden gerne bereits in der Entlastungsphase der Mikrobiologischen Therapie zur Milieuregeneration genutzt.

Wichtig ist hier, auch an eine entsprechende Anpassung der Ernährung zu denken. Unter dem Stichwort „Leberschonkost“ können dem Patienten eine vermehrte Zufuhr von Lebensmitteln mit Bitterstoffen und cholagogisch wirkenden Substanzen empfohlen werden. Entsprechende komplementärmedizinische Medikamente mit L-Ornithin, Artischockenextrakt oder Mariendistel sind unterstützend sehr hilfreich.

Im Zusammenhang mit der Assimilation und dem Stoffwechsel können auch die neuesten Erkenntnisse aus der Mikrobiomforschung in die Mikrobiologische Therapie mit einbezogen werden. Wie bereits in Kap. 11.1.2 ausgeführt, liegen in Abhängigkeit von den verschiedenen Enterotypen bestimmte Besonderheiten vor, die vom mikrobiellen Milieu beeinflusst sind. Insbesondere wichtig ist hier z. B. die verminderte Resorptionsrate bestimmter Nährstoffe und Spurenelemente, die bei Patienten mit einer Mikrobiota vom Enterotyp I beobachtet werden. Hier kann man unterstützend zu einer Supplementation von Vitamin A, Vitamin E, Kalzium und Eisen raten.

Es werden immer wieder Ansätze vorgestellt, bei adipösen Patienten eine Gewichtsreduktion mit einer Änderung der Firmicuten/Bacteroidetes-Ratio durch entsprechend gezielte Mikrobiologische Therapie zu erzielen. Widersprüchliche Studienergebnisse machen eine klare Empfehlung schwierig. Nur ein Teil der adipösen Patienten weist eine erhöhte Firmicuten/Bacteroides-Ratio auf (eine laborinterne Auswertung im Labor Biovis, die bei einem Seminar vorgestellt wurde, ergab bei 610 Proben adipöser Patienten einen Anteil von ca. 35 %). Ein wesentlich gewichtigeres Argument für eine begleitende Mikrobiologische Therapie ist jedoch die erhebliche Abnahme der mikrobiellen Diversivität sowie der Populationen der mukonutritiven Bakterien Faecalibacterium Prausnitzii und Akkermansia muciniphila bei Adipositas. Somit ist die Behandlung adipöser Patienten mit Pro- und Präbiotika mit Sicherheit sinnvoll und kann auch bei der Gewichtsabnahme unterstützend wirken, genügt aber auf keinen Fall als alleinige Maßnahme. Immer sollte klargestellt werden, dass eine Gewichtsreduktion nur auf der Basis einer entsprechenden Ernährungsumstellung und der Reduktion der Kalorienzufuhr zum Erfolg führen kann.

Sehr häufig liegen bei Patienten mit komplexen Krankheitsgeschichten jedoch ganz grundlegende Stoffwechselproblematiken vor. Diese führen dann im Laufe der Zeit über regulatorische und immunologische Folgereaktionen zu chronisch-entzündlichen oder/und über eine hinzutretende Integritätsstörung zur Entwicklung allergischer Reaktionen.

Die in Kap. 7 diskutierten Problematiken, die durch den gehäuften, übermäßigen Konsum von glutenhaltigen Getreidesorten und Kuhmilchprodukten entstehen können, lassen sich in der Praxis sehr häufig beobachten. In Anbetracht der vielen Pathomechanismen, die hier zur Verantwortung gezogen werden müssen, erscheint dies zum einen nicht verwunderlich, zum anderen ergeben sich ganz klare Konsequenzen:

- Kuhmilch ist kein „gesundes" und „wichtiges" Lebensmittel für den Menschen, sondern ein Übertragungssystem wichtiger Informationen für die Entwicklung von Kälbchen. Kuhmilchprodukte sollten in Anbetracht der oben geschilderten biologischen Effekte also generell mit Bedacht zugeführt werden und nicht zur täglichen Ernährung gehören.
- Auch bei übermäßigem Konsum von glutenhaltigen Lebensmitteln steigt die Wahrscheinlichkeit, dass die negativen Folgen der biologischen Effekte für den Organismus nicht mehr kompensierbar sind. Somit können Regulationsstörungen entstehen, die zu Krankheit führen. Daher muss auch hier klar zu einer deutlichen Einschränkung des Konsums glutenhaltiger Getreideprodukte geraten werden.

Das Dilemma ist, dass sich für die meisten der genannten Pathomechanismen noch keine Parameter finden, die sowohl dem Arzt/Therapeuten als auch dem Patienten die bestehenden Zusammenhänge klar nachweisen und auch die Notwendigkeit vermitteln, entsprechende Konsequenzen ihres Ernährungsverhaltens umzusetzen.

Einzig der Nachweis von Autoimmunantikörpern für die Zöliakie und die IgG_{1-3} oder IgE-Antikörper, mit denen z. B. Immunreaktionen gegen Kuhmilchproteine oder glutenhaltige Getreidesorten nachgewiesen werden können, sind nützliche Argumente, die den Patienten sehr klar den Ernst der Lage bewusst machen. Aufgrund ihrer Antigenstruktur (vgl. Superantigene), ihrer vielen negativen Effekte im enteralen Milieu und an der Schleimhaut lassen sich sehr häufig auch Antikörper gegen Kuhmilch und Glutene nachweisen, obwohl die Anamnese oder das Krankheitsbild deutlich für ein zugrundeliegendes Stoffwechselproblem sprechen. Was zunächst ein willkommenes Argument ist, dem Patienten die Bedeutung einer

Kuhmilch- und Glutenkarenz klarzumachen, kann sich ins Gegenteil verkehren. Oft fiebert der Patient dem Ablauf der Karenzzeit (je nach Ausprägung der IgG-Antikörpertiter 6–12 Monate) entgegen und sieht mit diesem Datum seiner Pflicht der Entsagung um der Gesundheit willen Genüge getan. Doch dies entspricht leider oft nicht der Realität.

Der Patient muss unbedingt darauf hingewiesen werden, dass der Nachweis der Antikörper nicht das einzige Problem mit diesen Substanzen verdeutlicht, sondern lediglich ein zusätzliches. Die Antikörperbildung wird dann eingestellt, wenn die Karenz eingehalten und die Zeit auch genutzt wird, mit Hilfe der Mikrobiologischen Therapie die Integrität der Grenzfläche wiederherzustellen und das Milieu zu stabilisieren. Die individuelle Fähigkeit des Organismus, die negativen Stoffwechsel- und immunologischen Effekte zu kompensieren, die den Organismus bei erneuter Aufnahme der „alten" Ernährungsmuster wieder belasten, wird sich grundsätzlich nicht ändern.

Bei Verdachtsmomenten, die auf ein Stoffwechselproblem oder eine immunologische Reaktion auf Kuhmilchproteine oder glutenhaltige Getreideprodukte hinweisen, ist grundsätzlich folgendes Vorgehen empfehlenswert:

Liegt keine Zöliakie vor, IgG-Antikörper können aber nachgewiesen werden, dann gilt die konsequente Karenz dieser Lebensmittel je nach Befund. Nach Wiederherstellung der Schleimhautintegrität (Kontrolle der Stuhlparameter!) kann der Versuch unternommen werden, diese Lebensmittel wieder in erheblich geringerem Umfang und nicht täglich in die Ernährung mit einzubauen. Eine höhere Frequenz als 1-mal pro Woche kann bei empfindlichen Reaktionen schon problematisch sein.

Werden trotz der anamnestischen Hinweise auf typische Probleme keine Antikörper nachgewiesen, ist Überzeugungskunst gefragt. Es sollte dem Patienten erklärt werden, dass ein negativer Antikörpertiter lediglich bedeutet, dass der Körper an seiner enteralen Grenzfläche bei Aufnahme dieser Lebensmittel keine immunologische Gegenreaktion eines bestimmten Typs anstrengt. Rückschlüsse auf andere Regulationsbereiche des Organismus sind nicht ohne Weiteres möglich. In solchen Fällen vereinbart man am besten eine dreimonatige Karenzdauer. Hier stellt sich dann zumeist bereits ein deutlich entlastender Effekt ein, der dem Patienten die vermuteten Zusammenhänge dann auch vor Augen führt. Auch hier kann im Anschluss daran wie oben verfahren werden. Die Verträglichkeitsgrenzen für Kuhmilchproteine und glutenhaltige Getreidesorten sind bei dem einzelnen Patienten sehr verschieden und können nicht verallgemeinert werden. Ein sensibles Austesten, wie viel gut kompensiert werden kann, ist immer empfehlenswert. Bei einer erneuten Verschlechterung des Krankheitsbildes muss jedoch mit einer Wiederaufnahme der Karenz und Entlastung reagiert werden.

Liegen bereits ein chronisch-entzündliches Krankheitsbild oder eine allergische Reaktion vor, ist von Kuhmilch und Kuhmilchprodukten generell abzuraten. Das gilt insbesondere auch bei einem akuten Infektfall oder aber neoplastischen Problematiken.

Besonders bei der Ernährung von Kindern sollte auf einen bewussten Umgang mit Getreide- und kuhmilchhaltigen Lebensmitteln im Sinn einer Reduktion solcher Produkte sowie Verzicht auf industriell verarbeitete Lebensmittel und Convenienceprodukte geachtet werden.

Immunmodulation Bereits mit den bisher eingesetzten Probiotika ist es neben dem verbesserten Schleimhautschutz zu einer Vielzahl immunologischer Einflüsse gekommen. Die oben angegebenen Ziele der Mikrobiologischen Therapie sind natürlich nicht einzeln anzugehen – die Reaktionen und Regulationen greifen ineinander über und geschehen parallel. Letztendlich werden durch alle therapeutisch verabreichten Mikroorganismen immunologische Signale gesetzt. Darauf aufbauend können jedoch nach Wiederherstellung der Schleimhautintegrität und Stabilisierung der Verhältnisse im Grenzraum durch den bewussten Einsatz der sog. Immunbakterien (apathogene Enterococcus faecalis und E. coli) nun sehr gut gezielte immunmodulatorische Effekte angestoßen werden. Wichtig ist im Falle komplexer Krankheitsbilder, den Organismus nicht mit einem zu frühzeitigen Beginn starker immunologischer Signale (z. B. lebende E.-coli-Bakterien) zu überfordern. In solchen Fällen ist der Organismus oft lange Zeit noch nicht in der Lage, auf diese Signale mit einem weiteren

Ausgleich der immunologischen Balance zu reagieren. Es kann dann zu einer erneuten Verschlechterung bzw. einem Wiederaufflammen der Beschwerden kommen. Der Einsatz von Präparaten mit Zellwandbestandteilen oder Stoffwechselprodukten von Immunbakterien kann sich hier auch manchmal über eine lange Zeit (durchaus Monate) erstrecken. Ein Übergang auf lebende Immunbakterien muss u. U. dann noch immer sehr vorsichtig, also wiederum tropfenweise erfolgen (z. B. Mutaflor® Lsg. oder SymbioFlor 2® Lsg.) und behutsam gesteigert werden. Auch hier sind gewisse Zieldosen wünschenswert (z. B. 3 Kps. Mutaflor® oder 3 × 20 Tr. SymbioFlor 2®). Mancher Patient kommt aber über eine bestimmte Dosis lange Zeit nicht hinaus.

Eine weitere Besonderheit ist wichtig: Die verwendeten Coli-Bakterienstämme haben unterschiedliche immunologische Eigenschaften. Sowohl E. coli Nissle 1917 als auch E. coli DSN 17 252 besitzen u. a. milieustabilisierende Eigenschaften und haben über Adhesine einen sehr guten Kontakt zum Epithel. Dies verbessert die Kolonisation und verhindert das Anhaften und Eindringen von pathogenen Bakterien. E. coli DSN 17 252 besitzt aufgrund seiner Fähigkeit zur α-Hämolyse (Vergrünung) eine stärkere immunmodulierende Eigenschaft. Bei der α-Hämolyse kommt es nicht zur Bildung von Hämolysinen, sodass bei Anzucht auf Blutagar, im Gegensatz zur Beta-Hämolyse (z. B. EHEC, Streptokokken B), keine Zersetzung von Blutkörperchen zu beobachten ist. Es bildet sich jedoch eine grünliche Zone, die auf eine Entfärbung und Reduktion des Hämoglobins zu Biliverdin zurückzuführen ist. Die Erythrozyten bleiben dabei intakt. Dennoch kann das Immunsystem auf diesen Mikroorganismus empfindlich reagieren. Dann sollte ggf. eine Umstellung auf den Stamm Nissle 1917 versucht werden, der keine α-Hämolyse-Eigenschaften besitzt.

14 Fäkale Mikrobiotatransplantation (Stuhltransplantation)

Die vielfältigen positiven Studienergebnisse über den „neuesten" mikrobiologischen Therapieansatz der „Stuhltransplantation" (oder fäkaler Mikrobiotatransplantation, FMT) erscheinen nach Lektüre der rapide wachsenden Erkenntnisse über das komplexe Zusammenspiel von Mikrobiota und menschlichen Regulationsprinzipien, des humanen Genoms und des humanen Mikrobioms gar nicht mehr erstaunlich. Akzeptiert man den „Menschen" als holobiontischen Organismus, könnte hierin tatsächlich wohl einer der mächtigsten Therapieansätze der Zukunft liegen. Er wendet sich gegen genau die Krankheitsbilder, die auf unsere „moderne" Lebensweise zurückzuführen sind. Deren Ursachen gründen sich damit ursprünglich wohl auf einen unzureichenden und nicht passenden Informationsgehalt – sowohl qualitativ als auch quantitativ – unseres mikrobiellen Anteils.

Es hat sich sicherlich schon herumgesprochen, dass diese Therapieform mitnichten eine brandneue Idee ist [288]. Sie hat vielmehr bereits ein uralte Tradition: schon im alten China (4. Jahrhundert) war es eine bewährte Therapiemöglichkeit für postenteritische Krankheitsbilder, dem Patienten „gelbe Suppe" zu verabreichen. So wurde die wässrig verdünnte Aufbereitung einer Stuhlspende genannt, die von einer (gesunden) Großmutter des Patienten oder aber von einem Säugling stammte. Letztendlich ist es wahrscheinlich, dass im Tierreich die weitverbreitete Aufnahme von Kot anderer Artgenossen eine instinktive Verhaltensweise zur Stabilisierung und Steigerung der Diversität der eigenen Mikrobiota darstellt.

Zum momentanen Zeitpunkt wird die Stuhltransplantation in einer Reihe von spezialisierten Zentren angeboten. Sie ist mit Erfolgsraten bis zu 95 % bereits zur Therapie rezidivierender, schwerer Clostridium-difficile-Infektionen etabliert. Das Feld zur weiteren Erforschung möglicher Therapieindikationen ist groß und basiert auf den neuen Erkenntnissen bezüglich der Zusammenhänge von mikrobiellen Signalen mit chronisch-entzündlichen, autoimmuninduzierten, metabolischen und neurodegenerativen Krankheitsbildern. Und so ist die Zahl laufender experimenteller Studien immens und nicht nur die Ergebnisse für darmspezifische Probleme wie chronisch-entzündliche Darmerkrankungen, Reizdarm und chronische Verstopfung sind vielversprechend [115].

Nachdem sich bereits in den letzten Jahren in Tierversuchen viele positive Effekte nachweisen ließen, liegen bereits auch beim Menschen teilweise sehr ermutigende Ergebnisse nach FMT vor (für Fettsucht, Autismus, Morbus Parkinson, chronisches Müdigkeitssyndrom, Schlaflosigkeit und Depression) [29].

Aber auch manche „Nebeneffekte" sorgen für Schlagzeilen. Diese beleuchten aber nur wieder den immensen Einfluss humaner Mikrobiota und des zugehörigen Mikrobioms auf alle Regulationsprozesse des Organismus [4]. Besonders bekannt wurde hier z. B. die Nachricht einer durch FMT erfolgreichen Heilung einer 32-jährigen, fast normalgewichtigen Patientin (BMI 26) mit therapieresistenter Clostridienkolitis. Nach FMT kam es jedoch trotz Diätversuchen, Fitnessprogamm und ärztlicher Konsultationen zu einer rapiden Gewichtszunahme. Sie hatte schließlich nach 18 Monaten mit einer Gewichtszunahme von 18 kg einen BMI von 33 erreicht. Die Stuhlspende hatte sie von ihrer adipösen Tochter erhalten!

Es ist somit noch lange nicht klar, „was" da alles „mit"-transplantiert wird, welche Informationen, quasi als „Trittbrettfahrer", im hilfesuchenden Patienten landen. Eine Untersuchung des Spenderstuhls auf pathologische Keime, Viren, Parasiten ist natürlich obligatorisch – doch wie sieht es mit stoffwechselassoziierten Zusammenhängen aus? Hormonellen Einflussgrößen? Signalen, die, wie bei Autismus durchaus erwünscht, zu Verschiebungen im Transmitterzusammenspiel des Gehirns führen? Diese Zusammenhänge mit der Mikrobiota sind uns im Moment allenfalls in Ansätzen bekannt. Und so ist es nachvollziehbar, dass man im Moment noch zögert, die Therapiemöglichkeiten der FMT voll auszuschöpfen.

15 Mikrobiologische Therapie als sinnvolle Präventionsmaßnahme

In Zusammenschau aller oben zitierten komplexen Zusammenhänge des holobiontischen Systems sowie der immunologischen Regulationsmechanismen wird die fragile Balance dieses sensiblen Zusammenspiels deutlich. Unsere heutige Lebensweise bietet eine große Anzahl von Störfaktoren, die in die biologischen Prozesse des Organismus eingreifen. Wir müssen akzeptieren, dass solche Vorgänge prinzipiell und bei jedem Menschen stattfinden. Ob ein Organismus erkrankt, d.h., ob er seine Regulationsfähigkeit verliert oder nicht, ist von der Präsenz und Funktionsfähigkeit seiner resilienzbestimmenden Faktoren abhängig.

Bestimmte Größen, wie z.B. bekannte nachteilige Ereignisse in frühen Lebensphasen (Kaiserschnittentbindung, Antibiose während der Schwangerschaft o.Ä.), aber natürlich auch genetische bzw. epigenetische Prädispositionen erhöhen die Wahrscheinlichkeit nachfolgender komplexer Störbilder.

Insbesondere hinsichtlich der Karzinogenese wurden in den aktuellsten Forschungen erhebliche Zusammenhänge mit der individuellen Mikrobiota aufgedeckt. Hier soll nochmals auf die Ernährungssituation der Colonozyten, die Anwesenheit von toxischen, membranschädigenden Substanzen aus dem Stoffwechsel bestimmter Bakterien (z.B. H_2S-bildende Mikrobiota) oder die Entstehung von oxidativem Stress an der Schleimhaut hingewiesen werden. Zudem ist die Menge und Zusammensetzung des Mukus zum Schutz der Schleimhaut relevant. Butyrat als wichtigstes bakterielles Stoffwechselprodukt wirkt per se nochmals antikarzinogen. Die ungünstige Konstellation von Obstipation (mit vermehrter Produktion toxischer bakterieller Stoffwechselprodukte) und einer unzureichenden Menge an Butyrat infolge verminderter Protektiv- und mukonutritiver Mikrobiota im Kolon kann hier folglich eine Karzinogenese, die sicherlich noch weitere Gründe haben wird, zusätzlich begünstigen.

Hinzu kommen die nun bekannten immunmodulierenden Funktionen unserer Mikrobiota, die über mannigfaltige Informationsmechanismen das Verhältnis von Abwehr und Toleranz des Organismus balancieren, das Immunsystem stabilisieren und dessen Fähigkeiten über das ganze Leben hinweg „trainieren".

15.1 Prävention beginnt schon in der Schwangerschaft

Die ersten immunologischen Prägungen des Fötus durch die Mutter sind von entscheidender Bedeutung. Bestimmte Krankheitsbilder der Mutter sind gekennzeichnet durch immunologische Reaktionsmuster, die sich auf die Entwicklung des kindlichen Immunsystems störend auswirken können. Folgende Krankheitsbilder machen die Entwicklung einer proentzündlichen Reaktionsbereitschaft des Fötus sehr wahrscheinlich:

- atopische und chronisch-entzündliche Krankheitsbilder
- autoimmune Reaktionen
- Histaminintoleranz
- gesteigerte Infektneigung
- chemisch-pharmazeutische Behandlungen während der Schwangerschaft oder peripartal (z.B. Antibiose)

In diesen Fällen empfehlen wir zunächst eine gezielte Untersuchung schleimhautassoziierter Parameter inklusive einer Bestimmung der vaginalen Mikrobiota. Darauf aufbauend kann eine Behandlung der Mutter erfolgen, die eine Beruhigung ihrer proinflammatorischen Immunlage zum Ziel hat. Durch die dadurch normalisierte Anzahl regulatorischer immunologischer Signale (T-regs, Exosome) wird eine vermehrte Triggerung proentzündlicher Signale beim Fötus verhindert. Im Rahmen einer Schwangerschaft basiert die Mikrobiologische Therapie in erster Linie auf der Gabe von Laktobazillen/Bifidobakterien-Präparaten. Bei einer atopischen Reaktionslage des Vaters konnten signifikante präventive Effekte durch die Gabe eines Lysates aus Enterococcus faecalis und E. coli (ProSymbioFlor®) beobachtet werden (PAPS-Studie).

Insbesondere bei Vorliegen einer Histaminintoleranz der Mutter ist eine histaminarme Ernährung erforderlich. Der Konsum von Kuhmilchprodukten muss wegen der oben beschriebenen proentzündlichen Einflüsse auf immunologische Reaktionsmechanismen unbedingt eingeschränkt werden.

Nach der Geburt kann bereits eine Untersuchung des Mekoniums über eine mögliche entzündliche Reaktion an der enteralen Schleimhaut Aufschluss geben (Kap. 17.6.1). Liegt diese vor, ist eine entsprechende, längerfristig geplante Mikrobiologische Therapie des Kindes wichtig. Einzelkasuistiken zeigen, dass eine Erholung des Schleimhautorgans auch bei konsequenter mikrobiologischer Therapie bis zu drei Jahre (!) dauern kann.

Die Zusammenhänge von Autoimmungeschehen, Mikrobiota und *Leaky Gut* stehen mittlerweile im Focus der Wissenschaft (Prof. A. Fasano, Medizinische Woche Baden-Baden 2015 [78]), sodass auch diesbezüglich bereits im Säuglingsalter eine probiotische Therapie, insbesondere unter entsprechenden oben beschriebenen Bedingungen befürwortet werden sollte. Beispielsweise scheinen neueste Studienergebnisse positive, protektive Effekte einer frühen Gabe von Probiotika an Neugeborene und Säuglinge hinsichtlich der Entwicklung von Inselzell-Autoantikörpern zu bestätigen: Laut ersten Ergebnissen der großangelegten Teddy-Studie (*The Environmental Determinants for Diabetes of the Young* [308]) kam es bei den mit Probiotika versorgten Kindern zu einem signifikant geringeren Auftreten von Inselzellantikörpern, die als ein hoher Risikofaktor für die Entwicklung eines Diabetes mellitus Typ I gelten. Dagegen zeigte die Fütterung hydrolysierter Säuglingsnahrung im Vergleich zur Fütterung normaler kuhmilchbasierter Formulanahrung diesbezüglich in einer anderen Studie [145] keinen entsprechenden Effekt.

Wie oben ausgeführt, ist das Stillen die natürlichste und günstigste Form der Säuglingsernährung. Da auch über die Muttermilch Reaktionen des kindlichen Immunsystems auf Kuhmilchproteine möglich sind, sollte auch die stillende Mutter auf eine Einschränkung von Kuhmilchprodukten achten. Unter Mikrobiologischer Therapie von Mutter und Kind kann man auch einer atopisch reagierenden Mutter zum Stillen raten. Ist dies nicht möglich, sollte, wie oben ausgeführt, Säuglingsnahrung auf Ziegenmilchbasis (z. B. Bambinchen) oder aber extensiv hydrolysierte Säuglingsnahrung auf Kuhmilchbasis gefüttert werden. Dabei ist, wenn möglich, eine mikrobiell angereichertes Produkt zu bevorzugen.

In der aktuellen Forschung zur allergischen Reaktion wird zunehmend häufiger der Blick auf die Prävention gerichtet. Bereits 2001 konnte die Arbeitsgruppe um Kaliomäki und Isolauri [135] belegen, dass eine orale Einnahme von Laktobazillen (Lactobacillus rhamnosus) mit Beginn sechs Wochen vor dem Ende der Schwangerschaft bis acht Wochen post partum (dann bei Mutter und Kind) hinsichtlich der Inzidenz der atopischen Dermatitis eine präventive Wirkung hat. Gegenüber der Placebogruppe blieb die Hälfte der so behandelten Neugeborenen frei von Auffälligkeiten im Sinne einer atopischen Dermatitis.

Am besten ist es, wenn der Zeitpunkt des Abstillens vom Kind selbst bestimmt wird. Dieser ist individuell verschieden und Ausdruck einer zunehmenden Ausprägung der Schleimhautintegrität und der Funktionalität der Enterozyten und des MIS. Vermutlich ist dies die Voraussetzung für die physiologische Entwicklung der mukosalen Toleranz (lt. Forschung 6.–13. Monat). Bei der Einführung von Fremdlebensmitteln sollte die Eingewöhnung auch „kritischer“ Produkte („sechs Superantigene (S. 125)“) bedachtsam in der Zeit der Ausbildung mukosaler Toleranz erfolgen. In neuen Studienergebnissen zeigte sich, dass dies einen signifikanten atopiepräventiven Effekt hat und damit den früheren Empfehlungen widerspricht, diese Antigene bei gefährdeten Kindern so lange wie möglich zu meiden [120] (s. auch Kap. Kap. 4.6.1).

Im Folgenden werden zwei Studien der jüngeren Zeit vorgestellt, die den empirisch vermuteten Effekt der mikrobiologischen Therapie als präventive Maßnahme bereits in Schwangerschaft und Säuglingszeit bestätigten und auch Daten zu den immunologischen Reaktionen liefern konnten.

15.1.1 Schleimhautschutz des Neugeborenen: Beobachtungen im Rahmen einer Allergieprävention mit Probiotika

Der AMT e.V. führte von 2010–2012 eine Untersuchungsreihe durch, bei der Mekonium von Neugeborenen gesunder und allergisch reagierender Mütter auf einige ihrer mukosalen Faktoren hin analysiert wurde. Zwei weitere Stuhlanalysen wurden nach zwei und vier Wochen durchgeführt.

In den Faeces der Neugeborenen wurde der Gehalt an sekretorischem Immunglobulin A (sIgA), β-Defensin 2 und Alpha-1-Antitrypsin bestimmt.

Die Probandinnen (insgesamt n = 47) wurden in vier Gruppen aufgeteilt:

- Gruppe 1 (n = 14): allergisch reagierende Mütter, die mit Probiotika behandelt wurden (Enterococcus faecalis (SymbioFlor1®) 2 × 20 Tropfen/Tag und Laktobazillen und Bifidobakterien (SymbioLact® Comp.) 2-mal 1 Beutel/Tag
- Gruppe 2 (n = 3): allergisch reagierende Mütter, die nicht präventiv behandelt wurden
- Gruppe 3 (n = 15): gesunde Mütter, die mit Probiotika behandelt wurden (Präparate und Einnahmemodus wie bei Gruppe 1 beschrieben)
- Gruppe 4 (n = 15): gesunde Mütter, die nicht präventiv behandelt wurden

Hintergrund In der Immunologie wird zwischen der angeborenen, nicht adaptiven Abwehrreaktion und der adaptiven unterschieden. Bis vor Kurzem ging man davon aus, dass das Neugeborene erst postpartal, im Zuge einer sich nach und nach vollziehenden Immunisierung gegenüber Mikroorganismen, mit der Ausbildung spezifischer Immunglobuline beginnen kann. Somit ist es von besonderem Interesse, ob in den Faeces Immunglobuline der Gruppe A, speziell das sIgA, nachgewiesen werden können. In früheren Untersuchungen wurde sIgA bereits in vier Wochen alten Föten durch Immunhistochemie nachgewiesen. Dabei blieb unklar, ob dies eine eigene Syntheseleistung war oder ein „Leihtiter" der Mutter.

Anders bei den Elementen der nicht adaptiven Immunantwort: Hier konnte in Vorstudien festgestellt werden, dass β-Defensine in der Plazenta synthetisiert werden. Sie sind im Fruchtwasser in einer bestimmten Größenordnung nachweisbar, sodass einerseits intrauterine Infektionen verhindert werden und andererseits der Übertritt des Kindes aus der vermeintlich sterilen, wie wir nun aber wissen, eher „keimarmen" Fruchtblase in eine Umwelt voller Mikroorganismen ohne Folgen bleibt.

Der dritte Parameter, α1-Antitrypsin, war deshalb von besonderem Interesse, weil Menschen mit atopischer Reaktionslage, z. B. Kinder mit allergischen Reaktionen auf Lebensmittel, erhöhte α1-Antitrypsin-Werte aufweisen. Dieses Protein ist normalerweise nur in Spuren in den Faeces nachweisbar und gilt als Marker einer erhöhten Permeabilität der Mukosa – was wahrscheinlich eines der wichtigsten Probleme im Zusammenhang mit dem Pathomechanismus der allergischen Reaktion darstellt. Die bisher in Vorstudien erhobenen α1-Antitrypsin-Werte im Stuhl lagen postpartal bei 2061 +/– bis 817 mg/dl und sanken nach 6 Tagen auf 27 +/– 21 mg/dl ab.

Ergebnisse Bei der Untersuchung zeigte sich, dass sIgA-Gehalte in den ersten Lebenswochen weitreichenden Veränderungen unterliegen und die Normwertgrenzen für Erwachsene hier keine Anwendung finden können. Es wurde aber auch deutlich, dass es sich bei den Schutzfaktoren nicht um sog. Leihtiter der Mütter, sondern um aktive Syntheseleistungen der Kinder handelt! Sehr geringe Werte im Mekonium scheinen ebenso normal zu sein wie extrem hohe Werte in den darauf folgenden Lebenswochen. Nach vier Wochen ließ sich ein erster Rückgang der Werte feststellen. Als besonders wichtiges Ergebnis ist hier festzuhalten, dass bei den Neugeborenen, deren Mütter im letzten Trimenon Probiotika präventiv eingenommen hatten, im Stuhl signifikant höhere sIgA-Werte nachgewiesen werden konnten als bei den unbehandelten. Dies kann im Hinblick auf die Funktion des sIgA zum Schleimhautschutz des Neugeborenen als deutlich bessere mukosale Abwehrlage interpretiert werden (▶ **Abb. 15.1**).

Bei der Bestimmung der β-Defensine ließen sich generell hohe Werte im Mekonium nachweisen, die keine Unterschiede in Bezug auf eine allergische Erkrankung der Mütter oder die Einnahme von Probiotika erkennen ließen. Hohe β-Defensin-Werte bereits ab Geburt gehören demnach zur normalen Entwicklung des Säuglings.

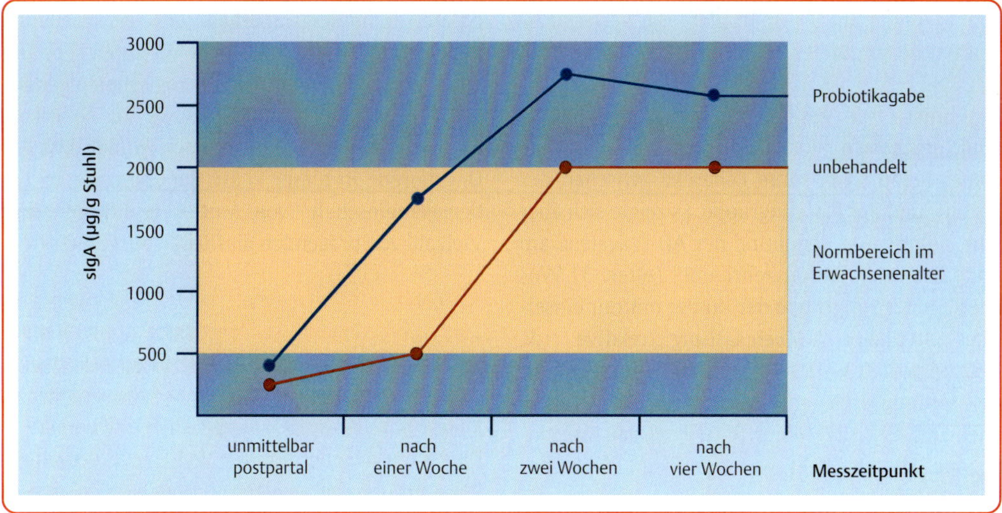

▶ **Abb. 15.1** Einfluss von Probiotika auf die sIgA-Werte im Stuhl Neugeborener. Die Kinder der präventiv behandelten allergisch reagierenden Mütter profitieren von dieser Behandlung.

Bei der Messung der α1-Antitrypsin-Werte ließen sich im Mekonium im Vergleich keine „normalen“ Titer feststellen: Die zum Zeitpunkt der Geburt nachweisbar erhöhten Titer des Alpha-1-Antitrypsin normalisieren sich jedoch in den folgenden vier Wochen, gemessen an den Erwachsenenwerten.

Interpretation Die Ergebnisse dieser kleinen Studie erwiesen sich als richtungsweisend: Sie zeigen deutlich, dass die Schleimhaut des Neugeborenen normalerweise auf den Eintritt in eine feindliche Umwelt bestens vorbereitet ist, indem – gemessen an den Erwachsenenwerten – ausreichend bzw. sogar „gesteigerte“ Mengen von sIgA und β-Defensin2 sezerniert werden. Die initial durchwegs erhöhten α1-Antitrypsin-Werte, die sich in den folgenden vier Wochen zunehmend normalisierten, kann man als Ausdruck der noch unreifen kindlichen Schleimhaut deuten, sie sind somit als physiologisch einzustufen.

Es zeichnete sich hier bereits ab, dass die präventive Behandlung schwangerer Frauen mit Probiotika eine sinnvolle Maßnahme darstellt, wenn ein Atopierisiko besteht, auch wenn sich wegen der geringen Fallzahlen in dieser kleinen Studie keine Signifikanzen ergaben.

Vermutlich würden vergleichbare protektive Einflüsse auf die Ungeborenen einwirken, wenn deren Mütter an anderen chronisch-entzündlichen Beschwerdebildern litten.

Die Ergebnisse machen zudem deutlich, dass die Veranlassung schleimhautassoziierter Untersuchungen aus den Faeces bei Neugeborenen ein sinnvolles Vorsorgeprogramm darstellen können, aus dem sich relevante therapeutische Konsequenzen ableiten lassen. Mit Sicherheit ist hier noch weitere Forschungsarbeit nötig, wie z. B. bei der im Folgenden zusammengefassten Studie.

15.1.2 Prävention der atopischen Dermatitis mit einem Lysat aus Enterococcus faecalis und Escherichia coli: PAPS-Studie

Auf der Basis der sog. Hygienehypothese wird seit 2002 an der Berliner Charité, unter der Leitung von Prof. S. Lau, die PAPS-Kohorte betreut. 606 Säuglinge allergisch reagierender Eltern erhielten von der 5. Lebenswoche bis zum Ende des 7. Lebensmonats placebokontrolliert und randomisiert ein Bakterienlysat aus Enterococcus faecalis und Escherichia coli in Tropfenform oral (ProSymbioFlor®). Endpunkt war die Frage nach der Entwicklung eines atopischen Ekzems im ersten Lebensjahr.

Die Tagesdosis an ProSymbioFlor® betrug initial 3 × 5 Tropfen oral, Steigerung der Dosis innerhalb von 14 Tagen auf 3 × 10 Tropfen. Die Verträglichkeit wurde als gut beschrieben.

Ergebnisse Die gesamte Studiengruppe betreffend, ergab sich hinsichtlich des primären Outcomes keine signifikante Differenz zwischen der Verum- und der Placebogruppe. Es zeigte sich aber eine signifikante Reduktion der AD-Prävalenz am Ende des Interventionszeitraumes (Alter: 31 Wochen) in der Subgruppe der Kinder mit nur einseitiger elterlicher Atopiebelastung (relative risk, 0,52; 95 % CI, 0,3–0,9). 10 % (15/154), die Kinder in der Verumgruppe entwickelten eine AD verglichen mit 19 % (27/145, p 5 .030) in der Placebogruppe. Dieser Effekt war signifikant deutlicher ausgeprägt bei der Untergruppe mit Kindern, deren Atopiedisposition von der väterlichen Seite stammte (11 % vs. 32 %., p 5 .004; rel. risk, 0,34; 95 % CI, 0,2–0,7).

Schlussfolgerung Die Verabreichung von bakteriellen Lysaten kann sich zur Prävention einer atopischen Dermatitis günstig auswirken. Insbesondere profitieren Kinder mit einer genetischen Disposition von der väterlichen Seite. Dies könnte bedeuten, dass die diesbezüglichen präventiven Wirkungen bakterieller Lysate bei Individuen mit einem als beschränkt zu bezeichnenden Allergierisiko klinisch bedeutsam sind [162].

Die Auswertung dieser Daten zeigte eine signifikant positive Reaktion auf eine Intervention bei Kindern allergisch reagierender Väter. Lag eine atopische Disposition der Mutter vor, ließ sich dagegen kein signifikanter Einfluss der Intervention feststellen. Dieses Ergebnis erstaunt nicht, wenn man die oben (z. B. besonders in Kap. 5, Kap. 6, Kap. 7, Kap. 9) zitierten Gedanken zur bereits pränatal erfolgenden immunologischen Prägung des Fötus durch transplazentare Impulse des mütterlichen Immunsystems zugrunde legt. Einflüsse der bestehenden immunologischen Ausgangssituation, stoffwechselabhängige Größen, aber auch bakterielle Informationen prägen die immunologische Kompetenz des Ungeborenen, letztendlich über epigenetische Mechanismen. Gegen diese über die gesamte Schwangerschaft bestehenden, im Fall atopisch reagierender Mütter auch „pro-atopisch“ wirkenden Einflüsse scheint die Verabreichung immunmodulatorisch wirksamer bakterieller Präparate, zumindest innerhalb des beschriebenen Beobachtungszeitraums, nicht auszureichen, um eine entsprechende immunologische/epigenetische Umstimmung des Säuglings zu bewirken. Diese Annahme verdeutlicht noch einmal, dass das Ungeborene in dieser Phase der „besonderen Lebensgemeinschaft“ von Mutter und Kind einer Vielzahl von prägenden Einflüssen ausgesetzt ist.

Fazit

Die Ergebnisse beider Studien können so interpretiert werden, dass nicht nur Kinder mit Allergierisiko von einer Probiotikagabe an die allergisch reagierende Mutter während der Schwangerschaft profitieren!
Die nachgewiesenen höheren sIgA-Spiegel der Kinder bei pränatal vorbehandelten Müttern belegen, dass vielmehr eine probiotische Therapie der Mutter während der Schwangerschaft – im Sinne eines dann optimal stimulierten Schleimhautschutzes zum Zeitpunkt der Geburt – allen Kindern nützt.
Dabei ist die kombinierte Gabe von Laktobazillen, Bifidobakterien und Enterococcus faecalis zu empfehlen. Der PAPS-Studie folgend, kann eine postpartale Weiterbehandlung (5 Monate) mit ProSymbioFlor® den neugeborenen Kinder empfohlen werden, deren Väter Atopiker sind oder ein Atopierisiko tragen.

15.2 Antibiotika und Probiotika

Die Nachsorge von antibiotischen Therapien mittels Probiotika und immunmodulierenden Mikrobiota bzw. bereits deren Parallelverordnung ist inzwischen uneingeschränkt zu empfehlen: Dabei steht natürlich zunächst die Situation des einzelnen Patienten im Mittelpunkt der therapeutischen Überlegungen. Nochmals sei hier insbesondere auf die u. a. in Kap. 7.1 und Kap. 7.3 ausführlich beschriebenen Auswirkungen peripartaler Antibiotikatherapien auf die Entwicklung der kindlichen Mikrobiota und das kindliche Schleimhautorgan hingewiesen. Die bisherigen Studienergebnisse sind hinsichtlich gravierend höherer Risiken späterer Krankheitsentwicklung (atopische, chronisch-entzündliche, autoimmune, neurodegenerative und psychische Krankheitsbilder) inzwischen erdrückend.

Zusätzlich muss eine Nachsorge von antibiotischen Therapien mittels Probiotika und immunmodulierenden Mikrobiota sicherlich auch angesichts der zunehmenden, bedrohlichen Resistenzentwicklungen pathogener Keime in jedem Fall zwingend empfohlen werden. Die Bedeutung der physiologischen Mikrobiota für ein funktionierendes Immunsystem ist nicht mehr von der Hand zu weisen und somit ist der gezielte Einsatz von mikrobiellen Präparaten – wie auch die Autovaccine-Therapie! – die sinnvollste Prävention gegen Infektionen. 1948 waren etwa drei Prozent der Staphylokokken-Stämme gegen Penicillin resistent – heutzutage sind es zwischen 80 und 90 Prozent. Die Liste ließe sich mit allen gegenwärtig auf dem Markt angebotenen Antibiotika fortsetzen!

Wenn eine Antibiose indiziert ist, muss also zur gleichen Zeit an eine entsprechende probiotische Behandlung des Patienten gedacht werden. Gegebenenfalls kann auch eine anschließende milieu- oder schleimhautassoziierte Diagnostik notwendig werden, um das Ausmaß der Schädigung und die Dauer bzw. auch den Umfang der individuell notwendigen probiotischen Behandlung abschätzen zu können. Bei einer Unterlassung kann es durchaus zu gravierenden Folgen kommen: Beim Kind besteht die Gefahr schleimhautassoziierter Beschwerdebilder und weiter folgender Problematiken, bei Erwachsenen ist entscheidend, in welcher Situation der Organismus sich befindet: Kann das System noch ausbalancieren oder nicht?

Der möglichst zeitgleiche Beginn einer Antibiose-begleitenden probiotischen Therapie dient der Abschwächung der Antibiotika-induzierten Beeinträchtigung der Mikrobiota an der Schleimhaut und der Unterstützung des Milieus. Ein weiterer Aspekt betrifft dabei natürlich auch die Stabilisierung bzw. Regeneration der desmosomalen Haftkomplexe (Kap. 6). Neben probiotischen Zubereitungen mit Laktobazillen und Bifidobakterien ist es, insbesondere bei bereits rezidivierenden Infekten, sinnvoll, zusätzlich auch Präparate mit Bestandteilen lysierter Immunmikrobiota zeitgleich einzunehmen. Auch eine Verordnung von Saccharomyces boulardii kann, insbesondere wenn es zu Durchfall kommt, in Kombination mit den oben genannten hilfreich sein.

Eine Behandlung mit lebenden Immunkeimen sollte erst **nach** der Beendigung der Antibiose erfolgen, um mögliche Resistenzentwicklungen der eingesetzten Mikroorganismen zu vermeiden. Es hat sich eine Dauer der Einnahme über mindestens zwei bis drei Wochen bewährt.

15.3 Kritische Lebenssituationen als systemische Risikofaktoren: Prävention langfristiger Folgen mit Mikrobiologischer Therapie

Wir müssen auch bei Themen wie „Stress“ oder „Burnout“ lernen, systemisch zu denken: Neben der Psychotherapie und den etablierten, durchaus „ganzheitlichen“ Therapieverfahren, sollten wir für ein präventives oder therapeutisches Konzept nun noch ganz andere Gedanken ins Spiel bringen.

Mittlerweile ist die immense Bedeutung der intensiven Verbindungen zwischen der Mikrobiota, der Grenzfläche, dem enterischen und vegetativen Nervensystem, dem Mucosa-Immunsystem und den emotionalen Kernen im ZNS (Darm-Hirn-Achse) in der Literatur weit diskutiert. Auch die gravierenden Auswirkungen von Stresshormonen nicht nur auf vegetative Funktionen, sondern auch direkt auf die *Tight Junctions* und die gesamte Informationshomöostase im Grenzraum wird inzwischen als ernstzunehmendes Problem erkannt: als Gefahr für die Integrität des Organismus auf allen Ebenen!

Wir müssen bei psychischen Belastungen und Problemen, die in unserer Gesellschaft beinahe als „Normalzustand“ betrachtet werden, unbedingt daran denken, die Integrität der enteralen Grenzfläche zu unterstützen. Die bereits in Kap. 3.7 und Kap. 6 zitierten Daten belegen beeindruckend die negativen Einflüsse von Disstress auf die *Tight Junctions*. Die Schädigung erfolgt direkt über Stresshormone und den Stresshormonstoffwechsel! Außerdem findet ein Informationsaustausch mit der Mikrobiota statt, die in ihrer Diversität und Stoffwechseleigenschaft entsprechend reagiert. Kommen in der Anamneseerhebung Lebenskrisen oder besondere Belastungen zur Sprache oder stehen geplante Ereignisse wie Operationen oder wichtige Prüfungen bevor, ist die Einnahme von Probiotika eine sinnvolle, wenn nicht notwendige Maßnahme, insbesondere wenn bereits eine Erkrankung des atopischen und chronisch-entzündlichen Formenkreises vorliegt. Hier wird in erster Linie die Einnahme von hochdosierten Präparaten mit mehreren Stämmen von Laktobazillen und Bifidobakterien empfohlen. Auch die Gabe von lebenden Immunkeimen oder aber deren Lysate ist sinnvoll – jeder kennt die zunehmende Infektanfälligkeit bei länger andauernden Belastungsphasen. Damit kann hier durch das Anheben des sIgA und der β-Defensine wirkungsvoll gegengesteuert werden.

15.4 Prävention durch Ernährung: gluten- und kuhmilchhaltige Lebensmittel sind problematische Kost

Abschließend muss hier noch auf die multiplen Probleme hingewiesen werden, die sich für den Organismus bei der üblichen gluten- und kuhmilchbasierten Ernährung in den Industrienationen ergeben. Es muss ganz klar geäußert werden, dass die meisten dieser immunologischen und stoffwechselassoziierten Effekte grundsätzlich bei jedem stattfinden (mit Ausnahme der Triggerung autoimmuner Prozesse). Ob ein Organismus „krank" wird, hängt davon ab, wie viele dieser Effekte wie lange kompensiert werden können, wie lange er regulationsfähig bleiben kann. Dies ist abhängig vom Vorhandensein und der Funktionsfähigkeit der individuellen resilienzbestimmenden Faktoren. Denkt man kritisch darüber nach, sollte also nicht nur therapeutisch, sondern auch präventiv ein besonnener und im Zweifelsfall sehr zurückhaltender Umgang mit diesen beiden problematischen Grundnahrungsmitteln empfohlen werden. Wie bereits erwähnt, gilt dies insbesondere in der Zeit einer Schwangerschaft und im Säuglings- und Kindesalter. Ganz abgesehen von den immunologischen Effekten geben die Zusammenhänge der Kuhmilchproteine mit dem Hormonhaushalt außerdem zu der Empfehlung Anlass, Kuhmilchprodukte während der Pubertät stark einzuschränken.

Auf die möglichst reichhaltige Zufuhr „ballaststoffreicher" Lebensmittel in Form von Gemüse und Obst wurde wegen der milieustabilisierenden Eigenschaften bereits mehrfach hingewiesen. Die Aufnahme von Rohkost ist jedoch nicht für jeden unbegrenzt günstig, da rohes Gemüse und Obst ungleich schwerer aufzuspalten sind. Ein vermehrtes Essen von Rohkost kann somit auch entzündliche Prozesse und ihre Folgen an der Schleimhaut begünstigen. Die Menge muss somit individuell abgeschätzt werden.

16 Resümee

- **Mikrobiologische und schleimhautassoziierte Diagnostik: Die Ursachen für die bestehende Problematik finden!**
  - Die allergische Reaktion stellt kein eigenständiges Krankheitsbild dar, stets gehen kausale Störungen voraus. Eine entsprechende Diagnostik und kausale Therapie ist somit sinnvoll und möglich!
  - Das systemische Anamnesegespräch gibt entscheidende Informationen zur Situation des Gesamtorganismus, insbesondere weil bisher Parameter fehlen, die auf bestimmte, z. B. ernährungsbedingte Stoffwechselstörungen hinweisen.
  - Die gezielte Bestimmung schleimhautassoziierter Parameter aus den Faeces bietet Informationen zum aktuellen Zustand der Schleimhaut, der Situation im Grenzraum und dem mikrobiellen Milieu.
  - Bei der ergänzenden Bestimmung serologischer Parameter sind die IgG_{1-3}-Antikörper von besonderer Bedeutung, da sie immunkomplexvermittelte, entzündliche Reaktionen an der enteralen Schleimhaut beleuchten, die direkt oder indirekt zu einer Einschränkung der mukosalen Integrität führen.
  - Je **früher** solche Untersuchungen erfolgen, desto größer die Wahrscheinlichkeit, dass dem Patienten der Weg in die Atopie erspart bleibt.
- **Mikrobiologische Therapie: Die Ursache behandeln.**
  - Die Mikrobiologische Therapie ermöglicht eine sehr individuelle Einflussnahme auf das symbiontische Wechselspiel zwischen Mensch und Mikroorganismen. Je früher an der sensiblen Grenzfläche zwischen „innen" und „außen", zwischen „eigen" und „fremd" wieder physiologische Verhältnisse hergestellt werden, desto schneller findet der Organismus zurück in die natürliche Eigenregulation.
  - Ein individuelles Therapiekonzept auf der Basis der anamnestischen Angaben und der Diagnostik stellt nicht nur bei komplexen Fällen den Königsweg der Therapie dar.
  - Die Einbindung einer Autovaccine-Therapie ist entscheidend für einen dauerhaften Therapieerfolg. Eine Ausbalancierung der T-Helfer-Subpopulationen ist das angestrebte Therapieziel.
  - Bei entsprechend ungünstigen Voraussetzungen oder einem sich anbahnenden Integritätsverlust des Schleimhautorgans sollten die präventiven Möglichkeiten der Mikrobiologischen Therapie eingesetzt werden. Das kann bereits während einer Schwangerschaft und im frühen Säuglingsalter erfolgen.

Teil 4
Kasuistiken

17 Kasuistiken

Die nachfolgenden Kasuistiken entstammen den Praxen der Autoren. Sie verdeutlichen die Gesetzmäßigkeiten und Zusammenhänge bei Befunderhebung und Therapiekonzept. Die klinischen Verläufe zeigen, dass es im Therapieverlauf zu einer zunehmenden Entlastung des Organismus und Normalisierung der Regulationssysteme kommt. In sämtlichen Krankengeschichten sind eine intestinale Dysbiose sowie Veränderungen im Bereich der Schleimhautfunktionsparameter zu erkennen. Waren diese komplex ausgeprägt, wurden auch serologische Untersuchungen, insbesondere der Nachweis von IgG_{1-3}-Antikörpern gegenüber Lebensmitteln, durchgeführt und die Ergebnisse in das Therapiekonzept mit einbezogen.

17.1 Raphael

Die folgende Krankengeschichte steht stellvertretend für viele Kinder mit allergischen Reaktionen. Die Besonderheit dieser Kasuistik besteht darin, dass Raphaels Mutter an der o.g. Präventionsstudie des AMT e.V. teilgenommen hatte [254].

Als Kind einer allergisch reagierenden Mutter (allergisches Asthma bronchiale, allergische Rhinitis) gehörte der Junge jener Gruppe an, deren Mütter im letzten Trimenon der Schwangerschaft mit Mikrobiota behandelt worden waren (Laktobazillen, Bifidobakterien, Enterococcus faecalis).

Raphael wurde am Termin spontan geboren und zeigte keine klinischen Auffälligkeiten. Das am ersten Lebenstag ausgeschiedene Mekonium wurde in einem mikrobiologischen Institut analysiert (▶ **Abb. 5.2**, ▶ **Abb. 5.3**). Der Junge wurde 10 Monate gestillt. Es wurde in dieser Zeit nicht zugefüttert. Raphael erhielt keine Impfungen.

In drei- bis sechsmonatigen Abständen wurden regelmäßig bis zum 8. Lebensjahr (!) weitere Stuhlanalysen vorgenommen.

Die Bakterienanalyse (ausgewählte Mikroorganismen unterschiedlicher Phyla) und die Bestimmung des Gesamt-pH-Wertes des Intestinums gewähren einen Eindruck der luminalen Verhältnisse innerhalb des Darms (Kap. Schleimhautassoziierte Diagnostik). Die Funktionalität der Darmwand lässt sich mit biochemischen Parametern aus den Faeces bestimmen (sIgA, β-Defensin 2, Lysozym, Alpha-1-Antitrypsin, Zonulin und viele andere.

Verlauf Das Kind entwickelte sich völlig unauffällig, seine Körpermaße lagen leicht oberhalb der 50er-Perzentile. Insbesondere konnten keine Anzeichen einer atopischen Reaktionslage beobachtet werden! Sein Infektverhalten im Sinne einer physiologischen Immunisierung war kindgerecht. Zu keinem Zeitpunkt wurde das Kind antibiotisch behandelt.

Die folgenden bakteriologischen Untersuchungen zeigten bei diesem Kind in den nächsten zwei Jahren nur geringfügige Veränderungen. Anders verhielt es sich bei den Schutzparametern der Schleimhaut sIgA und β-Defensin 2 (▶ **Abb. 6.9**, ▶ **Abb. 6.10**). Sie lagen unmittelbar nach der Geburt und während der folgenden 15 Lebenswochen überproportional hoch über den Erwachsenenwerten und näherten sich diesen erst im Verlauf der 16. Woche. Bemerkenswert war ein herausragender Anstieg des sIgA anlässlich eines akuten Magen-Darm-Infektes in der 20. Lebenswoche als Ausdruck körpereigener regulativer Kapazität.

Weitergehende Anamnese Zehn Tage nach dem zweiten Geburtstag wurde routinemäßig eine erneute Bestimmung der drei Funktionsparameter der Schleimhaut vorgenommen (sIgA, alpha 1-AT, β-Defensin 2), die keine Hinweise auf eine Pathologie zeigten. Ein erhöhtes β-Defensin2 wird bei sämtlichen Neugeborenen und Kleinkindern gefunden und ist einer der wichtigsten Parameter zum Schutze einer mikrobiellen Invasion des Schleimhautorgans.

Wenige Tage später stellte sich nach einem Schwimmbadbesuch ein schwerer Gastrointestinalinfekt mit folgenden Symptomen ein:

- Fieber > 39,5 °C
- abdominelle Koliken

- Durchfälle > 5/Tag
- Appetitlosigkeit
- unspezifisches Exanthem am Stamm

Unter der Annahme, dass sich der Junge im Schwimmbad eine Infektion zugezogen hatte, wurden die nachfolgenden Stuhlparameter untersucht:

- Bakteriologie, inklusive Pathogene, pH-Wert
- sIgA, Alpha-1-Antitrypsin
- Calprotectin, eosinophiles kationisches Protein (EPX)
- β-Defensin 2 (▶ **Abb. 17.1**)

Eine weiterführende bakteriologische Untersuchung auf Pathogene ergab den Nachweis von enterohämorrhagischen Escherichia coli und enteropathogenen E. coli (▶ **Abb. 17.2**).

Unter den untersuchten Funktionsparametern der Schleimhaut waren das EPX mit > 5 400 ng/ml, das Calprotectin mit 333 µg/g und das alpha-1-AT mit > 180 ng/dl deutlich erhöht. Das sIgA war noch im unteren Grenzbereich nachweisbar. Damit konnten eine ausgeprägte Inflammation der Schleimhaut sowie eine massive Permeabilitätsstörung der Darmwand verifiziert werden, die den klinischen Symptomen entsprachen.

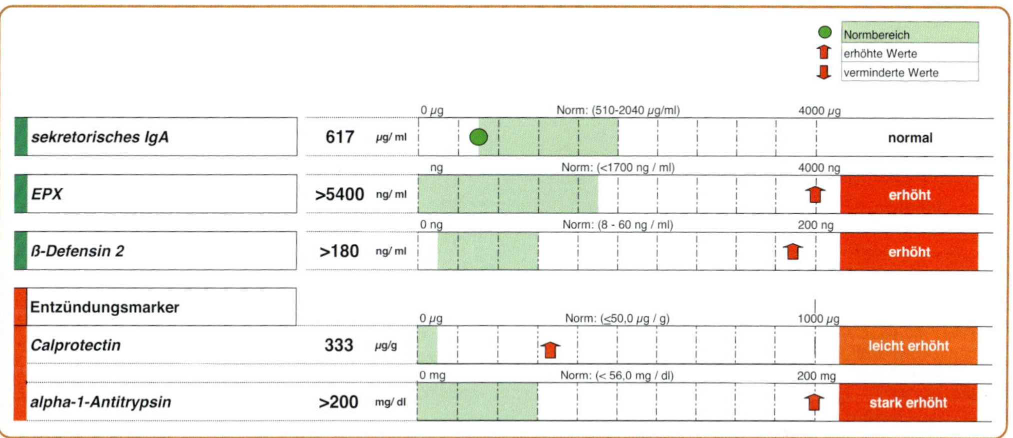

▶ **Abb. 17.1** Mukosale Diagnostik mit deutlichen Zeichen einer Inflammation und eines Integritätsverlusts der Schleimhaut.

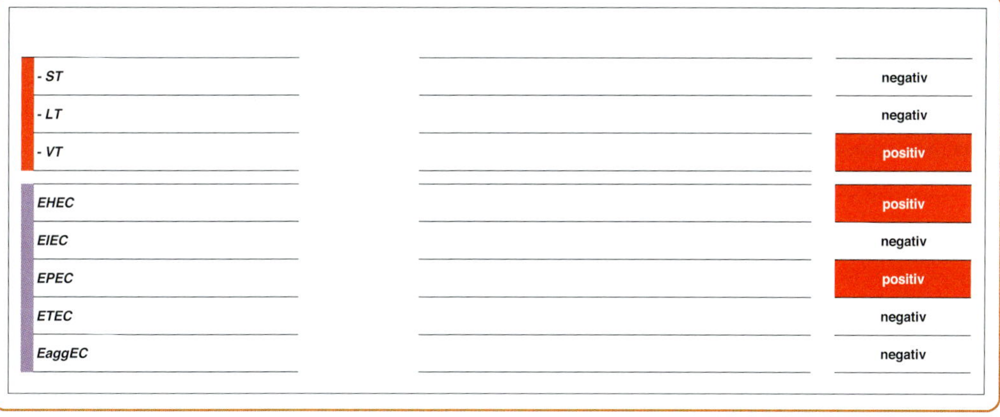

▶ **Abb. 17.2** Nachweis von Enteropathogenen in der Stuhlanalyse anlässlich einer ausgeprägten gastrointestinalen Infektion. ST, VT, LT: Gensequenzen toxinbildender E. coli. VT: Verotoxin.

Therapie und Verlauf Mit dem Auftreten der ersten Symptome erhielt das Kind neben einer Schonkost 2-mal täglich eine Kombination aus Laktobazillen und Bifidobakterien (SymbioLact comp) sowie 4-mal täglich Enterococcus faecalis (Symbioflor 1 Tr.) über 6 Wochen. Damit sollte erreicht werden, dass die enteropathogenen E. coli nach und nach an den Schleimhautrezeptoren verdrängt und die bereits geschädigten Enterozyten inklusive der desmosomalen Haftkomplexe ernährt und geschützt würden. Bereits nach vier Tagen entfieberte das Kind im Verlauf von drei Tagen und die anfänglich sehr belastenden Diarrhöen konnten auf diese Weise in den folgenden acht Tagen eingedämmt werden. Allerdings brauchte es noch weitere 14 Tage, bis der erste weiche, aber geformte Stuhl abgesetzt wurde.

Nun wurde eine erneute Stuhluntersuchung auf Pathogene veranlasst, bei der keine enteropathogenen und enterohämorrhagischen E. coli mehr nachgewiesen wurden, wohl aber Staphylococcus aureus. Unter anderem aus diesem Grund wurde die Mikrobiologische Therapie wie oben beschrieben fortgesetzt.

Trotz der klinischen Stabilisierung traten unter der nach und nach normalisierten Kost immer wieder postprandiale Bauchschmerzen auf und, damit verbunden, ein erhöhter Stuhldrang.

Mit dem Verdacht auf eine nun erworbene Lebensmittelintoleranz bzw. -allergie wurde nach entsprechenden Unverträglichkeiten gefahndet und sowohl eine Bestimmung des Gesamt-IgE, der spezifischen IgE-AK und IgG_{1-3}-AK gegenüber diversen Lebensmitteln im Serum des Kindes durchgeführt (▸ Abb. 17.3, ▸ Abb. 17.4).

	Total-IgE	8,58	IU/ml	**normal**		

Code	**Allergen**	**IgE IU/ml**	**EAST-Klasse**	**Bewertung**	**IgG4 U/ml**	**Bewertung**
F85	Sellerie (f85)	<0.30	0	negativ		
F14	Sojabohne (f14)	<0.30	0	negativ		
F89	Senf (f89)	<0.30	0	negativ		
F13	Erdnuss (f13)	<0.30	0	negativ		
F17	Haselnuss (f17)	<0.30	0	negativ		
F4	Weizenmehl (f4)	<0.30	0	negativ		
F3	Dorsch (Kabeljau) (f3)	<0.30	0	negativ		
F23	Krabbe (f23)	<0.30	0	negativ		
F2	Kuhmilch (roh) (f2)	<0.30	0	negativ		
F252	Vollei (f252)	<0.30	0	negativ		
NX5	Gemüse (f15,f134,f133,f46,f48)	<0.30	0	negativ		
-	Bohne weiß, Broccoli, Gurke, Paprika, Zwiebel					
NX6	Früchte (f29,f44,f73,f84,f33)	<0.30	0	negativ		
-	Banane, Erdbeere, Kirsche, Kiwi, Orange					
NX7	Nahrungsmittel 3 (f20,f31,f25,f53,f10)	<0.30	0	negativ		
-	Karotte, Mandel, Pfirsich, Tomate, Sesamschrot					
NX8	Nahrungsmittel 4 (f12,f5,f7,f72,f49)	<0.30	0	negativ		
-	Ananas, Apfel, Erbse, Hafermehl, Roggenmehl					

▸ **Abb. 17.3** Total-IgE mit 20,00 IU/ml im Normbereich, kein Nachweis einer IgE-induzierten allergischen Reaktion auf die gängigen Lebensmittel!

Code	Gruppe Allergen	Reakt.-Klasse	Bewertung
	Fleisch/Fischerzeugnisse		
f83	Huhn	0	
f27	Rind	3	stark
f26	Schwein	1	schwach
f292	Krebsfleisch	0	
f157	Kabeljau	0	
	Obst		
f72	Ananas	0	
f156	Himbeere	0	
f73	Kirsche	0	
f87	Wassermelone	0	
	Gemüse		
f134	Brokkoli	0	
f133	Gurke	0	
f31	Karotte	0	
f85	Sellerie	0	
f46	Paprikaschote	0	
f185	Rotkohl	0	
f25	Tomate	0	
	Getreide, glutenhaltig		
f79	**Gluten**	1	schwach
f183	Dinkel	1	schwach
f6	Gerste	1	schwach
f7	Hafer	1	schwach
f5	Roggen	1	schwach
f4	Weizen	1	schwach

Code	Gruppe Allergen	Reakt.-Klasse	Bewertung
	Micherzeugnisse		
f2	Kuhmilch	4	sehr stark
Fx20	Labkäse	1	schwach
Fx21	Sauermilchprodukte	3	stark
f246	Schafsmilch	1	schwach
f219	Ziegenmilch	2	deutlich
	Gewürze		
s2	Curry	0	
f47	Knoblauch	0	
f89	Senfkorn	0	
f253	Meerrettich	0	
	Nüsse/Samen		
f13	Erdnuss	0	
f17	Haselnuss	0	
f98	Leinsamen	0	
f20	Mandel	2	deutlich
f128	Mohn	0	
f144	Pistazie	0	
f114	Sonnenblumenkerne	0	
	Sonstige		
f252	Vollei	0	
f45	Hefe	0	
f302	Austernpilze	0	
f399	Honig	1	schwach
f95	Kaffee	0	
f14	Sojabohne	0	

▸ **Abb. 17.4** Ausgangsbefund IgG_{1-3}-AK gegenüber 44 der im hiesigen Kulturkreis üblichen Lebensmittel. Bemerkenswert ist vor allem die Antikörperbildung gegenüber Milch, Milchprodukten und Gluten sowie den gängigen Getreidesorten wie Weizen, Roggen, Hafer, Gerste und Dinkel.

Um sicherzustellen, dass es sich hierbei nicht um persistierende Antikörper der allergisch reagierenden Mutter im kindlichen Blut handelte, wurde deshalb auch eine vergleichbare Untersuchung im mütterlichen Blut vorgenommen (▸ Abb. 17.5).

Im weiteren klinischen Verlauf entwickelte sich eine zunehmende Stabilisierung des Kindes, wobei eine konsequente Auslassdiät gemäß dem IgG_{1-3}-Befund die Basis der Therapie darstellte. Die Mikrobiologische Therapie wurde wegen der zahlreichen nachgewiesenen allergischen Reaktionen auf diverse Lebensmittel fortgesetzt.

Eine Kontrolle der schleimhautassoziierten Funktionsparameter wurde ca. vier Wochen nach Krankheitsbeginn vorgenommen (▸ Abb. 17.6). Sämtliche Parameter, die in der Ausgangsuntersuchung massiv pathologisch gewesen waren, hatten sich weitestgehend zurückgebildet.

Die Auslassdiät, v.a. das Meiden haushaltsüblicher Getreide, glutenhaltiger Lebensmittel sowie von Milchprodukten, wurde sehr strikt eingehalten. Insbesondere auf den Verzicht auf glutenhaltige Lebensmittel wurde besonders geachtet, da Raphael kleinste „Diätfehler" (z.B. bei Kindergeburtstagen) mit Unruhezuständen und mittelstarken abdominellen Koliken beantwortete. Andere schleimhautassoziierte Symptome wurden zu keinem Zeitpunkt beobachtet. Um sicherzugehen, wurde serologisch eine Zöliakie ausgeschlossen (▸ Abb. 17.8). Zwei IgG_{1-3}-Kontrolluntersuchungen nach 12 und 24 Monaten ergaben tendenziell

ELISA Enzyme-Linked-Immuno-Sorbent-Assay

Zöliakiediagnostik	Methode	Ergebnis						Interpretation
Anti-Gliadin IgA im Serum	ELISA	<2	RE/ml	bis 4 Jahre ab 4 Jahre	<50 negativ <25 negativ	50-100 grenzwertig 25-50 grenzwertig	>100 positiv >50 positiv	negativ
Anti-Gliadin IgG im Serum	ELISA	<2	RE/ml	bis 4 Jahre ab 4 Jahre	<50 negativ <25 negativ	50-100 grenzwertig 25-50 grenzwertig	>100 positiv >50 positiv	negativ
Anti-Transglutaminase IgA im Serum	ELISA	<2	RE/ml	<20 negativ			≥20 positiv	negativ
Anti-Transglutaminase IgG im Serum	ELISA	<1,0	Index	<1 negativ	1-2 schwach positiv	2-5 positiv	>5 stark positiv	negativ

▸ **Abb. 17.8** Zöliakiediagnostik. Negative Antigliadin -gA- und Antitransglutaminase-IgA-Antikörper im Serum schließen eine Zöliakie als Ursache der abdominellen Beschwerden nach Aufnahme glutenhaltiger Getreideprodukte aus.

zeitnah zur aktuellen Erkrankung die oben dargestellten Untersuchungen veranlasst und der Krankheitsverlauf akribisch dokumentiert worden war. Die Dokumentationen erfolgten noch weitere fünf Jahre bis einschließlich 2016.

Ein weiterer hervorzuhebender Aspekt ist die Tatsache, dass der Junge ausschließlich komplementärmedizinisch behandelt wurde, d. h. weder Antibiotika noch sonstige chemisch-pharmazeutische Medikamente erhalten hatte.

Diese Krankengeschichte zeigt aber auch, wie lange der kindliche Organismus benötigte, um die allergische Reaktion auf Lebensmittel (als eine sinnhafte Erinnerungsfunktion des Immunsystems) wieder abzulegen. Dieses Beispiel soll Mut machen, die konventionellen Behandlungsstrategien zu überdenken und eine begleitende Diagnostik vor allem am Schleimhautorgan vorzunehmen.

17.2 Max und Moritz

17.2.1 Max

Anamnese Erstvorstellung eines zwei Jahre und einen Monat alten Kleinkindes. Die Säuglingszeit sei relativ problemlos verlaufen, doch mit dem Besuch der Kinderkrippe ab dem 10. Lebensmonat seien vermehrt HNO-Infekte aufgetreten, insbesondere mit Beteiligung der Ohren. Das Kind sei in der Folge ständig erkältet gewesen, darunter Z. n. dreimaliger Otitis media mit akuten und dann auch chronisch verlaufenden Paukenergüssen. Max habe sich vom letzten Ereignis nur schlecht erholt, aktuell habe er nun wieder Ohrenschmerzen. Beidseitig sei auch ein Paukenerguss bestätigt. Die erste antibiotische Behandlung sei mit 13 Monaten erfolgt, trotz des Einsatzes komplementärer Behandlungen seien leider immer wieder Antibiosen nötig gewesen, bis zur jetzigen Vorstellung insgesamt fünfmal.

Historie Spontangeburt, voll gestillt bis zum Beginn der Kinderkrippenzeit, übliche Zufütterung ab dem sechsten Monat, ohne Einschränkungen, mittlerweile „normale" Kost mit Schwerpunkt auf gluten- und kuhmilchhaltigen Lebensmitteln. Normale geistige und motorische Entwicklung, übliche Impfanamnese. In der Familie sind keine allergischen Reaktionen bekannt. Beginn der Erkrankungsserie mit 13 Monaten.

Befund Kleinkind in leicht reduziertem AZ und unauffälligem EZ. Gesicht verquollen wirkend, bläuliche Ringe unter den Augen. Trommelfelle bds. deutlich gerötet, Ergussbildung bds., rechts > links; Stuhlgang wechselnd, teils klebrig, stark riechend, auch ungeformt.

Therapie Karenz von Kuhmilch und glutenhaltigen Getreideprodukten. Beginn mit Mikrobiologischer Therapie: inaktivierte Enterococcus-faecalis- und Escherichia-coli-Bakterien (ProSymbioFlor®) sowie Milchsäurebakterien und Bifidobakterien für Dünn- und Dickdarm (SymbioLact® comp). Stuhlanalysen wurden zunächst nicht veranlasst. Eine nasale Autovaccine-Therapie wurde eingeleitet. Die Ohrenschmerzen konnten durch begleitende Scenar-Therapie sehr gut beherrscht werden.

Die Scenar-Therapie

Bei der Scenar-Therapie (*Self-controlled energo neuro adaptive Regulation Therapy*) handelt es sich um ein therapeutisches Verfahren der komplementären Medizin, das auf der Beeinflussung des menschlichen Organismus mit individuell dosierter Abgabe bipolarer elektrischer Impulse basiert. Es kommt zu einer körpereigenen Antwort auf Membranebene, die zur Verbesserung der Gewebsleitfähigkeit führt.

Die Entwicklung der Scenar-Therapie ist im Rahmen des russischen Raumfahrtprogramms erfolgt und sollte den Kosmonauten eine medizinische Behandlung auch in Abwesenheit medizinischer Betreuung ermöglichen.

Verlauf Bei sehr guter Compliance der Eltern ließen sich die akute Otitis sowie auch zwei weitere, schnell aufeinanderfolgende Infekte mit komplementärmedizinischer Therapie gut beherrschen. Es kam zu einer schnellen Änderung und dann Normalisierung der Stuhlgewohnheiten. Infekte traten schließlich nicht mehr auf, die weitere Entwicklung des Kindes verlief erfreulich, insbesondere klinisch erschien Max nun gesund und wach, nicht mehr kränklich, blass und verquollen. Nach sechs Monaten Therapie entschlossen sich die Eltern, doch noch eine Stuhldiagnostik inklusive einer serologischen Bestimmung von Antikörpern gegen Lebensmittel durchzuführen. Eindrücklich ließ sich hier die erhebliche Bildung von IgG_{1-3}-Antikörpern gegen Gluten und Fremdmilchproteine sowie Nüsse und Samen nachweisen (▶ **Abb. 17.9**).

Damit lässt sich das trotz konsequent durchgeführter Mikrobiologischer Therapie noch stark verschobene Milieu mit führendem Fehlen der

Code	Gruppe / Allergen	Reakt.-Klasse	Bewertung
	Fleisch/Fischerzeugnisse		
f83	Huhn	0	
f27	Rind	0	
f26	Schwein	0	
f292	Krebsfleisch	0	
f157	Kabeljau	0	
	Obst		
f72	Ananas	0	
f156	Himbeere	0	
f73	Kirsche	0	
f87	Wassermelone	0	
	Gemüse		
f134	Brokkoli	0	
f133	Gurke	0	
f31	Karotte	0	
f85	Sellerie	0	
f46	Paprikaschote	0	
f185	Rotkohl	0	
f25	Tomate	1	schwach
	Getreide, glutenhaltig		
f79	**Gluten**	3	stark
f183	Dinkel	3	stark
f6	Gerste	3	stark
f7	Hafer	3	stark
f5	Roggen	3	stark
f4	Weizen	3	stark

Code	Gruppe / Allergen	Reakt.-Klasse	Bewertung
	Milcherzeugnisse		
f2	Kuhmilch	4	sehr stark
Fx20	Labkäse	1	schwach
Fx21	Sauermilchprodukte	4	sehr stark
f246	Schafsmilch	2	deutlich
f219	Ziegenmilch	2	deutlich
	Gewürze		
s2	Curry	0	
f47	Knoblauch	0	
f89	Senfkorn	1	schwach
f253	Meerrettich	1	schwach
	Nüsse/Samen		
f13	Erdnuss	0	
f17	Haselnuss	4	sehr stark
f98	Leinsamen	1	schwach
f20	Mandel	2	deutlich
f128	Mohn	2	deutlich
f144	Pistazie	2	deutlich
f114	Sonnenblumenkerne	2	deutlich
	Sonstige		
f252	Vollei	1	schwach
f45	Hefe	0	
f302	Austernpilz	0	
f399	Honig	0	
f95	Kaffee	0	
f14	Sojabohne	1	schwach

▶ **Abb. 17.9** Serologischer Nachweis von IgG_{1-3}-AK gegen verschiedene Lebensmittel.

Protektiv- und Einschränkung der Immunmikrobiota (▶ Abb. 17.10) erklären. Alpha-1-AT war zu diesem Zeitpunkt noch mäßig erhöht, als Zeichen einer nach wie vor bestehenden Barrierestörung.

Weiterer Verlauf Es wurde nun auf eine strikte Karenz der positiv getesteten Lebensmittel geachtet. Die Kontrolle der IgG_{1-3}-Antikörper nach weiteren sieben Monaten zeigte, bei weiterhin sehr guter klinischer Entwicklung, einen deutlichen Rückgang der gemessenen Titer. Die Ergebnisse der Stuhluntersuchungen ergaben nun eine Stabilisierung des Milieus und Normalisierung des alpha-1-AT.

Insgesamt hatte bereits nach ca. 6–8 Wochen Therapiezeit trotz weitergehender Antigenexposition (Kindergarten) eine lang anhaltende, auch aktuell weiter bestehende Infektstabilität begonnen, auch wenn das Milieu zu Beginn noch nachweislich gestört gewesen sein muss. Auch weiterhin werden Kuhmilchprodukte und glutenhaltige Getreideprodukte nur in geringem Umfang und unter Einhaltung einer Rotation verzehrt.

Während der sehr zufriedenstellend verlaufenden Therapie von Max fiel immer häufiger eine zunehmende Infektneigung auch des kleinen Bruders Moritz auf. Schließlich kam es zur notfallmäßigen Vorstellung mit akuter obstruktiver Bronchitis.

		Keimzahl in KBE/g Stuhl			
			aktuell 1305005198_KK / 1305005198_PZ		Normwert
	Aerobe Indikatorflora				
I	*Escherichia coli*		1 x10^{7}	✓	$\geq 10^{6}$
P	*E. coli Biovare*		<1 x10^{4}	✓	$<10^{4}$
P	*Proteus sp.*		<2 x10^{4}	✓	$<10^{4}$
P	*Klebsiella sp.*		<2 x10^{4}	✓	$<10^{4}$
P	*Pseudomonas sp.*		<2 x10^{4}	✓	$<10^{4}$
P	*Enterobacter sp.*		<2 x10^{4}	✓	$<10^{4}$
P	*Citrobacter sp.*		<2 x10^{4}	✓	$<10^{4}$
I	*Enterococcus sp.*		<1 x10^{4}	↓↓↓	$\geq 10^{6}$
	Anaerobe Indikatorflora				
S	*Bifidobacterium sp.*		4 x10^{8}	↓	10^{9} - 10^{11}
S	*Bacteroides sp.*		4 x10^{7}	↓↓	10^{9} - 10^{11}
S	*Lactobacillus sp.*		<2 x10^{4}	↓↓↓	$\geq 10^{5}$
S	*H_2O_2-Lactobacillus*		<2 x10^{4}	↓↓↓	$\geq 10^{5}$
P	*Clostridium sp.*		<5 x10^{4}	✓	$\leq 10^{5}$
	Hefepilzdiagnostik quantitativ	Pathogenität / 25°C / 37°C			
	Hefen		<5 x10^{2}	✓	$<10^{3}$
	Gesamtkeimzahl		5 x10^{9}	↓↓	10^{11} - 10^{12}
	Stuhl-Eigenschaften				
	Stuhl-pH		7,0	↑	5,8 - 6,5
	Stuhlkonsistenz		zähbreiig		
	Schimmelpilzdiagnostik semiquant.	25°C / 37°C	Wachstum		
	Schimmel		normal		kein Wachstum

▶ **Abb. 17.10** Bakteriologischer Status. **I** Immunmodulierende Flora; **P** Proteolytische Flora; **S** Luminale Protektivflora.

17.2.2 Moritz

Knapp fünfeinhalb Monate alter, bis eine Woche vor Erstvorstellung noch voll gestillter Säugling. Unkomplizierte Spontangeburt. Sporadische Kuhmilchzufütterung erst innerhalb der letzten Woche. Zunehmende Infektneigung, seit dem dritten Lebensmonat kontinuierlicher Husten. Nun sei der Kleine aber erstmalig schwer krank, bereits seit einer Woche bestehe eine schwere, fieberhafte Bronchitis. Von der Kinderärztin sei eine bronchiale Obstruktion diagnostiziert und nach bisher erfolglosen komplementärmedizinischen Maßnahmen nun eine bronchodilatatorische Medikation und ggf. die Einleitung einer antibiotischen Behandlung empfohlen worden. Von abdomineller Seite ergaben sich bisher keine Hinweise auf Koliken oder auffällig verstärkte Blähungen, kein vermehrtes Schreien; Stuhlgang jedoch trotz Stillens deutlich fötide riechend, klebrig, wechselnde Konsistenz, insbesondere momentan „breiig-matschig" und voluminös.

Befund Normal entwickelter, fünfeinhalb Monate alter Säugling in leicht reduziertem AZ, aber normalem EZ. Subfebrile Temperatur, Atemgeräusche seitengleich, geringe bronchitische Rasselgeräusche, seitengleich, deutlich verlängertes Expirium mit ebenso seitengleichem Giemen.

		Keimzahl in KBE/g Stuhl	aktuell 1305001151_KK / 1305001151_PZ		Normwert
	Aerobe Indikatorflora				
I	***Escherichia coli***		**5 x10^{7}**	↓	$\geq 10^{6}$
P	***E. coli Biovare***		**<1 x10^{4}**	✓	$<10^{4}$
P	***Proteus sp.***		**<2 x10^{4}**	✓	$<10^{4}$
P	***Klebsiella sp.***		**<2 x10^{4}**	✓	$<10^{4}$
P	***Pseudomonas sp.***		**<2 x10^{4}**	✓	$<10^{4}$
P	***Enterobacter sp.***		**<2 x10^{4}**	✓	$<10^{4}$
P	***Citrobacter sp.***		**<2 x10^{4}**	✓	$<10^{4}$
I	***Enterococcus sp.***		**1 x10^{6}**	↓	$\geq 10^{6}$
P	***Enterobacteriaceae sp.***		**4 x10^{5}**	↑↑	$<10^{4}$
	Anaerobe Indikatorflora				
S	***Bifidobacterium sp.***		**3 x10^{9}**	✓	10^{8} - 10^{11}
S	***Bacteroides sp.***		**2 x10^{10}**	✓	10^{9} - 10^{11}
S	***Lactobacillus sp.***		**<2 x10^{4}**	↓↓↓	$\geq 10^{5}$
S	***H_2O_2-Lactobacillus***		**<2 x10^{4}**	↓↓↓	$\geq 10^{5}$
P	***Clostridium sp.***		**<5 x10^{4}**	✓	$\leq 10^{5}$
	Hefepilzdiagnostik quantitativ	Pathogenität / 25°C / 37°C			
	Hefen		**<5 x10^{2}**	✓	$<10^{3}$
	Gesamtkeimzahl		**3 x10^{12}**	✓	10^{11} - 10^{12}
	Stuhl-Eigenschaften				
	Stuhl-pH		**7,0**	↑↑↑	5,8 - 6,5
	Stuhlkonsistenz		**zähbreiig**		
	Schimmelpilzdiagnostik semiquant.	25°C / 37°C	Wachstum		
	Schimmel		**normal**		kein Wachstum

▸ **Abb. 17.11** Mäßig reduzierte Immunflora (E. coli, Enterococcus-Spezies), deutlich reduzierte Protektivflora des Dünndarms (Lactobacillus, H_2O_2-Lactobacillus Spezies); erhöhter pH-Wert (7,0). **I** Immunmodulierende Flora; **P** Proteolytische Flora; **S** Luminale Protektivflora.

		Keimzahl in KBE/g Stuhl		
			aktuell	
Aerobe Indikatorflora			1305004379_DP / 1305004379_PZ	Normwert
I	*Escherichia coli*		5×10^4 ↓↓	$\geq 10^6$
P	*E. coli Biovare*		1×10^7 ↑↑↑	$<10^4$
P	*Proteus sp.*		$<2 \times 10^4$ ✓	$<10^4$
P	*Klebsiella sp.*		$<2 \times 10^4$ ✓	$<10^4$
P	*Pseudomonas sp.*		$<2 \times 10^4$ ✓	$<10^4$
P	*Enterobacter sp.*		$<2 \times 10^4$ ✓	$<10^4$
P	*Citrobacter sp.*		$<2 \times 10^4$ ✓	$<10^4$
I	*Enterococcus sp.*		5×10^4 ↓↓	$\geq 10^6$
Anaerobe Indikatorflora				
S	*Bifidobacterium sp.*		5×10^8 ↓	$10^9 - 10^{11}$
S	*Bacteroides sp.*		1×10^9 ✓	$10^9 - 10^{11}$
S	*Lactobacillus sp.*		2×10^7 ✓	$\geq 10^5$
S	*H_2O_2-Lactobacillus*		$<2 \times 10^4$ ↓↓↓	$\geq 10^5$
P	*Clostridium sp.*		5×10^4 ✓	$\leq 10^5$
Hefepilzdiagnostik quantitativ		Pathogenität / 25°C / 37°C		
	Hefen		$<5 \times 10^2$ ✓	$<10^3$
Gesamtkeimzahl			6×10^{10} ↓	$10^{11} - 10^{12}$
Stuhl-Eigenschaften				
	Stuhl-pH		6,5 ✓	5,8 - 6,5
	Stuhlkonsistenz		zähbreiig	
Schimmelpilzdiagnostik semiquant.		25°C / 37°C	Wachstum	
	Schimmel		normal	kein Wachstum

▶ **Abb. 17.15** Intestinaler bakteriologischer Status der Mutter. **I** Immunmodulierende Flora; **P** Proteolytische Flora; **S** Luminale Protektivflora.

gewiesen (▶ Abb. 17.16). Die vaginale Leitkeimflora ergab eine Dysbiose mit deutlichen Defiziten in der „Döderlein-Flora" bei gleichzeitigem starkem Überwiegen von E.-coli-Bakterien und Enterokokken-Spezies (▶ Abb. 17.17).

Bei diesem Befund kann nicht von einer normalen Funktionsfähigkeit des mütterlichen Immunsystems ausgegangen werden. Vielmehr müssen die Ergebnisse so gedeutet werden, dass aufgrund der sicherlich auch durch die vielen antibiotischen Behandlungen stark veränderten enteralen und vaginalen Mikrobiota wichtige Signale für das Immunsystem sowie für die physiologische Besiedlung des kindlichen Darms fehlten.

Diese Konstellationen könnten die Annahme untermauern, dass eine unzureichende pränatale Prägung des fetalen Immunsystems und/oder unphysiologische intraportale bakterielle Besiedlung für die frühe und ausgeprägte Abwehrschwäche dieser Geschwister verantwortlich war. Sie stützen die Theorie einer entscheidenden Einflussnahme der mütterlichen Immunsignale bereits prä- und perinatal: Zum einen sind pränatale immunologische Signale der Mutter maßgeblich für die postpartale TH 1/TH 2-Imbalance des Kindes verantwortlich. Sie bestimmen damit z. B. für dessen späteres Risiko, postnatal eine atopische Erkrankung zu entwickeln (PAPS-Studie, [162]). Zum anderen

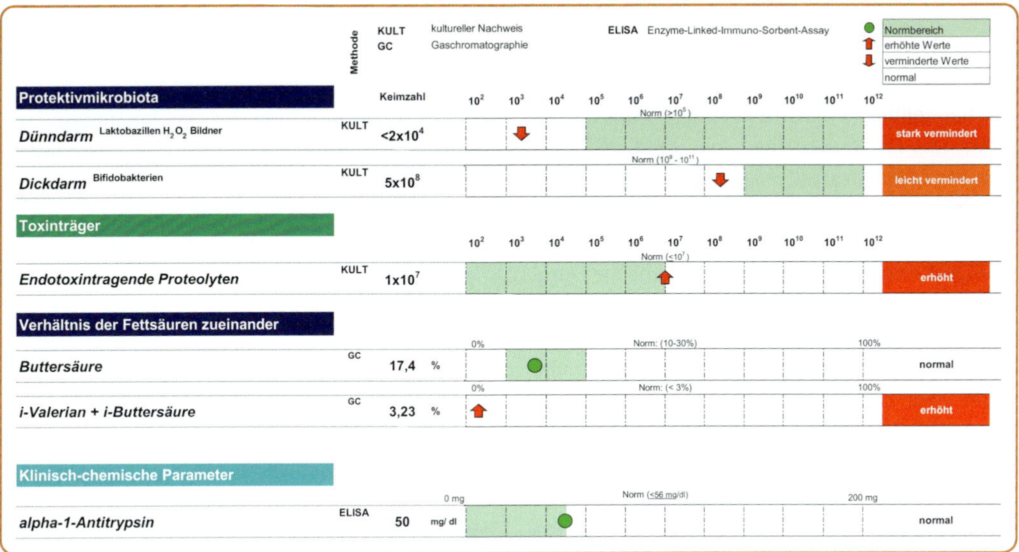

▸ **Abb. 17.16** Reduzierte Protektivflora, Nachweis endotoxintragender Proteolyten, erhöhte toxische Stoffwechselprodukte.

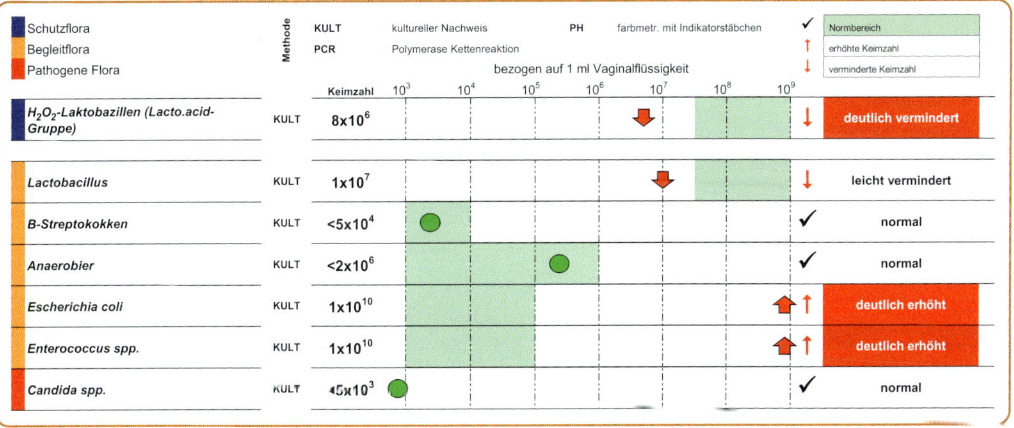

▸ **Abb. 17.17** Vaginalstatus der Mutter.

ist auch eine entsprechend pränatale Übertragung bakterienvermittelter Informationen für das Reifen des fetalen Immunsystems mehr als wahrscheinlich. Die jüngsten Forschungsergebnisse, die bakterielle Gene bzw. Zellbestandteile in Plazenta und anderen Körpergeweben nachweisen konnten (s. u.), stützen diese Theorie, ebenso die mittlerweile dokumentierte Tatsache, dass Mekonium eben **nicht** steril ist. Weitergedacht könnte hier auch die Wurzel der sog. individuellen Konstitution liegen, dieser scheinbar „angeborenen Veranlagung", eher ein stabiles oder eher ein empfindliches Immunsystem, eine stabile oder sensible Verdauung, also eben eine eher robuste oder zarte Konstitution zu haben – was sich häufig über Generationen „vererbt".

Hier ist die Forschung weiter gefordert, solche Zusammenhänge aufzuklären.

17.3
Jonathan

Zur Vorstellung kommt ein knapp sechsjähriger Junge. Die Eltern berichten, das Kind leide seit dem Kleinkindalter unter gravierenden Schlafstörungen.

Es sei vier bis sechs Mal wach pro Nacht, weine, im Schlaf zeige sich eine große motorische Unruhe, Tiefschlaf erst ab ca. fünf Uhr morgens; erzieherische Maßnahmen hätten keinerlei Erfolg gehabt. Außerdem bestehe bereits seit dem Kleinkindalter eine chronische Diarrhö: Der „Stillstuhl" habe sich nach Ernährungsumstellung nicht verändert: Jonathan habe immer zwei bis drei Mal Stuhlgang/Tag, der Stuhl sei hell, gelblich, breiig und rieche eher säuerlich. Das Kind leide an Tenesmen vor Defäkation, stets werde lange Zeit auf der Toilette verbracht, ansonsten aber kein vermehrtes Bauchweh. Auslassversuche von Gluten und Laktose über je zwei Wochen ergaben keine deutliche Veränderung.

Historie Geburt per Notsectio wegen zu starker Wehentätigkeit und drohender kindlicher Asphyxie; bereits wenige Tage nach der Geburt erfolgte die Zufütterung kuhmilchbasierter Babymilch wegen zu geringer Muttermilchmenge. Die weitere Vorgeschichte ist ansonsten unauffällig, das Kind zeigt eine normale geistige und sehr gute motorische Entwicklung; übliche Impfanamnese, auf Wunsch der Eltern aber zu späteren Zeitpunkten als üblich; keine gehäuften Infekte, jedoch bisher zwei Antibiotikabehandlungen, normales Essverhalten. Familiär keine Allergie/Atopieanamnese.

Befund Auffallend blasses, eher kleines, zart wirkendes Kind, dabei aber agil, „drahtig"; körperliche Entwicklung stets unterhalb der 50. Perzentile (zum Vergleich: 2 Jahre älterer Bruder: > 90. Perzentile). Abdomen nicht gebläht, kein Druckschmerz. Milchzahngebiss noch vollständig und fest; Stuhlgang dünnbreiig bis flüssig, hell, klebrig, ungeformt bis schnürchenförmig.

Die gezielte Erfragung der Ernährungsgewohnheiten ergab eine an sich als „gesund" zu bezeichnende, sehr ausgewogene Ernährung des Kindes, das auch gerne viel Obst und Gemüse isst. Auffallend ist eine vermehrte tägliche Zufuhr von Apfelsaft: V. a. Sorbitintoleranz?

Ergebnisse der Stuhldiagnostik Intestinale Milieuverschiebung mit verminderter Protektivmikrobiota und erhöhtem Anteil der Isofettsäuren

Methode
KULT kultureller Nachweis
GC Gaschromatographie
ELISA Enzyme-Linked-Immuno-Sorbent-Assay
Normbereich
erhöhte Werte
verminderte Werte
normal
Protektivmikrobiota
Keimzahl
Dünndarm Laktobazillen H_2O_2 Bildner
KULT
<2x10^4
Norm (>10^5)
stark vermindert
Dickdarm Bifidobakterien
KULT
4x10^8
Norm (10^9 - 10^{11})
leicht vermindert
Toxinträger
Endotoxintragende Proteolyten
KULT
2x10^8
Norm (≤10^7)
erhöht
Verhältnis der Fettsäuren zueinander
Buttersäure
GC
13,42 %
0%
Norm: (10-30%)
100%
normal
i-Valerian + i-Buttersäure
GC
3,42 %
Norm: (< 3%)
erhöht
Klinisch-chemische Parameter
alpha-1-Antitrypsin
ELISA
38 mg/dl
0 mg
Norm (≤56 mg/dl)
200 mg
normal

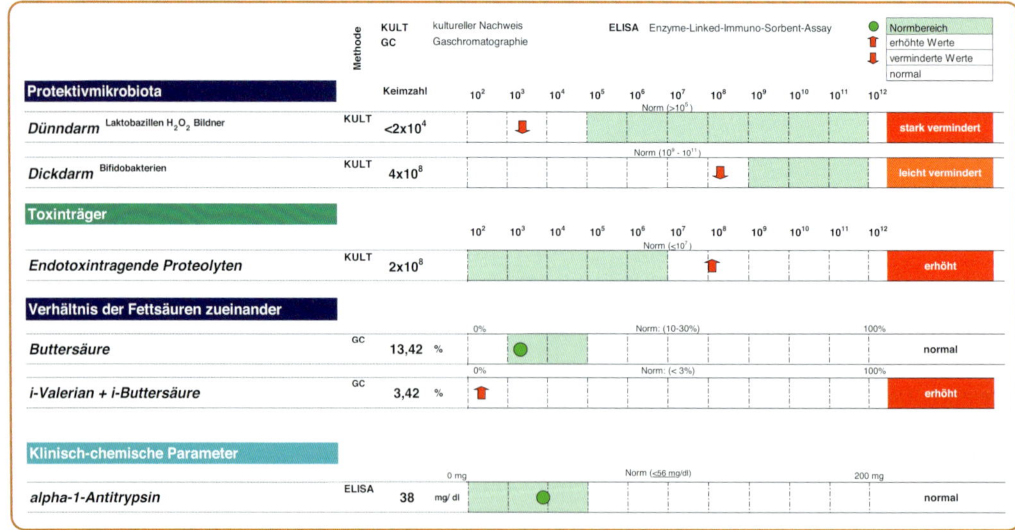

▶ **Abb. 17.18** Intestinale Milieuverschiebung mit verminderter Protektivmikrobiota und erhöhten Isofettsäuren sowie Nachweis endotoxintragender Proteolyten. Hinweis auf eine Vermehrung der proteolytischen Mikrobiota mit konsekutiver, weiterer Alkalisierung des gesamten intestinalen Milieus und Zeichen einer Leberbelastung.

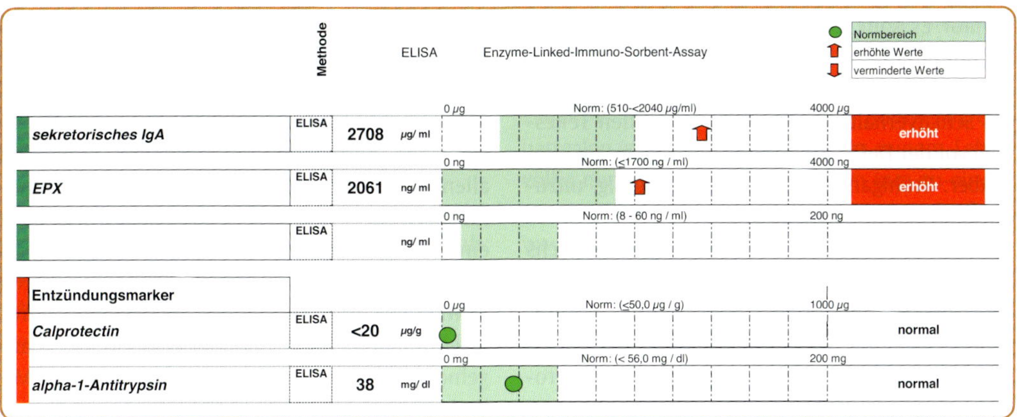

► **Abb. 17.19** Erhöhte Spiegel des sekretorischen Immunglobulin A (sIgA) sowie des EPX (eosinophiles kationisches Protein X) und der Isofettsäuren.

sowie der endotoxintragenden Proteolyten. Hinweis auf eine Vermehrung der proteolytischen Mikrobiota mit konsekutiver, weiterer Alkalisierung des gesamten intestinalen Milieus und Zeichen einer Leberbelastung. Die schleimhautassoziierten Parameter ergaben mit erhöhtem EPX und sIgA eine aktivierte Schleimhautabwehr sowie entzündliche Reaktion. Zu diesem Zeitpunkt bestand kein Hinweis auf eine Barrierestörung oder CED, kein Nachweis zöliakieassoziierter Autoantikörper (► Abb. 17.18, ► Abb. 17.19).

Verdachtsdiagnose Kohlenhydratintoleranzsyndrom (Sorbit) mit folgender intestinaler Milieuverschiebung, folgendem Malassimilationssyndrom sowie Leberbelastung durch toxische Stoffwechselprodukte.

Therapie Strikte Sorbitkarenz, Mikrobiologische Therapie, Milieustabilisierung

Clinoptilolith (Toxaprevent plus®) über 8 Wochen; zunächst Laktobazillen/Bifidobakterien über 6 Monate; einschleichend ProSymbioFlor®, SymbioFlor 1® und SymbioFlor 2® nach Angabe

Methode
KULT kultureller Nachweis
GC Gaschromatographie
ELISA Enzyme-Linked-Immuno-Sorbent-Assay
Normbereich
erhöhte Werte
verminderte Werte
normal
Protektivmikrobiota
Keimzahl
10^2 10^3 10^4 10^5 10^6 10^7 10^8 10^9 10^{10} 10^{11} 10^{12}
Dünndarm Laktobazillen H_2O_2 Bildner
KULT
$<2x10^4$
stark vermindert
Norm (10^9 - 10^{11})
Dickdarm Bifidobakterien
KULT
$1x10^8$
leicht vermindert
Toxinträger
Norm ($\leq 10^7$)
Endotoxintragende Proteolyten
KULT
$2x10^7$
erhöht
Verhältnis der Fettsäuren zueinander
0%
Norm: (10-30%)
100%
Buttersäure
GC
13,3 %
normal
0%
Norm: (< 3%)
100%
i-Valerian + i-Buttersäure
GC
4,59 %
erhöht
Klinisch-chemische Parameter
0 mg
Norm (≤56 mg/dl)
200 mg
alpha-1-Antitrypsin
ELISA
74 mg/ dl
leicht erhöht

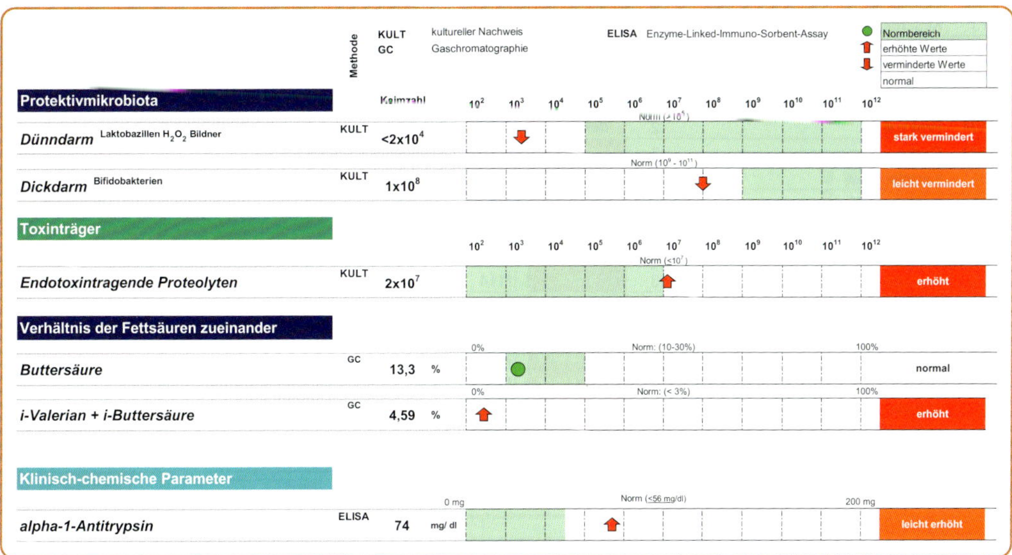

► **Abb. 17.20** Nach wie vor vermehrter Nachweis toxischer Stoffwechselprodukte aus bakterieller Proteolyse, keine Besserung des mikrobiologischen Status: Protektivflora noch reduziert; nun auch Alpha-1-Antitrypsin erhöht, sekretorisches IgA und EPX i. N. (nicht mit angegeben).

dezähnen; gleichzeitig auch endlich Füllen der seit drei Monaten vorhandenen ersten Zahnlücke.

Die Kontrolle der mukosalen Parameter und Heparcheck® nach drei Monaten Therapiedauer ergab in den luminalen Parametern keinen Nachweis von Endotoxinträgern mehr, auch die toxischen Metaboliten sind rückläufig. Erholung der Protektivflora noch ausbleibend, evtl. wegen zu wenig Unterstützung durch die nur sporadisch erfolgte Mikrobiologische Therapie. Mukosal ergab sich kein Anhalt mehr für eine entzündliche Reaktion oder stimulierte Abwehr (▸ Abb. 17.22, ▸ Abb. 17.23).

Die abschließende Kontrolluntersuchung nach weiteren 18 Monaten, in denen eine Gluten- und Kuhmilchkarenz beibehalten sowie phasenweise weiterhin mikrobiologische Präparate gegeben wurden, ergaben eine Normalisierung der DAO. Auch sorbithaltiges Obst wurde wieder uneingeschränkt vertragen. Das klinisch nun völlig unauffällige Kind mit altersentsprechender körperlicher Entwicklung hatte auch bei folgenden Kontroll-

		Methode (KUL (kultureller Nachweis) / PCR (polymerase Kettenreaktion))	Keimzahl in KBE/g Stuhl 1410007399_KK / 1410007399_PZ		Normwert
	Aerobe Indikatorflora				
I	*Escherichia coli*	KUL	2 x10^{6}	✓	≥10^{6}
P	*E. coli Biovare*	KUL	<1 x10^{4}	✓	<10^{4}
P	*Proteus sp.*	KUL	<1 x10^{4}	✓	<10^{4}
P	*Klebsiella sp.*	KUL	<1 x10^{4}	✓	<10^{4}
P	*Pseudomonas sp.*	KUL	<1 x10^{4}	✓	<10^{4}
P	*Enterobacter sp.*	KUL	<1 x10^{4}	✓	<10^{4}
P	*Citrobacter sp.*	KUL	<1 x10^{4}	✓	<10^{4}
I	*Enterococcus sp.*	KUL	<1 x10^{4}	↓↓↓	≥10^{6}
	Anaerobe Indikatorflora				
S	*Bifidobacterium sp.*	PCR	2 x10^{6}	↓↓	≥1x10^{8}
S	*Bacteroides sp.*	PCR	2 x10^{10}	✓	≥10^{9}
S	*Lactobacillus sp.*	KUL	2 x10^{7}	✓	≥10^{5}
S	*H_2O_2-Lactobacillus*	KUL	2 x10^{7}	✓	≥10^{5}
P	*Clostridium sp.*	KUL	<5 x10^{4}	✓	≤10^{5}
M	*Faecalibacterium prausnitzii*	PCR	1 x10^{9}	✓	≥1x10^{9}
M	*Akkermansia muciniphila*	PCR	6 x10^{7}	↓	>1x10^{8}
	Hefepilzdiagnostik quantitativ (KUL)	Pathogenität 25°C 37°C			
	Hefen		<5 x10^{2}	✓	<10^{3}
	Schimmelpilzdiagnostik semiquant. (KUL)	25°C 37°C	Wachstum		
	Schimmel		normal		kein Wachstum
	Gesamtkeimzahl	PCR	8 x10^{11}	✓	≥10^{11}
	Stuhl-Eigenschaften				
	Stuhl-pH		6,0	✓	5,8 - 6,5
	Stuhlkonsistenz		breiig		

▸ **Abb. 17.24** Bakteriologischer Status nach Abschluss der Therapie. Enterococcus-Spezies mit < 1 × 10^{4} sowie Bifidobakterien mit 2 × 10^{6} noch deutlich reduziert. Akkermansia muciniphila (Leitkeim der mukonutritiven Flora) noch gering reduziert; pH-Wert nun im physiologischen Bereich. **I** Immunmodulierende Flora; **P** Proteolytische Flora; **S** Luminale Protektivflora; **M** Mukonutritive Flora.

untersuchungen unauffällige mukosale Parameter und ein normales Stuhlverhalten. Lediglich im bakteriologischen Status (Kyber-Status) zeigte sich noch eine Verminderung der Bifidobakterien sowie eine reduzierte Immunmikrobiota (▶ **Abb. 17.24**).

Interpretation Im vorliegenden Fall muss von einer Grenzflächenstörung beim Neugeborenen bereits durch die Notsectio-Situation ausgegangen werden. Aufgrund der stressbedingten Schädigung der *Tight Junctions* an der natürlicherweise noch unreifen kindlichen Darmschleimhaut kam es mit dem zeitigen Zufüttern von kuhmilchbasierter Ersatzmilch bereits sehr früh, also noch im sehr unreifen Stadium der Schleimhaut und des Immunsystems, zu einer Sensibilisierung für Kuhmilchproteine. Zusätzlich konnte durch den vermehrten Fremdproteinanfall keine normale kindliche mikrobielle Entwicklung stattfinden. Vielmehr bestand vermutlich bald ein Überhang an Proteolyten und eine für Erwachsene typische mikrobielle Besiedlung mit entsprechendem Ausbleiben der altersgerechten Regulationssignale für die Entwicklung von Stoffwechselfunktionen und Immunsystem. Durch die permanenten immunologischen Reaktionen auf Lebensmittelantigene vermutlich verzögerte Reifung der Barrierefunktion der Schleimhaut und unzureichende Ausbildung der mukosalen Toleranz (s. multiple Sensibilisierungen im ersten Befund). Die zunehmende Schleimhautbelastung, die Dysbiose und die gestörte Entwicklung der Darmfunktionen führten zur Einschränkung der enterozytären Membran- und Syntheseleistungen mit den oben beschriebenen Symptomen (Kohlenhydratintoleranz mit Maldigestion, Malabsorption, Histaminintoleranz, Folgebeschwerden).

Die Sorbitkarenz konnte zwar die Folgen der durch Vergärung entstandenen luminalen Milieustörungen bessern, führte aber nicht zu einer Normalisierung der enterozytären Belastungssituation: Erst durch die Allergenkarenz, mit Abklingen der Typ-III-allergischen Reaktionen an der Schleimhaut, erholte sich der Organismus schließlich vollständig von der chronisch bestehenden Belastungssituation. Es konnten schließlich normale Verdauungs-, Resorptions-und Ausscheidungsvorgänge stattfinden und die komplexen Regulationsprozesse des Schleimhautorgans sowie die Mikroflora normalisierten sich langsam: Die Sorbit- und Histaminintoleranz bestanden nach Abschluss der Behandlung nicht mehr. Besonders eindrucksvoll lässt der Wachstums- und Entwicklungsschub ahnen, wie viel Energie und Substanz die vorher bestehende chronische Inflammations- und Malabsorptionssituation im funktionellen Raum Darm den Organismus über Jahre hinweg wohl gekostet haben muss [267].

Die hier bei Kindern beschriebene diagnostische und therapeutische Vorgehensweise kann selbstverständlich auch bei allen anderen Altersgruppen Anwendung finden.

17.4 Susanne J.

34-jährige Patientin, im Außendienst tätig. Verheiratet, keine Kinder.

Anamnese Vorstellung wegen eines bekannten Asthma bronchiale sowie einer Hausstaubmilben- und Tierhaarallergie. Unter der bestehenden konventionellen Therapie mit täglicher Inhalation von steroidhaltigen Dosieraerosolen und Salbutamol habe sie sich zwar stabiler und sicherer gefühlt, eine völlige Beschwerdefreiheit sei jedoch nicht erreicht worden. Insbesondere bei körperlicher Anstrengung und bei Disstress träten mehr oder minder stark ausgeprägte Atemwegsobstruktionen auf. Insbesondere das Auftreten nächtlicher Atemnotanfälle verunsichere sie sehr. Bereits 2-mal habe sie den Notarzt rufen müssen, da sich die Situation mit den gewohnten Maßnahmen nicht habe beherrschen lassen.

Eine Heilfastenkur vor einigen Wochen habe ihr auch vonseiten des Asthma bronchiale sehr gutgetan. Seither fühle sie sich noch immer vergleichsweise stabil, wobei es nun, nach Wiederaufnahme der normalen Ernährung, doch wieder langsam schlechter werde. Vier Monate vor ihrer Vorstellung in der hiesigen Praxis habe sie in der Frühschwangerschaft einen Abgang erlitten.

Historie Bereits seit dem Teenageralter leide sie unter allergischem Asthma bronchiale, das seitdem auch medikamentös behandlungsbedürftig sei. Eine Katzen- und Hausstauballergie mit typischen Beschwerden sei bereits mit sechs oder sieben Jahren festgestellt worden. Fragen nach atopischer Dermatitis oder Pollinosis im Kindesalter werden verneint. Sie habe als Kind nur im Rahmen einer Lungenentzündung eine Antibiotikatherapie erhalten, ansonsten sei die Kindheit normal, mit den entsprechenden Kinderkrankheiten, verlaufen. Sie sei normal geboren und ein halbes Jahr gestillt worden. Die weitere Ernährung sei dann mit kuhmilchbasierter Formulanahrung und Beikost erfolgt.

Körperlicher Befund Übergewichtige Patientin. Blasse Hautfarbe, verquollen wirkendes Bindegewebe, periorbital leicht dunklere Hautbereiche. Mittelgradig ausgeprägte bronchiale Obstruktion. Abdomen mäßig gebläht, keine Druckschmerzhaftigkeit.

Vegetative Anamnese Stuhlgang schon immer problematisch. Sie habe oft Durchfall, nie fest, und leide unter vielen Blähungen. Intoleranzen hätten bisher nicht festgestellt werden können. Schlaf mittelprächtig, oft Schlafstörungen, sie sei früh nicht ausgeruht und brauche ein wenig Zeit, um „in Gang zu kommen". Keine Miktionsbeschwerden oder sonstige andere vegetative Probleme.

Diagnostik In der Milieudiagnositk zeigten sich eine stark dezimierte Protektivflora im Dünndarmbereich, vermehrt Endotoxinträger sowie erhöhte toxische Stoffwechselprodukte aus der bakteriellen Proteolyse, daneben ein erhöhtes Zonulin als Hinweis auf eine Permeabilitätsstörung der Schleimhaut sowie ein erhöhter Stuhl-pH. In der schleimhautassoziierten Diagnostik war eine mäßige Erhöhung von eosinophilem kationischem Protein X und Lysozym als Zeichen entzündlicher Schleimhautreaktionen festzustellen, das sIgA zeigte sich dabei aber trotzdem normalwertig (▸ Abb. 17.25, ▸ Abb. 17.26). Dies kann in dieser Konstellation, insbesondere vor dem Hintergrund einer grundsätzlichen allergischen Reaktionslage,

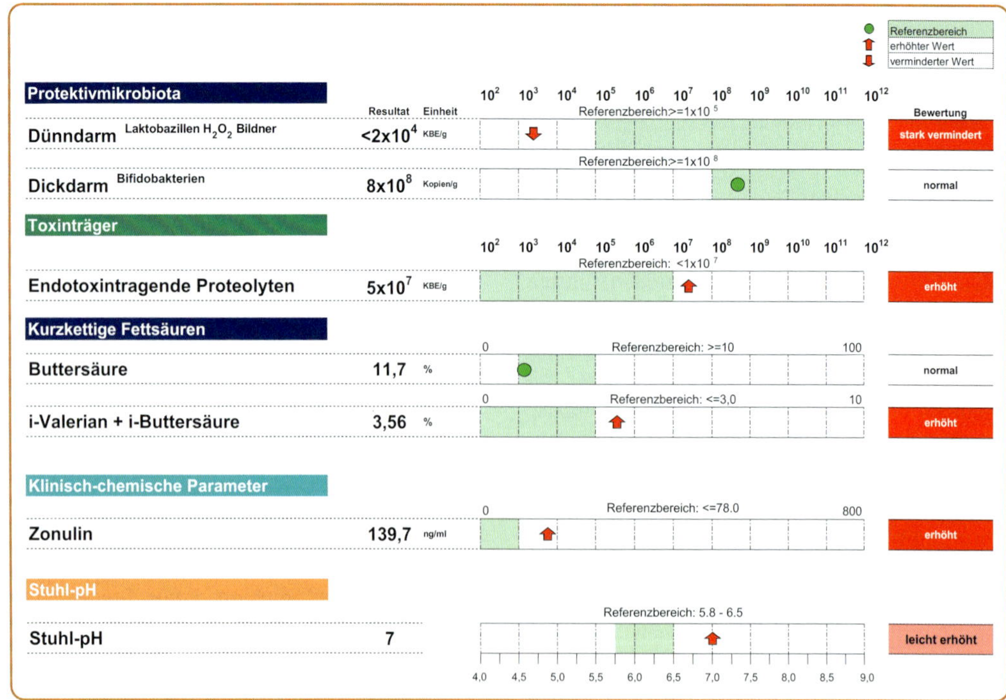

▸ **Abb. 17.25** Milieudiagnostik: stark dezimierte Protektivmikrobiota, erhöhte Endotoxinträger sowie erhöhte toxische Stoffwechselprodukte aus der bakteriellen Proteolyse, erhöhtes Zonulin als Hinweis auf eine Permeabilitätsstörung der Schleimhaut sowie erhöhter Stuhl-pH.

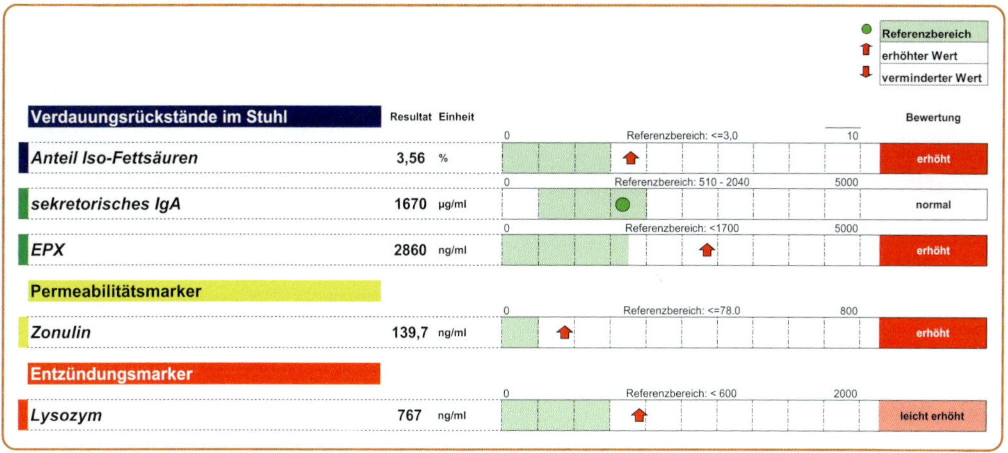

▶ **Abb. 17.26** Die mäßige Erhöhung von EPX und Lysozym zeigen entzündliche Reaktionen an der Schleimhaut. sIgA trotz entzündlicher Schleimhautreaktion normalwertig.

auf eine unzureichende Stimulierung der enterozytären Abwehrleistung hinweisen; die Untersuchung auf Antikörper der Klasse IgG_{1-3} ergab eine gezielte „Abwehr" gegen sämtliche glutenhaltigen Getreidesorten sowie jede Milchart (▶ Abb. 17.27) und verschiedene Nüsse und Samen bei ansonsten guter mukosaler Toleranz.

Therapie und Verlauf Zunächst wurde die konventionelle Therapie noch beibehalten. Die Patientin führte ab sofort eine Karenzdiät von Milchprodukten und glutenhaltigen Getreideprodukten durch. Die Mikrobiologische Therapie wurde vorsichtig mit Entlastung und Milieuunterstützung (Myrrhinil intest®) und SymbioLact pur® 2-mal täglich begonnen. Bereits innerhalb der ersten zwei Wochen konnte Frau J. eine deutliche Stabilisierung der Stuhlgewohnheiten beobachten. Auch die Blähungen reduzierten sich. Bei gutem Verlauf wurde die milieuentlastende Therapie mit dem Adsorber Toxaprevent plus® 1-mal täglich 1 Stix abends intensiviert, sowie Synerga® hinzugenommen. In diesem Fall konnte bei unkompliziertem Ansprechen nach 2 Wochen Synerga® zügig auf ProSymbioFlor® sowie auf SymbioLact® Comp. umgestellt werden. Auch die Eingewöhnung von ProSymbioFlor® verlief in diesem Fall problemlos. Bereits nach 4 Wochen Therapiedauer kam es zu einer erheblichen Besserung der bronchialen Spastik sowie einer Steigerung der Belastbarkeit, die Schlafstörungen verschwanden. Frau J. fühlte sich wesentlich fitter und gesünder als viele Jahre zuvor, sodass die Patientin aus eigenem Entschluss die konventionelle Medikation wenig später reduzierte und dann ganz absetzte.

Im weiteren Verlauf kam es unter weiter fortgeführter Karenz der kritischen Lebensmittel nicht mehr zum Auftreten von asthmatischen oder allergischen Problemen. Unvermeidliche Diätfehler im Rahmen der beruflichen Tätigkeit im Außendienst bemerkte die Patientin jedoch sofort: Am Folgetag stellten sich dann regelmäßig leichte Anzeichen bronchialer Obstruktion ein, die, wenn notwendig, mit ihren gewohnten inhalativen Bronchospasmolytika gut beherrschbar waren. Für den weiteren Verlauf war eine Weiterbehandlung mit Intensivierung der Mikrobiologischen Therapie (Hinzunahme von Symbioflor 1®, Autovaccine-Therapie) geplant gewesen. Erfreulicherweise wurde Frau J. im dritten Behandlungsmonat erneut schwanger. Entsprechend wurde empfohlen, die bisherige mikrobiologische Medikation mit SymbioLact® Comp. und ProSymbioFlor® beizubehalten. Die Schwangerschaft verlief bis zur Drucklegung problemlos bei weiterhin beschwerdefreier und insbesondere auch körperlich kaum eingeschränkter Patientin. Die Weiterbehandlung der Patientin wird nach der Geburt erfolgen. In Anbetracht der atopischen Disposition der Mutter ist dann auch eine Untersuchung des Mekoniums geplant.

Kasuistiken

Code	Gruppe Allergen	Reakt.- Klasse	Bewertung
	Fleisch/Fischerzeugnisse		
f83	Huhn	0	
f27	Rind	0	
f26	Schwein	0	
f292	Krebsfleisch	0	
f157	Kabeljau	0	
	Obst		
f72	Ananas	0	
f156	Himbeere	0	
f73	Kirsche	0	
f87	Wassermelone	0	
	Gemüse		
f134	Brokkoli	0	
f133	Gurke	0	
f31	Karotte	0	
f85	Sellerie	0	
f46	Paprikaschote	2	deutlich
f185	Rotkohl	0	
f25	Tomate	0	
	Getreide, glutenhaltig		
f79	Gluten	3	stark
f183	Dinkel	3	stark
f6	Gerste	3	stark
f7	Hafer	3	stark
f5	Roggen	3	stark
f4	Weizen	3	stark

Code	Gruppe Allergen	Reakt.- Klasse	Bewertung
	Milcherzeugnisse		
f2	Kuhmilch	3	stark
Fx20	Labkäse	0	
Fx21	Sauermilchprodukte	1	schwach
f246	Schafsmilch	0	
f219	Ziegenmilch	0	
	Gewürze		
s2	Curry	0	
f47	Knoblauch	0	
f89	Senfkorn	0	
f253	Meerrettich	0	
	Nüsse/Samen		
f13	Erdnuss	1	schwach
f17	Haselnuss	2	deutlich
f98	Leinsamen	0	
f20	Mandel	3	stark
f128	Mohn	0	
f144	Pistazie	1	schwach
f114	Sonnenblumenkerne	3	stark
	Sonstige		
f252	Vollei	0	
f45	Hefe	0	
f302	Austernpilz	0	
f399	Honig	0	
f95	Kaffee	0	
f14	Sojabohne	0	

▸ **Abb. 17.27** IgG_{1-3}-Antikörper gegen Gluten und Fremdmilch sowie diverse Nüsse und Samen bei ansonsten guter mukosaler Toleranz!

Beurteilung Diese Kasuistik steht für viele vergleichbare Krankengeschichten. Aufgrund der häufig langen Anamnese benötigt eine Besserung der atopischen Problematik im Allgemeinen länger als bei diesem sehr günstigen Verlauf. Bei einem Erwachsenen mit asthmatischem Beschwerdebild sollte mit einem Zeitraum von zwei bis drei Jahren gerechnet werden. In den meisten Fällen dauert es so lange, bis das Immunsystem wieder angemessen und nicht überschießend auf unterschiedliche Störpotenziale reagiert und sich völlige Beschwerdefreiheit einstellt. In diesem Zeitraum setzt dann auch eine Beruhigung der neuronalen Irritationen ein. Patienten mit Krankengeschichten wie Frau J. wird empfohlen, in den weiteren Folgejahren eine präsaisonale Autovaccine-Therapie durchzuführen. Damit werden v. a. die typischen Infekte während der Wintermonate verhindert oder zumindest deutlich abgemildert. Somit sind die Patienten dann mit Beginn der folgenden Pollenzeit bestens geschützt.

17.5 Atopische Dermatitis

Anamnese Zweites Kind einer Mutter mit ärztlicherseits vermuteter Penicillinallergie seit dem Kindesalter. Fragliche Lebensmittelunverträglichkeit seit dem Erwachsenenalter. Während der ersten Schwangerschaft wurde wegen einer Vaginalmykose systemisch antimykotisch behandelt. In den letzten Jahren traten leichtere Pollinosisbeschwerden auf.

Am Anfang der zweiten Schwangerschaft bestand eine länger anhaltende Übelkeit (Hyperemesis gravidarum). Einleitung der Geburt mittels Oxytoxin (häufige UAW: Stillprobleme und exzessives Schreien des Säuglings u. a.).

Geburt via naturalis. Sechs Monate wurde der Junge voll gestillt, bei anfänglichen Schwierigkeiten an der Brust zu trinken. Danach folgte eine schrittweise Einführung selbst gekochter Beikost.

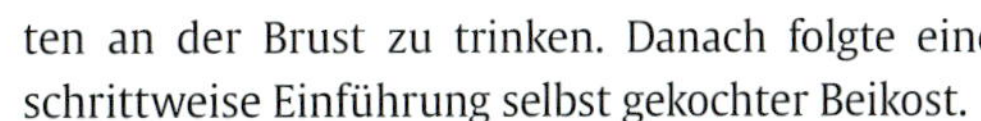

Während der ersten Wochen häufiges nächtliches Schreien wegen eines ausgeprägten Meteorismus. Die Mutter vermutete eine Verdauungsstörung.

Erste Hautveränderungen traten mit Beginn der siebten Lebenswoche auf. Auffällige Progredienz der Beschwerden.

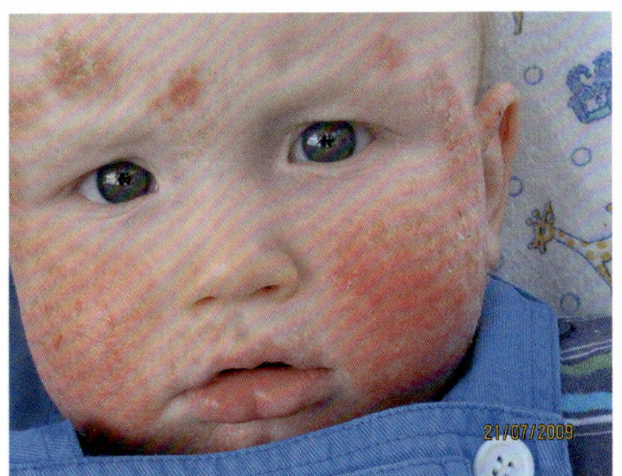

▸ **Abb. 17.28** Fünf Monate altes Kind mit ausgeprägter ekzematischer Hautveränderung vor Therapiebeginn.

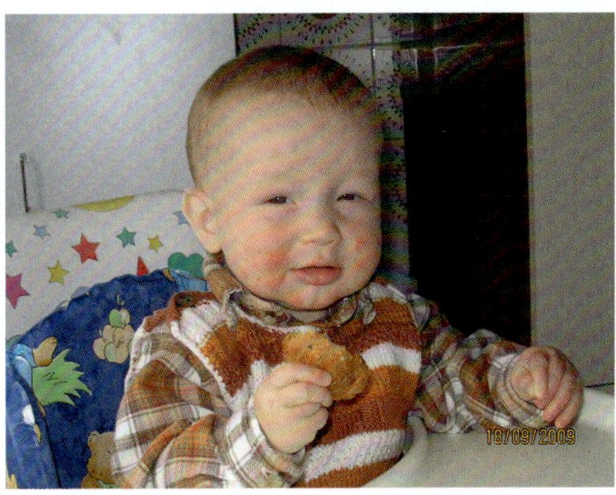

▸ **Abb. 17.30** Dasselbe Kind mit 15 Monaten, 10 Monate nach Therapiebeginn.

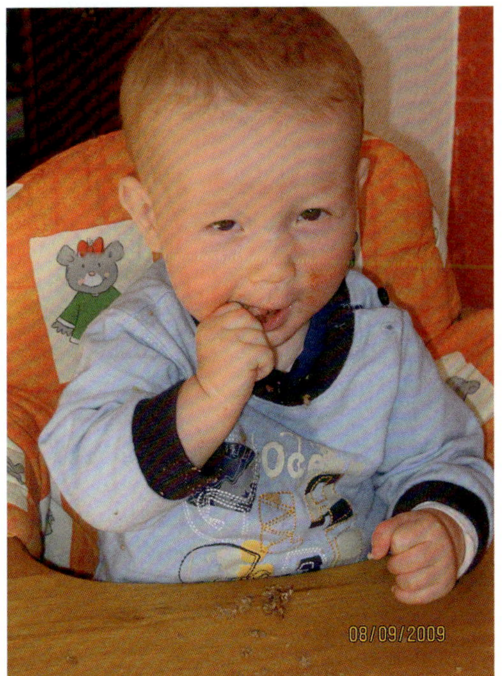

▸ **Abb. 17.29** Dasselbe Kind 3 Monate nach Therapiebeginn.

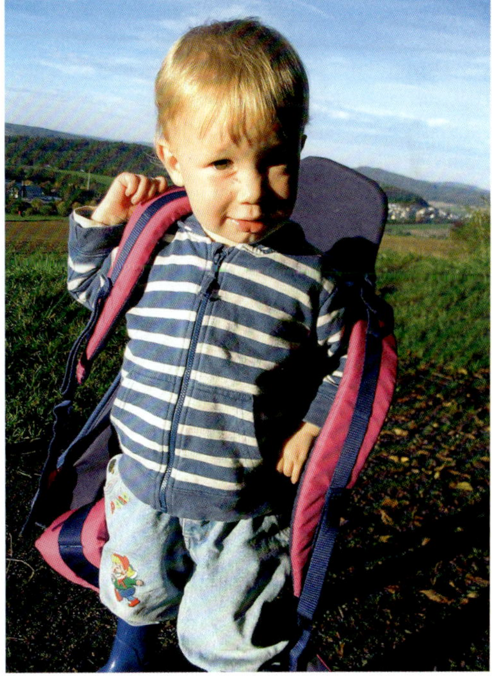

▸ **Abb. 17.31** Dasselbe Kind mit 19 Monaten, 14 Monate nach Therapiebeginn.

Für wenige Tage wurde die Haut mit kortisonhaltigen Externae behandelt. Es folgten komplementäre Heilverfahren. Ab dem sechsten Lebensmonat wurde mikrobiologisch, inklusive Autovaccine-Therapie, behandelt (▶ Abb. 17.28, ▶ Abb. 17.29, ▶ Abb. 17.30, ▶ Abb. 17.31).

Eine Creme- oder Salbenbehandlung ist hier fast immer kontraproduktiv, da sie – unabhängig von ihren Inhaltsstoffen – wie ein Okklusionsverband wirkt. Die Hautreinigung wird bestenfalls erschwert, in der Regel aber verhindert. Es kommt zu einem Feuchtigkeitsstau im Stratum corneum und infolgedessen zur Quellung. In der Folge tritt ein Schweißstau ein, sodass einerseits die Temperaturregulation nur eingeschränkt wirksam ist und andererseits eine Ausscheidung von ausscheidungspflichtigen Substanzen (Salze, Harnstoff, Harnsäure etc.) nur begrenzt oder überhaupt nicht mehr stattfinden kann.

Auch wenn kortisonhaltige Externae zur Anwendung kommen, führt das letztendlich nicht zum Ausheilen der Haut. Allenfalls wird die schwelende Entzündung während der Behandlungsdauer unterbrochen, nur um nach dem Absetzen dieser Wirkstoffe mit „geballter Wucht" wieder hervorzubrechen. Eine angemessene Behandlung sollte besser mit z. B. 1:1-Mischungen von Oliven- oder Calendulaöl und Wasser erfolgen. Das Auftragen dieser Mischung kann – im Gegensatz zu Cremes oder Salben – ohne Druck erfolgen. Dadurch wird verhindert, dass kutane Mastzellen allein durch stärkere physikalische Reize ihre Syntheseprodukte vermehrt ausschütten.

17.6 Finis ab origine pendet: Das Ende hängt vom Anfang ab!

Die nachfolgenden vier Kasuistiken betreffen Neugeborene, deren Mütter komplizierte Schwangerschaftsverläufe hatten. Darunter waren:

- eine Mutter mit atopischer Reaktionslage, die zudem in den ersten Monaten an einer ausgeprägten Hyperemesis gravidarum litt. Das Kind musste per Sectio caesarea entbunden werden.
- eine Mutter, ebenfalls mit atopischer Reaktionsbereitschaft, die über vier Monate an schwersstem Schwangerschaftserbrechen litt.
- eine Mutter mit bekannter Stoffwechselunverträglichkeit von Gluten und Kuhmilch. Während des Schwangerschaftsverlaufes und in den ersten 4 Wochen postpartal waren insgesamt 4-mal Antibiotikabehandlungen verordnet worden.
- eine Mutter mit bekannter, diätetisch und mikrobiologisch gut behandelter Laktose-, Kuhmilchprotein- und Glutenintoleranz. Sie hatte sich während der unproblematischen Schwangerschaft penibel an die Ernährungsratschläge gehalten und wurde auch weiter mikrobiologisch behandelt. Geburt stark protrahiert, stark verspäteter Milcheinschuss (3. Tag).

Die Diagnostik erfolgte beim ersten, zweiten und vierten Kind aus dem Mekonium. Die Stuhlanalyse des dritten Kindes wurde erst wegen zunehmender klinischer Beschwerden im Alter von ca. acht Lebenswochen veranlasst.

Alle vier Kinder zeigten in der schleimhautassoziierten Diagnostik Entzündungszeichen sowie einen Integritätsverlust ihrer Darmschleimhaut. Überwiegend wurden sie mit einer ausgeprägten Dysbiose geboren! Die Ausnahme bildet das vierte Kind, dessen Mutter während der Schwangerschaft konsequent eine Mikrobiologische Therapie sowie eine entsprechende Karenzdiät durchgeführt hatte.

17.6.1 Emma

29-jährige Erstgravida mit bekannter allergischer Reaktion auf Hausstaubmilben und verschiedene Lebensmittel (IgG_{1-3}).

Schwangerschaftsverlauf durch ausgeprägte Hyperemesis gravidarum bis zum Abschluss des vierten Monats kompliziert. Medikation ausschließlich homöopathisch. Ein zwischenzeitlicher Verdacht auf Zytomegalieinfektion konnte ausgeschlossen werden. Der weitere Schwangerschaftsverlauf blieb unauffällig, insbesondere das heranwachsende Kind zeigte intrauterin eine normale Entwicklung.

Ab der 36. SSW Akupunktur zur Geburtsvorbereitung. Spontangeburt nach Blasensprung in der 40. SSW.

Die klinische Untersuchung des Mädchens ergab keine Auffälligkeiten. Ergebnisse der ersten Stuhlanalyse (Mekonium):

- Der bakteriologische Status ergab deutlich erniedrigte Zahlen der Immunmikrobiota (E. coli und Enterococcus faecalis) sowie der Schutzmikrobiota im Dünndarm (Laktobazillen) und der mukonutritiven Mikrobiota. Der pH-Wert war mit 7,0 mäßig erhöht (▶ Abb. 17.32, ▶ Abb. 17.33).

		Keimzahl in KBE/g Stuhl		
			aktuell	
	Aerobe Indikatorflora		1401000064_KK / 1401000064_PZ	Normwert
I	*Escherichia coli*		<1 x10⁴ ↓↓↓	≥10⁸
P	*E. coli Biovare*		<1 x10⁴ ✓	<10⁴
P	*Proteus sp.*		<1 x10⁴ ✓	<10⁴
P	*Klebsiella sp.*		<1 x10⁴ ✓	<10⁴
P	*Pseudomonas sp.*		<1 x10⁴ ✓	<10⁴
P	*Enterobacter sp.*		<1 x10⁴ ✓	<10⁴
P	*Citrobacter sp.*		<1 x10⁴ ✓	<10⁴
I	*Enterococcus sp.*		<1 x10⁴ ↓↓↓	≥10⁶

▶ **Abb. 17.32** Mikrobieller Status vom 2. Lebenstag: Repräsentanten der Immunflora sind deutlich verringert (gemessen an Normwerten von Erwachsenen). Kein Nachweis von vermehrten Proteolyten. **I** Immunmodulierende Flora; **P** Proteolytische Flora.

		Keimzahl in KBE/g Stuhl		
			aktuell	
	Anaerobe Indikatorflora		1401000064_KK / 1401000064_PZ	Normwert
S	*Bifidobacterium sp.*		<4 x10⁷ ↓↓	10⁹ - 10¹¹
S	*Bacteroides sp.*		<4 x10⁷ ↓↓↓	≥10⁹
S	*Lactobacillus sp.*		<2 x10⁴ ↓↓↓	≥10⁷
S	*H_2O_2-Lactobacillus*		<2 x10⁴ ↓↓↓	≥10⁷
P	*Clostridium sp.*		<5 x10⁴ ✓	≤10⁵
M	*Faecalibacterium prausnitzii*		<1 x10⁵ ↓↓↓	≥1x10⁹
M	*Akkermansia muciniphila*		<1 x10⁵ ↓	>1x10⁸
	Hefepilzdiagnostik quantitativ	Pathogenität 25°C 37°C		
	Hefen		<5 x10² ✓	<10³
	Gesamtkeimzahl		<2 x10⁹ ✓	≥10¹¹
	Stuhl-Eigenschaften			
	Stuhl-pH		7,0 ↑↑↑	4,5 - 5,5
	Stuhlkonsistenz		zähbreiig	
	Schimmelpilzdiagnostik semiquant.	25°C 37°C	Wachstum	
	Schimmel		normal	kein Wachstum

▶ **Abb. 17.33** Mikrobieller Status, 2. Lebenstag. Die Schutz- und mukonutritive Flora ist naturgemäß noch deutlich reduziert, pH-Wert mit 7,0 mäßig erhöht, kein Nachweis von anaeroben, fakultativ pathogenen Mikroorganismen. **S** Luminale Protektivflora; **P** Proteolytische Flora; **M** Mukonutritive Flora.

- Die Gesamtkeimzahl lag mit 10^9 koloniebildenden Einheiten um zwei Zehnerpotenzen unterhalb der für Erwachsene geltenden Normwerte. Für Neugeborene und Kleinkinder existieren bisher noch keine validierten Normalwerte (▸ Abb. 17.34, ▸ Abb. 17.35).

Klinischer Verlauf Das Neugeborene wurde sechs Monate voll gestillt (▸ Abb. 17.36, ▸ Abb. 17.37, ▸ Abb. 17.38). Ab dem 7. Lebensmonat erhielt das Kind eine glutenfreie Beikost. Während der ersten Lebensmonate fielen vor allem ein deutlich gesteigerter Meteorismus sowie eine wechselnde Stuhl-

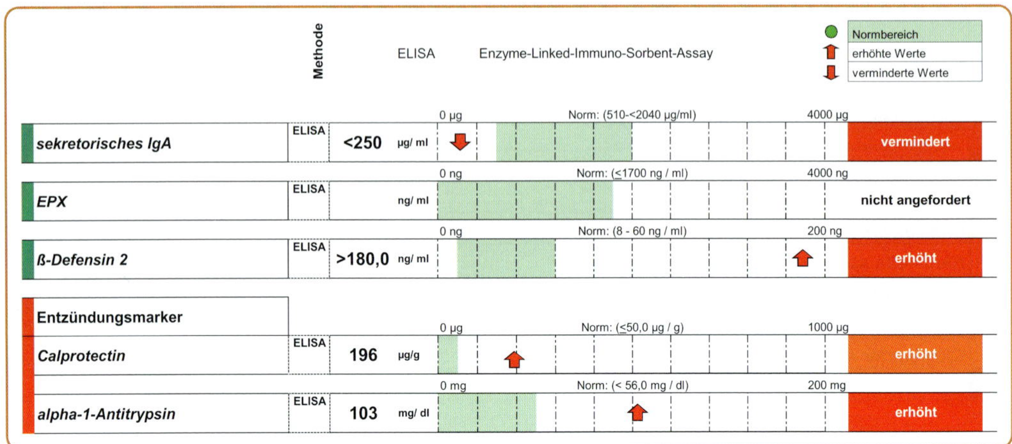

▸ **Abb. 17.34** Status einiger biochemischer Stuhlfaktoren vom 2. Lebenstag: sekretorisches Immunglobulin A erniedrigt, β-Defensin 2 im Vergleich zu Erwachsenenwerten deutlich erhöht (physiologisch bei Neugeborenen); granulozytäre Entzündungsparameter (Calprotectin, Lysozym) erhöht, ebenso Alpha-1-Antitrypsin als Permeabilitätsmarker.

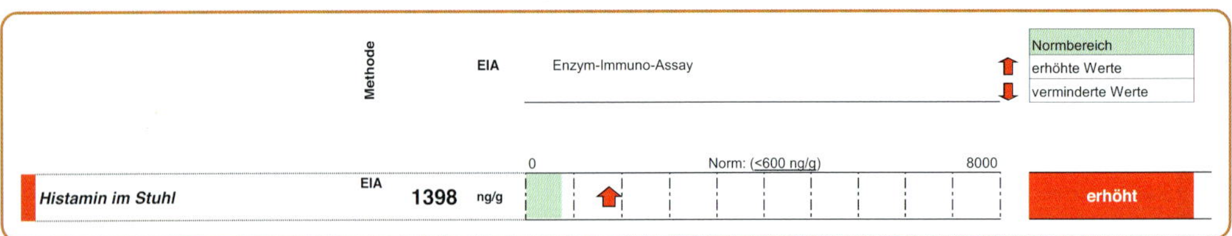

▸ **Abb. 17.35** Histamingehalt im Stuhl erhöht (gemessen an Normwerten von Erwachsenen – es liegen keine validierten Werte für Neugeborene vor!).

	Aerobe Indikatorflora	Methode KUL (kultureller Nachweis) PCR (polymerase Kettenreaktion)	Keimzahl in KBE/g Stuhl 1406000310_KK / 1406000310_PZ		Normwert
I	*Escherichia coli*	KUL	<1 $x10^4$	↓↓↓	≥10^8
P	*E. coli Biovare*	KUL	<1 $x10^4$	✓	<10^4
P	*Proteus sp.*	KUL	<1 $x10^4$	✓	<10^4
P	*Klebsiella sp.*	KUL	<1 $x10^4$	✓	<10^4
P	*Pseudomonas sp.*	KUL	<1 $x10^4$	✓	<10^4
P	*Enterobacter sp.*	KUL	<1 $x10^4$	✓	<10^4
P	*Citrobacter sp.*	KUL	<1 $x10^4$	✓	<10^4
I	*Enterococcus sp.*	KUL	<1 $x10^4$	↓↓↓	≥10^6

▸ **Abb. 17.36** Kontrollbefund Ende 2. Lebensmonat. Unveränderter Befund der Immunflora. **I** Immunmodulierende Flora; **P** Proteolytische Flora.

	Methode	Keimzahl in KBE/g Stuhl		
	KUL (kultureller Nachweis) PCR (polymerase Kettenreaktion)	1406000310_KK / 1406000310_PZ		
Anaerobe Indikatorflora				Normwert
S ***Bifidobacterium sp.***	PCR	2×10^9	✓	$\geq 1 \times 10^8$
S ***Bacteroides sp.***	PCR	$<4 \times 10^7$	↓↓↓	$\geq 10^9$
S ***Lactobacillus sp.***	KUL	2×10^6	✓	$\geq 10^7$
S ***H_2O_2-Lactobacillus***	KUL	$<2 \times 10^4$	↓↓↓	$\geq 10^7$
P ***Clostridium sp.***	KUL	$<5 \times 10^4$	✓	$\leq 10^5$
M ***Faecalibacterium prausnitzii***	PCR	$<1 \times 10^5$	↓↓↓	$\geq 1 \times 10^9$
M ***Akkermansia muciniphila***	PCR	$<1 \times 10^5$	↓	$>1 \times 10^8$
Hefepilzdiagnostik quantitativ (KUL)	Pathogenität / 25°C / 37°C			
Hefen		$<5 \times 10^2$	✓	$<10^3$
Schimmelpilzdiagnostik semiquant. (KUL)	25°C / 37°C	Wachstum		
Schimmel		normal		kein Wachstum
Gesamtkeimzahl	PCR	2×10^{10}	↓	$\geq 10^{11}$
Stuhl-Eigenschaften				
Stuhl-pH		4,5	✓	4,5 - 5,5
Stuhlkonsistenz		zähbreiig		

▸ **Abb. 17.37** Kontrollbefund Ende 2. Lebensmonat, nach 8 Wochen Mikrobiologischer Therapie. Numerische Normalisierung der Bifidobakterien, unverändert stark reduzierte Bacterioides-Spezies, numerische Verbesserung der Laktobazillen-Spezies, Normalisierung des pH-Wertes und der Gesamtkeimzahl. **S** Luminale Protektivflora; **P** Proteolytische Flora; **M** Mukonutritive Flora.

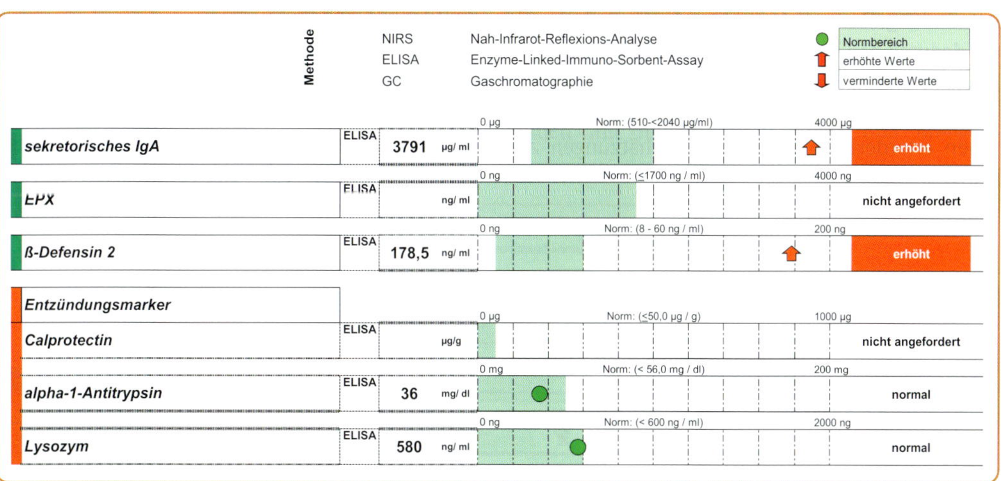

▸ **Abb. 17.38** Kontrollbefund der biochemischen Stuhlparameter Ende des 6. Lebensmonats: reaktiv erhöhtes sIgA und β-Defensin 2, Entzündungsparameter und Permeabilitätsfaktor normalisiert.

Stuhlkonsistenz. Häufig bestanden begleitend kolikartige Schmerzzustände. Supportiv erfolgte bedarfsangepasst die Gabe von Dimeticon (Sab Simplex®-Tropfen), Viburcol®- und Paracetamol-Zäpfchen. Die Ernährung erfolgte bis zum sechsten Lebensmonat ausschließlich mit Muttermilch, dann beginnende Zufütterung von Folgemilch und Breikost. Ab dem siebten Monat nahm das Kind keine Muttermilch mehr zu sich. Wegen ausbleibender klinischer Stabilisierung und Entwicklung einer Pneumonie wurde eine serologische Analyse (IgG_{1-3}-Antikörper; ▸**Abb. 17.42**) im 15. Monat durchgeführt. Daraufhin erfolgte aufgrund der Befundlage ein konsequenter Verzicht auf Gluten und Kuhmilchprodukte.

Weiterer Verlauf In der Stuhlanalyse nach 18 Monaten zeigte sich ein ähnliches intestinales Florabild bei nun normaler Gesamtkeimzahl. Der intestinale pH-Wert war mit 5,5 leicht erniedrigt.

Die Entzündungsparameter lagen nun im Normbereich, das schleimhautschützende sekretorische Immunglobulin A zeigte sich mit 2551 ηg/ml nun deutlich über dem Altersdurchschnitt (adaptative Eigensynthese!; ▸**Abb. 17.43**).

Weiterer Verlauf Mit dem Ende des ersten Lebensjahres zeigte sich eine Abnahme des Bauchumfanges mit rückläufiger Stuhlfrequenz. Während des zweiten Lebensjahres wurde die Stuhlkonsistenz zunehmend fester. Ab Ende des zweiten Lebensjahres erhielt Finn nach und nach wieder glutenhaltige Lebensmittel, die gut vertragen wurden.

Code	Gruppe / Allergen	Reakt.-Klasse	Bewertung
	Fleisch/Fischerzeugnisse		
f83	Huhn	0	
f27	Rind	0	
f26	Schwein	0	
f292	Krebsfleisch	0	
f157	Kabeljau	0	
	Obst		
f72	Ananas	0	
f156	Himbeere	0	
f73	Kirsche	0	
f87	Wassermelone	0	
	Gemüse		
f134	Brokkoli	0	
f133	Gurke	0	
f31	Karotte	0	
f85	Sellerie	0	
f46	Paprikaschote	1	schwach
f185	Rotkohl	0	
f25	Tomate	0	
	Getreide, glutenhaltig		
f79	**Gluten**	1	schwach
f183	Dinkel	1	schwach
f6	Gerste	1	schwach
f7	Hafer	2	deutlich
f5	Roggen	1	schwach
f4	Weizen	1	schwach

Code	Gruppe / Allergen	Reakt.-Klasse	Bewertung
	Milcherzeugnisse		
f2	Kuhmilch	1	schwach
Fx20	Labkäse	1	schwach
Fx21	Sauermilchprodukte	1	schwach
f246	Schafsmilch	1	schwach
f219	Ziegenmilch	1	schwach
	Gewürze		
s2	Curry	0	
f47	Knoblauch	0	
f89	Senfkorn	0	
f253	Meerrettich	0	
	Nüsse/Samen		
f13	Erdnuss	0	
f17	Haselnuss	0	
f98	Leinsamen	0	
f20	Mandel	0	
f128	Mohn	0	
f144	Pistazie	0	
f114	Sonnenblumenkerne	0	
	Sonstige		
f252	Vollei	0	
f45	Hefe	0	
f302	Austernpilz	0	
f399	Honig	0	
f95	Kaffee	0	
f14	Sojabohne	0	

▸**Abb. 17.42** Serologische Bestimmung von IgG_{1-3}-Antikörpern gegen die gängigen Lebensmittel. Typischerweise positiv reagieren Gluten, die glutenhaltigen Getreide sowie Milch und Milchprodukte.

Ab Beginn des dritten Lebensjahres erfolgte die Durchführung einer E.-coli-Autovaccine-Therapie zur Immunmodulation (Kap. 12.3).

Die abschließende bakterielle Diagnostik kurz vor dem dritten Geburtstag zeigte ein weitestgehend altersentsprechendes Florabild und Darmmilieu (▶ **Abb. 17.44**, ▶ **Abb. 17.45**).

Eine zum selben Zeitpunkt durchgeführte serologische Kontrolle der IgG_{1-3}-Antikörper ergab einige Veränderungen gegenüber der Erstbestimmung: Gluten, Gerste, Dinkel, Roggen, Weizen reagierten stärker, ebenso Kuhmilch. Für Labkäse, Sauermilchprodukte, Ziegenmilch sowie Paprikaschote konnten keine Sensibilisierungen mehr nachgewiesen werden (▶ **Abb. 17.46**).

Beurteilung Diese Kasuistik zeigt deutlich, welche negativen Auswirkungen eine ausgeprägte Hyperemesis gravidarum und eine Kaiserschnittentbindung in Kombination mit einer peripartalen Antibiose auf das Neugeborene haben können. Die allergische Reaktionsbereitschaft der Mutter hat – wenn überhaupt – eine nachgeordnete Bedeutung. Nach abgeschlossener Behandlung zeigte das Kind keinerlei klinische Beschwerden mehr. Die weiter bestehenden Sensibilisierungen für einige Lebensmittel führen dazu, dass diese Lebensmittel nach wie vor nur wenig und nicht täglich gegessen werden.

In der Kontrolluntersuchung hatten sich hier im Vergleich zum Vorbefund Änderungen ergeben, die häufig beobachtet werden, aber nicht ohne Weiteres zu erklären sind: Zum einen waren, ohne Bestehen klinischer Beschwerden und ohne Nachweis von Integritätsstörungen an der Schleimhaut, nun neue Sensibilisierungen für Lebensmittel auf-

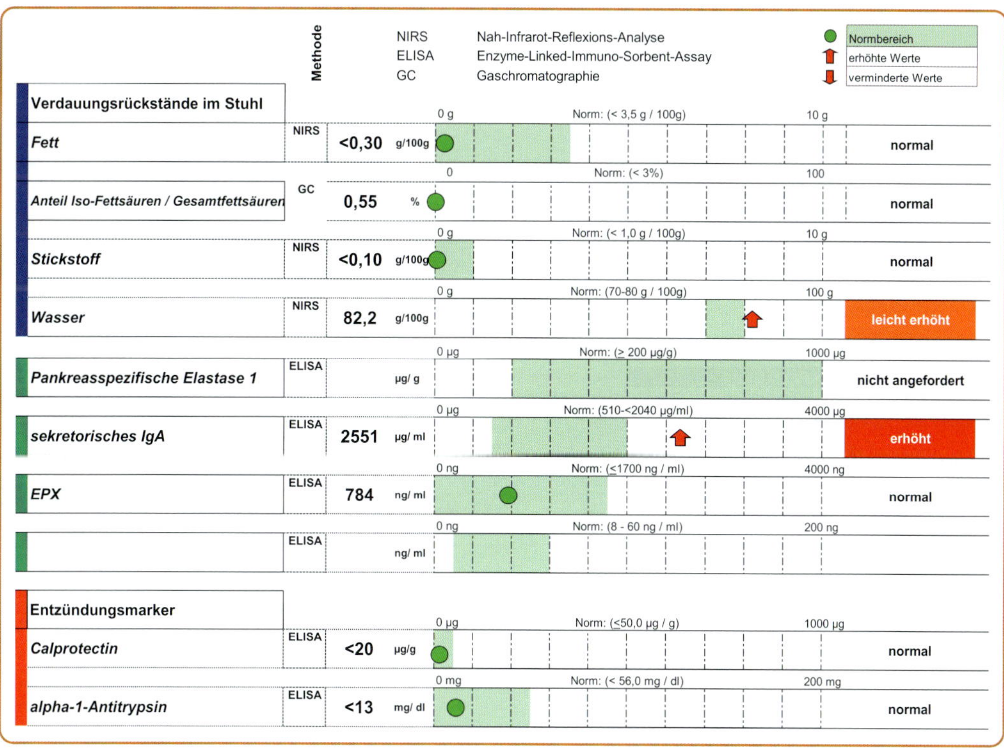

▶ **Abb. 17.43** Kontrolle nach 18 Monaten. Biochemische Stuhlparameter: noch leicht erhöhter Wassergehalt (klinisch: weiche, gelegentlich wässrige Stühle), sIgA reaktiv erhöht als Zeichen einer zunehmend kompetenten Funktion der Enterozyten. Normale Entzündungsparameter.

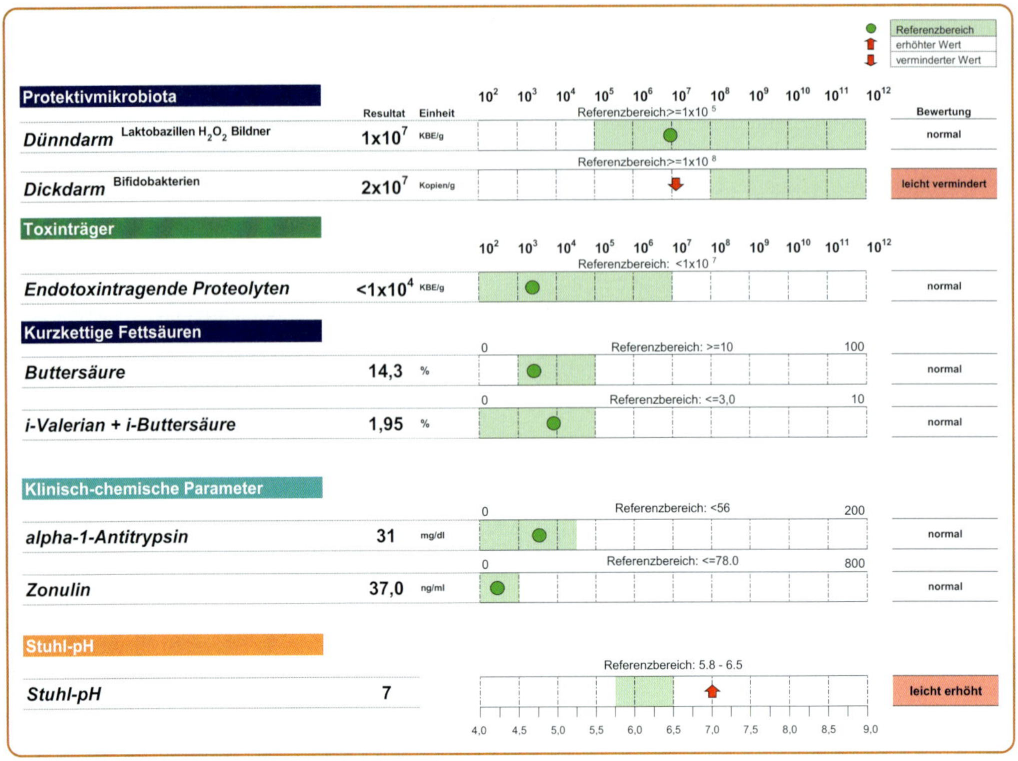

Referenzbereich
erhöhter Wert
verminderter Wert
Protektivmikrobiota
Resultat
Einheit
Bewertung
10^2 10^3 10^4 10^5 10^6 10^7 10^8 10^9 10^10 10^11 10^12
Referenzbereich>=1x10 5
Dünndarm Laktobazillen H2O2 Bildner
1x10^7 KBE/g
normal
Referenzbereich>=1x10 8
Dickdarm Bifidobakterien
2x10^7 Kopien/g
leicht vermindert
Toxinträger
10^2 10^3 10^4 10^5 10^6 10^7 10^8 10^9 10^10 10^11 10^12
Referenzbereich: <1x10 7
Endotoxintragende Proteolyten
<1x10^4 KBE/g
normal
Kurzkettige Fettsäuren
0
Referenzbereich: >=10
100
Buttersäure
14,3 %
normal
0
Referenzbereich: <=3,0
10
i-Valerian + i-Buttersäure
1,95 %
normal
Klinisch-chemische Parameter
0
Referenzbereich: <56
200
alpha-1-Antitrypsin
31 mg/dl
normal
0
Referenzbereich: <=78.0
800
Zonulin
37,0 ng/ml
normal
Stuhl-pH
Referenzbereich: 5.8 - 6.5
Stuhl-pH
7
leicht erhöht
4,0 4,5 5,0 5,5 6,0 6,5 7,0 7,5 8,0 8,5 9,0

▸ **Abb. 17.44** Stuhl-Kontrollbefund Ende 3. Lebensjahr: Die Dickdarmflora zeigte sich noch leicht vermindert, der pH-Wert war mit 7,0 noch leicht erhöht.

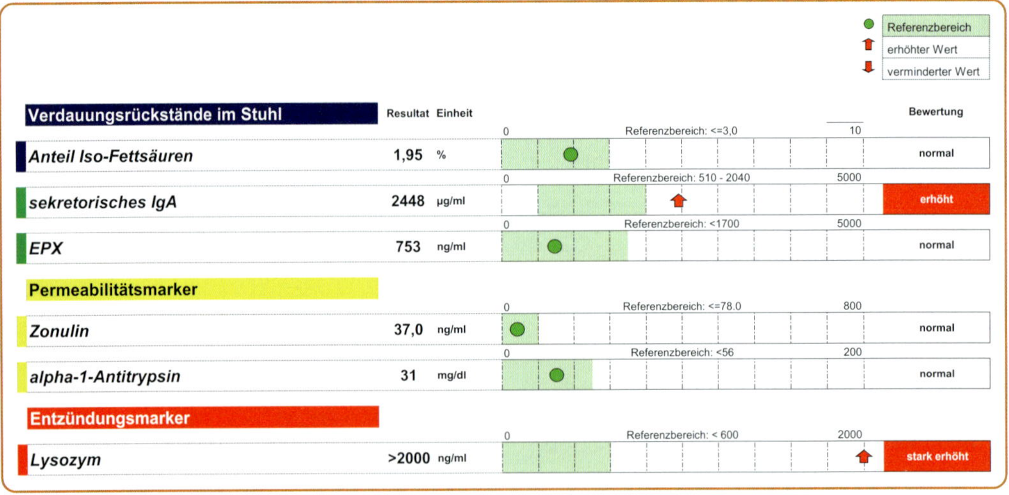

Referenzbereich
erhöhter Wert
verminderter Wert
Verdauungsrückstände im Stuhl
Resultat
Einheit
Bewertung
0
Referenzbereich: <=3,0
10
Anteil Iso-Fettsäuren
1,95 %
normal
0
Referenzbereich: 510 - 2040
5000
sekretorisches IgA
2448 µg/ml
erhöht
0
Referenzbereich: <1700
5000
EPX
753 ng/ml
normal
Permeabilitätsmarker
0
Referenzbereich: <=78.0
800
Zonulin
37,0 ng/ml
normal
0
Referenzbereich: <56
200
alpha-1-Antitrypsin
31 mg/dl
normal
Entzündungsmarker
0
Referenzbereich: < 600
2000
Lysozym
>2000 ng/ml
stark erhöht

▸ **Abb. 17.45** Ende 3. Lebensjahr: Mukosale Parameter wie sIgA und Lsyozym sind noch deutlich erhöht, obwohl keine entsprechenden Beschwerden mehr vorliegen.

Code	Gruppe Allergen	Reakt.-Klasse	Bewertung	Code	Gruppe Allergen	Reakt.-Klasse	Bewertung
	Fleisch/Fischerzeugnisse				*Milcherzeugnisse*		
f83	Huhn	0		f2	Kuhmilch	2	deutlich
f27	Rind	0		Fx20	Labkäse	0	
f26	Schwein	0		Fx21	Sauermilchprodukte	0	
f292	Krebsfleisch	0		f246	Schafsmilch	1	schwach
f157	Kabeljau	0		f219	Ziegenmilch	0	
	Obst				*Gewürze*		
f72	Ananas	2	deutlich	s2	Curry	0	
f156	Himbeere	0		f47	Knoblauch	0	
f73	Kirsche	0		f89	Senfkorn	0	
f87	Wassermelone	0		f253	Meerrettich	0	
	Gemüse				*Nüsse/Samen*		
f134	Brokkoli	0		f13	Erdnuss	0	
f133	Gurke	0		f17	Haselnuss	0	
f31	Karotte	0		f98	Leinsamen	1	schwach
f85	Sellerie	0		f20	Mandel	0	
f46	Paprikaschote	0		f128	Mohn	0	
f185	Rotkohl	0		f144	Pistazie	0	
f25	Tomate	0		f114	Sonnenblumenkerne	0	
	Getreide, glutenhaltig				*Sonstige*		
f79	**Gluten**	2	deutlich	f252	Vollei	1	schwach
f183	Dinkel	2	deutlich	f45	Hefe	0	
f6	Gerste	2	deutlich	f302	Austernpilz	0	
f7	Hafer	2	deutlich	f399	Honig	0	
f5	Roggen	2	deutlich	f95	Kaffee	0	
f4	Weizen	2	deutlich	f14	Sojabohne	0	

▸ **Abb. 17.46** Serologischer Nachweis von IgG_{1-3}-Antikörpern gegen Lebensmittel: Die Sensibilisierung für die gängigen Getreidesorten sowie Gluten, Kuhmilch und Schafsmilch besteht fort. Neu hinzugekommen sind Reaktionen auf Ananas, Leinsamen und Vollei. Keine Reaktionen waren mehr nachweisbar auf Labkäse, Sauermilchprodukte, Ziegenmilch sowie Paprikaschote.

getreten. Zum anderen zeigten sich die primär nur schwach messbaren bestehenden Antikörpertiter gegen Glutene und Kuhmilchproteine nun verstärkt – obwohl nur wenig und in der Rotation genossen.

Wie könnte man dies verstehen?

Neu hinzukommende Sensibilisierungen für Lebensmittel werden des Öfteren beobachtet, da sich die Ernährungsgewohnheiten ändern, d. h. andere Lebensmittel die Unverträglichen ersetzen. Solange bei Beginn der Karenzdiät und der Therapie die Schleimhautintegrität noch nicht wiederhergestellt ist, sind neue Sensibilisierungen durch die nun vermehrt anfallenden neuen Antigene möglich.

Als Ursachen für die Verstärkung oder auch das extrem lange Vorhandensein von Antikörpertitern gegen die beiden am häufigsten nachzuweisenden Antigene – glutenhaltige Getreidesorten und Kuhmilch – trotz entsprechender Karenz kann man sich auch noch andere regulative Interaktionen vorstellen: Sehr häufig liegen zusätzliche Stoffwechselprobleme mit diesen Substanzgemischen auf verschiedenen Regulationsebenen vor (Kap. 7). Zudem können Kuhmilchproteine und insbesondere Weizenproteine offenbar bereits intrauterin zu einer Sensibilisierung des Ungeborenen führen, wie Ward et al. [312] eindrucksvoll nachweisen konnten. Bereits bei Zellen aus dem Nabelschnurblut konnte bei dem Neugeborenen eine vermehrte Produktion von TNF-alpha bei Kontakt mit Kuhmilchprotein und Weizen gefunden werden, die unter Karenzdiät der Mutter wieder abnahm.

Dieses Ergebnis kann mit eigenen Beobachtungen bei einem Säugling bestätigt werden, bei dem stets prompt blutige Diarrhö eintrat, sobald die Mutter Kuhmilchproteine zu sich nahm. In der Schwangerschaft hatte diese eine Clostridienkolitis erlitten – den beschriebenen Erkenntnissen folgend ist eine Sensibilisierung bereits des ungeborenen Kindes infolge vermehrten Übertritts von Kuhmilchproteinen bei *Leaky-Gut*-Syndrom der Mutter hier wohl wahrscheinlich.

Diese Zusammenhänge machen plausibel, dass die „Erinnerungsfunktionen" des Immunsystems für diese beiden problematischen Lebensmittel im Einzelfall sozusagen verstärkt werden können. Entscheidend sind hier mit Sicherheit die vielfältigen Gegebenheiten des mukosalen Grenzraumes sowie der verschiedenen Stoffwechselebenen und jedenfalls nicht nur durch eine – wie auch immer – geartete schicksalshafte genetische Steuerung!

Es ist daher im Zweifelsfall sinnvoll, in größeren Abständen (6–12 Monate) Kontrolluntersuchungen durchzuführen. Naturgemäß ist eine zusätzliche Stoffwechselproblematik nach der (empirisch bekannten) Karenzzeit für die Antikörper nicht automatisch mit verschwunden. Es muss also dann im Einzelfall immer bedacht werden, wie viel und in welcher Rotationszeit der Organismus problemlos tolerieren und kompensieren kann.

Die bereits während der Schwangerschaft bestehende histamininduzierte Entzündung der kindlichen Schleimhaut hat vermutlich zu dem im Mekonium nachgewiesenen sIgA-Mangel geführt (▸ **Abb. 17.41**). Auch diese Mutter hatte an der Studie zur Allergie-Prävention mit Probiotika teilgenommen [254]. Danach wäre ein deutlich erhöhtes sIgA im Säuglingsstuhl zu erwarten gewesen. Die Summe der komplizierenden Störpotenziale während dieser Schwangerschaft hat eine normale Regulation des kindlichen Organismus erschwert bzw. unmöglich gemacht. Erst mit dem Fortfall dieser Risikofaktoren und der postpartal durchgeführten mikrobiologischen Therapie wurde eine vermehrte Synthese dieses wichtigen schleimhautschützenden Immunglobulins initiiert.

Auch wenn es zwingende klinische Gründe für eine Kaiserschnittgeburt und/oder eine peripartale Antibiose geben sollte, muss in der Mehrzahl der Fälle mit vergleichbaren Störungen der kindlichen Schleimhautverhältnisse und seiner Immunitätslage gerechnet werden. In solchen Fällen ist eine möglichst frühe schleimhautassoziierte Diagnostik und – je nach Ergebnis – kausale Therapie erforderlich, um den entstandenen Integritätsverlust am Schleimhautorgan wieder zu beheben.

Aber auch ein unkritischer Einsatz anderer chemisch-pharmazeutischer Medikamente wird mit einem frühen Auftreten von Asthma bronchiale, allergischem Schnupfen oder Ekzemen in Verbindung gebracht [16]. So konnten beispielsweise Wissenschaftler des Medizinischen Forschungsinstituts Neuseeland statistisch belegen, dass ein Bezug zwischen dem gehäuften Einsatz von Paracetamol in der Kindheit und der Entstehung atopischer Krankheitsbilder herzustellen ist. Paracetamol und andere Analgetika führen, per os genommen, zu einer Störung der Schleimhautintegrität, indem sie einerseits eine Dysbiose nach sich ziehen können und andererseits die Funktionalität der interzellulären Haftkomplexe beeinträchtigen (Kap. 6.2).

Angesichts dieser Datenlage ist es für den betroffenen Patienten wenig hilfreich, wenn von unterschiedlichen Seiten immer wieder darauf verwiesen wird, dass es eine familiäre genetische Disposition gebe, die Immunglobulin-E-vermittelte allergische Erkrankungen sehr wahrscheinlich mache. Dieser vermeintlich schicksalhaften Fügung müsse man sich dann beugen und mit antientzündlichen Therapiestrategien den Schaden begrenzen. Aber es werden auch andere Töne lauter, die zumindest die Bedeutung des IgE kritisch betrachten (Kap. 4.1.3).

17.6.3 Helena und Lilly

Helena

Schwangerschaftsanamnese: 24-jährige Primapara mit bekannter Kasein- und Glutensensitivität. Nach Durchführung eines Therapiezyklus Mikrobiologische Therapie hatte sie bei nun subjektiver Beschwerdefreiheit kurz vor ihrer Schwangerschaft sowohl die Mikrobiologische Therapie als auch die Karenz der kritischen Nahrungsmittel beendet und sowohl Kuhmilch als auch Gluten –

wenn auch in deutlich reduziertem Umfang – wieder zu sich genommen.

Während des Schwangerschaftsverlaufes wurde zweimal ein Antibiotikum verordnet (Zystitis, Hundebiss). Die Geburt via naturalis verlief ohne Komplikationen. Reifgeborenes Kind, Apgar 10. Das Neugeborene wurde ausschließlich gestillt, die ersten beiden Lebenswochen verliefen problemlos, bis es nach 2 und 4 Wochen zu Mastitiden kam. Auch hier wurden antibiotische Behandlungen notwendig, die Mutter stillte aber konsequent weiter. Eine begleitende Mikrobiologische Therapie wurde hier weder für Mutter noch Kind empfohlen.

Jetzt stellten sich sehr schnell Probleme ein. Das Kind entwickelte nun, obwohl voll gestillt und ohne sonstige Krankheitszeichen, in kurzer Zeit starke Blähungen und schwere abendliche Koliken. Oft war das Mädchen unruhig und weinerlich, abends langes Schreien. Der Stuhlgang änderte sich von typisch gelbem, geformtem Stillstuhl in grünen, breiig bis dünnflüssigen und fötide riechenden Stuhl. Nach der zweiten antibiotischen Behandlung stellten sich schließlich bis zu 4-mal täglich flüssige, übelriechende, grüne Durchfälle ein. Von kinderärztlicher Seite waren keine weiteren Maßnahmen vorgeschlagen worden.

Mutter und Kind wurde nun bei Vorstellung in der 9. Lebenswoche sofort der Beginn einer Mikrobiologischen Therapie empfohlen: Helena sollte weiter voll gestillt werden. Das Mädchen erhielt dabei Colibiogen® für Kinder oral bei jedem Stillen (mindestens aber 3-mal täglich) 3 Tropfen sowie Lactobiogen® für Kinder 1 Btl. tgl. (Anweisung: mit ein wenig Wasser angerührt auf die Brustwarze der Mutter auftragen; alternativ kann die Suspension auch mit einer Spritze in den Mund gegeben werden). Die Mutter sollte insbesondere Kuhmilchprodukte wieder konsequent meiden, Gluten in der Rotation belassen sowie SymbioLact® Comp. und ProSymbioFlor® einnehmen. Die Stuhluntersuchung des Kindes zeigte wie erwartet eine schwere Dysbiose mit insbesondere Vorliegen erhöhter Proteolytenfraktion (stark erhöhte Clostridien- sowie Klebsiellenzahlen und Coli-Biovare; ▶ Abb. 17.47), stark unterrepräsentierter Protek-

	Aerobe Indikatorflora		Einheit	Resultat	Bewertung	Referenzbereich
I	*Escherichia coli*		KBE/g	<1 x10^{4}	↓↓↓	$\geq 10^{8}$
P	*E. coli Biovare*		KBE/g	5 x10^{6}	↑↑↑	<10^{4}
P	*Proteus spp.*		KBE/g	<1 x10^{4}	✓	<10^{4}
P	*Klebsiella pneumoniae*		KBE/g	1 x10^{10}	↑↑↑	<10^{4}
P	*Pseudomonas spp.*		KBE/g	<1 x10^{4}	✓	<10^{4}
P	*Enterobacter spp.*		KBE/g	<1 x10^{4}	✓	<10^{4}
P	*Citrobacter spp.*		KBE/g	<1 x10^{4}	✓	<10^{4}
I	*Enterococcus spp.*		KBE/g	<1 x10^{4}	↓↓↓	$\geq 10^{6}$
	Anaerobe Indikatorflora					
S	*Bifidobacterium spp.*		Kopien/g	1 x10^{6}	↓↓	$\geq 1 \times 10^{8}$
S	*Bacteroides spp.*		Kopien/g	4 x10^{8}	↓	$\geq 10^{9}$
S	*Lactobacillus spp.*		KBE/g	<2 x10^{4}	↓↓↓	$\geq 10^{7}$
S	*H_2O_2-Lactobacillus*		KBE/g	<2 x10^{4}	↓↓↓	$\geq 10^{7}$
P	*Clostridium spp.*		KBE/g	1 x10^{6}	↑↑	$\leq 10^{5}$
	Gesamtkeimzahl		Kopien/g	5 x10^{10}	↓	$\geq 10^{11}$
	Stuhl-Eigenschaften					
	Stuhl-pH			5,5	✓	4,5 - 5,5
	Stuhlkonsistenz			breiig		

▶ **Abb. 17.47** Nachweis von Klebsiella pneumoniae, Clostridien und Coli-Biovaren in der 9. Lebenswoche, stark herabgesetzte Protektiv- und Immunmikrobiota. **I** Immunmodulierende Flora; **P** Proteolytische Flora; **S** Luminale Protektivflora.

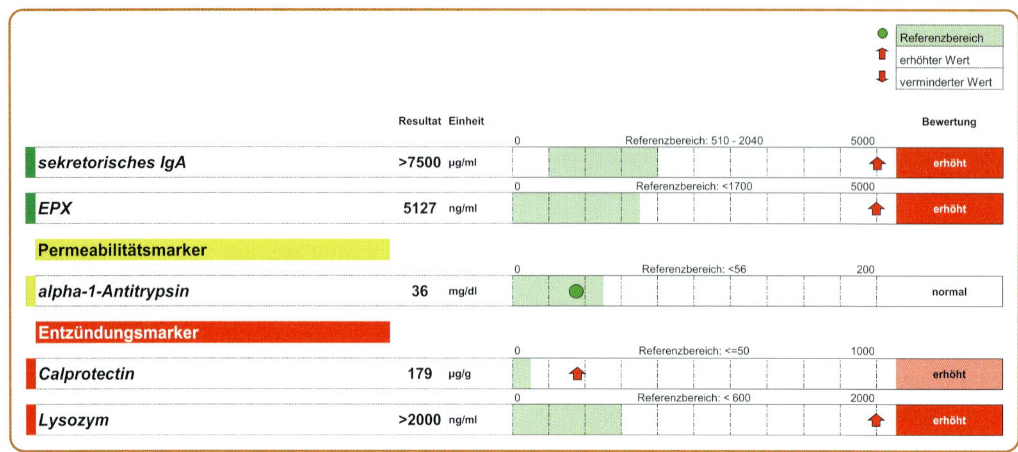

▶ **Abb. 17.48** Starke Erhöhung der beiden granulozytären Entzündungsmarker Calprotectin und Lysozym, stark aktivierte Schleimhautabwehr mit sIgA extrem erhöht > 7 500 µg/ml.

	Aerobe Indikatorflora	Einheit	Resultat	Bewertung	Referenzbereich
I	***Escherichia coli***	KBE/g	<1 $x10^4$	↓↓↓	$\geq 10^8$
P	***E. coli Biovare***	KBE/g	3 $x10^8$	↑↑↑	$<10^4$
P	***Proteus spp.***	KBE/g	<1 $x10^4$	✓	$<10^4$
P	***Klebsiella oxytoca***	KBE/g	1 $x10^8$	↑↑↑	$<10^4$
P	***Pseudomonas spp.***	KBE/g	<1 $x10^4$	✓	$<10^4$
P	***Enterobacter spp.***	KBE/g	<1 $x10^4$	✓	$<10^4$
P	***Citrobacter spp.***	KBE/g	<1 $x10^4$	✓	$<10^4$
I	***Enterococcus sp.***	KBE/g	3 $x10^9$	✓	$\geq 10^6$
P	***Enterobacteriaceae sp.***	KBE/g	1 $x10^8$	↑↑↑	$<10^4$
	Anaerobe Indikatorflora				
S	***Bifidobacterium spp.***	Kopien/g	2 $x10^9$	✓	$\geq 1x10^8$
S	***Bacteroides spp.***	Kopien/g	4 $x10^9$	✓	$\geq 10^9$
S	***Lactobacillus spp.***	KBE/g	<2 $x10^4$	↓↓↓	$\geq 10^7$
S	***H_2O_2-Lactobacillus***	KBE/g	<2 $x10^4$	↓↓↓	$\geq 10^7$
P	***Clostridium spp.***	KBE/g	<5 $x10^4$	✓	$\leq 10^5$
	Gesamtkeimzahl	Kopien/g	2 $x10^{11}$	✓	$\geq 10^{11}$
	Stuhl-Eigenschaften				
	Stuhl-pH		5,0	✓	4,5 - 5,5
	Stuhlkonsistenz		breiig		

▶ **Abb. 17.49** Kontrollbefund der Indikatorkeime nach 6 Wochen Mikrobiologischer Therapie und Karenzdiät der Mutter: Verbesserung der Protektiv- und Immunmikrobiota, Clostridienzahlen nun im Normbereich, deutliche Abnahme der Klebsiellenzahlen bei jedoch nach wie vor stark erhöhten anderen Proteolytenspezies, nun bereits normale Keimzahl.
I Immunmodulierende Flora; **P** Proteolytische Flora; **S** Luminale Protektivflora.

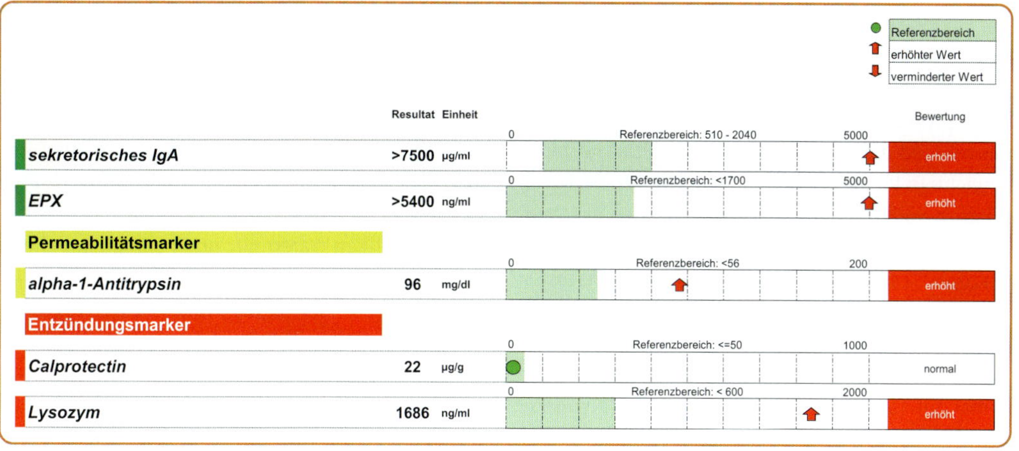

▸ **Abb. 17.50** Kontrollbefund der schleimhautassoziierten Parameter nach 6 Wochen Intervention: Absinken des Calprotectins (nun im Normbereich), Rückgang des Lysozyms, stark aktivierte Schleimhautabwehr, nach wie vor stark erhöhtes EPX.

tiv- sowie Immunmikrobiota. In den schleimhautassoziierten Parametern wurde mit erhöhtem Calprotectin, Lysozym und EPX eine deutliche entzündliche Aktivität der Schleimhaut festgestellt (▸ Abb. 17.48). Der nicht erhöhte Alpha-1-Antitrypsin- sowie auch normale Histamingehalt (ohne Abbildung) könnten auf die primär noch physiologischen Entwicklungsverläufe an der Schleimhaut (in diesem Fall ohne Vorliegen einer atopischen Prädisposition der Mutter!) hinweisen. Unter den empfohlenen Maßnahmen kam es erfreulicherweise bereits nach wenigen Tagen zu einer sehr schnellen Normalisierung des Stuhlverhaltens sowie zum Sistieren der abendlichen Koliken. Nach 2 Wochen bereits hatte sich eine normale Stuhlfrequenz von 1–2-mal/Tag eingestellt. Gleichzeitig hatten sich auch die Blähungen und das unruhige Verhalten des Kindes erheblich reduziert.

In einer Kontrolluntersuchung nach 6 Wochen (▸ Abb. 17.49, ▸ Abb. 17.50) konnte bereits eine deutliche Verbesserung der Protektiv- und Immunmikrobiota festgestellt werden, insbesondere die Anzahl der Clostridienspezies lag nun bereits im Normbereich. Bei den Klebsiellenzahlen wurde eine Verminderung um zwei Zehnerpotenzen festgestellt. Die Gesamtkeimzahl war nun bereits normal! Nach wie vor lagen dabei aber noch stark erhöhte Zahlen anderer Proteolytenspezies vor. Die deutliche Verbesserung des klinischen Bildes ließ sich bereits nach diesem vergleichsweise kurzen Interventionszeitraum mit einem nun normalen Calprotectin und einem sinkenden Spiegel des Lysozyms objektivieren. Das nun positive Alpha1-AT könnte dem klinischen Verlauf „hinterherhinken". Nach wie vor zeigte sich eine stark aktivierte Schleimhautabwehr (was in diesem Fall als ein Zeichen für eine gute enterozytäre Versorgung und Funktion zu werten ist). Ferner wurde ein erhöhtes EPX bestimmt, sodass auch für den weiteren Verlauf, gerade hinsichtlich der demnächst anstehenden Einführung von Beikost, zur Milieuunterstützung und Optimierung der Schleimhauternährung zu einer Fortführung der Mikrobiologischen Therapie geraten wird.

Lilly

Lilly ist das zweite Kind einer 38-jährigen Mutter, die selbst an abdominellen Beschwerden infolge von Kuhmilchproteinsensitivität, Laktoseintoleranz sowie Glutensensitivität (NCGS) leidet. Eine atopische Disposition besteht nicht. Zum Zeitpunkt der Schwangerschaft hatte sie wegen des abdominellen Beschwerdebildes bereits 4 Monate lang eine Mikrobiologische Therapie durchgeführt. Unter Meidung der kritischen Lebensmittel waren inzwischen eine komplette Beschwerdefreiheit und ein unauffälliges Stuhlverhalten eingetreten. Die Schwangerschaft verlief komplikationslos. Es wurde gewissenhaft weiter auf die Ernährung geachtet und auch die Mikrobiologische Therapie mit Laktobazillen und Bifidobakterien, ProSymbio-Flor® sowie SymbioFlor 1® konsequent durchgeführt. Die termingerechte Geburt verlief dann stark protrahiert, eine Unterversorgung des Kindes bestand dabei aber zu keiner Zeit. Das normalgewichtige kleine Mädchen zeigte sich postpartal klinisch vollkommen unauffällig. Leider ergaben sich doch Probleme, als es bei der Mutter erst sehr verzögert (am 3. Tag p.p.) zum Milcheinschuss kam. Lilly magerte stark ab, trotz schließlich guter Laktation hatten sich zunehmende abdominelle Koliken und teils blutig tingierte Durchfälle bis zu 8-mal am Tag eingestellt. Lilly entwickelte zudem starke, teils ekzematöse, teils akneähnliche Hauteffloreszenzen. Am 9. Lebenstag wurde deshalb eine Stuhlprobe untersucht, die eine erhebliche Erhöhung des Calprotectins und auch des Lysozyms zeigte. Das stark erhöhte Alpha-1-Antitrypsin wies auf eine deutliche mukosale Barrierestörung hin (▸ **Abb. 17.51**). Trotz der konsequent durchgeführten Mikrobiologischen Therapie während der Schwangerschaft zeigte sich das sekretorische IgA zu diesem Zeitpunkt bereits kritisch erniedrigt, was durch die lange fehlende Muttermilch erklärt ist. Dagegen ließ sich in der Bestimmung der kindlichen Mikrobiota keine Dysbiose und ein vergleichsweise gut ausgestattetes bakterielles Milieu mit normalem pH-Wert feststellen (▸ Abb. 17.52).

Für das Kind wurde Lactobiogen® Kinder und Colibiogen® für Kinder verordnet. Lillys Mutter sollte die Mikrobiologische Therapie sowie die passende Ernährung konsequent fortführen. Der weitere klinische Verlauf war auch hier sehr erfreulich: Die Durchfälle sistierten innerhalb von ca. 3 Wochen, die ekzematösen Hautveränderungen bildeten sich zurück. Das Mädchen holte beim Körpergewicht nun zügig auf und zeigte eine normale körperliche Entwicklung. Das Stuhlverhalten hatte sich bald vollständig normalisiert und abdominelle Koliken traten nur noch bei entsprechend blähender Kost der Mutter auf. Wegen knapper Milchmenge versuchte die Mutter ab der 7. Woche zuzufüttern (Hipp HA Combiotic®, mikrobiell angereicherte, hochhydrolysierte Formulanahrung). Lilly verweigerte jedoch die Annahme des Fläschchens, sodass nach wenigen Versuchen wieder zur ausschließlichen Muttermilchernährung zurückgekehrt wurde. In der Kontrolle der Stuhlparameter nach 11 Wochen Mikrobiologischer Therapie und somit weitestgehender Muttermilchernährung (▸ **Abb. 17.53**) zeigte sich das Alpha-1-Antitrypsin bereits fast normal, auch das im Erstbefund 11-fach erhöhte Calprotectin war nunmehr bereits nur noch 3-fach erhöht. Im Gegensatz zur Erstuntersuchung erwies sich das sekretorische IgA nun als stark erhöht, was auf eine gut aktivierbare mukosale Abwehr und Zeichen einer Erholung der zellulären und Immunfunktionen hinweist. Das deutlich erhöhte Lysozym und EPX könnte auf eine immunologische Auseinandersetzung mit den Kuhmilchproteinen (trotz HA-Formulanahrung) bei den Zufütterungsversuchen hindeuten. In der Analyse der Mikrobiota und des Milieus (▸ **Abb. 17.54**, ▸ **Abb. 17.55**) zeichnete sich eine sehr gute Entwicklung der Laktobazillen-Pro-

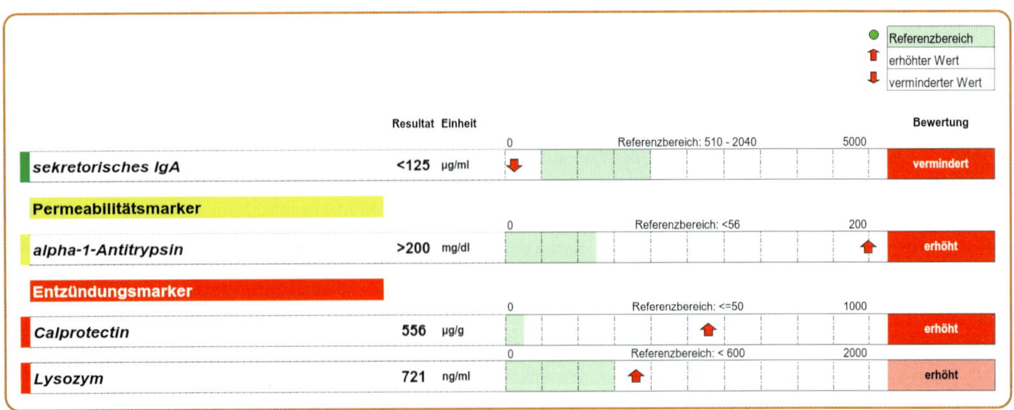

Legende: Referenzbereich / erhöhter Wert / verminderter Wert

	Resultat	Einheit	Referenzbereich	Bewertung
sekretorisches IgA	<125	µg/ml	0 – Referenzbereich: 510 - 2040 – 5000	vermindert
Permeabilitätsmarker				
alpha-1-Antitrypsin	>200	mg/dl	0 – Referenzbereich: <56 – 200	erhöht
Entzündungsmarker				
Calprotectin	556	µg/g	0 – Referenzbereich: <=50 – 1000	erhöht
Lysozym	721	ng/ml	0 – Referenzbereich: < 600 – 2000	erhöht

▸ **Abb. 17.51** Stuhlprobe 9. Lebenstag: Calprotectin 11-fach (und damit erheblich) erhöht, geringer Lysozymanstieg bei stark erhöhtem Alpha1-AT als Hinweis auf eine deutliche mukosale Entzündungssituation und Barrierestörung. Das sekretorische IgA war dabei kritisch erniedrigt.

	Aerobe Indikatorflora	Einheit	Resultat	Bewertung	Referenzbereich
I	*Escherichia coli*	KBE/g	2 x10^{8}	✓	≥10^{8}
P	*E. coli Biovare*	KBE/g	<1 x10^{4}	✓	<10^{4}
P	*Proteus spp.*	KBE/g	<1 x10^{4}	✓	<10^{4}
P	*Klebsiella spp.*	KBE/g	<1 x10^{4}	✓	<10^{4}
P	*Pseudomonas spp.*	KBE/g	<1 x10^{4}	✓	<10^{4}
P	*Enterobacter spp.*	KBE/g	<1 x10^{4}	✓	<10^{4}
P	*Citrobacter spp.*	KBE/g	<1 x10^{4}	✓	<10^{4}
I	*Enterococcus sp.*	KBE/g	2 x10^{8}	✓	≥10^{6}
	Anaerobe Indikatorflora				
S	*Bifidobacterium spp.*	Kopien/g	<1 x10^{6}	↓↓↓	≥1x10^{8}
S	*Bacteroides spp.*	Kopien/g	<1 x10^{6}	↓↓↓	≥10^{9}
S	*Lactobacillus spp.*	KBE/g	<2 x10^{4}	↓↓↓	≥10^{7}
S	*H_2O_2-Lactobacillus*	KBE/g	<2 x10^{4}	↓↓↓	≥10^{7}
P	*Clostridium spp.*	KBE/g	<5 x10^{4}	✓	≤10^{5}
	Hefepilzdiagnostik quantitativ				
	Hefen	KBE/g	<5 x10^{2}	✓	<10^{3}
	Schimmelpilzdiagnostik semiquant.				
	Schimmel		kein Wachstum		kein Wachstum
	Gesamtkeimzahl	Kopien/g	2 x10^{9}	↓↓	≥10^{11}
	Stuhl-Eigenschaften				
	Stuhl-pH		7,0	↑↑↑	4,5 - 5,5
	Stuhlkonsistenz		breiig		

▸ **Abb. 17.52** Bereits ungestörte Entwicklung der kindlichen Indikatormikrobiota ohne Dysbiose, noch erniedrige Protektivmikrobiota, normaler pH-Wert. **I** Immunmodulierende Flora; **P** Proteolytische Flora; **S** Luminale Protektivflora.

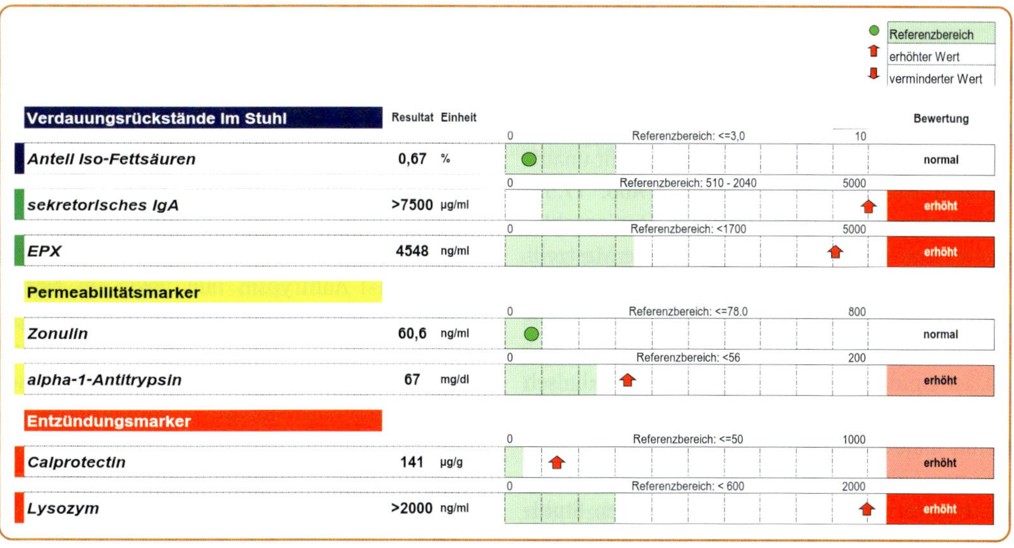

Verdauungsrückstände im Stuhl	Resultat	Einheit	Referenzbereich	Skala	Bewertung
Anteil Iso-Fettsäuren	0,67	%	<=3,0	0–10	normal
sekretorisches IgA	>7500	µg/ml	510 - 2040	0–5000	erhöht
EPX	4548	ng/ml	<1700	0–5000	erhöht
Permeabilitätsmarker					
Zonulin	60,6	ng/ml	<=78.0	0–800	normal
alpha-1-Antitrypsin	67	mg/dl	<56	0–200	erhöht
Entzündungsmarker					
Calprotectin	141	µg/g	<=50	0–1000	erhöht
Lysozym	>2000	ng/ml	< 600	0–2000	erhöht

▸ **Abb. 17.53** Stuhlprobe 12. Lebenswoche: nur noch dreifache Erhöhung des Calprotectins sowie ein fast normales Alpha-1-Antitrypsin. Nunmehr starke Erhöhung des Lysozyms und EPX, sehr gut aktiviertes sIgA als Antwort des Mukosa-Immunsystems und Zeichen einer Verbesserung der enterozytären Funktionen.

	Aerobe Indikatorflora	Einheit	Resultat	Bewertung	Referenzbereich
I	*Escherichia coli*	KBE/g	2 x10^8	✓	≥10^8
P	*E. coli Biovare*	KBE/g	<1 x10^4	✓	<10^4
P	*Proteus spp.*	KBE/g	<1 x10^4	✓	<10^4
P	*Klebsiella spp.*	KBE/g	<1 x10^4	✓	<10^4
P	*Pseudomonas spp.*	KBE/g	<1 x10^4	✓	<10^4
P	*Enterobacter spp.*	KBE/g	<1 x10^4	✓	<10^4
P	*Citrobacter spp.*	KBE/g	<1 x10^4	✓	<10^4
I	*Enterococcus sp.*	KBE/g	1 x10^8	✓	≥10^6
P	*Enterobacteriaceae sp.*	KBE/g	5 x10^4	↑	<10^4
	Anaerobe Indikatorflora				
S	*Bifidobacterium spp.*	Kopien/g	3 x10^7	↓	≥1x10^8
S	*Bacteroides spp.*	Kopien/g	6 x10^9	✓	≥10^9
S	*Lactobacillus spp.*	KBE/g	2 x10^8	✓	≥10^7
S	*H_2O_2-Lactobacillus*	KBE/g	2 x10^8	✓	≥10^7
P	*Clostridium spp.*	KBE/g	1 x10^5	↑	≤10^5
M	*Faecalibacterium prausnitzii*	Kopien/g	4 x10^8	↓	≥1x10^9
M	*Akkermansia muciniphila*	Kopien/g	7 x10^8	✓	>1x10^8
	Hefepilzdiagnostik quantitativ				
	Hefen	KBE/g	<5 x10^2	✓	<10^3
	Schimmelpilzdiagnostik semiquant.				
	Schimmel		kein Wachstum		kein Wachstum
	Gesamtkeimzahl	Kopien/g	3 x10^{11}	✓	≥10^{11}
	Stuhl-Eigenschaften				
	Stuhl-pH		5,0	✓	4,5 - 5,5
	Stuhlkonsistenz		zähbreiig		

▶ **Abb. 17.57** Kontrolle Mikrobiologischer Status nach 6 Monaten Mikrobiologischer Therapie, klinisch beschwerdefrei, nach Einführung von Beikost. **I** Immunmodulierende Flora; **P** Proteolytische Flora; **S** Luminale Protektivflora; **M** Mukonutritive Flora.

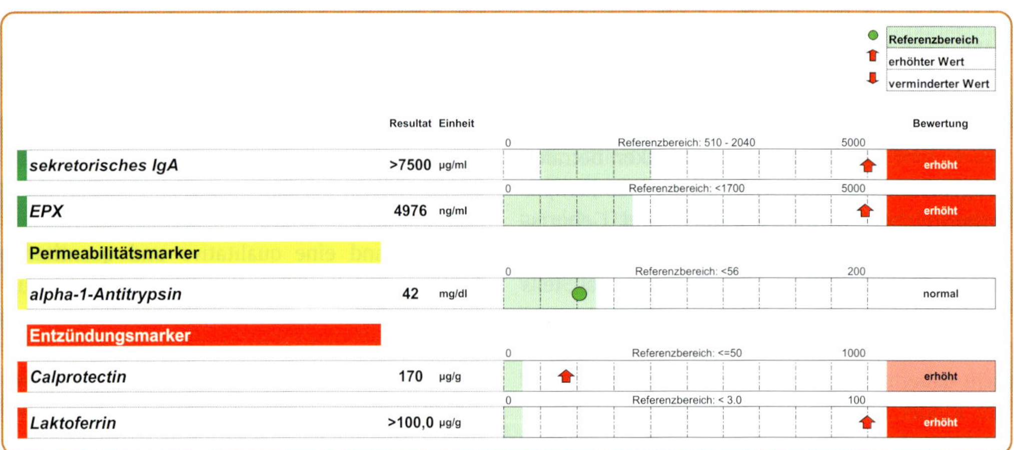

	Resultat	Einheit	Referenzbereich	Bewertung
sekretorisches IgA	>7500	µg/ml	510 - 2040	erhöht
EPX	4976	ng/ml	<1700	erhöht
Permeabilitätsmarker				
alpha-1-Antitrypsin	42	mg/dl	<56	normal
Entzündungsmarker				
Calprotectin	170	µg/g	<=50	erhöht
Laktoferrin	>100,0	µg/g	< 3.0	erhöht

▶ **Abb. 17.58** Kontrolle Ende 6. Lebensmonat: schleimhautassoziierter Parameter bei klinischer Beschwerdefreiheit und 6 Monaten Mikrobiologischer Therapie, nach Einführung von Beikost.

gischen Reaktionen (n = 2) gegen verschiedene Lebensmittel im weiteren Verlauf. Hauptsächlich waren davon Getreideprodukte und Kuhmilch(produkte) betroffen. Drei der Kinder wurden von den ersten Lebenswochen an mikrobiologisch behandelt.

Wo im weiteren Verlauf der Nachweis geführt worden war, wurden die entsprechenden Lebensmittel gemieden. Die Rückbildung der initialen Beschwerden sowie die Normalisierung der Stuhl- und Serumbefunde benötigten unterschiedlich lange Zeiträume. Dabei kann es sich im Einzelfall nicht nur um Wochen oder Monate handeln, sondern es vergingen darüber z. T. Jahre!

Insbesondere die Verläufe bei den beiden letzten Säuglingen, die initial ähnliche Ausgangswerte der mukosalen Parameter aufwiesen und beide normal geboren und voll gestillt wurden, führt die Bedeutung einer Mikrobiologischen Therapie der Kinder zusätzlich zur Muttermilchernährung im Falle von Komplikationen sehr deutlich vor Augen.

Bei Lilly war es nach initial schlechter Ausgangslage wegen Ausbleiben des Milcheinschusses und somit unzureichender Versorgung dann bereits innerhalb der ersten Lebenswochen unter Stillen, sofortigem Beginn der Mikrobiologischen Therapie sowie Karenz von Kuhmilchprodukten schnell zu einer klinischen Normalisierung gekommen. Das ließ sich auch laborchemisch mit einer deutlichen Verbesserung der Entzündungsparameter sowie Anzeichen für eine normale Schleimhautreifung objektivieren. Hier kann auch nochmals auf die initial bereits sehr gute mikrobielle Ausstattung des Neugeborenen bei erfolgter Mikrobiologischer Therapie der Schwangeren hingewiesen werden.

Dagegen verschlechterte sich die klinische Situation bei Helena nach den antibiotischen Behandlungen der Mutter und es traten damit deutliche, an Intensität zunehmende Störungen des normalen Entwicklungsverlaufs ohne eine Unterstützung durch Mikrobiologische Therapie in den ersten 8 Lebenswochen auf. Erst nach Beginn der Mikrobiologischen Therapie und entsprechender Anpassung der mütterlichen Ernährung besserte sich die Situation dann auch hier rasant! Die Kontrolllaborwerte entsprachen dabei auch hier dem klinischen Bild.

Zusammenfassung

Die sich daraus ableitenden Konsequenzen können folgendermaßen zusammengefasst werden:

- Unabhängig davon, ob bei den Müttern allergische Reaktionen bekannt sind oder nicht, muss bei Komplikationen der Schwangerschaft mit den entsprechenden Auswirkungen auf die Ungeborenen gerechnet werden. Dazu müssen Hyperemesis gravidarum, Infektionen und antibiotische Therapien der Mutter sowie eine Geburt durch Kaiserschnitt gerechnet werden.
- Werden solche Komplikationen beobachtet, empfehlen wir die Durchführung einer Mikrobiologischen Therapie bereits im letzten Schwangerschaftsdrittel.
- Generell ist bei jedem Neugeborenen eine Stuhlanalytik unmittelbar postpartal empfehlenswert. Bei Kindern aus kompliziert verlaufenen Schwangerschaften sollte diese jedoch unbedingt durchgeführt werden.
- In diesen Fällen sollten die Kinder nach Möglichkeit mindestens ein Jahr lang gestillt werden.
  Wenn aus unterschiedlichen Gründen nicht gestillt werden kann, sollte eine alternative Ernährung entweder mit hydrolysierten Kuhmilch-basierten Formulamilchen oder aber Formulamilchen auf Ziegenmilchbasis (z. B. Bambinchen) erfolgen (möglichst auch mit mikrobieller Anreicherung, s. Teil III, Kap. 13.1).
- Leidet die Mutter unter einem schleimhautassoziierten Krankheitsbild, hat die parallele Behandlung der Mutter mit einem individuellen mikrobiologischen Therapiekonzept höchste Bedeutung für die weitere Entwicklung des gestillten Säuglings.
- Die Beikosteinführung sollte nicht vor Ablauf des 4. Lebensmonats begonnen werden. Um das Entwicklungsfenster hin zu einer oralen Toleranz zu nutzen, wird empfohlen, mit der schrittweisen Zufütterung von Beikost bis spätestens zum 7. Monat zu beginnen, sofern keine Hinweise auf eine gestörte Situation im Schleimhautorgan vorliegen.
- Eine Fortsetzung des Stillens neben der festen Kost wird bis zum Ende des 1. Lebensjahres empfohlen.
- Kinder mit Problemen, die auf eine gestörte Reifung des Schleimhautorgans – und damit des Immunsystems! – hinweisen, sollten frühestens nach einem Jahr geimpft werden. Es muss empfohlen werden, abzuwarten, bis die klinische Symptomatik eindeutig abgeklungen ist und die Stuhlanalytik für physiologische Verhältnisse im Grenzraum spricht.

Teil 5
Anhang

18 Patienteninformation

Zunehmend mehr Patienten äußern ihr Bedürfnis nach weiterführenden Informationen bzgl. Diagnostik und komplementärer Therapie, wenn sie in die Praxis kommen. Andere haben sich im Vorfeld über das Internet oder Print-Medien bereits mit dem jeweiligen medizinischen Thema auseinandergesetzt. Die zur Information herangezogenen Quellen sind in der Qualität sehr unterschiedlich. Es ist für den medizinischen Laien oftmals schwer, zu prüfen, ob die Aussagen objektiv, seriös oder lediglich ganz persönliche Einschätzungen des Verfassers wiedergeben. Oftmals steht der Arzt oder Therapeut dann vor der schwierigen Situation, zunächst Stellung zu den oftmals sehr unterschiedlichen Sichtweisen eines Themas zu beziehen, bevor er sich den eigentlichen Problemen und der Behandlung des Patienten widmen kann. Es hat sich in der eigenen Praxis als sehr nützlich erwiesen, dem Patienten am Ende eines Gesprächs- oder Behandlungstermins entsprechende Hinweise für die weiterführende Lektüre zu geben, sei es als Links zu Internetportalen oder zu lesenswerten Print-Medien. Im konkreten Fall der allergischen Reaktion findet der Patient in unseren Praxen entsprechende Broschüren, in denen das Thema umfassend beschrieben ist und unsere Sichtweisen unterstreicht. Darin sind auch Hinweise auf Quellen im Internet aufgelistet. Die hier in diesem Buch zusammengefassten Gedanken, Prinzipien und Erfahrungen über und mit der allergischen Reaktion, atopischen und chronisch-entzündlichen Krankheitsbildern sowie der Mikrobiologischen Therapie sind an Ärzte, Ärztinnen, Therapeuten und Therapeutinnen gerichtet. Teile der hier vertretenen Ansichten können auf der Website des AMT e.V. nachgelesen und auch Einzelbeiträge (Das Forum für Mikrobiologische Therapie) heruntergeladen werden: www.amt-herborn.de.

Auch auf den Webseiten der traditionsreichen Firmen für mikrobiologische Produkte sowie der Institute für mikroökologische und schleimhautassoziierte Diagnostik findet man inzwischen eine große Menge wissenschaftlicher Information zu den Grundlagen von Diagnostik, Pathogenese von Krankheitsbildern und mikrobiologischer Therapie.

19 Auswahl im Handel verfügbarer Produkte

19.1 Präbiotika

19.1.1 Inulin

Inulin HT® (Spinnrad): prebiotisches Ballaststoffpulver aus der Chicoréewurzel

19.1.2 Resistente Stärke

- FiberFin® (Optimavita): resistente Maisstärke
- SymbioIntest® (Symbiopharm): resistente Stärke Actistar 11 700, Biotin
- Biobran® (BMT Braun): 250 mg bzw. 1000 mg, Arabinoxylan aus Reiskleie (50 %), Füllstoff Cellulose, Maisstärke, Maltodextrin, Trennmittel Tricalciumphosphat

19.1.3 scGOS (Galactooligosaccharide)/scFOS (Fructooligosaccharide)

- Omni-Logic plus®: Fructooligosaccharide P6 (FOS), Galactooligosaccharide P11 (GOS), Konjac Glucomannan P13
- sonstige Inhaltsstoffe: Maltodextrin, Laktose, Kalziumkarbonat, Aromastoffe, Gummi arabicum, Zinkcitrat 3-Hydrat, Vitamin B_2 (Riboflavin), Vitamin D_3 (Cholecalciferol)

19.1.4 Sonstige Substanzen und Mischpräparate

- Propräbioma® (Tisso): Akazienfasern, partiell hydrolysiertes Guarkernmehl, resistentes Dextrin, Glucomannan, Zink, Kalzium
- Fibregun® (Nexira): Gummi arabicum

19.2 Protektive Mikrobiota

19.2.1 Stoffwechselprodukte von protektiver Mikrobiota ohne weitere Zusätze

- Hylak® (Merckle Recordati): Stoffwechselprodukte von Lactobacillus helveticus
- Hylak® plus (Merckle Recordati): Stoffwechselprodukte von Lactobacillus helveticus und Lactobacillus acidophilus

19.2.2 Bifidobakterien und Milchsäurebakterien, keine Histaminbildner, ohne weitere Wirkstoffzusätze

- Omniflora® N (Novartis): Lactobacillus gasseri 25 mg, Lyophilisat aus Bifidobacterium longum 25 mg/Kps.
- Lactobiogen® Kinder (Laves): 6×10^9 KBE Bifidobacterium, BB-12® und Streptococcus thermophilus, TH-4®
- Lactobiogen® (Laves): $4{,}5 \times 10^9$ KBE/Kapsel Bifidobacterium BB-12®, Lactobacillus acidophilus, LA-5®, Lactobacillus delbruecki ssp. bulgaricus, LBY-27™, Streptococcus thermophilus
- Paidoflor® (Ardeypharm): 10^9 KBE/Ktbl. Lactobacillus acidophilus Kps., kühlschrankpflichtig

19.2.3 Bifidobakterien und Milchsäurebakterien ohne weitere Wirkstoffzusätze

- BiGaia® (Infectopharm): Lactobacillus reuteri 10^9 KBE/ml, Sonnenblumenöl
- Lacteol® (G. Pohl-Boskamp): 10×10^9 KBE/Btl. Lactobacillus fermentum und Lactobacillus delbrueckii
- VSL#3 (Ferring Pharmaceuticals) $15{,}5 \times 10^9$ KBE/Kps.: Sc. thermophilus, Lactobacillus paracasei, Lactobacillus plantarum, Lactobacillus bulgaricus, Lactobacillus paracasei, Lactobacillus acidophilus, Bifidobacterium breve, Bifidobacterium longum, Bifidobacterium infantis, kühlschrankpflichtig

- Pure Encapsulations GJ® (Pure) 10×10^9 KBE/Kps.: Lactobacillus acidoplubis, Lactobacillus salivarius, Lactobacillus casei, Lactobacillus lactis, Bifidobacterium bifidum, Streptococcus thermophilus

19.2.4 Mit Zusätzen von Präbiotika und/oder Vitaminen, keine Histaminbildner

- ProBio-Cult Sticks® (Syxyl): Bifidobacterium infantis, Bifidobacterium bifidum, Bifidobacterium breve, Lactobacillus rhamnosus, Lactobacillus acidophilus, Streptococcus thermophilus
- Weitere Inhaltsstoffe: Dextrose, Inulin, Maltodextrin, Maisstärke, Magnesiumsalze von Speisefettsäuren, Folsäure, Biotin, Vitamin B_{12}
- Darmflora AAD® (Dr. Wolz): 17×10^9 KBE/Kps.: Lactobacillus acidophilus, Lactobacillus paracasei, Bifidobacterium lactis 07, Bifidobacterium lactis 04
- SymbioLact pur® (Symbiopharm): Lactobacillus acidophilus, Bifidobacterium lactis, Inulin, Maltodextrin, Biotin
- SymbioLact B® Pulver (Symbiopharm): 10^9 g, Bifidobacterium lactis, Bifidobacterium bifidum
- SymbioLact A® Pulver (Symbiopharm): 10^7/g, Lactobacillus acidophilus

19.2.5 Mit Zusätzen von Präbiotika und/oder Vitaminen

- SymbioLact Comp.® Pulver (Symbiopharm):
  - 10^9/g Lactobacillus paracasei und acidophilus
  - Lactococcus lactis
  - Bifidobacterium lactis
  - Biotin
- OMNi BiOTiC Stress Repair® Pulver (Allergosan), $2{,}5 \times 10^9$ KBE/g:
  - Lactobacillus casei
  - Lactobacillus acidophilus
  - Lactobacillus paracasei
  - Bifidobacterium lactis
  - Lactobacillus salivarius
  - Lactococcus lactis
  - Bifidobacterium lactis
  - Lactobacillus plantarum
  - Bifidobacterium bifidum
  - Maisstärke, Maltodextrin, Inulin, Magnesiumsulfat, Fructooligosaccharide (FOS), Enzyme (Amylasen), Mangansulfat
- OMNi BiOTiC 6® (Allergosan), 10^9 KBE/g:
  - Bifidobacterium animalis
  - Lactobacillus acidophilus
  - Lactobacillus salivarius
  - Enterococcus faecium
  - Lactococcus lactis
  - Lactobacillus casei
  - Maisstärke, Maltodextrin, Fructooligosaccharide (FOS), Enzyme (Amylasen)
- Darmflora plus® (Dr. Wolz), 6×10^9 KBE/g:
  - Lactobacillus acidophilus
  - Bifidobacterium longum
  - Bifidobacterium lactis
  - Lactobacillus casei
  - Niacin, Inulin
- Darmflora plus select® (Dr. Wolz), 12×10^9 KBE/g:
  - Lactobacillus acidophilus
  - Lactobacillus casei
  - Lactobacillus plantarum
  - Lactobacillus rhamnosus
  - Bifidobacterium bifidum
  - Bifidobacterium lactis
  - Bifidobacterium breve
  - Streptococcus thermophilus
  - Vitamine B_1, B_2, B_6, B_{12}, Biotin, Folsäure
- OMNi BiOTiC 10 AAD® (Allergosan), 10^9 KBE/g:
  - Lactobacillus acidophilus
  - Lactobacillus acidophilus
  - Lactobacillus paracasei
  - Lactobacillus rhamnosus
  - Enterococcus faecium
  - Lactobacillus salivarius
  - Lactobacillus plantarum
  - Bifidobacterium bifidum
  - Bifidobacterium lactis
  - Bifidobacterium longum
  - Maisstärke, Maltodextrin, Inulin, Magnesiumsulfat, Fructooligosaccharide (FOS), Enzyme (Amylasen), Vanillearoma, Mangansulfat
- BactoFlor 10/20® (Intercell Pharma), 20×10^9 KBE/Kapsel:
  - Bifidobacterium longum
  - Bifidobacterium bifidum
  - Bifidobacterium breve
  - Lactobacillus rhamnosus

- Lactobacillus reuteri
- Lactobacillus plantarum,
- Lactobacillus acidophilus
- Lactobacillus casei
- Streptococcus thermophilus
- Lactococcus lactis
- Enterococcus faecium
- Inulin, Kartoffelstärke, Ascorbinsäure, Magnesiumstearat

• Lactobact omni FOS® (HLH Pharma), 10^9 KBE/g:
  - Lactobacillus acidophilus
  - Lactococcus lactis
  - Enterococcus faecium
  - Bifidobakterium bifidum
  - Lactobacillus casei
  - Lactobacillus salivarius
  - Weitere Inhaltsstoffe: Reisstärke, Zinkglukonat, Hydroxypropylmethylcelullose (Kapselhülle), Fructooligosaccharide (FOS)
• Lactobact PREMIUM® (HLH Pharma), 10^9 KBE/g:
  - Bifidobacterium bifidum
  - Bifidobacterium breve
  - Bifidobacterium lactis
  - Bifidobacterium longum
  - Lactobacillus casei
  - Lactobacillus paracasei
  - Lactobacillus plantarum
  - Lactobacillus rhamnosus
  - Streptococcus thermophilus
  - Reisstärke, Hydroxypropylmethylcellulose (Kapselhülle), Inulin

19.3 Immunmodulierende Mikrobiota

19.3.1 Stoffwechselprodukte von immunmodulierender Mikrobiota

• Colibiogen® Kinder Lösung (Laves), $2{,}3 \times 10^8$ (eiweißfreies Filtrat), Stoffwechselprodukte E. coli, Stamm Laves
• Colibiogen® inject Amp. (Laves), 10^8/ml (eiweißfreies Filtrat), Stoffwechselprodukte E. coli, Stamm Laves
• Synerga® Lösung (Laves), $2{,}3 \times 10^8$/ml (eiweißfreies Filtrat), Stoffwechselprodukte E. coli, Stamm Laves

19.3.2 Stoffwechselprodukte und Wandbestandteile von immunmodulierender Mikrobiota

• ProSymbioFlor® (Symbiopharm), 10^7/ml Suspension (abgetötete Enterococcus faecalis und E. Coli Stamm DSM 17 252); Kühlschrank
• Rephalysin® C (Repha), 10^8/Dragee (abgetötete E. coli)
• Uro-Vaxom (Sanofi-Aventis), 6 mg/Kps. (abgetötete E. coli)

19.3.3 Lebende, immunmodulierende Mikrobiota

• Mutaflor® (Ardeypharm), Suspension, E. coli Stamm Nissle 1917
• Mutaflor® mite, (Ardeypharm), Kps., E. coli Stamm Nissle 1917
• Mutaflor® (Ardeypharm), Kps., E. coli Stamm Nissle 1917
• SymbioFlor 1® Tropfen (Symbiopharm), 10^7/ml Enterococcus faecalis (Zellen und Autolysat)
• SymbioFlor 2® Tropfen (Symbiopharm), E. coli Stamm DSM 17 252 (Bakterienkonzentrat und Autolysat)

19.3.4 Nichtsymbionten

• Yomogi® (Ardeypharm), 250 mg, Saccharomyces boulardii
• Perocur® (Hexal), 250 mg, Saccharomyces boulardii
• Omniflora® akut (Novartis), 250 mg/Kps., Saccharomyces cerevisiae – Hefe
• Perenterol® (UCB), 50 mg/Kps., Saccharomyces boulardii
• Perenterol® forte (UCB), 250 mg/Kps., Saccharomyces boulardii

21 Literatur

[1] Aagaard K. A metagenomic approach to characterization of the vaginal microbiome signature in pregnancy. PLoS One 2012; 7(6):e36 466. DOI: 10.1371/journal.pone.0 036 466

[2] Allin KH et al. Gut microbiota patients with Type 2 Diabetes mellitus. Eur J Endocrinol 2015; 172: r167–177

[3] Archer S. p21WAF1 is required for butyrate-mediated growth inhibition of human colon cancer cells. Proc Natl Acad Sci 1998; 95: 6 791–6 796

[4] Aroniadis OC. Fecal microbiota transplantation: past, present and future. Curr Opin Gastroenterol 2013; 29 (1): 79–84. DOI: 10.1097/MOG.0b013e32 835a4b3e

[5] Arrieta MC et al. Early infancy microbial and metabolic alterations affect risk of childhood asthma. Sci Transl Med 2015 Sep 30;7(307):307ra152. DOI: 10.1126/scitranslmed.aab2271

[6] Arrieta T et al. Bugs, Bowels and Behavour: The Groundbreaking Story of the Gut-Brain Connection. New York: Skyhorse; 2013

[7] Arumugam M et al. Enterotypes of the human gut microbiome. Nature 2011; 473: 174–180

[8] Avila JD, Lacomis D. Proximal Limb Weakness in a Patient with Celiac Disease: Copper Deficiency, Gluten Sensitivity, or Both as the Underlying Cause? Case Rep Neurol Med 2016; 2016: 5 415 949. Epub 2016 Nov 22

[9] AWMF-Leitlinie: Bakterielle Vaginose in Gynäkologie und Geburtshilfe. Stand 31.7.2013

[10] Azad MB et al. Impact of maternal intrapartum antibiotics, method of birth and breastfeeding on gut microbiota during the first year of life: a prospective cohort study. BJOG 2016 May; 123(6): 983–993. DOI: 10.1111/1471–0 528 13 601

[11] Azad MB et al. Gut Microbiota of Healthy Canadian Infants. Profiles by Mode of Delivery and Infant Diet at 4 Months. Can Med Ass J 2013; 5: 385–394

[12] Bäckhed F et al. The gut microbiota as an environmental factor that regulates fat storage. Proc Natl Acad Sci 2004; 338: 120–123

[13] Baier SR. MicroRNAs are absorbed in biologically meaningful amounts from nutritionally relevant doses of cow milk and affect gene expression in peripheral blood mononuclear cells, HEK-293 kidney cell cultures, and mouse livers. J Nutr 2014; 144(10): 1495–500, DOI: 10.3 945/jn.114 196 436

[14] Bartens W. Wenige Kranke, viele Empfindliche: Die Zöliakie ist in Deutschland häufiger als bisher angenommen und beeinträchtigt Betroffene, wer sich hingegen für „Gluten-sensitiv" hält, hat andere Probleme. Süddeutsche Zeitung 19.08.2015

[15] Barth A. Gedanken zum Mechanismus der Serinproteasen. Teil VII – Ein Überblick [1966–2006]. Acta Facult Pharm Univ Comenianae 2008; 55: 11–22

[16] Beasley R et al. Association between paracetamol use in infancy and childhood, and risk of asthma, rhinoconjunctivitis, and eczema in children aged 6–7 years: analysis from Phase Three oft he ISAAC programme. Lancet 2008; 372 (9 643): 1039–1048

[17] Bechtold S et al. Zöliakie bei Diabetes mellitus Typ 1: Mädchen mit frühem Diabetesbeginn als Risikopatientinnen. Monatsschr Kinderheilkd 2005; 153: 565–570

[18] Bengel J, Strittmatter R, Willmann H. Was erhält Menschen gesund? Antonovskys Modell der Salutogenese – Diskussionsstand und Stellenwert. Forschung und Praxis der Gesundheitsförderung. Bd. 6. Köln: Bundeszentrale für gesundheitliche Aufklärung; 2001

[19] Bercik P et al. Microbes and the gut-brain axis. Neurogastroenterol Motil 2011; 23: 1132–1139

[20] Berg A van et al. Allergic manifestations 15 years after early intervention with hydrolized formulas – the GINI-study. Allergy 2016; 71: 210–219

[21] Berg A van et al. Möglichkeiten der primären Allergieprävention mit Hydrolysatnahrung auf Kuhmilchbasis. J Allergy Clin Immunol 2013; 131: 1565–1573

[22] Bergant A, Lechner W, Sölder E, Huter O, Kölle D. Steigerung der uterinen Aktivität durch Histamin. Zentralbl Gynäkol 1993; 115: 454–457

[23] Beutling DM. Biogene Amine in der Ernährung. Heidelberg: Springer; 1996

[24] Beyer D, Peters U. Mikrobiologische Therapie – Von der Naturheilkunde zur Wissenschaft. Oldenburg: Forum Medizin; 2003

[25] Bezirtzoglou E et al. Microbiota profile in feces of breast- and formula-fed newborns by using in situ hybridization (FISH). Anaerobe 2011; 17: 478–482

[26] Bischoff SC. Probiotika, Präbiotika und Synbiotika. Stuttgart: Thieme; 2009

[27] Bischoff S, Meuer S. Darm und Immunsystem. Ars Medici 2014; 4: 189–196

[28] Bockelbrink A et al. Environmental noise and asthma in children: sex-specific differences. J Asthma 2008; 45(9): 770–773

[29] Borody TJ. Therapeutic faecal microbiota transplantation: current status and future developments. Curr Opin Gastroenterol 2014; 30 (1): 97–105, DOI: 10.1097/MOG.000 000 0000 000 027

[30] Boulos L, Prévost M, Barbeau B et al. Live/Dead BacLight: Application of a new rapid staining method for direct enumeration of viable and total bacteria in drinking water. J Microbiol Methods 1999; 37: 77–86

[31] Brandner JM, Kief S, Wladykowski E, Houdek P, Moll I: Tight junction proteins in the skin. Skin Pharmacol Physiol 2006; 19: 71–77

[32] Brantl V, Teschemacher H, Henschen A, Lottspeich F. Novel opiod peptides derived from bovine casein peptone. Hoppe Seylers Z Physiol Chem 1979; 360: 1211–1216

[33] Braun-Fahrländer C, von Mutius E. Can farm milk consumption prevent allergic diseases? Clin Exp Allergy 2011; 41: 29–35

[34] Broeck H van den et al. Presence of celiac disease epitopes in modern and old hexaploid wheat varieties: wheat breeding may have contributed to increase the prevalence of celiac disease. Theror Appl Genet 2010; 121(8): 1527–1539

[35] Buchsbaum MS, Reus VI, Davis GC et al. Role of Opioid Peptides in Disorders of Attention in Psychopathology. Ann N Y Acad Sci 1982; 398 (1): 352–365

[36] Buhimschi IA. The novel antimicrobial peptide beta3-defensin is produced by the amnion: a possible role of the fetal membranes in innate immunity of the amniotic cavity. Am J Obstet Gynecol 2004; 191 (5): 1678 1687

[37] Calame W et al. Gum arabic establishes prebiotic functionality in healthy human volunteers in a dose-dependent manner. Br J Nutr. 2008 Dec; 100(6): 1269–75. DOI: 10.1017/S 000 711 4 508 981 447. Epub 2008 May 9

[38] Campeotto F, Baldassarre M, Laforgia N et al. Fecal expression of human β-defensin-2 following birth. Neonatology 2010; 98(4): 365–369, DOI: 10.1159/000 315 872

[39] Cani PD et al. Chances in gut microbiota control metabolic endotoxemia-induced inflammation in high-fat diet-induced obesity and diabetes in mice. Diabetes 2008; 57: 1470–1481

[40] Cao J et al. Association between faecalibacterium prausnitzii reduction and inflammatory bowel disease. Gastroenterol Res Pract 2014; 2014: 872 725

[41] Casas I, Dobrogosz WJ. Validation of the probiotic concept: Lactobacillus reuteri confers broad-spectrum protection against disease in humans and animals. Microb Ecol Health Dis 2000; 12(4): 247–285

[42] Catassi C. Non-celiac gluten sensitivity: the new frontier of gluten related disorders. Nutrients 2013; 5(10): 3 839–3 853

[43] Chang S, Li L. Metabolic endotoxemia: a novel concept in chronic disease pathology. Med Sci 2011; 31(3): 191–209

[44] Chassaing B et al. Dietary emulsifiers directly alter human microbiota composition and gene expression ex vivo potentiating intestinal inflammation. Gut 2017 Mar 21. pii: gutjnl-2016-313 099. DOI: 10.1136/gutjnl-2016-313 099 [Epub ahead of print]

[45] Chassaing B et al. Dietary Emulsifiers impact the mouse gut microbiota promoting colitis and metabolic syndrome. Nature 2015; 519 (7 541): 92–96. DOI: 10.1038/nature14 232

[46] Clarke G et al. Gut Microbiota: The Neglected Endocrine Organ. Mol Endocrinol 2014; 28(8): 1221–1238. doi/abs/10.1210/me.2014–1108

[47] Colegio OR et al. The molecular physiology of tight junction pores. Am J Physiol Renal 2004; 286: F1063–F1071

[48] Collado MC et al. Human gut colonisation may be initiated in utero by distinct microbial communities in the placenta and amniotic fluid. Sci Rep. 2016 Mar 22; 6: 23 129. DOI: 10.1038/srep23 129

[49] Cordain L. Das Getreide – Zweischneidiges Schwert der Menschheit. Arnsberg: Novagenics; 2011

[50] Cordain L et al. Modulation of immune function by dietary lectins in rheumatoid arthritis. Br J Nutr 2000; 83: 207–217

[51] Corley DA et al. Food, the immune system, and the gastrointestinal tract. Gastroenterology 2015;148 (6): 1083–1086

[52] Corsetti A, Gobbetti M, Rossi J, Damiani P. Antimould activity of sourdough lactic acid bacteria: identification of a mixture of organic acids produced by Lactobacillus sanfrancisco CB1. Appl Microbiol Biotechnol 1998; 50: 253–256

[53] Cruz MA, Acevedo CG, Sepulveda WH, Rudolph ML. Effects of histamine and serotonine on the contractility of isolated pregnat and nonpregnant human myometrium. Gynecol Obstet Invest 1989; 28:1–4

[54] Dapa T et al. Multiple factors modulate biofilm formation by the anaerobic pathogen Clostridium difficile. J Bacteriol 2013; 195: 545–555

[55] David LA et al. Diet rapidly and reproductibly alters the human gut microbiome. Nature 2014; 505: 559–563

[56] Demanded J, Salvador-Cartier C, Fioramonti J et al. Phenotypic changes in colonocytes following acute stress or activation of mast cells in mice: implications for delayed epithelial barrier dysfunction. Gut 2006; 55: 655–661

[57] Dethlefsen L, Relman DA. Incomplete recovery and individualized responses of the human distal gut microbiota to repeated antibiotic perturbation. Proc Natl Acad Sci 2011; 108(Suppl 1): 4 554–4 561

[58] Diepgen TL et al. Analysis of familiar aggregation of atopic ekcema and other diseases by odds ratio regression models. J Invest Dermatol 1996; 106: 977–981

[59] Diesner S, Pali-Schöll I, Jensen-Jarolim E et al. Mechanismen und Risikofaktoren für Typ-1-Nahrungsmittelallergien: Die Rolle der gastrischen Verdauung. Wien Med Wochenschr 2012; 162 (23–24): 513–518. DOI:10.1007/s10 354–012–0154–4

[60] Di Sabatino A et al. Small amounts of gluten in subjects with suspected nonceliac gluten sensitivity: A randomised, double-blind placebo-controlled cross-over trial. Clin Gastroenterol Hepatol 2015; 13: 1604–1612

[61] Dominguez-Bello MG et al. Delivery mode shapes the acquisition and structure of the initial microbiota across multiple bodyhabitats in newborns. Proc Natl Acad Sci 2010; 107: 11 971–11 975

[62] Donkor ON et al. Cytokine profile and induction of T helper type 17 and regulatory T cells by human peripheral mononuclear cells after microbial exposure. Clin Exp Immunol 2012;167(2): 282–295

[63] Donlan RM, Costerton JW. Biofilms: survival mechanisms of clinically relevant microorganisms. Clin Microbiol Rev 2002; 15: 167–193

[64] Drago S et al. Gliadin, zonulin and gut permeability: Effects on celiac and non-celiac intestinal mucosa and intestinal cell lines. Scand J Gastroenterol 2006; 41(4): 408–419

[65] Dt. Ges. f. Kinder- und Jugendpsychiatrie und Psychotherapie u. a., Hrsg. Leitlinien zur Diagnostik und Therapie von psychischen Störungen im Säuglings-, Kindes- und Jugendalter. 3. Aufl. Köln: Deutscher Ärzte Verlag; 2007

[66] Dubois NE, Gregory KE. Characterizing the Intestinal Microbiome in Infantile Colic: Findings Based on an Integrative Review of the Literature. Biol Res Nurs 2016 May; 18(3): 307–315. DOI: 10.1177/109 980 0415 620 840. Epub 2015 Dec 31

[67] Eckbert DA et al. Diversity of the human intestinal microbial flora. Science 2005; 308: 1635–1638

[68] Einarsson GG et al. Community dynamics and the lower airway microbiota in stable chronic obstructive pulmonary disease, smokers and healthy nonsmokers. Thorax 2016 Sep; 71(9): 795–803. DOI: 10.1136/thoraxjnl-2015–207 235. Epub 2016 May 4

[69] Emanuele E et al. Low grade endotoxemia in patients with severe autism. Neurosci Lett 2010; 471 (3): 162–165

[70] Enck P et al. Randomized controlled treatment trial of irritable bowel syndrome with a probiotic E. coli preparation (DS 7 252) compared to placebo. Z Gastroenterol. 2009; 47 (2): 209–214

[71] Enders G. Darm mit Charme. Berlin: Ullstein; 2014

[72] Endesfelder D et al. Compromised gut microbiota networks in children with anti-islet cell autoimmunity. Diabetes 2014; 63: 2006–2014. DOI: 10.2337/db13–1676

[73] Erny D et al. Host microbiota constantly control maturation and function of microglia in the CNS. Nat Neurosci 2015;18: 965–977. DOI: 10.1038/nn.4 030. Epub 2015 Jun 1

[74] EU.L.E.nspiegel – Wissenschaftlicher Informationsdienst des Europäischen Institutes für Lebensmittel- und Ernährungswissenschaften e. V. 2001: 1. (euleev.de/eulen-spiegel/archiv/2001)

[75] Evans JD. The gut microbiome: the role of a virtual organ in the endocrinology of the host. J Endocrinol 2013; 3: R37–47

[76] Ewen SW et al. Effect of diets containing genetically modified potatoes expressing Galanthus nivalis lectin on rat small intestine. Lancet 1999; 354 (9 187): 1353–1354

[77] Fasano A. Zonulin and its regulation of intestinal barrier function: the biological door to inflammation, autoimmunity, and cancer. Physiol Rev 2011; 91(1): 151–175, DOI: 10.1152/physrev.00 003 2008

[78] Fasano A. Zonulin, regulation of tight junctions, and autoimmune diseases. Ann N Y Acad Sci 2012 Jul; 1258: 25–33. DOI: 10.1111/j.1749–6 632 2012.06 538.x

[79] Fasano A et al. Nonceliac gluten sensitivity. Gastroenterology 2015;148(6):1195–1204

[80] Fasano A et al. Zonulin, a newly discovered modulator of intestinal permeability, and its expression in coeliac disease. Lancet 2000; 355: 1518–1519

[81] Fehervari Z, Sakaguchi S. Wie sich das Immunsystem selbst kontrolliert. Spektrum der Wissenschaft 2007; 8: 54–61

[82] Fergusson DM. Early solid food diet and eczema in childhood: a 10-year longitudinal study. Pediatr Allergy Immunol 1994; 5(6 Suppl): 44–47

[83] Finucane MM et al. A Taxonomic Signature of Obesity in the Microbiome? Getting to the Guts of the Matter. PLoS One. 2014; 9(1): e84 689, DOI: 10.1371/journal.pone.0 084 689

[84] Fleischer DM et al. Consensus Communication on Early Peanut Introduction and Prevention of Peanut Allergy in High-Risk Infants. Pediatr Dermatol. 2016 Jan-Feb; 33(1): 103–106. DOI: 10.1111/pde.12 685. Epub 2015 Sep 10

[85] Ford R. The Gluten Syndrome: is wheat causing you harm? RRS Global Ltd; 2008

[86] Forster JA, McVey Neufeld KA. Gut-brain axis: how the microbiome influences anxiety and depression. Trends Neurosci 2013; 36: 305–312. DOI: 10.1016/j.tins.2013.01.005

[87] Forsythe PW, Kunze A. Voices from within: gut microbes and the CNS. Cell Mol Life Sci 2012; 70: 55–69

[88] Fujimura KE et al. Neonatal gut microbiota associates with childhood multisensitized atopy and T cell differentiation. Nat Med 2016 Oct; 22(10): 1187–1191. DOI: 10.1038/nm.4 176. Epub 2016 Sep 12

[89] Gałecka M et al. Faecalibacterium prausnitzii and Crohn's disease – is there any connection? Pol J Microbiol 2013: 62(1): 91 95

[90] Galiatsatos P, Gologan A, Lamoureux E. Autistic enterocolitis: fact or fiction? Can J Gastroenterol 2009; 23 (2): 95–98

[91] Gaulke C et al. Triclosan exposure is associated with rapid restructuring of the microbiome in adult zebrafish. PLoS One 2016; 11 (5): e0 154 632. DOI: 10.1371/journal.pone.0 154 632

[92] Gdalevich M et al. Breast feeding and the onset of atopic dermatitis in childhood: a systemic review and meta-analysis of prospect studies. J Am Acad Dermatol 2001; 45(4): 520–527

[93] Gewirtz A, Chang E. Additives that keep foods fresh may sour in the gut. Nature Feb. 25th 2015. DOI: 10.1038/Nature14 232

[94] Gibson GR, Roberfroid MB. Dietary modulation of the human colonic microbiota: introducing the concept of prebiotics. J Nutr 1995; 125 (6): 1401–1412

[95] Gießelmann K. Frühkindliche Ernährung: Die ersten 1000 Tage entscheiden. Dtsch Arztebl 2016; 113 (43): A-1920/B-1617/C-1605

[96] Glade MJ et al. A glance at ... dietary emulsifiers, the human intestinal mucus and microbiome, and dietary fiber; Nutrition 2016; 32: 609–614. DOI: 10.1016/j.nut.2015.12.036

[97] Glenn JD, Mowry EM. Emerging Concepts on the Gut Microbiome and Multiple Sclerosis. J Interferon Cytokine Res 2016 Jun; 36(6): 347–57. DOI: 10.1089/jir.2 015 0177. Epub 2016 May 4

[98] Gosalbes MJ et al. Meconium microbiota types dominated by lactic acid or enteric bacteria are differentially associated with maternal eczema and respiratory problems in infants. Clin Exp Allergy 2013; 43: 198–211

[99] Grewel H. Recht auf Leben. Drängende Fragen christlicher Ethik. Göttingen: Vandenhoeck & Ruprecht;1990: 46

[100] Grimm HU. Chemie im Essen. München: Knaur; 2013

[101] Gross WL, Schreiber S. Genetische Architektur chronisch-entzündlicher Systemerkrankungen. Internist 2014; 55(2): 121–123

[102] Gruchalla RS, Sampson HA. Preventing peanut allergy through early consumption – ready for prime time? N Engl J Med 2015; 372(9): 875–877. DOI: 10.1056/NEJMe1 500 186

[103] Gueimonde M et al. Breast milk: a source of bifidobacteria for infant gut development and maturation? Neonatology 2007; 92: 64–66

[104] Gunther C, Josenhans C, Wehkamp J. Crosstalk between microbiota, pathogens and the innate immune responses. Int J Med Microbiol 2016; 306(5): 257–265. DOI: 10.1016/j.ijmm.2016.03.003

[105] Haghikia A, Linker R et al. Dietary fatty acids directly impact central nervous system autoimmunity via the small intestine. Immunity 2015; 43: 817–829, DOI: 10.1016/j.immuni.2015.09.007

[106] Hammes F et al. Flow-cytometric total bacterial cell counts as a descriptive microbiological parameter for drinking water treatment processes. Water Res 2008; 42: 269–277

[107] Hang CH, Shi JX, Li JS, Wu W, Yin HX. Alterations of intestinal mucosa structure and barrier function following traumatic brain injury in rats. World J Gastroenterol 2003; 9: 2776–2781

[108] Heijtz RD et al. Normal gut microbiota modulates brain development and behavior. Proc N Y Acad Sci 2011; 108: 3 047–3 052

[109] Hesselmar B, Hicke-Roberts A, Wennergren G. Allergy of children in hand versus machine dishwashing. Pediatrics 2015;135 (3): e590–597. DOI: 10.1542/peds.2014–2968

[110] Hilt EE et al. Urine is not steril: Use Enhanced Urine Culture Techniques to Detect Resident Bacterial Flora in the Adult Female Bladder. J Clin Microbiol 2014; 52(3): 871–876. DOI: 10.1128/JCM.02 876–1

[111] Hinz D et al. Reduced maternal T-cell numbers and increased T helper type 2 cytokine production are associated with elevated Immunglobuline E level in cord blood. Clin Exp Allergy 2010; 40(3): 419–426

[112] Hirte M. Impfen – Pro & Contra. München: Droemer Knaur; 2001

[113] Höfert W, Leifeld B, Schmidt-Fuchs R, Silbermann M, Zander S. „Atem-Los", ein Konzept zur ambulanten Schulung asthmakranker Kinder. Präv.-Rehab 1994; 6(1): 6–12

[114] Holle JU, Gross W L. Genetische Risikofaktoren von Vaskulitiden. Internist 2014; 55(2): 128–134. doi:10.1007/s00 108–013–3 305–9

[115] Holvoet T. Assessment of faecal microbial transfer in irritable bowel syndrome with severe bloating. Gut 2016 Aug 10. pii: gutjnl-2016–312 513. DOI: 10.1136/gutjnl-2016–312 513. [Epub ahead of print]

[116] Hops U, Havu VK, Glenner GG. A new dipeptide naphthylamidase hydrolyzing glycyl-prolyl-beta-naphthylamide. Histochemie 1966; 7(3): 197–201

[117] Horta BL et al. Long term effects of breastfeeding. A systematic review. Geneva: WHO; 2013

[118] Hsu CL. The effects of a gluten and casein-free diet in children with autism: a case report.Chang Gung Med J 2009; 32 (4): 459–465

[119] Hurley BP, Siccardi D, Mrsny RJ, McCormick BA. Polymorphnuclear cell transmigration induced by Pseudomonas aeruginosa requires the eicosanoid hepoxilin A3. J Immunol 2004; 173: 5 712–5 720

[120] Ierodiakonou D. Timing of Allergenic Food Introduction to the Infant Diet and Risk of Allergic or Autoimmune Disease: A Systematic Review and Meta-analysis. JAMA 2016 Sep 20; 316(11): 1181–1192. DOI: 10.1001/jama.2 016 12 623

[121] Illi S et al. Protection from childhood asthma and allergy in Alpine farm environments – the GABRIEL Advanced Studies. J Allergy Clin Immunol 2012; 129: 1470–1477

[122] www. impfreport.de

[123] Isolauri E et al. Breast-feeding of allergic infants. J Pediatr 1999; 134: 27–32

[124] Jaeger C. Zur Bedeutung einer differenzierten Autoantikörper- und Antikörperanalytik in der Diabetologie. Wettenberg: VVB Laufersweiler; 2005

[125] Jalanka-Tuovinen J. Faecal microbiota composition and host-microbe cross-talk following gastroenteritis and in postinfectious irritable bowel syndrome. Gut 2014; 63(11): 1737–1745

[126] Janeway CA et al. Immunologie 5. Aufl. Heidelberg/Berlin: Spektrum; 2002

[127] Jarisch R et al. Histaminintoleranz – Histamin und Seekrankheit. Stuttgart: Thieme; 2013

[128] Jaspers E et al. Multitude and temporal variability of ecological niches as indicated by the diversity of cultivated bacterioplankton. FEMS Microbiol Ecol 2001; 36: 153–164

[129] Jaspers E et al. Zur ökologischen Bedeutung der Diversität planktischer Bakterien: Erkenntnisse aus der Analyse von Reinkulturen. Aachen: Mainz Verlag; 2001

[130] Jastrow H. Elektronenmikroskopischer Atlas von Zellen, Geweben und Organen. www.drjastrow.de

[131] Jeurink PV et al. Human milk: a source of more life than we imagine. Benef Microbes 2013; 4: 17–30

[132] Junker Y, Schuppan D et al. Wheat amylase trypsin inhibitors drive intestinal inflammation via activation of toll-like receptor 4. J Exp Med 2012; 209(13): 2395–2408

[133] Kaiserschnitt erhöht bei Kindern das Risiko für Typ-1-Diabetes. Ärzte-Zeitung, 06.10.2015

[134] Kalliomaki M, Isolauri E. Role of intestinal flora in development of allergy. Curr Opin Allergy Clin Immunol 2003; 3: 15–20

[135] Kalliomäki M et al. Probiotics in primary prevention of atopic disease: a randomised placebo-controlled trial. Lancet 2001 Apr 7; 357(9 262): 1076–1079

[136] Kanmogne GD, Schall K, Leibhart J, Knipe B, Gendelman HE, Persidsky Y. HIV-1 gp120 compromises blood-brain barrier integrity and enhance monocyte migration across blood-brain barrier: implication for viral neuropathogenesis. J Cereb Blood Flow Metab 2007; 27: 123–134

[137] Katsuya M et al. Lectin based Food Poisoning: A New Mechanism of Protein Toxicity. PloS One 2007; 2(8): e687

[138] Kegel B. Die Herrscher der Welt. Köln: Dumont; 2015

[139] Keil T et al. Maternal smoking increases risk of allergic sensitization and wheezing only in children with allergic predisposition: longitudinal analysis from birth to 10 years. Allergy 2009; 64(3): 445–451

[140] Keller KM. Klinische Symptomatik: „Zöliakie, ein Eisberg". Monatsschr Kinderheilkd 2003; 151: 706–714

[141] Kelsen JR et al. The gut mirobiota, environment and the diseases of modern society. Gut microbes 2012; 3: 374–382

[142] King A. Uterine leukocytes and decidualization. Hum Reprod Update 2000; 6: 28–36

[143] Kleger A et al. Stuhltransplantation bei therapierefraktärer Clostridium-difficile-assoziierter Kolitis. Deutsches Ärzteblatt 2013; 110: 108–115

[144] Kleine-Tebbe J et al. Keine Empfehlung für IgG und IgG_4-Bestimmungen gegen Nahrungsmittel. Leitlinie der deutschsprachigen Allergiegesellschaften. Allergo J 2009: 18: 267–273

[145] Knip M et al. Hydrolyzed infant formula and early β-cell autoimmunity: a randomized clinical trial. JAMA 2014 Jun 11; 311(22): 2279–2287. DOI: 10.1001/jama.2 014 5 610

[146] Knivsberg AM. A randomised, controlled study of dietary intervention in autistic syndromes. Nutr Neurosci 2002; 5(4): 251–61

[147] Knowlton N, Rohwer F. Multispecies microbial mutualism in coral reefs: The host as a habitat. Am Nat 2003; 162(Suppl. 4): S 51–S 62

[148] Koletzko B et al. Ernährung und Bewegung von Säuglingen und stillenden Frauen. Monatsschrift Kinderheilkunde 2016; 164: 765–789

[149] Konieczna P et al. Bifidobacterium infantis 35 624 administration induces Foxp3 + T regulatory cells in human peripheral blood: potential role for myeloid and plasmacytoid dendritic cells. Gut 2012; 61: 354–366

[150] Konieczna P et al. Portrait of an immunoregulatory Bifidobacterium. Gut Microbes 2012; 3: 261–266

[151] Korpela K et al. Intestinal microbiome is related to lifetime antibiotic use in Finnish pre-school children. Nat Commun 2016; 7: 10 410. DOI: 10.1038/ncomms10 410

[152] Korzyrskyj A. Fast food diet cancels out benefits of breastfeeding in preventing in asthma. Clinical and Experimental Allergy online. London; 27.01.2009

[153] Kozyrskyj A et al. Increased risk of childhood asthma from antibiotic use in early life. Chest 2007; 131: 1753–1759

[154] Kost NV et al. Beta-casomorphins-7 in infants on different type of feeding and different levels of psychomotor development Peptides. 2009; 30(10): 1854–1860. DOI: 10.1016/j.peptides.2009.06.025

[155] Krämer H. Integrative Ethik. Frankfurt: Suhrkamp; 1995

[156] Kruis W et al. Maintaining remission of ulcerative colitis with the probiotic Escherichia coli Nissle 1917 is as effective as with standard mesalazine. Gut 2004; 53(11): 1617–1623

[157] Kumpf A. Über die Behandlung mit physiologischen Bakterien. Hrsg. Arbeitskreis für Mikrobiologische Therapie. 1955

[158] Kunz C et al. Oligosaccharides in human milk: structural, functional, and metabolic aspects. Annu Rev Nutr 2000; 20: 699–722

[159] Lammers KM et al. Gliadin induces an increase in intestinal permeability and zonulin release by binding to the chemokine receptor CXCR3. Gastroenterology 2008; 135: 194–204

[160] Lampert T, Kurth BM. Sozialer Status und Gesundheit von Kindern und Jugendlichen: Ergebnisse des Kinder- und Jugendgesundheitssurveys (KiGGS) – Socioeconomic Status and Health in Children and Adolescents. Dtsch Ärztebl 2007; 104: 2944–2949

[161] Langhorst J. Elevated human beta-defensin-2 levels indicate an activation of the innate immune system in patients with irritable bowel syndrome. Am J Gastroenterol 2009; 104(2): 404–410

[162] Lau S et al. Oral application of bacterial lysate in infancy decreases the risk of atopic dermatitis in children with 1 atopic parent in a randomized, placebo-controlled trial. J Allergy Clin Immunol 2012; 129: 1040–104

[163] Lauener R et al. Expression of CD14 and toll like receptor 2 in farmer's and non-farmer's children. Lancet 2002; 360: 465–466

[164] Lavermicocca P. Purification and characterization of novel antifungal compounds from the sourdough Lactobacillus plantarum strain 21B. Appl Environ Microbiol 2000; 66: 4 084–4 090

[165] Leach JD. Rewild. You're 99 % Microbe – it's Time you started Eating lke it. Human Food Project; 2015 (humanfoodproject.com)

[166] Lee G, Romih R, Zupančič D. Cystitis: From Urothelial Cell Biology to Clinical Applications. BioMed Research International 2014 (2014). Article ID 473 536. DOI: dx.doi.org/10.1155/2014/473 536

[167] Lema K. et al. Corals form characteristic associations with symbiotic nitrogen-fixing bacteria. Appl Environ Microbiol 2012; 78: 3 136–3 144

[168] Lembcke B. Ursachen und klinische Diagnostik der chologenen Diarrhoe. Z Gastroenterol 1989; 27: 279–284

[169] Lenzen-Schulte M. Muttermilch ist furchtbar out. Frankfurter Allgemeine Zeitung. 17. Februar 2016; Seite N1

[170] Ley RE et al. Microbial ecology: human gut microbes associated with obesity. Nature 2006; 444: 1022–1023

[171] Löwe B et al. The Development of Irritable Bowel Syndrome: A Prospective Community-Based Cohort Study. Am J Gastroenterol 2016; 111(9): 1320–1329

[172] Loss G et al. Prenatal and early life exposures alter expression of innate immunity genes: The PASTURE cohort study. J Allergy Clin Immunol 2012; 130: 523–530

[173] Loss G et al. The protective effect off farm milk consumption on childhood asthma and atopy: The GABRIELA study. J Allergy Clin Immunol 2011; 128: 766–773

[174] Luckey TD. Germfree Life and Gnotobiology. New York/London: Academic Press; 1963

[175] Lluis A et al. Increased regulatory T-cells numbers are associated with farm milk exposure and lower atopic sensitization and asthma in childhood. J Allergy Clin Immunol 2014; 133: 551–559

[176] Luoto R The impact of perinatal probiotic intervention on the development of overweight and obesity: follow-up study from birth to 10 years. Int J Obes (Lond) 2010 Oct; 34(10): 1531–1537. DOI: 10.1038/ijo.2010.50

[177] Macfarlane S. Mucosal biofilm communities in the human intestinal tract. Adv Appl Microbiol 2011; 75: 111–143. DOI: 10.1016/B978–0-12–387 046–9.00 005–0

[178] Magerl M. Non-pathogenic commensal Escherichia coli bacteria can inhibit degranulation of mast cells. Exp Dermatol 2008; 17: 427–435

[179] Magistris L de et al. Alterations of the intestinal barrier in patients with autism spectrum disorders and their first-degree relatives. J Pediatr Gastroenterol Nutr 2010; 51(4): 418–424

[180] Malinski C, Fogel WA. Catabolism of Histamine. In: Uvnäs B, ed. Histamine and Histamine Antagonists. Berlin: Springer; 1991: 165–189

[181] Maloy K, Powrie F. Intestinal homeostasis and its breakdown in inflammatory bowel disease. Nature 2011; 474: 298–306

[182] Marchesi JR. Prokaryotic and eukaryotic diversity of the human gut. Adv Appl Microbiol 2010; 72: 43–62. DOI: 10.1016/S 0065–2164(10)72 002–5

[183] Margulis L, Fester R. Symbiosis as a Source of Evolutionary Innovation: Speciation and Morphogenesis. Cambridge MA, London: MIT Press; 1991

[184] Mari-Bauset S et al. Evidence of the gluten-free and casein-free diet in autism spectrum disorders: a systematic review. J Child Neurol 2014; 29(12): 1718–1727

[185] Marsland B et al. Lung microbiota promotes tolerance to allergens in neonates via PD-L 1. Nat Med 2014; 20: 642–647. DOI: 10.1038/nm.3 568

[186] Matricardi PM et al. Primary versus secondary immunoglobulin E sensitization to soy and wheat in the Multi-Centre Allergy Study cohort. Clin Exp Allergy 2008; 38: 493–500

[187] Matsuzawa T, Kuwae A, Abe A. Enteropathogenic Escherichia coli type III effectors EspG and EspG2 alter epithelial paracellular permeability. Infect Immun 2005; 73: 6 283–6 289

[188] Melnik BC. Milk – A Nutrient System of Mammalian Evolution Promoting mTORC 1-Dependent Translation. Int J Mol Sci 2015; 16: 17 048–17 087

[189] Melnik BC. The potential mechanistic link between allergy and obesity development and infant formula feeding. Allergy Asthma Clin Immunol 2014; 10: 37. DOI: 10.1186/1710–1492–10–37

[190] Melnik BC et al. Milk: an exosomal microRNA transmitter promoting thymic regulatory T cell maturation preventing the development of atopy? J Transl Med 2014; 12: 43. DOI: 10.1186/1479–5 876–12–43

[191] Melnik BC et al. Milk is not just food but most likely a genetic transfection system activating mTORC 1 signaling for postnatal growth. Nutr J 2013; 12: 103. DOI: 10.1186/1475–2891–12–103

[192] Melnik BC et al. Milk: the promotor of chronic modern Western diseases. Med Hypotheses 2009; 72: 631–639

[193] Ménard S et al. Multiple facets of intestinal permeability and epithelial handling of dietary antigens. Mucosal Immunol 2010; 3(3): 247–259. DOI: 10.1038/mi.2010.5

[194] MetaHIT. Metagenomics of the Human Intestinal Tract. 2nd repor, 2010. Internet: www.metahit.eu/fileadmin/Content/Management_Files/Periodic_Report/MetaHIT_Publishable_summary_v2.pdf

[195] Millward C, Ferriter M, Calver S, Connell-Jones G. Gluten- and casein-free diets for autistic spectrum disorder. Cochrane Database Syst Rev 2008 Apr 16; (2):CD003 498. DOI: 10.1002/14 651 858. CD003 498.pub3

[196] Möndel M et al. Probiotic E. coli treatment mediates antimicrobial human β-defensin synthesis and fecal excretion in humans. Mucosal Immunol 2009; 2(2): 166–172

[197] Moxon ER, Wills C. Stottertexte im Erbgut. Spektrum der Wissenschaft 1999; 8: 62–68

[198] Mueller K. et al. The gut microbiota. Science 2012; 336: 1245–1273

[199] Mutius E von. Maternal farm exposure/ingestion of unpasteurized cow's milk and allergic disease. Curr Opin Gastroenterol 2012; 12: 461–466

[200] Mutius E von et al. Farm Living effects in childhood asthma and allergy. Nat Rev Immunol 2010; 10: 861–868

[201] National Human Genome Research Institute. NIH Human Microbiome Project defines normal bacterial makeup of the body. NIH News & Events; 2012. Internet: www.nih.gov/news/health/jun2012/nhgri-13.htm

[202] Nimwegen FA van et al. Mode and place of delivery, gastrointestinal microbiota, and their influence on asthma and atopy. J Allergy Clin Immunol 2011; 128: 948–955

[203] Nood E van et al. Fecal microbiota transplantation: facts and controversies. Curr Opin Gastroenterol 2014; 30 (1): 34–9, DOI: 10.1097/MOG.000 000 0000 000 024

[204] Nylund L et al. Microarray analysis reveals marked intestinal microbiota aberrancy in infants having eczema compared to healthy children in at-risk for atopic disease. BMC Microbiol 2013 Jan 23; 13: 12. DOI: 10.1186/1471–2180–13–12

[205] O'Hara AM. The gut flora as a forgotten organ. EMBO Reports 2006; 7: 688–693

[206] O' Mahony SM et al. The Gut Microbiota as a Key Regulator of Visceral Pain. Pain 2016 Nov 29. [Epub ahead of print] DOI: 10.1097/j.pain.000 000 0000 000 779

[207] O'Neill LA. MicroRNAs: fine-tuners of toll like receptor signalling and endotoxin tolerance. Cell Mol Immunol 2011; 11: 163–165

[208] Parracho HM et al. Gastrointestinal dysfunction in autism: Parental report, clinical evaluation and associaton factors. Autism Res 2012; 5(2): 101–108

[209] Parracho HM et al. Differences between gut microflora of children with ausistic spectrum disorders and that of healthy children. J Med Microbiol 2005; 54(Pt 10): 987–991

[210] Parassol N et al. Lactobacillus casei DN-114 001 inhibits the increase in paracellular permeability of enteropathogenic Escherichia coli-infected T 84 cells. Res Microbiol 2005; 156(2): 256–262

[211] Pärtty A et al. Infantile Colic is Associated with Low-grade Systemic Inflammation. J Pediatr Gastroenterol Nutr 2016 Jul 14. [Epub ahead of print]

[212] Pärtty A et al. Effects of Early Prebiotic and Probiotic Supplementation on Development of Gut Microbiota and Fussing and Crying in Preterm Infants: A Randomized, Double-Blind, Placebo-Controlled Trial. J Pediatr 2013; 163: 1272–1277

[213] Pärtty A et al. Compositional Development of Bifidobacterium and Lactobacillus Microbiota Is Linked with Crying and Fussing in Early Infancy 2012. DOI: 10.1371/journal.pone.0 032 495

[214] Penders J. The role of the intestinal microbiota in the development of atopic disorders. Allergy 2007; 62(11): 1223–1236

[215] Penders J et al. Establishment of the intestinal microbiota and its role for atopic dermatitis in early childhood. J Allergy Clin Immunol 2013; 132(3): 601–607

[216] Perkin M et al. Which aspects of the farm living lifestyle explain the inverse association with childhood allergy? J Allergy Clin Immunol 2006; 117: 1374–1381

[217] Perlmutter D. Scheißschlau. München: Mosaik; 2016

[218] Perlmutter D. Dumm wie Brot. Wie Weizen schleichend Ihr Gehirn zerstört. München: Goldmann; 2014

[219] Peters U, Schmidt R. Intestinale Mikrobiota: die Leber im Fokus. Erfahrungsheilkd 2015; 64(4): 204–210. DOI: 10.1055/s-0041–103 872

[220] Peterson DA et al. Metagenomic approaches for defining the pathogenesis of inflammatory bowel diseases. Cell Host Microbe 2008; 3: 417–427. DOI: 10.1016/j.chom.2008.05.001

[221] Petrof EO. Microbial ecosystems therapeutics: a new paradigm in medicine. Benef Microbes 2013; 4: 53–65

[222] Piltz C. Leach JD. Auf Mikrobenjagd mit Dr. Shit. GEO 2015; 2: 24–41

[223] Pischinger A. Das System der Grundregulation. 12. Aufl. Stuttgart: Haug; 2014

[224] Poschwatta-Rupp S. Ernährung und das Ökosystem im Darm. Biologische Medizin 1996; 5: 225–229

[225] Pusztai A et al. Antinutritive effects of wheat-germ agglutinin and other N-acethylglucosamine-specific lectins. Br J Nutr 1993; 70: 313–321

[226] Qin J et al. A human gut microbial gene catalogue established by metagenomic sequencing. Nature 2010; 464: 59–65. DOI:10.1038/nature08 821

[227] Rao V et al. Breast cancer: should gastrointestinal bacteria be on our radar screen? Cancer Res 2007; 67: 847–850

[228] Reber S et al: Immunization with a heat-killed preparation of the environmental bacterium Mycobacterium vaccae promotes stress resilience in mice. Proc Natl Acad Sci USA 2016; 113 (22): E3 130–9. DOI: 10.1073/pnas.160 032 4 113

[229] Reichelt KL. The possibility and probability of a gut-to-brain connection in autism. Ann Clin Psychiatry 2009; 21 (4): 205–211

[230] Reiß A. Einfluss einer veganen Ernährung auf die Zusammensetzung der intestinalen Mikrobiota. Masterarbeit. Gießen: Justus-Liebig-Universität, Institut für Ernährungswissenschaft; 2014

[231] Riedel CU et al. The Stomach and Small and Large Intestinal Microbiome. In: Marchesi JR, ed. The Human Microbiota and Microbiome. Wallingford: CAB International; 2014: 1–19

[232] Rimoldi M, Chieppa M, Vulcano M et al. Intestinal epithelial cells control dendritic cell function. Ann N Y Acad Sci 2004; 1029: 66–74

[233] Rodriguez E, Weidinger S. Genomassoziierte Studien bei chronisch-entzündlichen Dermatosen. Internist 2014; 55(2): 148–155

[234] Rohwer F. Coral Reefs in the Microbioal Seas. Brainigsville: Plaid; 2010

[235] Rosenberg E. The role of microorganisms in coral health, disease and evolution. Nat Rev Microbiol 2007; 5: 355–362. DOI:10.1038/nrmicro1635

[236] Rosenkranz W, Grundmann E. Immunmodulator action of living, nonpathogenic Enterococcus faecalis bacteria from humans. Arzneimittelforschung 1994; 44(5): 691–695

[237] Ruiz RG et al. Higher risk of infantile atopic dermatitis from maternal atopy than from paternal atopy. Clin Exp Allergy 1992; 22: 762–766

[238] Rusch V et al. Results of an open, non-placebo controlled pilot study investigating the immunomodulatory potential of autovaccine. Arzneimittelforschung 2001; 51(8): 690–697

[239] Rusch K, Rusch V. Mikrobiologische Therapie. Heidelberg: Haug; 2001

[240] Saloga J et al. Allergologie-Handbuch: Grundlagen und klinische Praxis. Stuttgart: Schattauer; 2012

[241] Salzmann NH et al. Paneth cells, defensins, and the commensal microbiota: A hypothesis on intimate interplay at the intestinal mucosa. Semin Immunol 2007; 19(2): 70–83

[242] Sandler RH et al. Short-term benefit from oral vancomycin treamtment of regressive-onset autism. J Child Neurol 2000; 15(7): 429–435

[243] Satsu H, Yokoyama T, Ogawa N et al. Effect of neuronal PC 12 cells on the functional properties of intestinal epithelial Caco-2 cells. Biosci Biotechnol Biochem 2003, 67: 1312–1318

[244] Schaffstein W, Burkhard I. Symbioflor 2 – eine therapeutische Alternative zur Behandlung des irritablen Kolons. Jatros Gastroenterol 1993; 2(4): 24–26

[245] Schaubeck M et al. Dysbiotic gut microbiota causes transmissible Crohn's disease-like ileitis independent of failure in antimicrobial defence. Gut 2016; 65: 225–237. DOI: 10.1136/gutjnl-2015–309 333

[246] Scher JU et al. Expansion of intestinal Prevotella copri correlates with enhanced susceptibility to arthritis. ELife 2013; 5: e01 202

[247] Schlingensiepen I. Modellprojekt – NRW will natürliche Geburt fördern. Ärztezeitung Nr. 128–233D, 02.12.2015

[248] Schmidt L. Checkliste gegen die Angst. Frankfurter Allgemeine Zeitung 22.08.2015: Seite 3. Ärztezeitung 02.12.2015 – Nr. 128–233D

[249] Schmidt R. Der Darm, ein potentielles Störfeld? Erfahrungsheilkunde 2013; 62: 17–22

[250] Schmidt R. Wie die Schleimhaut „spricht“ – Stuhlanalytik bei schleimhautassoziierten Krankheitsbildern. OM & Ernährung 2012; 140: 2–10

[251] Schmidt R. Das allergiekranke Kind – Mikroorganismen in der Diskussion. Erfahrungsheilkunde 2008, 57: 104–108

[252] Schmidt R. Embryologische Studie zur Reifung und Differenzierung des Plexus peribronchialis. Dissertation. Berlin: Freie Universität Berlin; 1979

[253] Schmidt R, Peters U. Einflüsse der intestinalen Mikobiota auf den Leberstoffwechsel. OM & Ernährung 2015; 152: F3–F10

[254] Schmidt R, Peters U, Mayer C. Schleimhautschutz des Neugeborenen – Beobachtungen im Rahmen einer Allergieprävention mit Probiotika. OM & Ernährung 2012; 141: F24–F30

[255] Schmidt R, Tapken S. Der chronische Harnwegsinfekt – Hilfe durch Autovaccine. OM & Ernährung 2010; 131: F48–F54

[256] Schmidt-Fuchs R. Schleimhautgrenzflächen – das Funktionelle Feld. Komplement integr Med 2007; 12: 44–49

[257] Schmidt-Fuchs R. Stellenwert der Mikrobiologischen Therapie bei der umfassenden Behandlung des Asthma bronchiale. Erfahrungsheilkunde 1999; 48 (12): 739–745

[258] Schmidt-Fuchs R. Die ganzheitliche Behandlung des endogenen Ekzems unter besonderer Berücksichtigung der mikrobiologischen Therapie. Erfahrungsheilkunde 2001; 50(12): 794–803

[259] Schmidt-Fuchs R, Veit-Köhler U, Peters U. Schutz vor grippalen Infekten. Erfahrungsheilkunde 2006; 55: 430–435

[260] Schmidt-Jenner F. Autismus und Darmerkrankungen. Ostfalia – Hochschule für angewandte Wissenschaften – Fakultät Soziale Arbeit. 2013

[261] Schmidt-Jenner F, Schmidt R. Autismusspektrumstörung und chronische Enterocolitiden – Komorbiditäten oder kausale Zusammenhänge? OM & Ernährung 2014; 147: F20–F25

[262] Schneeweiß U. Spezielle Mikrobiologie. Berlin: de Gruyter; 1968

[263] Schnitzer S. Bestandteile glutenhaltiger Getreidesorten und ihr Einfluss auf Stoffwechsel und Immunsystem, Grenzfläche und Milieu. OM & Ernährung 2016; 157: 30–36

[264] Schnitzer S. AD(H)S – Epidemiologie, gesellschaftliche Bedeutung, multifaktorielle Genese. OM & Ernährung 2016; 155; F26–F38

[265] Schnitzer S. Nicht mehr ganz dicht? Inhaltsstoffe glutenhaltiger Getreidesorten in Zusammenhang mit intestinaler Grenzfläche, Mikrobiota und Stoffwechsel. Vortragstagung Mikrobiota und Grenzfläche, 28.10.2015, Medizinische Woche, Baden-Baden

[266] Schnitzer S, Schmidt R. Folgen einer Antibiotikatherapie aus der Gruppe der Lincosamide im Rahmen zahnärztlicher Behandlung und deren Behandlung. OM & Ernährung 2014; 146: F212–218

[267] Schnitzer S, Schmidt R. Auswirkungen einer Sorbitintoleranz auf die drei Kompartimente des Funktionellen Feldes Darm. Eine Kasuistik. OM & Ernährung 2013; 143. F38–F47

[268] Schnorr SL et al. Gut microbiome of the Hadza hunter-gatherers. Nature Communications 2014; 5: 3 654. DOI:10.1038/ncomms4 654

[269] Schoefer L. Leber-Belastung – die Rolle der Darmflora. Natur-Heilkunde 2011; 13

[270] Schoefer L. Leberentgiftung: Wie Darmbakterien die Leber entlasten. Die Naturheilkunde 2009; 86

[271] Schreiber S et al. Genetische Ätiologie bei chronisch-entzündlichen Darmerkrankungen. Internist 2014; 55: 156. DOI:10.1007/s00 108–013–3 303-y

[272] Schuppan D et al. Wheat amylase trypsin inhibitors as nutritional activators of innate immunity. Dig Dis 2015; 33(2): 260–263

[273] Schuppan D et al. Non-celiac wheat sensitivity: differential diagnosis, triggers and implications. Best Pract Res Clin Gastroenterol 2015; 29 (3): 469–476

[274] Schwiertz A et al. Microbiota and SCFA in lean and overweight healthy subjects. Obesity (Silver Spring) 2010; 18(1): 190–195. DOI: 10.1038/oby.2 009 167

[275] Schwiertz A et al. Microbiota in pediatric inflammatory bowel disease. J Pediatr 2010; 157(2): 240–244.e1. DOI: 10.1016/j.jpeds.2010.02.046

[276] Sekirov I et al. Gut Microbiota in Health and Disease. Physiol Rev 2010; 90: 859–904

[277] Shattock P. Biochemical aspects in autism spectrum disorders: updating the opioid-excess theory and presenting new opportunities for biomedical intervention. Expert Opin Ther Targets 2002; 6 (2): 175–183.1

[278] Shaw SY et al. Association between the use of antibiotics and new diagnoses of Crohn's disease and ulcerative colitis. Am J Gastroenterol 2011; 106: 2133–2142

[279] Silverman MS et al. Success of self-administered home fecal transplantation for chronic Clostridium difficile infection. Clin Gastroenterol Hepatol 2010; 8(5): 471–475. DOI: 10.1016/j.cgh.2010.01.007

[280] Simioni J et al. A comparison of intestinal microbiota in a population of low-risk infants exposed and not exposed to intrapartum antibiotics: The Baby & Microbiota of the Intestine cohort study protocol. BMC Pediatr 2016 Nov 10; 16(1): 183

[281] Smith MB et al. Policy: How to regulate faecal transplants. Nature 2014; 506: 290–291

[282] Sokol H et al. Faecalibacterium prausnitzii is an anti-inflammatory commensal bacterium identified by gut microbiota analysis of Crohn disease patients. Proc Natl Acad Sci 2008; 105: 16 731–16 736

[283] Solís G et al. Establishment and development of lactic acid bacteria and bifidobacteria microbiota in breast-milk and the infant Gut. Anaerobe 2010; 16: 307–310

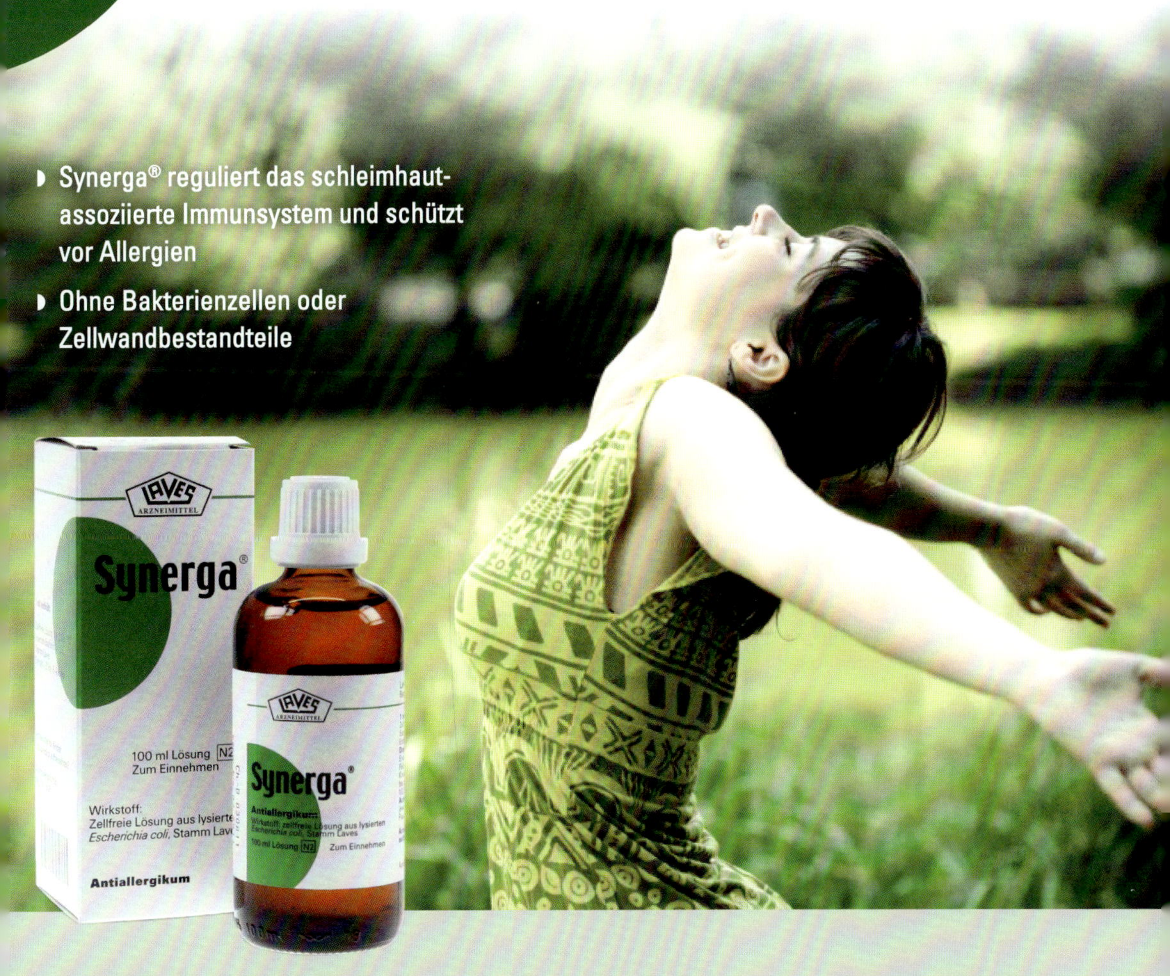

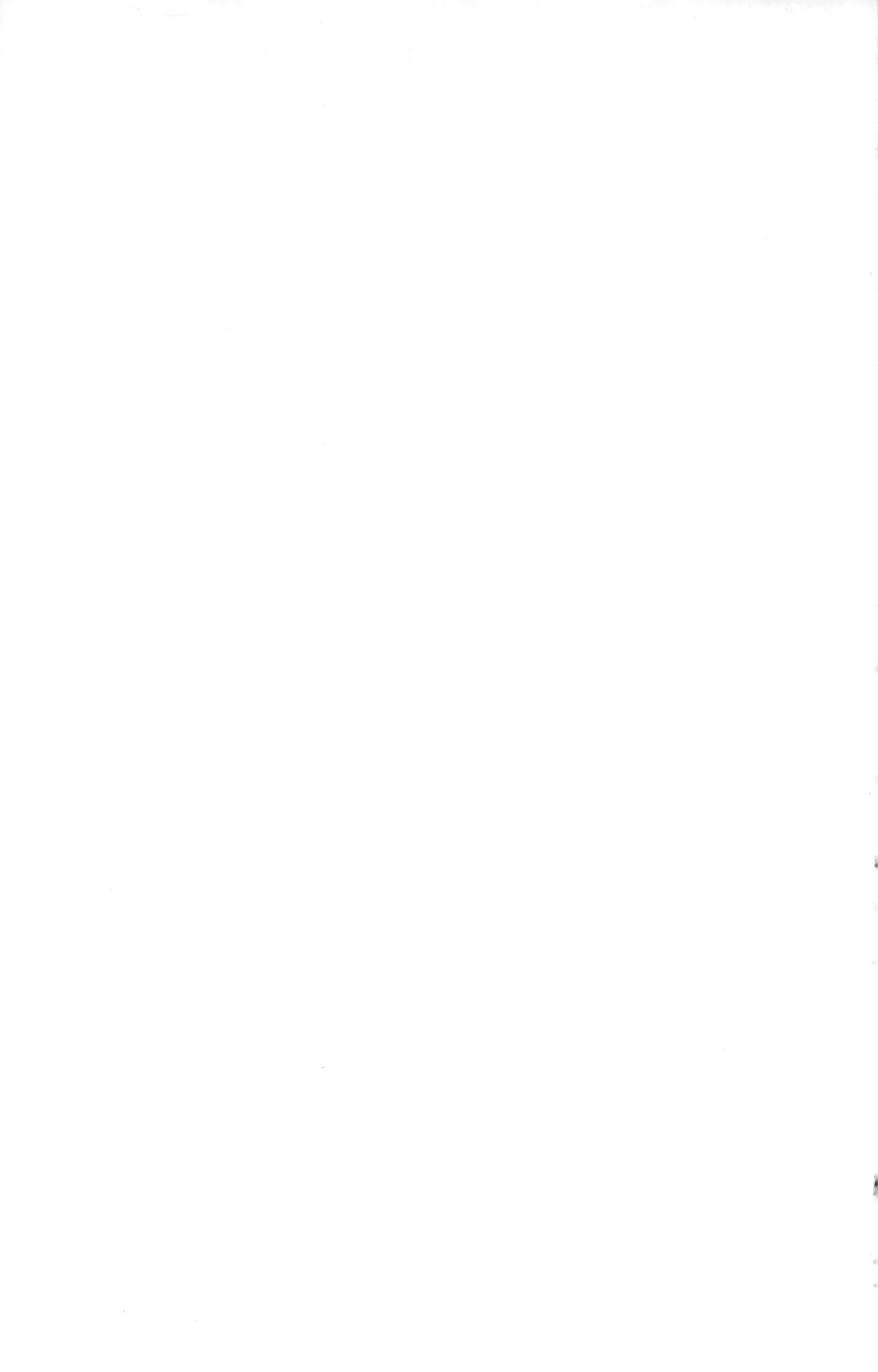